U0877253

公立医院治理现代化研究

RESEARCH
ON THE MODERNIZATION
OF PUBLIC HOSPITAL GOVERNANCE

穆耕林 主编

人民卫生出版社
·北 京·

版权所有，侵权必究！

图书在版编目（CIP）数据

公立医院治理现代化研究 / 穆耕林主编. -- 北京 ：人民卫生出版社，2025. 4. -- ISBN 978-7-117-37792-8

Ⅰ. R197. 32

中国国家版本馆 CIP 数据核字第 20256K2A27 号

人卫智网	www.ipmph.com	医学教育、学术、考试、健康，购书智慧智能综合服务平台
人卫官网	www.pmph.com	人卫官方资讯发布平台

公立医院治理现代化研究

Gongli Yiyuan Zhili Xiandaihua Yanjiu

主　　编：穆耕林

出版发行：人民卫生出版社（中继线 010-59780011）

地　　址：北京市朝阳区潘家园南里 19 号

邮　　编：100021

E - mail：pmph @ pmph.com

购书热线：010-59787592　010-59787584　010-65264830

印　　刷：人卫印务（北京）有限公司

经　　销：新华书店

开　　本：787 × 1092　1/16　　印张：33　　插页：2

字　　数：680 千字

版　　次：2025 年 4 月第 1 版

印　　次：2025 年 5 月第 1 次印刷

标准书号：ISBN 978-7-117-37792-8

定　　价：158.00 元

打击盗版举报电话：010-59787491　E-mail：WQ @ pmph.com

质量问题联系电话：010-59787234　E-mail：zhiliang @ pmph.com

数字融合服务电话：4001118166　E-mail：zengzhi @ pmph.com

主编简介

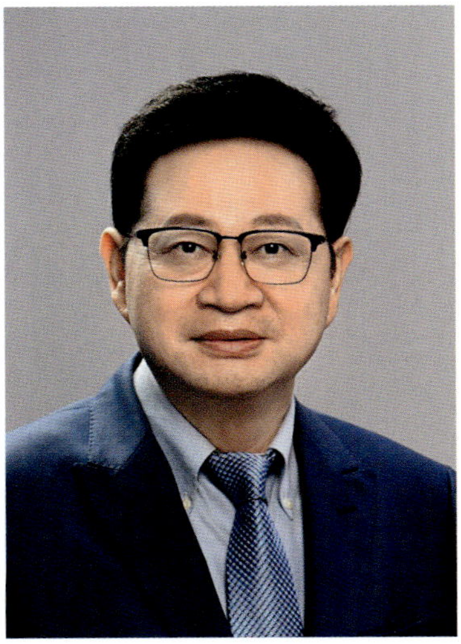

穆耕林，博士，研究员，教授

南京大学中国医院改革发展研究院院长
南京鼓楼医院原党委书记、院长
中国医院协会常务理事
江苏省医院协会副会长
江苏省健康管理学会特任副理事长
中国医院协会医疗联合体工作委员会副主任委员
中国卫生健康思想政治工作促进会公立医院分会副会长
《中国医院管理》副理事长

穆耕林教授是我国公立医院治理现代化理论研究的开拓者之一，具有医学硕士、经管学硕士、经济学博士多跨学科学位。长期从事经济产业政策研究和制定，有丰富的管理实践经验。同时熟悉相关医药卫生政策与改革内容，熟悉新医改背景下公立医院改革治理和运营管理。其在公立医院治理现代化研究、公立医院党的建设和医药卫生体制改革等方面研究见长，现主持相关社科基金重点项目多项，曾在学术杂志和国家有关内参发表多篇文章，具有一定的理论研究和政策影响力。

指导专家

谈哲敏（南京大学 校长、中国科学院院士）
邓海华（北京协和医学院 党委书记）
孙百军（南京市人民政府 副市长）
王兴鹏（上海申康医院发展中心 主任）

（以下按照姓氏笔画排序）
丁义涛（南京鼓楼医院 原党委书记、院长，原南京大学医院管理研究所 所长）
王　洁（南京医科大学护理研究中心 主任）
王宏伟（南京大学医学院 副院长）
王阿妮（南京大学医学院 副院长）
尤　华（南京医科大学 社会医学与健康教育学系主任）
孔令敏（《中国卫生》杂志社 编辑部主任）
冯占春（华中科技大学同济医学教育研究所 执行所长）
冯会章（南京鼓楼医院 党委委员、纪委书记）
毕　艳（南京鼓楼医院 副院长）
朱泽章（南京鼓楼医院 原党委委员）
刘宝瑞（南京鼓楼医院 原党委委员、副院长）
安同良（南京大学商学院 院长）
孙　旭（南京鼓楼医院 党委委员）
李永斌（中国医院协会 副秘书长）
杨海龙（南京鼓楼医院 党委委员、江北院区院长）
吴　超（南京鼓楼医院 原党委委员、副院长）
余　进（南京鼓楼医院 党委委员、副院长）
邹晓平（南京鼓楼医院 原党委副书记、常务副院长）
张　卫（江苏省社会科学院社会学研究所 所长）
张　冰（南京鼓楼医院 党委副书记）
张　晓（东南大学医疗保险与社会保障研究中心 主任）

张峻峰（中国海洋大学 党委副书记、校长）
陈　彬（南京鼓楼医院 原总会计师）
陈　璐（南京大学护理研究所 所长）
岳　飙（南京市卫生健康委 党委委员、纪检组组长）
周　敏（南京鼓楼医院 党委委员、副院长）
周科峰（南京鼓楼医院 党委委员、副院长）
姚峥嵘（南京中医药大学护理学院 党委书记）
夏海鸣（南京鼓楼医院 党委书记）
钱东福（南京医科大学医政学院 院长）
徐　宁（南京大学长江产业经济研究院 副院长）
徐　伟（中国药科大学国际医药商学 副院长）
徐　彪（南京大学政府管理学院 教授）
唐伯才（南京市卫生健康委员会 党委书记、主任）
韩晓冬（南京大学医学院 原党委书记）
鲁　翔（江苏省医院协会 会长）
管文贤（南京鼓楼医院 原党委委员）
戴兴海（南京市人民政府副秘书长）
魏　嘉（南京鼓楼医院 党委委员、副院长）
（以上部分人员为南京大学中国医院改革发展研究院理事会成员）

参与讨论专家

（按照姓氏笔画排序）

王　健	王　娟	王　斌	王　颖	王　睿	王　蕾
王伟航	王辰旸	王金毅	王春霞	王雪梅	朱玉婷
朱卓谨	朱晓蕾	华履春	刘　盾	刘晓娇	许怡月
孙　坚	李　力	李　辉	李　强	李丹滢	李欣妍
李敬伟	李智洋	李瑞瑶	杨　荣	杨海龙	吴　静
邱春冬	何明远	余　进	辛学瑾	沈　艳	沈山梅
沈纪中	张妮娜	张春丽	张晨阳	陈　亚	陈　刚
陈　雁	陈建平	邵　渊	邵晓雁	易慧宁	周　芸
周　浩	周爱平	周路阳	孟繁荣	赵建东	赵晓智
胡红岩	查晓俊	柏子臣	钟文其	施咏月	袁丽华
徐　乐	徐　燕	徐少银	徐鸣扬	徐高峰	唐　健
曹红梅	商逸璇	韩莹莹	储召群	曾闻如	赖　震
虞文魁	鲍　瀛	蔡　俊	潘　涛	戴　炜	

参与写作专家

（按章节先后排序）

穆耕林	徐　乐	陈建平	胡红岩	储召群	王辰旸
蔡　俊	周爱平	韩莹莹	薛缪群	吴　静	余　进
李　力	许怡月	李欣妍	苏逸飞	杨玉志	王　娟
徐高峰	王春霞				

本书写作专家组学术秘书：

徐　乐（南京大学中国医院改革发展研究院、南京大学医学院附属鼓楼医院　博士）

前言

党的二十届三中全会对全面深化改革作出了部署，深化医药卫生体制改革是其中的重要内容。“三医”协同是医改的核心，而医保和医药改革政策要通过医疗这个平台才能真正落实下去，公立医院治理改革是“三医”协同改革中的重点和难点。在中国改革开放的过程中，现代医院管理制度的提出比现代企业管理制度的提出晚了二十多年，现代医院管理制度的建立依然任重道远。由于医院是知识密集型、技术密集型单位，以及医疗服务供给的特殊性，导致了政府监管和市场调节容易出现双失灵的现象，这也是全世界医改大多不易成功的主要原因。长期以来，我国医院管理界的各类学术会议，其内容实质基本上都只是经验交流会，而学术内容的交流并不多，可以说无论内容是谈管理还是谈治理有些还称不上学术会议。要么就是脱离中国体制特点和医院管理现实场景的基本上永不应用的研究。公立医院治理既是建立现代医院管理制度的重要任务，也是现代医院管理学科建设的重点课题。

医院管理学科属于社会科学还是自然科学？毫无疑问是属于社会科学范畴，而且是管理学、经济学、临床医学、社会学、法学、哲学、政治学、工程管理学等多学科的交叉学科。目前，我国高校相关医院管理学教材，大都是对医院管理现状框架知识性的介绍，缺少理论框架和分析工具。另一方面，在医院管理实践中，诸如质量控制、流程管理、医保付费、信息系统设计等方面，使用了大量数理分析工具，让人怀疑医院管理是工学或自然科学。应该说，多种多方面的定量分析工具背后，应该是服从工程管理学的逻辑框架，工程管理就是解决复杂性问题的，医院运行管理无疑是最具复杂性的，但目前我国还未建立起独立的医院管理工程学的学科，“医院管理工程学”应该是医院管理学理论指导下的应用学科。我国医院管理学的现状是“基本理论碎片化，基本知识平面化，基本技能（工具）靠转化”。

公立医院是我国医疗服务体系的主体，中国公立医院管理有自身特点和规律需要探讨。那管理和治理有什么区别和联系？本书认为，从狭义上看，管理是目标导向，评价标准更多要求精细化，更多的是依靠组织赋予的权力、利用行政手段自上而下推动。而治理是问题导向，评价标准更多要求精准化，治理更多的是在一定原则下，由利益相关者共同参与，服从基层治理的规律。

中国公立医院的两个重要特点决定了其治理的特殊性。一是平台特点，公立医院作为医疗体系的主体，特别是大型公立医院，每天巨大的患者流量、家属流量和大规模的医护人员存量，在此相互交换信息、交换情绪、交换价值，医院的相关信息更易受到关注，更容易大范围传播，这决定了公立医院治理的社会敏感性。二是社区特点，公立医院不管规模和级别多高多大，都是一个基层单位，大型公立医院像一个社区，更具有基层治理的特点，医院也像一个小型社会。党的二十大修改党章，专门明确了公立医院党组织为基层党组织，这也对公立医院党组织在基层治理的任务做了明确。

从广义上看，治理是管理的一部分或特有形式，管理包含治理。从自组织理论来看，管理的边界应该是充分尊重自组织机制的功能，治理的机制接受管理原则的作用和影响。中国公立医院治理的内部利益相关者、外部利益相关者和远端利益相关者，共同影响和构成了公立医院治理的复杂性。同时，中国公立医院公益性目标和差额补贴的财政投入体制，以及公立实行的党委领导治理结构特征，在新医改背景下，使公立医院治理现代化研究又增加了中国特色和时代特征。

本书写作的动力来源于我国公立医院，特别是大型公立医院目前管理跟不上高质量发展的需要，跟不上医药卫生体制改革的需要，医院管理学科建设跟不上医院管理实践的需要的客观情况。公立医院矛盾多，且具有复杂性、特殊性、封闭性等都是其他系统所不能比的。目前，在一定程度上，医院管理的研究现状是“内行人说不清，外行人听不懂”。作为医院管理的实践者，也作为一个医院管理研究的学者，我们有责任将大量管理中遇到的热点、难点、痛点问题，通过自己的研究作出回答，以期推动解决目前理论研究和医院管理实践的割裂与脱节问题，推动解决医院管理学科理论建设滞后问题。大型公立医院内部生产关系的复杂性和运行中体系行为的复杂性，需要医院管理研究者知识结构更复合、工作实践经验更复合、认知站位更复合。

公立医院治理现代化，就是治理体系治理能力现代化。本书在回顾公立医院治理的历史演变基础上，从医学、医疗、医院三个基本属性和公立医院六大基本特征出发，结合医院治理结构现实和需求，阐述了党委领导下的公立医院治理机制的基本原理和基本逻辑。同时，借鉴运用经济人假设理论、利益相关者理论、委托代理理论、自组织理论、消费者福利理论等理论，首先试图构建一个治理理论的分析框架，以期解释委托代理机制下的公立医院治理中的“双失灵”现象，并阐述具有经济人特征的内部利益相关者是怎样在外部利益相关者原则导向下通过自组织机制参与公立医院治理的。

书中治理结构科学化、运行管理制度化、管理队伍职业化是治理现代化的三个基础性要素，学科治理多元化、服务能力现代化、运营管理精益化是治理现代化的三个核心，信息建设智慧化、后勤保障融合化、文化建设功能化是治理现代化的三个条件。

每个章节的研究都力求做到顶天立地，基本上都采用了从所研究问题的基本概念出发，首先进行概述性研究、其次考察历史演变和国内外现状，再找现实存在问题并研究改变问题的实现路径，然后立足纵向和横向的研究进行发展展望描述，最终就各章节研究问题给了实践案例，以抛砖引玉。每个章节都是六个部分的写作路线，一切都回到问题原点，从事情的本质出发，既考察历史的演变，又进行国际视野的比较；既坚持和强调问题导向，又研究具有针对性的实现路径。

本书适合作为医院特别是大型公立医院管理职业化培训选用教材，或适合作为加强公立医院党的建设培训教材；适合各类医疗机构管理者特别是大型公立医院管理者带着现实问题来研读；也可以是高校医院管理研究和教学人员的参考书籍。同时也可以是卫生事业管理、特别是医院管理专业研究生参考教材和学习资料。

穆耕林

2025 年 4 月

目录

第一章

公立医院治理的理论概述

第一节　治理与组织治理

一、治理的概念

（一）治理的概念与内涵

“治理”（governance）是近几十年国内外社会科学领域最热点研究主题之一。“治理”概念的产生可追溯到 13 世纪晚期，真正进入现代学术研究视野则是在 20 世纪 80 年代末。当时在资本主义国家的福利国家危机以及发展中国家经济增长危机的现实情形中，在财政危机、市场化的意识形态、全球化、政府失灵、新公共管理的兴起以及社会变迁等诸多复杂因素交织作用下，“治理”研究受到了理论界和实践界的普遍重视。在我国，治理理论研究从 20 世纪 90 年代兴起，经历了学习推介、议题拓展、内容深化等不同阶段。随着完善和发展中国特色社会主义制度、推进国家治理体系和治理能力现代化成为全面深化改革的总目标，越来越多的学者参与到治理研究中，对我国国家和社会治理的实践经验进行提炼，着力建构中国自己的治理理论。治理理论研究在实践中不断创新发展，为不同领域的治理实践提供了有力的学理支撑和智力支持。

“治理”在国际社会科学领域成为一种研究潮流，成为一种有着较为确定含义的学术名词，萌生于世界银行的行动。1989 年，世界银行在谈到非洲国家公共管理的危机时，提出了改革现有政治管理框架和规则，建立“善治”的制度。“治理”的概念一经提出，便受到非常广泛的讨论，并成为政治学、经济学和社会学等领域方兴未艾的话题。

西方学者从政治学、社会学、经济学和管理学等不同角度，对“治理”重新进行了诠释。然而，纷繁复杂的解释反而使“governance”的含义变得模糊不清。正如 Bob Jessop 的作品 *The Risk of Governance and the Risk of the Failure: The Case of Economic Development* 中所言“governance”一词逐渐变成了一个可以观测任何事物的“时尚语言”。为了明确“governance”的学术概念，公共管理学上的“governance”被分为 6 个层面（图 1-1）：最小状态管理（the minimum state management）；共同行为的治理模式（corporate governance）；新公共管理（the new public management）；善治（good governance）；新政治经济体系（social-cybernetic system）；自组织网络管理（self-organization network management）。

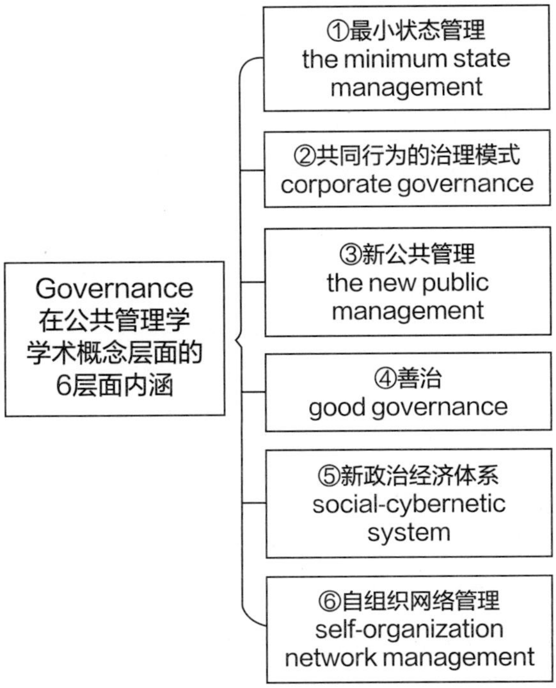

图1-1　Governance在公共管理学学术概念层面的6层面内涵

这一概念的划分强调了所有的治理过程，既包括由政府、市场或网络进行的，也包括通过家庭、部落、正式或非正式组织进行的，还包括通过法律、规范、权力或语言进行的治理过程。其本质特征强调参与集体问题的行动者之间的相互作用和决策过程，导致社会规范和制度的建立、加强或复制。如今，全球现代化治理的理论发展日益丰富，如果不加以限制，“governance”作为管理学学术术语的语义范围必然面临过度解释、模糊化等问题。

治理理论的创始人 James N. Rosenau 在其代表作 *Governance without Government: Order and Change in World Politics*（1992）和 *Governance in the Twenty-first Century*（1995）中把“治理”定义为：

“一系列活动领域里的管理机制，他们虽未得到正式授权，却能有效发挥作用。与统治不同，治理指的是一种由共同的目标支持的活动，这些管理活动的主体也未必是政府，也无须依靠国家的强制力量来实现。”

在各种关于“治理”的定义中，联合国下属的全球治理委员会（Commission on

Global Governance）的定义具有一定的代表性和权威性，被学界较为广泛地采纳和应用。1995 年，该委员会出版了题为 *Our Global Neighbourhood: The Report of The Commission on Global Governance* 的研究报告，并在报告中对“治理”做了如下的定义：治理是众多公共或私人的个体或机构处理共同事务的各种方式的总和。它是使相互冲突或不同的利益得以调和并采取联合行动的持续过程。它包括有权迫使人们服从的正式制度和规则，也包括各种非政治的制度安排。

此外，该委员会还指出治理所具有的四个特征：

其一，治理不是一套规则，或一种活动，而是一个过程；

其二，治理过程的基础不是控制，而是协调；

其三，治理的范围既涉及公共部门，也包括私人部门；

其四，治理不是一种正式的制度，而是持续的互动。

（二）治理与管理的区别

习近平总书记在参加十二届全国人大二次会议上海代表团审议时的讲话指出：“治理和管理一字之差，体现的是系统治理、依法治理、源头治理、综合施策。”治理和管理虽只有一字之差，但两者之间却有着本质的区别。治理理论视域下，“治理”和“管理”两者不能互相替代。

从概念上看，管理是管理者为了有效地实现组织目标、个人发展和社会责任，运用管理职能进行协调的过程。虽然管理的本质和治理过程的基础都是协调，但二者无论是在学理层面还是现实层面都存在本质的区别。

1. 学理层面

（1）词义角度：管理属于近代引进的外来词汇，拆字分析，“管”古意通“官”，变化为动词是约束的意思，《辞海》关于“管”一词的界定，“管”具有过问（如管闲事）、拘束（如看管）、管理（如经管）、保证（如包管）的词义，表示“过问、负责、管辖”等含义。“管理”的“理”有“纹理、秩序”等含义，“管理”的原始词义是管辖。治理是传统的中文词汇，《荀子·君道》中记载：“明分职，序事业，材技官能、莫不治理。”这里治理的语义就是地方统治者对各种政府事务进行管理的行为。《汉书·赵广汉传》所述“一切治理，威名流闻”中的治理也是对政务的管理。词义角度分析，一般语境下，管理和治理的区别体现在客体范围的宽窄，后者客体范围更加宽泛。学术语境下，管理和治理是不能混淆的既有联系又有区别的两个学术概念，值得注意的是 2013 年党的十八届三中全会提出“国家治理体系和治理能力现代化”，标志着官方话语体系正式接纳“治理”概念，并纳入完善中国特色社会主义制度的顶层设计之中，从而使“治理”实现了从学术概念向国家理念的转向，自此管理学领域普遍使用“治理”概念取代“管理”概念。学术语境下，这种差异的核心在于治理的主体多元化，治理手段由管制趋向于服务。

（2）词源角度：治理的英文单词“governance”在古法语词源为“gouvernance”，在现代法语中依旧有这个单词，翻译为国家事务的治理管理。而“governance”的英语词源为“govern”表“统治”的含义，英语词源“govern”的词源又为古法语“governer”、古典拉丁文“gubernare”和古希腊语“kubernan”，其原意是驾驶、操纵、控制和引导（to steer）。词源角度分析，西方治理既有表示统治、政府、驾驶、操纵、控制的内涵，本质上与管理相关；又有表示指导、指引和引导的内涵，本质上与疏导相关。因此，简言之，治理在词源上具有管理、疏导两方面的内涵，涵盖了管理，比管理的内涵更加丰富（图 1-2）。

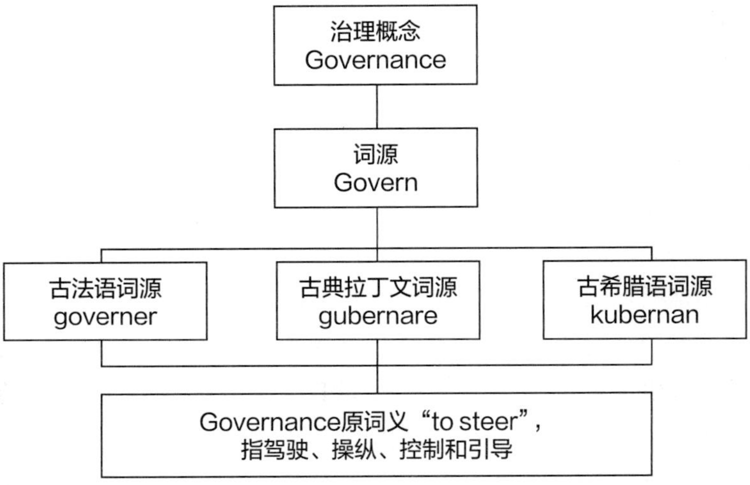

图1-2　英语国家治理概念的词源、词义

2. 现实层面

（1）管理：管理一般是目标导向，强调精细化，机制上依靠行政权力、自上而下。管理的参与要素是二元结构，即主体（管理者），通过一定的管理手段、方法，对客体（管理对象）进行组织、协调、控制，以达成既定的目标。行政角度讲依赖于权力结构和权力体系，更多地表现为自上而下，工作的要求强调流程，更多要求精细化，主要服务于组织的运行。

（2）治理：治理一般是问题导向，强调精准化，机制上依靠多元参与、纵横结合。治理强调参与要素的多元化，是对传统管理的“管理者－管理对象”二元结构的解构，一定程度上模糊了主客体的界限，增加了系统整体的开放性，鼓励参与治理的多元要素的共同参与，即多元主体共同参与。有导向地、有引导地承担符合组织定位的使命和任务，组织内部各方面的力量（势力）全体成员共同参加，以解决自身面临的现实问题为目标。往往要求精准化，更多服务于问题的解决从而推动制度的创新和结构性的调整，促使组织的自身发展（图 1-3）。

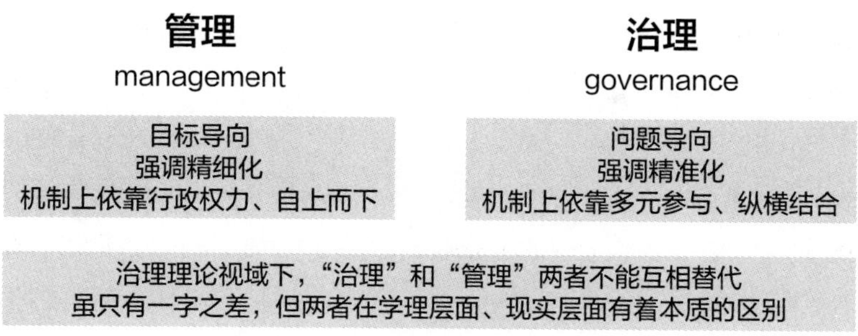

图1-3　管理和治理的区别

总之，管理和治理虽然存在本质的区别，但二者的关系并不是对立的、矛盾的，而是对立统一的。管理离不开治理，治理是管理的特殊形式。治理和管理相同的地方都是需要制度创新、都需要依靠组织的力量。

二、组织治理的概念

公立医院治理属于组织治理范畴，此内容部分首先介绍组织治理及相关概念；然后按照组织性质，根据营利性组织、非营利性组织的二元分类，在这两种类型的组织中选择治理理论发展和实践运用较为成熟的公司、高校，剖析公司治理和高校治理的相关概念，为公立医院治理概念提供参考；最后，辨析公司治理、高校治理、公立医院治理的异同，以进一步加深对组织治理内涵的理解。

组织治理，本身属于制度治理思想的延伸与深化，是指社会特殊复杂系统的相关主体，为媾和相关主体利益、达成系统目的所采取的契约、指导、控制等所有方法措施制度化的过程与成果体现。根据组织的性质，可将组织分为营利性组织和非营利性组织的两类。公立医院治理属于组织治理范畴，从性质上看和公办高校一样，均为事业单位，属于非营利性组织，公司则属于营利性组织。

（一）公司治理

20 世纪 70 年代以来现代企业理论（交易成本理论、不完全契约理论和委托代理理论等）的巨大发展，为公司治理的研究提供了坚实的理论基础。最早提出与公司治理类似概念的是 Williamson。他提出了与公司治理含义较接近的“治理结构”的概念。1976 年 Jensen 和 Meckling 在其论文中明确指出，股东与经理人之间的利益冲突为代理问题，而这正是公司治理研究的主题。他们的论文被认为是现代公司治理研究的发端。

叶陈刚等对中西方不同学者对公司治理内涵的界定进行了总结分析，指出：基于两权分离理论，学者们从不同角度对公司治理的内涵进行了界定：Cochran 和 Wartiek 从问题治理学的角度提出“公司治理问题包括高级管理阶层、股东、董事会和公司其他利害相关者在相互作用中产生的具体问题。”Myer 从组织结构学说的角度把公司治理定义为“公司赖以代表和服务于它的投资者利益的一种组织安排。它包括从公司董事会到执行人员激励计划的一切东西。”La Porta、Lopez-de-silanes、Shleifer、Vishny 的观点是，公司治理的中心课题是要保证资本供给者（可能包括股东和债权人）的利益。钱颖一则从制度安排学说的角度指出，在经济学家看来，公司治理结构是一套制度安排，用于支配若干企业中有重大利害关系的团体－投资者、经理人员、职工之间的关系，并从中实现经济利益。以上学者公司治理内涵理解的共同点在于强调公司股东、经营者和其他利益相关者之间的责任和权利安排，以使经营者的行为不违背股东利益或利益相关者的利益。张维迎教授认为，狭义的公司治理，是通过一种制度安排来合理配置所有者与经营者之间的权利与责任关系，形成委托人对代理人的监督与制衡机制，其主要特点是通过股东会、董事会、监事会及管理层所构成的公司治理结构的内部治理。李维安教授认为，广义的公司治理则是通过一套包括正式或非正式的制度（包括法律和文化等）来协调公司与所有利益相关者（包括股东、供应商、政府等）之间的利益关系，以保证公司决策的科学化，从而最终维护公司各方面的利益。

（二）高校治理

张维维等在借鉴国家治理概念的基础上，对高校治理体系和治理能力的概念进行了界定：

从国家治理体系的内涵来看，“国家治理体系是在党的领导下管理国家的制度体系”“是一整套紧密相连、相互协调的国家制度”。同理，高校的治理体系即高校的一整套制度体系，包括根本制度、基本制度和重要制度。根本制度即党对高校的全面领导；基本制度包括高校章程的各项规定，如党委领导下的校长负责制；重要制度是高校的自主办学和内部管理制度，包括立德树人机制、教育质量保障体系和评价机制、师资队伍建设机制、内部工作体系和管理机制等。因此，高校的治理体系是在党的领导下管理高校的制度体系，是一个有机协调、动态运行和整体的制度系统，是一套服务高校立德树人根本任务和使命的完备的制度体系。

从国家治理能力的内涵来看，“国家治理能力则是运用国家制度管理社会各方面事务的能力”。同理，高校的治理能力是运用高校的制度管理好学校各方面事务的能力。一流的高校必须具有一流的治理能力，包括制定清晰明确的工作理念和发展规划、科学规范的治理模式、有力有效的工作机制、系统全面的举措抓手和科学有效的评价体系，以及与之相应的执行制度的能力。高校治理能力是指高校履行其职能和使命担当的能力和运用制度体系治理学校的能力，其中制度体系的有效性和制度的执行能力是关键。

同时，借鉴国家治理体系和治理能力的关系，对高校治理体系和治理能力的关系进行了辨析：习近平总书记指出，推进国家治理体系现代化，就是要提供“一整套更完备、更稳定、更管用的制度体系”“国家治理体系和治理能力是一个国家的制度执行能力的集中体现，两者相辅相成”。由此来看，高校治理体系和治理能力现代化就是要使高校运行的一整套制度体系更加科学完备，制度的执行更加有力有效，并将科学有力的制度体系和制度执行力的优势转化为治理的效能，以现代化的标尺不断提升治理水平，从而更好地服务高校“双一流”建设目标。

高校治理体系和治理能力二者既相互联系又有所区别，前者侧重制度和系统等常态化和规范化的静态结构建设，而后者则侧重实践中落实制度和解决问题的动态策略建设。通过实施合理的制度设计，增强制度的科学性，同时提升教职工对制度的认同度，鼓励多元主体参与，也有助于提升制度的执行力。因此，二者相互依存、相互促进，又相辅相成。只有认识和处理好二者之间的关系，才能发挥制度体系优势，提升治理效能。

（三）医院治理

虽然十年前已经开始强调治理，然而中国医院管理领域鲜见公立医院治理概念相关的研究，且现有研究对医院治理概念的界定，未必符合当前的时代特征和发展要求。公立医院治理相关概念比较具有代表性定义如：

陈祥槐提出，公立医院治理是指公立医院的利益相关者主体之间，为实现其共同利益而进行的对各自权利、职责、义务的制度化安排。涉及宏观治理、中观治理和微观治理三个层次，广义的公立医院治理包括了宏观层次的公立医院外部的管理体制、制度环境，中观层面的医院组织权力架构与制衡机制，以及微观层面的医院内部管理、运行机制，狭义的仅为中观层面的医院治理。

方鹏骞提出，公立医院治理是公立医院内外部利益相关者参与医院管理和决策的结构与过程。具体可从治理结构和治理能力两个方面来探讨：其中治理结构指的是出资人与管理者之间的关系，在公立医院中界定和平衡好政府、医院以及管理者三者之间的责、权、利尤为重要；治理能力则依赖科学、合理和完善、高效的治理结构来实现提升，并且受到外部环境、医院内部管理体制、医院管理者水平等多方面因素的影响。

从这两个较有代表性的概念中，不难看出，提及公立医院治理的概念，绕不开公立医院内部和外部的利益相关者。据此衍生出公立医院外部治理和内部治理的概念。

公立医院外部治理是指公立医院外部的利益相关者（组织、机构、人员，如：政府、医疗服务消费者、保险机构、药品 / 医疗器械供应商、社区等）对公立医院的服务提供情况、运营情况以及与医院运行发展密切相关的各种因素进行监督和约束的机制。外部治理体系是指引和推动公立医院高质量发展的重要基石。

方鹏骞等认为，公立医院内部治理主要是指医院的法人治理。

（四）三类组织治理要素比较

对公司、公办高校、公立医院三类组织的组织目标、组织结构、组织特征等组织内部6个方面内容进行比较，同时对收入来源、领导人任命主体、监督主体、被监督主体和受益群体6个治理结构要素进行比较分析，其中公办高校和公立医院属于非营利性组织，合并起来，与营利性组织公司，进行比较（表1-1）。

表1-1　公司、公办高校、公立医院治理比较

比较项目	营利性组织	非营利性组织	
	公司	公办高校	公立医院
组织结构	多样化	单一化	单一化
组织目标	利益最大化	满足公共需求	满足公共需求
组织特征	营利	非营利、公益性	非营利、公益性
资产属性	非国有资产（国有控股、国有独资企业除外）	国有资产	国有资产
组织产权清晰度	高	低	低
主要收入来源	经营性收入	政府投入、社会捐赠	经营性收入、政府投入、社会捐赠
绩效可度量性	可量化，可度量性好	难以量化，可度量性差	难以量化，可度量性差
对领导人的要求	能力	能力和价值取向	能力和价值取向
领导人任命主体	董事会	政府	政府
监督主体	股东	政府、公共媒体	政府、公共媒体
被监督主体	经理人员	领导人	领导人
受益群体	股东和债权人	特定群体	特定群体

公立医院与公司最大的、最本质的区别是公立医院是具有公益性的、是非营利性的组织，而公司是以营利为目的、追求利润最大化的组织。公司是完全独立的市场主体，完全接受市场机制的调节，治理的目的是公司生存下去、提供的物质产品服务产品被社会接收，进而能够赚到钱、能够发展得更好。公立医院的根本属性是公益性、不以营利为目

的，同时公立医院属于差额拨款的公益二类事业单位，承担非营利医疗等公益服务，主要为机关行使职能提供支持保障同时面向社会提供与主业相关服务，可部分由市场配置资源。医疗产品 / 服务和公司提供的一般产品 / 服务存在本质的区别，医疗消费不同于普通的消费，从某种意义上来讲是由医生主导的消费。我国大部地区，现阶段通常情况下，政府给予公立医院的财政拨款仅占医院收入的很少一部分，医院财务运营压力较大，需在不以营利为目的的前提下确保运转，要在确保公益性的前提下引入市场机制，在考核机制、品牌竞争机制、第三方人员聘用机制等方面借鉴公司治理的手段。同时必须注意的是公立医院的特殊性，医院提供的医疗卫生服务是否合格，医疗服务消费者（患者）具有绝对的发言权，患者对医院提供的医疗卫生服务的评价、监督与制约是刚性的。通俗来讲，患者对自身身体和心理状况是否好转的主观感受，极大影响了患者对医院 / 医务人员提供医疗卫生服务有效性的评价；患者对医疗卫生服务“性价比”的主观判断，极大影响了患者对医院 / 医务人员提供医疗卫生服务合理性的评价。随着患者维权意识增强、投诉渠道多样化，基于主观上对所接受医疗卫生服务有效性、合理性的评价，患者对医院 / 医务人员提供医疗卫生服务的监督与制约也在逐步强化。上述内容与公司治理存在较大区别，因此在借鉴公司治理相关手段时，不能生搬硬套，要注意医疗机构和医疗卫生服务的特殊性。

公立医院与公办高校相比，虽然这两类组织均属于公益二类事业单位，但一般来说公办高校的经济运营压力要比公立医院小得多。高校的特点，一是政府授权，政府具有批准机构进行学历教育的权力，政府对高校是否有资质开办进行事前审查，具备办学资质才能开设高校，提供高等学历教育服务；二是资源广泛，公办高校主要是财政拨款，民办高校主要是投资人出资、社会募捐等；三是国家鼓励对教育资助，企业 / 社会组织对高校的捐款资助，政策上可给予抵税的优惠，同时资助方可提升品牌形象。从服务对象上来看，公办高校提供的高等教育服务，其受众为学生，而学生的教育结果如何，评价主体为高校，也就是说，高校主要根据组织内部既定评价标准对服务受众（学生）的教育结果进行评价。而公立医院与之存在巨大的差别，此处需要再次强调公立医院机构特殊性和医疗卫生服务的特殊性——即医疗服务消费者（患者）对公立医院提供的医疗卫生服务的评价、监督与制约是刚性的。医院提供医疗卫生服务是否合格、是否令受众满意，其评价权主要在于患者。教育仅仅经历人生的一个阶段，时间的有限性决定了教育服务成本的有限性；而医疗伴随人生的各个阶段，时间的不确定性、无限性决定了医疗服务成本的不确定性和无限性。因此公办高校治理与公立医院治理之间存在较大的差别，医院治理的理论研究和实践探索在借鉴高校治理的相关成果时，需要结合公立医院机构、医疗卫生服务特殊性的实际情况加以改进。

第二节　公立医院治理

一、公立医院的概念

公立医院是国家投资举办、承担无限清偿责任，不以营利为目的，向全民提供基本医疗服务的医院。广义上公立医院包括国有、集体和社会办的公立医院；狭义上指二级及以上医院。公立医院由政府财政投资建设，产权归政府所有，按产权可分为国有、集体、政府和社会四类。公立医院与民营医院本质区别在于他们的注册机构不一样。

二、公立医院的治理体系与能力

（一）公立医院治理体系

公立医院治理体系是公立医院治理的理念、体制、机制、活动及其包含的所有要素的总和。其中，治理理念包括医院治理的本质、价值和逻辑，可以说是医院治理体系中的“概念层”“上层建筑”，用于回答“医院治理是什么”“为什么进行医院治理”；治理体制包括医院治理的组织架构和规范，为医院有效治理提供管理架构和制度支撑；治理机制包括层次机制和功能机制，其中层次机制包括宏观、中观和微观三层次的医院治理机制，功能机制包括医院治理的激励、约束和保障机制，治理体制和治理机制共同回答医院治理“怎么做”；治理活动包括了医院治理的环境、参与要素、内容、过程和方法，治理环境包括医院治理的物质环境和非物质环境，参与要素包括宏观层面的医疗机构、中观的科室、微观的医务人员和患者以及其他的医院治理利益相关者，治理内容主要包括人才、学科、医疗服务、经营（经济运行）、信息、后勤、文化等，治理过程包括计划、组织、指挥、协调、控制、疏导的轮式循环和门路式上升。总的来说，治理活动回答医院治理“谁来参与”“治理什么”“治理实践具体如何操作”等问题（图 1-4）。

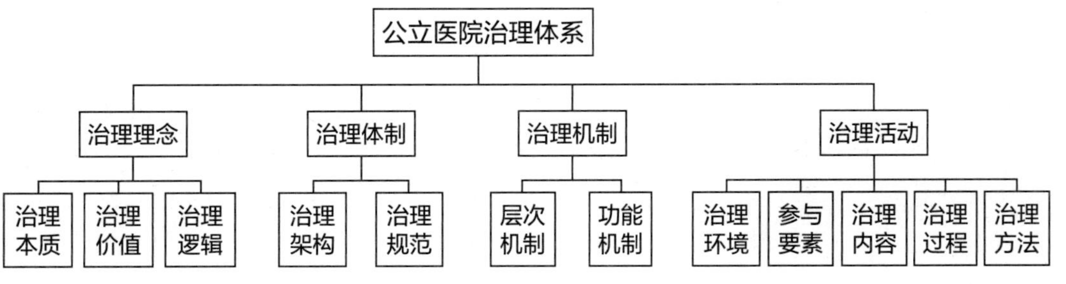

图1-4　公立医院治理体系

（二）公立医院治理能力

公立医院治理能力是公立医疗机构解决实际治理问题，满足人民群众多层次多样化的医疗卫生服务需求，维护医院公益性、调动各方面积极性，推动医院高质量发展，是医院治理体系中各个方面能力的总和。主要包括治理理念的塑造与传播能力、治理体制的构建与创新能力、治理机制的建设与执行能力、治理活动的改善与发展能力。

第三节　公立医院治理的现代化

一、现代化

（一）现代化的本质和基本特征

1. **现代化的本质**　现代化由“现代”和“化”两部分构成，“化”是对一组相似而非衍生现象的总结和概括，“化”与“被化”的主体虽存在相似之处但完全不同。在学术领域，自现代化理论产生以来，现代化概念经历了一个从特指到泛指、从原生义到衍生义的演变过程。现代化特指从特定时期，时间意义上的“现代”起点（中西方并不相同）开始的社会变迁和社会发展过程。现代化首先是一个发展过程，这主要体现在“化”上面。中文中的“化”，是对程度彻头彻尾、过程渐进缓慢的一种状态描述。但现代化并不是一个没有方向和目的的自然演进和变迁过程，而是一个追求和实现理想发展目标的过程。学术界现代化概念一直没有统一的定义，西方学者的相关界定大体有五种思路：

经济学维度，从经济增长角度界定现代化；知识与技术维度，从知识增长角度解释现代化的起源、动力；社会学维度，从社会分化与整合角度理解现代化；政治学维度，从政治结构分化、政治参与扩大等方面阐释现代化；心理学和行为学维度，人的现代化是社会现代化的核心，也是其根本目标。

总的来说，人们把追求各具体领域理想的发展状态都称为现代化，现代化由此成为一个既抽象又具体的概念。所谓抽象，是指人们对理想的发展状态的理解是抽象的、模糊的，实际上就是一幅不断趋于完善的图景。通俗地说，现代化就是没有最好只有更好的状态。所谓具体，是指理想的发展状态总是人们立足现实而提出的，是有其现实基础的，而不是一种空想。

2. 现代化的特征 使用“5+1”的框架，从经济、政治、文化、社会、人与环境的关系和个人行为六个层面，把握现代化的基本特征：

从经济层面看，现代化表现为工业化、市场化；从政治层面看，现代化表现为民主化、法治化、科层制；从文化层面看，现代化表现为世俗化、商业化、大众文化；从社会层面看，现代化表现为城市化、市民化、工业社会；从人与环境关系层面看，现代化表现为经济主义、人类中心主义、改造自然等；从个人行为层面看，现代化表现为进取性、平等性、个人利益取向。

（二）传统和现代的关系

关于传统和现代的关系：第一，西方经典现代化理论对传统与现代两个概念的理解过于简单、抽象。第二，西方经典现代化理论对传统与现代之间关系的理解是片面的。第三，西方经典现代化理论用传统－现代二分法阐释东方国家与西方国家之间的关系是严重错误的。

如何看待传统与现代的关系？中国式现代化理论需要作出自己的回答。

首先，对传统与现代这两个概念的理解要更加准确。无论传统还是现代，其内部都不是始终一致的均质的统一体，都包含着性质不同的要素或关系。不能简单地把传统理解为现代之外的“剩余”，要将传统放在特定的历史阶段和具体国情中进行分析。

其次，对传统与现代关系的理解要更加全面。中国式现代化理论一个显著的特点就是打破了传统－现代相对立的二元论，认为二者不是简单的对立或断裂关系，而是更为复杂多样的关系，二者在诸多方面是相互兼容、相互作用的。传统与现代的关系至少有三种：一是对于那些现代化的阻力传统（比如封建观念、专制制度），现代化对之是否定的，要否定、消除或使其转向；二是有些传统（比如人文精神、道德规范）是现代化的资源，现代化对之是肯定的，要继承和发展；三是有些传统（比如语言文字）是现代化的条件或基础，二者是可以相互兼容的，要继承和发展。中国式现代化有一项重要任务即对传统因素加以改造，使之在功能上不断适应现代化、时代化。

最后，对西方理论中的传统概念及其理论范式等要更加警惕。西方理论（不仅指现代化理论）中的诸多概念、范式，比如传统、现代性、理性化等，体现了或明或暗的西方中心主义立场，我们要警惕它们在阐释非西方国家过程中的话语陷阱，要批判地反思一些广为流行的概念、范畴。

（三）中国式现代化

中国式现代化理论体系的首要前提就是对现代化的概念进行界定，当然这一界定是对现代化一般本质的揭示，而不是对中国式现代化特殊内涵的阐释。在借鉴以往学者研究成果的基础上，唐爱军认为：在界定现代化概念或阐释其本质时，要兼顾性质、时间、空间、总体四个维度的原则。该学者认为：所谓现代化，指 1500 年以来特别是 18 世纪工业革命以来，以民族国家为主体、从传统农业社会向现代工业社会乃至后工业社会转变的社会大变革，这一变革带来了经济、政治、社会、文化等人类社会全方位的深刻变化。

"现代化"一词最早出现在 1964 年第三届全国人大一次会议周恩来作的《政府工作报告》中，该报告首次提出了"四个现代化"。2013 年，中国共产党第十八届中央委员会第三次全体会议通过的《中共中央关于全面深化改革若干重大问题的决定》提出"全面深化改革的总目标是完善和发展中国特色社会主义制度，推进国家治理体系和治理能力现代化"。习近平总书记提出的"国家治理体系和治理能力现代化"被外媒称为继中国"四个现代化"之后的"第五个现代化"。国家治理体系和治理能力现代化是对过去"四个现代化"的超越和发展，过去"四个现代化"强调器物，追求以物质形态为标志的现代化发展，第五个现代化则特别强调了制度、机制、体制和体系问题——这是一个国家走向长治久安、走向真正意义的现代化应该遵循的道路。

习近平总书记在党的十九届五中全会对"中国式现代化"作出精辟概括，强调我国现代化是人口规模巨大的现代化，是全体人民共同富裕的现代化，是物质文明和精神文明相协调的现代化，是人与自然和谐共生的现代化，是走和平发展道路的现代化。习近平在党的二十大报告中提出了中国式现代化的中国特色、本质要求等重大论断，为构建中国式现代化理论体系提供了根本遵循。

二、公立医院治理现代化的相关含义

（一）公立医院治理现代化含义

公立医院治理现代化包含从微观管控到中观管理再到宏观治理的转型过程。公立医院在这一治理过程中，应秉持"以人民健康为中心""共建共治共享健康"的理念，以"德治"奠基础、"法治"强保障、"自治"促发展的三治协同治理机制。具体而言，我国公立医院治理现代化坚决维护公立医院的公益性，以患者为中心，破除逐利机制；进一步健全现代医院管理制度，激发广大医务工作者的积极性与责任感，体现其劳动价值；持续推动各级各类公立医院进行规范、精细、科学的管理，促进新的运行机制和治理机制形成，全面提升医疗服务水平、健康供给质量和综合管理效率。

（二）公立医院治理体系现代化

传统的管理，聚焦于生产力的发展，而治理，更加侧重对生产关系的研究和调整，同时依据"结构－过程－结果"的理论逻辑，公立医院的治理首先需要从结构入手。因此公立医院治理体系的现代化在公立医院治理现代化进程中扮演着重要的角色。

公立医院治理体系现代化是指包含了公立医院治理的理念、体制、机制、活动的治理体系的现代化。具体来说，是对医院治理的本质、价值和逻辑的认识的现代化，是医院治理的组织架构和规范的现代化，是医院治理层次机制和功能机制的现代化，是医院治理的环境、参与要素、内容、过程和方法的现代化。

（三）公立医院治理能力现代化

解决公立医疗机构的实际治理问题，满足人民群众多层次多样化的医疗卫生服务需求，维护医院公益性、调动各方面积极性，推动医院高质量发展，是公立医院治理现代化的重要任务。医院治理能力的现代化是推动任务完成的保障。

医院治理能力现代化是医院在治理理念的塑造与传播能力的现代化、治理体制的构建与创新能力的现代化、治理机制的建设与执行能力的现代化以及治理活动的改善与发展能力的现代化。

（四）公立医院治理现代化相关概念体系

医院治理体系和治理能力的现代化，是医院治理现代化的核心内容，医院治理现代化作为工具服务于医院现代化的目标。从医院现代化到医院治理现代化再到医院治理体系和治理能力的现代化，是一组宏大而抽象的概念。准确理解和把握医院治理、现代化这组概念的内涵，需要从具体的实践领域，即从医院治理实践中的组织架构、制度、人才、学科、服务、运营、信息、后勤、文化九个方面入手（图 1-5）。

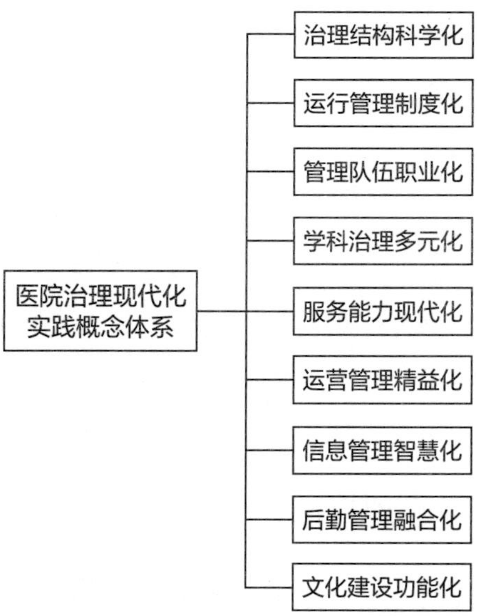

图1-5　医院治理现代化相关概念体系

治理结构科学化、运行管理制度化、管理队伍职业化、学科治理多元化、服务能力现代化、运营管理精益化、信息管理智慧化、后勤管理融合化、文化建设功能化九个方面囊括了医院治理现代化实践层面的主要内容，构成公立医院治理现代化实践概念体系。在后续实践篇，本书将一一展开分析上述提及的九个概念。

（本章执笔：穆耕林，徐乐）

第二章

公立医院治理的理论架构

第一节　基于委托代理理论的治理机制

关于理论唯一且普适的定义，人们还没有达成一致的意见。共识的缺乏可以解释为什么在社会科学中发展强理论是如此困难。Kerlinger（1979 年）提出，理论是“一套相互联系的概念（变量）、定义和命题，它们通过澄清变量间的关系而形成有关现象的系统性观点，从而解释自然现象。”Corley 和 Gioia（2011 年）认为，理论是“若干构念及其相互关系的一种陈述，该陈述说明一个现象如何以及为何发生。”理论是非常有用的工具，它可以帮助我们在学术研究领域取得诸多重要成果，达成重要目标。它将帮助我们细化与系统化我们对世界的思路与想法；产生与解释关系以及个体、团体和实体之间的相互关系；改进我们对人、群体和组织的预测和期望；获得对世界更好的理解。Creswell（2018 年）借用一个“彩虹”的比喻，形象地阐释了理论发生作用的机制。他认为，在一项研究中自变量和因变量（或概念）之间的关联就好比是“彩虹”，这座彩色的桥梁将变量（variables）牢固地连接在一起，有效地解释了“自变量为何（why）、如何（how）解释或预测因变量”。

治理理念正式提出虽仅数十载的时间，但治理理论蓬勃发展，现已出现了治理理论“丛林现象”。本章内容选取经济学、管理学等治理相关的几个经典理论用于公立医院治理的理论分析，以期为公立医院治理研究提供理论分析框架。根据理论的特点进行理论介绍和分析，以期为理论研究提供参考，为理论框架的搭建及实证研究的开展提供借鉴。

一、个体/群体行为分析理论

（一）公立医院经济人假设理论

1. 经济人假设的概念　经济学是以社会经济活动中的人作为理论研究的出发点和

归宿的，对人的经济学抽象，经济人假说构成了西方主流经济学最核心的理论基础。这个假说自 18 世纪末期，Adam Smith 提出了“经济人”假定思路以来，经历了漫长历史与严酷批判的考验。对这一假说的修正、补充或重新诠释，形成了主流经济学的发展演化，而对这一假说的质疑、争论或背离，又促成了各种非主流经济学的产生。因此，可以说，经济学发展的历史就是围绕经济人假说而展开的。

在管理思想史上，“经济人”假设构成了管理学理论建构的逻辑起点。从方法论的层面看，“经济人”假设的人性是自利的、完全理性的、抽象个体的，是一种一维的、理性主义的、方法论个人主义的思维方式。

经济人就是以完全追求物质利益为目的而进行经济活动的主体，人都希望以尽可能少的付出，获得最大限度的收获，并为此可不择手段。经济人意思为理性经济人，也可称实利人。这是古典管理理论对人的看法，即把人当作经济动物来看待，认为人的一切行为都是为了最大限度满足自己的私利，工作目的只是为了获得经济报酬。本研究认为经济人追求现实利益和心理利益。

现实利益——经济和发展利益。人的利己是合情合理的，但是怎样做到合规合法，这是另外层次的事情。人的自私性是人进步的原动力，尊重人性的管理是最真实有效的管理，以此为起点的管理原则可以实现管理的可持续性以及利益相关者共赢的可能性。

心理利益——幸福感、获得感、成就感、满足感、安全感。通过文化建设，引导道德感责任感使命感，使员工主动承担工作、主动参加突发公共卫生事件等艰难行动 / 任务。在医院文化的熏陶下，员工的行为得到赞许、行为的选择在文化语境下会有一套解释系统，在此情况下，员工实现心理上对这种行为选择的回报。

理论上对经济人的解释如下：

（1）经济人假设是指每个人都以自身利益最大化为目标。

（2）经济人假设是指追求自身利益或效用的最大化，它是个体行为的基本动机。理性选择假设是指个人在选定目标后对达成目标的各种行动方案根据成本和收益作出选择。

（3）所谓经济人假设是指作为个体，无论处于什么地位，其人的本质是一致的，即以追求个人利益，满足个人利益最大化为基本动机。

（4）经济人假设是指当一个人在经济活动中面临若干不同的选择机会时，他总是倾向于选择能给自己带来更大经济利益的那种机会，即总是追求最大的利益。

（5）经济人假设又称为 X 理论，X 理论认为人类本性懒惰，厌恶工作，尽可能逃避，唯一的激励办法就是以经济报酬来激励生产，只要增加金钱奖励，便能取得更高的产量。

2. 公立医院医务人员的经济人特征 公立医院医生既有普通人的经济人的一面，又有作为医务人员从事医疗卫生工作的经济人的一面：

作为普通人——第一层次，一分耕耘一分收获，有和付出相匹配的收入；第二层次，作为经济人希望少付出多回报，甚至不劳动有回报；第三层次，作为极致的经济人在没有约束的条件下，道德风险导致采取不合理不合法的手段获取利益。

作为医务人员——第一层次，希望有高于社会平均水平的收入，作为知识密集型、劳动密集型、风险密集型行业的从业者，希望能够有和劳动和付出相匹配的远高于社会平均水平的应有收入；第二层次，希望自己的收益与贡献度弱挂钩或者不挂钩，作为经济人，医务人员希望能够合理和不合理地分配到更多的资源和收入，甚至和自己的能力和贡献不挂钩的情况下，也有强烈的这样的诉求和冲动；第三层次，道德风险的能力和结果高于一般职业，在掌握专门技术，且和患者之间医疗服务信息严重不对称，同时政府的监管成本较大、监管的可及性有效性不尽如人意的情况下，其作为经济人道德风险可能会被无限放大。

医疗服务业属于知识密集型行业，公立医院尤其是大型公立医院属于知识密集型组织，大型公立医院的医生属于高级知识分子。大型公立医院的医生，有些有着强烈的自我意识，属于典型的理性人。典型的理性人以自身利益最大化为目标，追求自身利益的最大化，其行为以满足个人利益最大化为基本动机。在提供医疗服务的过程中、面临若干不同的选择机会时，总是倾向于选择能给自己带来更大经济利益的那种机会，即总是追求最大的利益。

3. 医务人员经济人假设 医院医务人员的经济人假设既是医院治理的基本认知（逻辑起点），也是治理的重点方向。公立医院对经济人假设治理目标的特点：一是公益性，公立医院的公益性要求，要求对经济人假设基础上的道德风险的控制要求更高更敏感；二是市场经济条件下，作为差额补款的二类事业单位，又要求在经济人假设的理论基础上充分调动医务人员的积极性；三是党委领导下的现代医院管理制度的建立，要求公立医院在治理道德风险方面更加注重政治引领，更加注重公益文化建设，更加注重精益化运营，更加注重利益相关者共同参与治理，更加注重制度建设。

医务人员对“灰色收入”的认识和追求以及在职业的预期、个人收入的预计、家庭支出的预算等方面均产生了偏差，会带来以下问题：一是认为不需要通过提高自己的技术水平来提高自己的收入，影响技术进步；二是认为不需要提高自己的工作量和工作效率来提高自己的收入；三是将灰色但是没有在监管条件下似乎相对稳定的收入当成了自己的固定收入，并以此来安排家庭的预算，对灰色收入的追求当成自己的应得收入来追求，从而使其不合理行为固定化。灰色收入的产生、稳定的产生是和医务人员成长阶段挂钩的。也就是说，获得副高职称之后，有可能会成为医疗组长，有可能会成为亚专科的负责人，有可能会成为病区的负责人，有可能会出诊专家门诊，这个时候在医疗上有了一定的管理权和话语权，其在决定医疗方案、药品选择、耗材的选择、床位资源的安排等方面，可能会寻租，从而产生灰色收入。

灰色收入为其带来的不仅仅是隐形的经济回报，还包括绩效分配和荣誉性的回报：

绩效分配——学科带头人、学科负责人层次，可能会夸大自己在科室建设和管理中的作用，来为自己过度获取绩效分配制造借口，向上向医院争取更多对自己有益的绩效分配政策，向下更多地挤压一般医务人员绩效分配空间（合理：普通员工收入是社会平均水平的 3 ~ 4 倍，学科带头人是普通员工的 3 ~ 4 倍）；普通员工，贡献度 + 计件工资（多劳多得）；管理岗位人员所作的管理上的贡献应该实行有考核的管理岗位绩效制度，同时对管理岗位人员从事一定的临床业务产生的绩效要有合理比例的匹配，从而鼓励管理岗位人员的职业化，要警惕管理人员业务性收入远远超出其工作量。

荣誉性的回报——不能简单看就是荣誉，例如学术任职、重大成果署名、各种评比表彰获奖、各种科研课题负责人、各种教学职称等，以上这些都提升了医务人员的人力资源价值，提高了他们的行业地位，从而使他们心理上获得巨大成就感、满足感、幸福感，同时也使他们的单位劳动量获得更多的经济回报。使得这样的荣誉的获得产生不合理不公平的现象的可能性大为提高，有些是通过占有不合理资源的获取，有些是通过自己所处的有利地位获取的，有些是通过不合理的社会关系 / 资源获取的。过度追求荣誉性回报，会导致对青年人才或其他学科 / 亚专科发展空间的挤压，也会导致对人才培养判断的失误，从而影响学科的发展和科技的创新（图 2-1）。

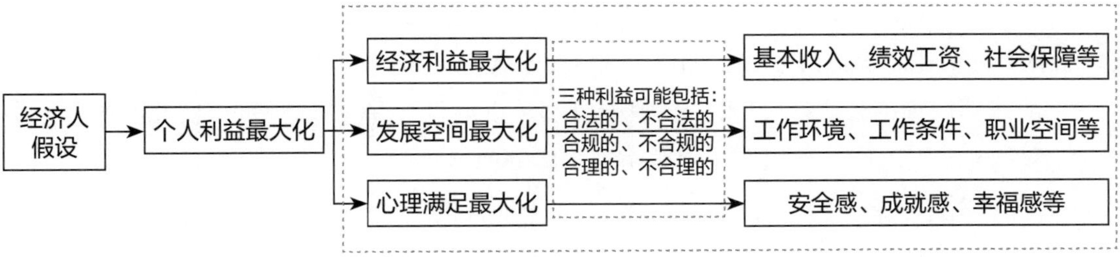

图2-1　公立医院经济人假设

（二）公立医院利益相关者理论

1. 一般利益相关者理论的概念　据《牛津词典》的记载，“利益相关者”一词最早出现于 1708 年，它表示人们在某一项活动或某企业中“下注”（have a stake），在活动进行或企业运营的过程中抽头或赔本。事实上“利益相关者”一词最早是于 1929 年由通用电气公司的一位经理在自己的就职演说中提出。

20 世纪 60—70 年代是利益相关者理论的初创期。Dodd 的观点“公司董事会必须成为真正的受托人，不仅要代表股东的利益，而且要代表其他利益主体，如员工、消费者，特别是社会整体利益”，被认为是利益相关者理论的萌芽；Penrose 在其著作 *The Theory of the Growth of the Firm* 提出“企业是人力资产和人际关系的集合”，被认为构建了利益相关者理论的基础，自此利益相关者理论进入了学者们的研究领域。

20世纪80年代，随着企业社会责任研究的兴起，利益相关者理论逐渐从边缘走向管理学研究的前沿。1984年，美国著名管理学家Freeman的著作*Strategic Management: A Stakeholder Approach*出版，该专著是至今介绍利益相关者理论最完备最权威的著作，指出“利益相关者管理理论是指企业的经营管理者为综合平衡各个利益相关者的利益要求而进行的管理活动”“利益相关者是任何能够影响组织目标的实现或受组织目标实现影响的个人或团体”。此定义为利益相关者的广义定义，极大拓展了利益相关者的内涵和研究范畴。

2. 利益相关者及利益相关者理论的分类

（1）利益相关者分类：利益相关者理论的核心是利益相关者，按照关联程度可将利益相关者可细分为三类。

内部利益相关者（internal stakeholders），企业中的内部利益相关者包括：执行人员（由总裁或首席执行官管理）、财务部（由首席财务官、财务主管或财务副总裁管理）、市场部（由首席营销官、营销副总裁、业务发展副总裁管理）、研发部（由研发经理管理）、工程部（由工程经理管理）、生产/制造或运营部门（由生产、制造和运营经理管理）、物流部（由物流经理管理）、人事部或人力资源部（由人事或人力资源经理管理）、公共关系部（由公关总监管理）、会计部门（由会计经理或财务总监管理）、管理信息系统（management information system，MIS）部门（由MIS经理管理）、销售部（由销售经理管理）、法律部门（由公司律师管理）、风险管理（由风险管理主管管理）、道德委员会（由道德委员会主席管理）、董事会（由董事会主席管理）等。

外部利益相关者（external stakeholders），企业外部利益相关者包括：股东、债券持有人、供应商、员工、大众媒体、债权人、经销商、当地社区、环境等。

远端利益相关者（distal stakeholders），企业中的远端利益相关者包括：竞争对手和其他商业公司、制定和/或执行技术标准的机构、审计师、法律团体、环境倡导团体、消费者权益团体、健康和安全倡导团体、“大企业”倡导团体、“单一问题”倡导团体、政党、保险公司、高管圈、行业领导者、金融投资经纪人、金融贷款机构、采购组、供应商团体、运输集团、政府机构、高等教育（教授、大学生和图书馆）、社会评论家、专业协会、行业协会、工会、选民、立法者等。

（2）利益相关者理论分类：利益相关者理论的分类，基于描述性、工具性和规范性三个角度，可以将利益相关者理论进行分类。

描述性视角仅仅说明了组织中有利益相关者。组织的作用在于满足广义范围上的利益相关者的权益，而不仅是企业股东的利益。有研究表明，许多企业在实行股东管理时，也会将平衡组织需求和利益相关者需求的措施考虑在内。

规范性视角实质是合理性关注为何企业应该对其利益相关者给予关注。这种视角一直是利益相关者理论的重要观点，或者说是主要核心，而其他两个角度往往为大多数研究人员所忽略。依据规范性视角，利益相关者是指拥有企业实质上合法利益的个体和群体。利益相关者是由他们在组织中的利益决定的，即组织是否有相关利益是由利益相关者掌握的。利益相关者的利益本身对于组织就是有价值的，而并非因为关注他们的利益能够施益于其他群体，诸如企业股东。

工具性视角认为考虑了利益相关者利益的企业比没有此类考虑的企业更容易获得成功。该领域的研究验证了利益相关者战略和组织绩效方面之间的联系。结论表明，控制其他变量后，实行利益相关者管理的组织在盈利能力、稳定性、成长性等方面都相对更成功。

3. 基于利益相关者理论的公立医院治理理论分析　基于利益相关者理论的公立医院治理理论机制是在举办者的目标意图的实现、医院的高质量发展、实现公立医院的功能定位前提下的，通过各种工具实现在承认和尊重各利益相关者利益基础上的运行机制的建立。这种运行机制是有序的、健康的。

（1）公立医院内部利益相关者理论分析：公立医院内部利益相关者的分类，概括来说，公立医院内部利益相关者是医院、科室和员工。具体来说，参考机构设置划分，可分为院领导班子及其成员、职能部门负责人及其成员、临床科室负责人及其成员（一类是临床医疗科室、一类是临床平台科室）、后勤部门负责人及其成员；按照行政职务划分，可分为领导干部及一般工作人员；按照专业能力划分，可分为专家及一般专业人员；按照员工年龄划分，可分为资深专家及中青年专家；按照人员来源划分，可分为本单位培养的专家及引进的专家；按照在岗状态划分，可分为在职员工及退休人员；按照人员性质划分，可分为体制内人员及编外用工人员；按照专业分工划分，可分为管理人员及业务人员；按照专业分工，可分为临床工作人员及专职科研人员；按照工作年限划分，可分为老员工及新员工（3～5年之内新进）；按照毕业院校划分，可分为本校本院毕业的学生及其他院校毕业的学生。

公立医院内部利益相关者的利益诉求。结合经济人假设的三个方面的利益，在每个层次里面都有，在共同的基础上各有侧重点。医院领导班子及管理干部的利益诉求是：有管理的成就感，体现在医院的改革发展稳定工作顺利，让医院在同行中有地位，员工对医院的管理举措认可和配合、政府患者员工都满意；专家及临床业务人员的利益诉求是：专业上有成就、开展业务和科研创新等资源保障充分、收入能够体现教育的成本技术的贡献和高强度的劳动、希望有良好的发展空间和必要的工作环境（人际、制度等）、不同的学科之间、同个学科不同的亚专业之间发展的条件保障；后勤保障人员的利益诉求是：能够在支撑医院运行中体现价值，得到尊重和认可、有高于社会平均水平的收入、同步享受医院发展带来的红利；退休人员的利益诉求是：专家可以继续发挥余热得到尊重和照顾，非专家的退休人员诉求是希望医院能够稳定发展享受医院发展的红利，希望了解医院的运行动态和主要成绩；医院年轻医务人员的利益诉求是：能够有良好的职业规划、充分的发展空间、合理的收入分配、发展必要的资源保障；护理人员的利益诉求是：医护之间关系和谐，劳动得到尊重、职业发展得到支持、收入绩效分配相对公平。

（2）公立医院外部利益相关者理论分析：医院外部利益相关者主要是社会及服务人群、政府机构两大类。

社会及服务人群包括——患者、干部保健对象、健康管理对象（孕产妇、体检中心服务对象、医疗美容服务对象、健康咨询者）；

政府机构包括——第一层次为医疗医保医药（“三医”）卫生健康行政主管部门、医药监管机构；第二层次为公立医院领导班子任免机构（党委组织部及相关部门）、公立医院领导干部及成员行为监管部门（纪委监委）、人事 / 人才管理机构（人力资源社会保障部、党委人才办公室）；政府投资主体（负责立项的发改部门、负责拨款的财政部门）；第三层次为市场生产监管机构（负责耗材生产标准的工信部门、负责行为监督的市场监督管理局）、宣传和媒体（网信办、政府办的网站报纸电视台、各类杂志）。

（3）公立医院远端利益相关者理论分析：公立医院的远端利益相关者主要包括以下三类。

1）行业组织，即各级各类的协会、学会、联盟、基金会等；医药及相关交叉专业教育机构、生物医药行业研究机构。

2）各类配套的供应商，即药企、医疗器械和耗材厂商、银行、商业保险公司、一般性物资供应商、各类服务（人力资源、物业、安保、保洁、特种设备和大型器械的维修保护、软件维保）供应商。

3）同行医疗机构，包括具有竞争关系、用于对标找差的标杆医疗机构、国内和国际知名度高、排名靠前的大型医疗机构，以及合作医疗机构（医联体成员单位、医疗集团的成员单位、专科联盟的成员单位等）（图 2-2）。

（4）满足各类利益相关者利益诉求的路径探索：医院角度来讲，在公立医院治理过程中，要做到制度的公平合理，让各利益相关者感受到公平的组织氛围。当然，最本质的还是推动医院的发展，让全体医务人员都有增量空间。

个人角度来讲，按照利益相关者分类、基于经济人假设，从正向作用和反向作用两个角度分别进行探讨。追求个人利益最大化，其行为起到正向和反向作用。

领导班子，正向是更加履职尽责、主动担当作为、为推动医院发展做好本职工作；反向是懒政、躺平、搞小团体、少搞管理多搞专业、搞不团结缺乏大局意识甚至是不讲政治不讲规矩。

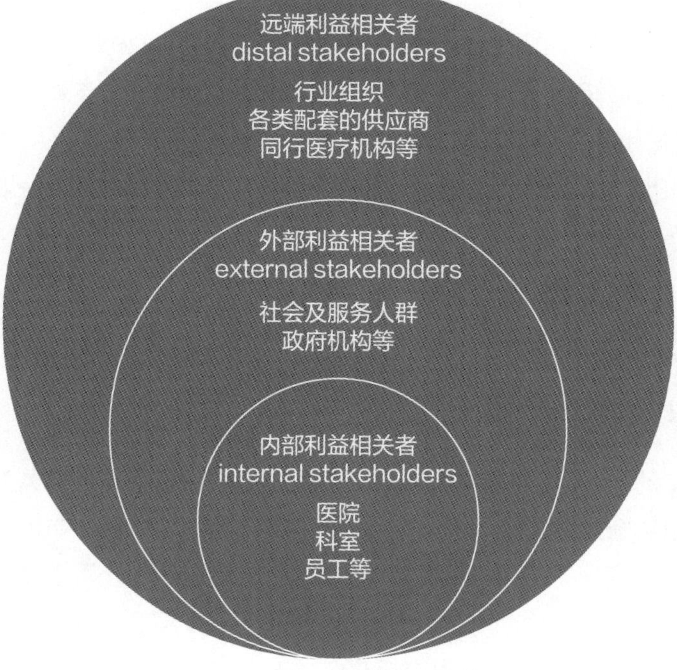

图2-2　公立医院三类利益相关者

学科带头人，正向是带头抓好医疗安全、提高医疗效率、合理分配工作和资源，抓好科研和教学，积极创新和转化，落实政府及医院的各项规章制度等；反向是医疗科研教学人事财务荣誉任职等各种资源向个人集中，或向其所在的专业方向集中，或向其所认可的人员集中，不抓科室管理挤压其他人员其他专业的生存和发展空间、对医院只讲索取不讲规范不讲执行。

一般专家，没有行政职务的专家、正高职称的人，正向的是配合科主任工作、努力做好医、教、研；反向的是不顾全大局坚持画地为牢，不配合科主任的工作甚至向各层上级部门和机构反映问题、发表不实言论、不当举报，甚至在一些条件下选择跳槽。

年轻人，正向积极融入科室医院发展大局、在其中寻找自己的职业方向和发展空间、在医疗科研等方面发挥骨干作用；反向要么寻找各种关系走捷径、要么选择躺平顺其自然、要么趁早选择跳槽。

退休人员，正向尽可能发挥自身技术优势或熟悉情况优势，积极发挥医疗作用和提供管理建议，为医院的改革发展稳定做贡献；反向是怀揣医院长期培养的技术优势，去其他医疗机构谋取个人收益、对医院的发展指手画脚、缺乏理解甚至造谣生事蛊惑人心破坏稳定。

后勤保障人员，正向是积极地履职尽责、服务临床医疗一线，确保医院的高效高质运行、提高服务质量、降低运行成本；反向被动完成任务、不顾行政成本，缺乏整体意识甚至以工作来要挟医院和临床等。

医院管理者较为特殊，将患者其他的特殊外部利益相关者服务好，有利于医院的生存环境。抓显性指标（科研、国考、绩效、综合排名、工作量）和统筹好一般性指标（内部质量、结构指标、发展指标例如博导数量、博士后在站人数、引进人才数量、新技术数量等），这也是医院的生存环境。提高职业化水平，配备领导班子、让主管部门知道，注意医保的支付和临床上技术分组合理性，注重政府的投入和医院的向上争取。

二、效率与激励分析理论

（一）公立医院双失灵理论

1. 公立医院的“双失灵”的概念 “双失灵”指的是政府失灵和市场失灵。政府失灵是指政府在市场缺陷弥补的过程中，又致使政府活动产生新的非市场性的缺陷，通常是政府为能够克服市场功能的缺陷而采取各种经济政策、行政管理手段及立法手段，在实施过程中出现各种偏差，产生事与愿违的结果和问题，导致了政府干预经济的社会福利损失和低下的效率。市场失灵是指因为市场机制本身的缺陷或者因为外部环境的某种限制，而使得市场机制难以或不能够实现资源的有效配置的情形。市场失灵在一般情况下也可称为市场缺陷，其概念有狭义和广义之分。狭义上的市场失灵是由于完全竞争的市场条件无法实现，导致市场机制不能充分地发挥作用，从而经济资源配置无法达到最优的情况。广义的市场失灵，不仅包括狭义的市场失灵，还包括即便市场机制能够充分发挥作用，社会福利仍然不能达到最大化的情形。

“双失灵”现象在各种类型的医疗机构中均会发生，由于公立医院体制内的监管弱化、公立医院没有实现职业化、对公立医院社会属性认识不够等原因，双失灵现象在公立医院中表现得更加明显。公立医院的双失灵理论指的是在我国公立医院运行治理中存在的政府管理失灵与市场调节失灵同时存在的独特现象，探讨现象背后的机制即为双失灵理论（double failure theory）。

公立医院管理中的政府失灵是指公立医院在约束条件下提供医疗服务和内部运行时候，由于信息不对称以及监督成本的无穷大，在监管机制和监管工具不完善的情况下，出现的种种有违政府意图和规范要求的现象。用以解释这一现象的理论即为政府失灵理论。

公立医院管理中的市场调节失灵是指公立医院作为政府主办的为社会提供医疗服务的市场主体，在提供服务和运行的过程中，由于种种原因、处于垄断地位（对患者、对其他医疗机构），使得医疗消费的就医者难以有效对其进行监督和制约，即为公立医院管理中的市场调节失灵现象。用以解释这一现象的机制即为市场失灵理论。

2. 公立医院“双失灵”机制分析　公立医院的政府失灵和市场失灵，从本质上来说，是由于技术壁垒和信息不对称带来的垄断所造成的（图 2-3）。

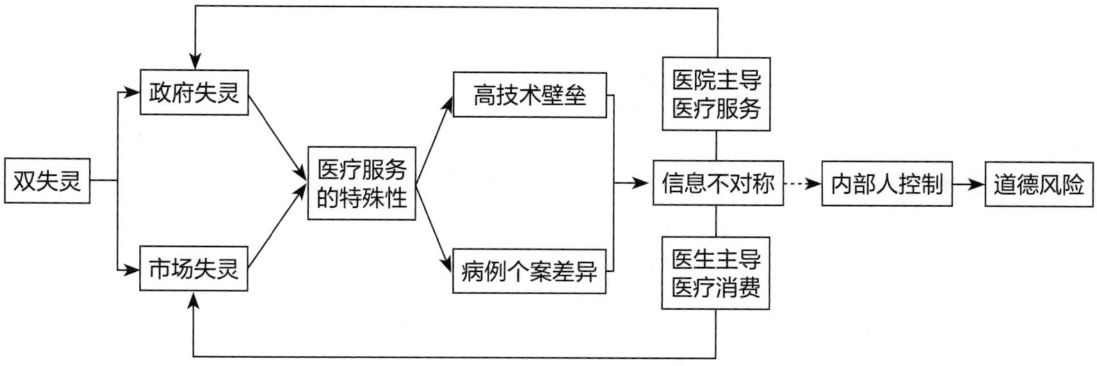

图2-3　公立医院监管双失灵机制

公立医院市场失灵的机制：在充分的市场竞争中，在市场机制作用下，市场供给和市场需求会达到均衡，然而需要强调的是达到均衡的重要前提是供需双方（或生产者与消费者）之间，对相关交易信息的掌握是充分的、对称的。在医疗服务信息不对称的条件下，市场供给与市场需求实现不了均衡，市场均衡时的价格就不能成立，也产生不了医疗服务双方满意的市场均衡价格，即为所谓的“市场失灵”。公立医院医疗服务垄断形成的原因是医疗消费的特殊性。相比于普通消费医疗消费具有特殊性，例如买家电，家电是标准产品，选择产品信息参数是公开透明的，消费者是主动选择而不是被动接受，而医疗消费则是医生主导的消费，患者不知道什么医疗保健服务是必要的和合适的，患者的治疗和用药是由医生来确定的。同时，由于医学专业性强、专业壁垒高，医生也难以和患者及家属展开充分有效的交流。一方面，医生的社会责任感和职业道德感、公立医院的公益性本质属性要求医生对患者开诚布公，另一方面，医生在追逐经济利益的情况下，选择治疗费用较高的方案以获得更多的收入。也就是说，医生在个人经济利益诱惑、医院运行需求的推动中可能增加对患者的医疗服务，在约束条件下，往往在诊疗行为中、耗材药品选择上追求个人利益的最大化。

公立医院政府失灵的机制：新医改背景下，卫生行政主管部门应当认识到“政府不仅对公立医院有投入的责任，还有运行管理和监督的责任”。公立医院政府失灵现象的产生既有医疗行业的复杂性特殊性，还有政府职能的错位和不作为。首先，作为公立医院的主管部门，对公立医院的监管缺位，体现在对医疗技术和医生行为监管的缺位上。如临床指南、共识、方案，依赖于市场推动下的行业共识；新技术的审批、收费不同的价格，扩大再生产管理、医院运行监管存在缺位现象；医生诊疗行为和医疗质量的病历管理也是不到位的。政府主管部门应当抓技术、抓诊疗行为，推动公立医院医疗质量提升、医疗行为规范和医疗效率提高。其次，公立医院管理队伍没有职业化、运行没有制度化、管理没有结构化，就加剧了政府失灵的现象。最后，我国公立医院存在的特殊现象可能使得规避政府失灵缺少动因。

（二）公立医院治理的委托代理理论

1. 委托代理理论（principal-agent theory）内涵 委托代理关系源于社会化分工的不断细化，社会生产力的快速发展使得社会化分工趋向于专业化的方向。由于受到知识、技术与信息水平的制衡，单个企业往往无法完成所有生产工作，或者说，生产效率不高，在这种情况下，需要与能够胜任某项生产工作的人或者组织合作，并委托这些人、组织去参与某项工作，这些人、组织提交给企业所需的工作或者服务，由此产生了委托与代理的关系。

委托人和代理人属于法律层面的概念：当甲授权乙参与某项工作时，甲按照契约约定支付乙一定的报酬，并赋予乙代替甲行使某些权力，此时甲方被称为委托人，而乙方被称为代理人。

当“委托人”“代理人”这些概念被引入经济学研究时有了更广泛的概念：在经济学的委托代理理论中，当甲乙双方参与某一项存在信息不对称（information asymmetry）的交易时，若乙方在交易过程中属于信息占优的一方时，乙方被称为代理人，此时甲方被称为委托人。因此，委托代理理论中暗含了信息不对称这一基本条件，从经济学角度考虑，委托代理关系广泛存在于信息不对称情况下的任何交易行为。

2. 医院治理中委托代理的机制 理论上来讲，举办者和医院管理者之间的委托代理关系体现在从目的出发，对任务的委托，为老百姓提供必要的高质量的符合我国国情和发展水平的医疗保障，委托医院的管理者能在成本控制前提下组织实施有效率地提供必要的医疗服务。政府任命领导班子，并进行评价考核。代理者在举办者授权的原则和前提下，充分发挥主观能动性，履职尽责，确保医院的正常运行，使医院能安全稳定地提供连续不断全天候全生命周期的医疗卫生服务。公立医院是差额拨款事业单位（公益性、人民性、政治性；政府举办，基于政府给予的资源：土地、财政、干部任免；充分吸收市场的机制，在约束条件下、达到公益的目的，公益不是免费；医院之间的竞争、内部的激励、不同聘用方式的安排），行政和市场在公立医院运行中都发挥重要作用，均可使用委托代理理论分析。

3. 医院治理中委托代理问题 委托代理关系能够确立的前提在于，委托人能够从代理人获得服务、产品等形式的收益，而代理人能够从委托人获得相应的报酬。然而，代理人作为一个理性的经济人，其根本目的在于自身效益的最大化，此时，代理人能否完全一致地为委托人谋取完全符合委托人要求的效益便成为一个问题。在现实生活中，委托人与代理人之间的利益也会产生不一致的情况。假设委托人与代理人都追求自身效用最大化，在信息不对称的条件下，代理人很有可能并不完全以委托人的利益作为行为决策的参考，也就是说，作为经济人且相互独立的委托人与代理人存在潜在的利益冲突。在存在利益冲突的情况下，代理人可能利用委托人授予的权力，在没有有效监督的情况下，会谋划损害委托人利益的行为。因此，当委托人与代理人存在目标不一致时，便会产生包括“道德风险”“逆向选择”“敲竹杠”“控制权风险”等风险问题，称之为委托代理问题。委托代理关系中产生这些问题的客观条件主要有以下三点：信息不对称、契约不完备、责任风险不对称。

医院治理中委托代理问题主要是道德风险问题和内部人控制问题：

道德风险问题——是指从事经济活动的人在最大限度地增进自身效用时作出不利于他人的行动情形。它产生的原因主要基于以下两种情况：第一是当事人双方存在明显的信息不对称；第二是由于交易费用太高而导致合约不完全。信息高度不对称是医疗行业的典型特征。医生掌握专业特长并且随着病情变化需要不断调整治疗方案的信息，患者一般来说只能有限地了解自己的疾病病情以及治疗所需的药品和详细的治疗方案，听从医生的建议和解释。这种严重的信息不对称，客观上容易导致医生道德风险的形成。实践证明，医疗行业也确实存在由于信息高度不对称而形成医生道德风险行为。

内部人控制问题——是指经理人员事实上或依法掌握了控制权，他们的利益在公司战略决策中得到了充分的体现，经理人员常常是通过与工人的共谋而实现对企业的控制。简言之，该理论的提出者青木昌彦认为内部人控制是指“从前的国有企业的经理或工人在企业公司化的过程中获得相当大一部分控制权的现象”。医院的内部人控制问题的主要表现在经济方面主要有获取回扣、在职消费、违规提高绩效标准、操纵财务、挪用公款和转移医院资产等；行政方面主要有医院权力科室化，科室权力私有化，剥夺医生手术 / 管床权等；学术方面主要有垄断文章署名权，学术压榨，学术剥削等。

信息经济学有一个经典表述“阳光是防腐剂，路灯是最好的警察”，引申义为信息的公开透明有助于确保公正和公平。在医院治理中，信息经济学的经典理论认为信息透明化有助于规避医院治理中的委托代理问题。现代信息经济学认为，避免道德风险和内部人控制问题的出现，最有效的方法就是采取激励机制。激励机制就是委托人使代理人从自身效用最大化出发，自愿或者不得不选择与委托人目标和标准相一致的行动的机制。这种激励机制必须通过一系列合理的制度来实现。为此，信息经济学的委托代理理论普遍发展了以合作和分担风险概念为中心的信息激励机制理论，使信息不对称条件下的市场产生次优经济效率，并最终接近对称信息的最优状态（图 2-4）。

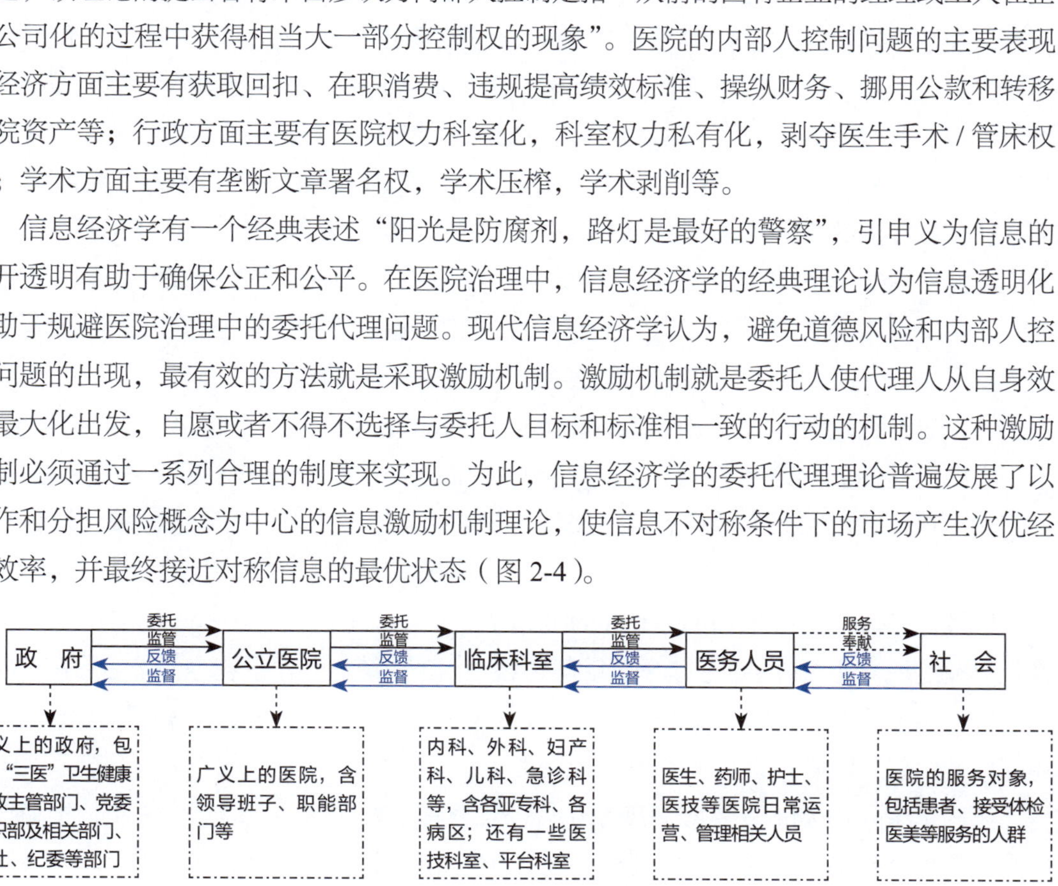

图2-4　公立医院治理中的委托代理链条

三、治理基础性理论

（一）公立医院治理中的自组织机制

1. 自组织、自组织系统与自组织理论

（1）自组织：组织是一种内部各元素有序耦合、协同运行的系统，或者是这种有序结构的形成过程。“自组织”（self-organization）一词最早由德国哲学家 Immanuel Kant 提出，并协同学创始人 H. Haken 从组织进化的视角，划分出了“他组织”和“自组织”两种类型。前者依靠外部指令和控制实现有序结构；后者则基于某种规则，实现了内部不同要素的运作协调，从而自发地从无序走向有序。H. Haken 进一步将自组织定义为“如果系统在获得空间的、时间的或功能的结构过程中，没有外界的特定干预，便说系统是自组织的”。定义中的“特定”一词是指，那种结构和功能并非外界强加给系统的，而且外界是以非特定的方式作用于系统的。高杲指出：自组织的概念来源于对世界最本源性问题如：自然界如何从简单发展到复杂，从无机演化到有机，从非生命进化到生命等问题的探究。在其研究中，将自组织定义为“事物自行、自我组织起来的过程”。

（2）自组织系统：自组织系统（self-organizing system）是指无须外界特定指令而能自行组织、自行创生、自行演化，能够自主地从无序走向有序，形成有结构的系统。与此相反，他组织系统不能自行组织、自行创生、自行演化，不能够自主地从无序走向有序，而只能依靠外界的特定指令来推动组织向有序演化，从而被动地从无序走向有序，是按照特定外部作用从无序到有序、从低序到高序、从一种有序到另一种有序的演化过程。这种外部作用主要体现形式是外部的指令控制。被外部力量组织起来的他组织一旦形成，在一定程度上，就变成了一个自组织，具有自组织的属性（图 2-5）。

（3）自组织理论：自组织理论（self-organization theory）是关于在没有外部指令条件下，系统内部各子系统之间能自行按照某种规则形成一定的结构或功能的自组织现象的一种理论。该理论主要研究系统怎样从混沌无序的初态向稳定有序的终态的演化过程和规律。自组织理论包括 3 个主要构成要素：耗散结构理论、协同学和突变论：

耗散结构理论（dissipative structure theory）主要研究系统内外部之间的物质能量交换，以及这种交换对自组织系统的影响等问题。城市系统、生命系统等都是建立在物质能量交换基础上的耗散结构。此类耗散结构包含 3 个方面的特质：远离平衡态、开放性的系统，以及内部不同要素间的非线性影响机制。

协同学（synergetics）主要考察系统内部各要素是如何通过协同运作机制，推动自组织从混沌无序到最终建立起有序结构。其中，“涨落”是这一理论的核心概念。当系统从一种稳定状态向另一种有序形态转变时，各要素间的独立运动及协同运行进入均势状态，

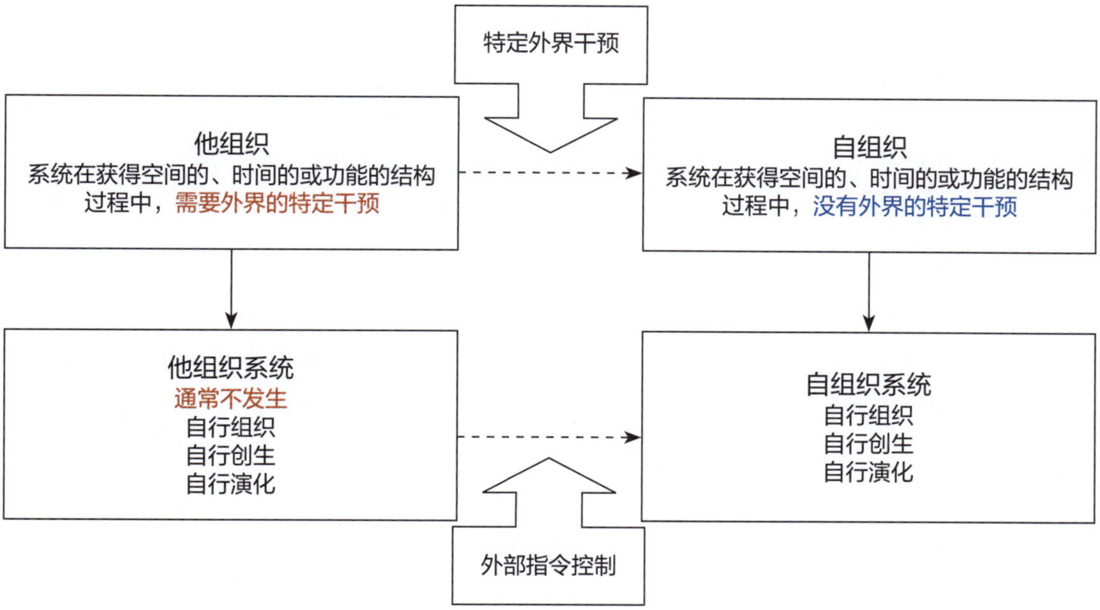

图2-5　自组织（系统）与他组织（系统）

此时任何细微的涨落都会经过层层放大而成为影响整体系统的涨落，从而使自组织系统得以自发地形成有序结构。

突变论（catastrophe theory）基于稳定性理论将系统的突变过程看作是旧稳态解体，系统在不稳定状态下建构新的稳定形态的过程。该理论认为，这种从旧稳态向新稳态的转变，并不是一个可以预见或设定的渐进过程，而是在内外部众多非线性因素的影响下，具有的无限可能性。即在新稳态的构建过程中，即便是同一过程对应相同的控制因素，突变也可能产生完全不同的新稳定形态（图 2-6）。

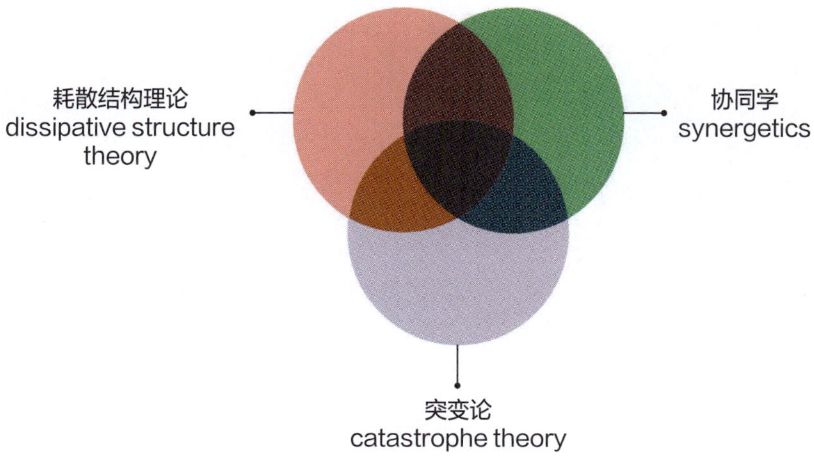

图2-6　自组织理论的3个主要构成要素

2. 公立医院自组织机制 / 现象 R.A.W. Rhodes 列举了六种关于治理的不同定义，其中一种定义将治理作为自组织网络，其内涵指的是建立在信任与互利基础上的社会协调网络，再结合全球治理委员会对治理特点的总结：范围广泛、多元参与、强调过程、强调协调、持续互动，不难看出自组织理论和治理主题的高度契合。

公立医院作为一种组织形态，因医疗卫生服务 / 医疗卫生行业的特殊性、公立医院的运行和管理也具有一定特殊性，但公立医院本质上也必然遵循着一般组织的共性特质。公立医院是典型的大基层小社会，有典型的基层治理特征，其治理属于基层治理的范畴，基层治理要在正确认识自组织、充分尊重自组织及自组织系统中各利益相关者利益的基础上，发挥自组织的作用。在公立医院治理过程中，员工参与治理是具备很强必要性的，员工更了解微观的情况，更了解细节和关键的节点。同时公立医院的医务人员属于知识型员工，自我意识和主人翁意识更强，要唤醒员工参与医院治理的意识，治理过程中不能大包大揽，医院应当注重在各种治理活动中，给员工参与治理提供行为准则和引导。

（1）公立医院中的三种自组织现象：自组织理论的 3 个构成要素（耗散结构理论、协同学和突变论），在公立医院治理中对应了医院中的耗散现象、协同现象和突变现象。

1）公立医院中的耗散现象：公立医院中存在的耗散结构，主要是研究公立医院内外部之间的物质能量交换，公立医院员工人人都是品牌、人人都有影响，医院是平台、人人交换价值、情绪。公立医院内外交换具有三个层次：第一层次是与社会的交换，社会（媒体和阶层）理解和支持医院，医院就有好的发展环境，医院进而可以提供更好的服务；第二层次，是与政府的交换，政府给医院投入更多的资金、好的政策，促进医院更好地运行和发展，医院可以实现优质医疗资源扩容；第三层次，是与服务对象的交换，服务对象从正面评价和表扬医院和医务人员，形成医院的口碑和品牌，医务人员积极性更高，对自身要求也会更高，服务也会更认真。公立医院的耗散结构同样包含 3 个方面的特质：远离平衡态、开放性的系统，以及内部不同要素间的非线性影响机制。其中，“远离平衡态”是指公立医院自组织系统内部不同要素和环节，在物质与能量分布上有着很大差异，这种不均衡状态是触发内外部交换关系发生的驱动力量，其中也隐含着由于医院医疗服务的特殊性，导致信息不对称，进而引发的内外部交换驱动力的特殊性。医院治理过程的方方面面都存在耗散现象，例如：医院领导班子对医院发展至关重要，公立医院的领导班子一般由上级主管部门（组织部门、行业主管部门等）任命，因此上级主管部门对领导的任命对组织产生重要的影响，由于我国公立医院院领导职业化相关政策尚未落地，导致干部选拔和任用标准模糊，无论是现阶段还是长远阶段看，都很有可能对医院的持续稳定发展产生一定程度的不确定影响；现阶段医保部门的医保支付方式改革、财政部门对医院的财政补贴政策，一般是直接支付 / 补贴给医院，再由医院根据相关政策进行考核和分配，因此医院对医保及相关政策的落实情况直接关系政策效果。如果医保和财政部门能通过信息系统直接考核评价医生个体，根据医生的诊疗行为进行医保支付和财政补贴，将对医生的诊疗行为产生更加直接和有效的监管。

2）公立医院治理中的协同现象：协同学主要考察系统内部各要素是如何通过协同运作机制，推动自组织从混沌无序到最终建立起有序结构。学科层面，各科室会根据学科发展的情况，根据学科的影响力、排名、学科建设实际等，在医院中找准自己的定位；个体层面，同样公立医院的医务人员会自己“排队”，根据资历、贡献度在团队内找到自己的位置。学科层面的排名、影响力，个体层面的资历、职级、学历、出身等，均属于基本能量。医院利益相关者的个人行为，可以正能量或者负能量，医院文化价值和上级部门的规章制度，成为正能量负能量行为的评价标准。评价标准在公立医院自组织行为中发挥着引导作用，干部的任用对医院运行的整体系统影响很大，公立医院在干部考察过程中听取群众意见，也是发挥自组织的作用，也产生了对自组织行为的引导功能，更好地发挥干部使用标准对医院内部利益相关者行为的正能量方向引导。

涨落作为协同学的核心概念，具体来讲，涨落是指公立医院在实际运行过程中，由于不同要素的独立运动、局部协同作用以及内外部环境因素的随机干扰等，常常处于一种波动状态，这种波动的幅度即为涨落。当公立医院在转型发展或爬坡过坎的时候，实际上是医院从一种稳定状态向另一种有序形态转变，医院内部各种要素间的独立运动及协同运行进入均势状态，此时医院内部任何细微的涨落，都可能经过层层放大而使医院整体产生波动，从而使公立医院及内部各单元自组织系统得以自发地形成新的有序结构。可见大型公立医院作为一个平台，任何一个小的事件都可能演变为一个大事件，都可能会产生重大的社会影响，在公立医院的治理中，怎样尽可能控制负能量的行为，怎样最大引导正能量行为显得尤为重要。

3）基于自组织理论的公立医院突变现象：突变论基于稳定性理论将系统的突变过程看作是旧稳态解体，系统在不稳定状态下建构新的稳定形态的过程。该理论认为，这种从旧稳态向新稳态的转变，并不是一个可以预见或设定的渐进过程，而是在内外部众多非线性因素的影响下，具有的无限可能性。即在新稳态的构建过程中，即便是同一过程对应相同的控制因素，突变也可能产生完全不同的新稳定形态。什么样的变量在什么样的节点上调整会形成新的稳态。在公立医院治理过程中告诉我们要善于调查研究，找到问题的关键变量，关键变量调整之后产生新的平衡达到治理目的。在公立医院治理中，需要调整规则，或表扬奖励在医院治理中的关键岗位的关键人员，或惩戒和规范部分医院治理中相关的关键人员，或增加资源，或增加赛道，使临床科室作为治理单元，产生发展中的结构或者总量的突变、达到新的稳态和平衡（图 2-7）。

（2）公立医院治理中的五个自组织特征

1）整体大于部分之和：这是人们经常会说到的一个理论，在系统理论中被称为“涌

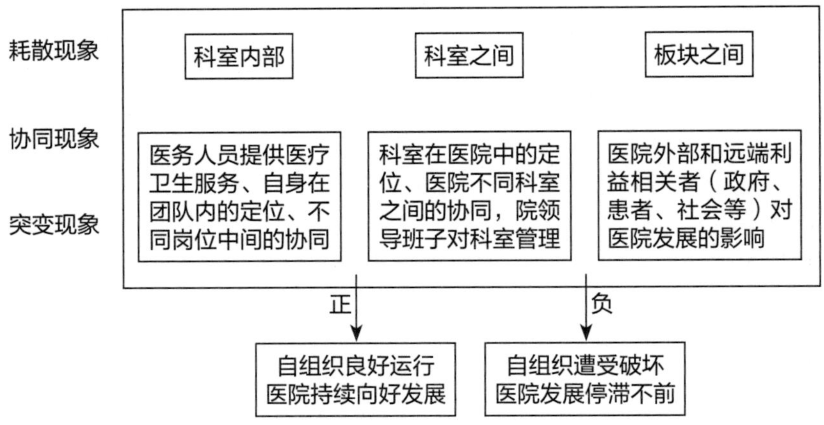

图2-7　公立医院中的三种自组织现象

现”。部分是指组织中的单个元素或者个体，通过系统整合使其互相之间形成协作、联合的关系，从而使原本较为低级的个体结合在一起，产生单个个体或者简单的叠加所无法达到的效果。这种“1+1＞2”的局面是系统调控之后合作共赢的效果，那么这种效果从何而来呢？当组织未能理清系统化的有序过程时，组织内部是灰暗且不明晰的，机制不清，过程混沌，这是组织的奥妙，也由此产生了管控的难点。

公立医院作为整体，其承载力高于内部各个机构功能之和。医院作为平台，无论是功能还是社会信任度，都要大于各个科室拆分后的功能和信任度的总和，在组织内部有交叉和协同。好的协同交叉和突变会产生好的作用，如：临床上的多学科诊疗模式（multi-disciplinary team，MDT）、科研上的合作、信息上的共享。

2）以分布式控制代替集中控制：“分布式”在当下来说是一个“出镜率”很高的词汇，频繁出现在“分布式能源”“分布式计算”等词语中。分布式控制也就是去中心化，即改变以往一个控制中心支配的方式，实现多中心化的分散控制。在这种控制模式下，一个次级单位可以形成相对独立的主体，自主进行自我控制，并能够独立应对变化，在出现问题时也能利用完整的机制进行自我修复和成长。在这里应当注意的是，分布式控制并不意味着组织内部的隔离和分裂，其不同于互不相关的简单排列，而是在彼此之间能够互相协同，呈现出复杂、立体的网络状态。

尊重公立医院内部各机构的独立性和自组织性。降低治理的成本，明确管理边界，该管的管，不该管的不要管。充分尊重自组织的机制和效能，集中精力抓治理的关键变量。警惕以自组织为借口的无为而治的懒政行为，要做到有所为基础上的有所不为。明确了各个科室和单元的负责人，在实质上日常运营中，应当充分发挥自组织的作用，这样不仅降低治理成本、还提高了运行效率。原理在于每个机构对自身情况的熟悉、对各种信息的掌握高于医院层面对其的了解，尊重每个机构的独立性和自组织性，也就使其根据实际情况来保障运行和处置相关突发情况。信息包括：该机构每个成员的动态信息、成员承担的工作及其完成情况信息、面对情况和困难的信息。机构负责人掌握以上信息，机构成员包括负责人，均为经济人也均为利益相关者，有动力去完成该完成的工作。

知识分子对工作自主性的要求更高，喜欢民主、引导，不喜欢强势控制，简单粗暴的行政命令效果不好。

公立医院具有公益性、集体性、政治性，用人较人性化，一般不会轻易开除员工，人事管理宽松、人文，员工不仅是被雇佣者，主人翁意识更强。

3）自组织的变化由底层、局部和边缘开始：受分布式控制的影响，自组织的变化通常来自底层、边缘，也就是一些小环节和底层单元，而非中心和上层。但这些小变量不容小觑，极容易对整个系统产生巨大影响，甚至带来颠覆性的变化。当组织“自组织”演化到一定程度时，就会跨越量变到质变的界限，微小的低层面量变就会引发系统的巨变。

公立医院内部治理中经常会出现“小事情可以迅速酝酿成大事情”的现象。要求医院管理者在管理中重视安全的全覆盖，危机排查的全覆盖。管理的精细化不仅是由于关系患者安全和生命，也是由医院的自组织内在特征决定的。“千里之堤溃于蚁穴”、强调细节、强调重视护士（重视看上去是“弱小边缘”的、实际上能引发医院大事件的群体，例如：普通员工、新员工、护士、后勤、第三方、退休员工的群体，其人数规模大、散落在医院各个角落、对医院了解情况清楚，抓医院的安全生产须重视以上群体）。在医院治理过程中，特别要关注普通员工的感受，关注新员工的感受，特别要注重基本规则的制定，要把大家的习惯性做法、一些合理的正面的经验通过制度固定下来，使自组织的稳定性提高，对于一些小事件的发生要注重控制影响。对小事情的处理，除当事人，很多其他员工在观察，因此会影响很多人的判断。底层、局部、边缘的变化在没有得到有效的管控和引导时会产生破窗效应，体现在：一是单位的环境发生方向性调整，例如：大家对组织公平的感受；二是一个普通员工的离职可能会引发很多人对离职的想法，一个行政职务不是很高，但为人正直、受到大家的认可的员工的离职，对其他员工产生较大的冲击和影响；三是一个人如果没有道理地被破格录用或者发生严重的责任事故未受到应有的训诫，大家都会认为原有的规则失效，从而转向对潜规则的信任和追求。

4）非线性和突变性演变轨迹：非线性是指发展变化过程自变量和因变量之间的关系不能呈现出对应紧密的线性关系，事物之间的关系变化并不能用清晰的因果关系来概括，而呈现出复杂化与多维的特征。突变性则是指在某些细节上（时间、地点、布局等）具有不确定性。因此，由于非线性和突变性的特征，我们不能够对时间、因果等因素完全掌握。

首先，非线性。公立医院及内部机构的自组织现象中，也存在着非线性和突变性的特征。由于学科的发展是一个相对长的周期，再一个由于利益相关者自身的认知水平和修养并未处于理想状态，或者一些人的性格、心理等禀赋具有相对的特殊性，所以在内部机构的自组织运行中，这些相关者就是一个堵点，不能按照大家共同认定的规则，在自组织中扮演合适的角色，所以公立医院及内部机构自组织中，一些事情之间的变化突破了一般的因果关系的框架，表现出复杂性。

其次，突变性。在公立医院中，突变性是从另外一个角度解释非线性的特征。更多强调的是个人的特殊情况 / 不足，导致一系列利益相关者在参与自组织的治理中具有不确定性。由于学医的成才周期较长，学习的投资投入很大，大型公立医院一般的新员工逐步博士化，还要经过执业医师资格考试和住院医师规范化培训才能走上临床，其中的心理上承受的压力是巨大的，容易导致一些员工的心理产生异常。由于组织教育自身修养的提高，有些人的格局特别大，特别有情怀，特别乐于奉献，这种“两头冒尖”的情况，在自组织中的利益相关者中都存在。这种情况下，这些利益相关者在参与自组织治理中的行为就会超出一般的预期，而具有正向和反向的不确定性。而现在无论是老员工的心理健康辅导和新员工的心理素质筛查，均很难得到有效落实。这就导致，像医院这样的知识密集型、人才密集型的机构中，这种突变现象的比例高于一般机构。在心理学上，一个人在不断努力和进步的同时，可能存在在强化优点的同时、缺点也同步的强化，这种现象，也可以使我们加深理解这一比例高于其他机构的原因。

5）自组织能够进行自我修复和演化：自组织中个别成员的行为偏离、价值偏向，会因为自组织环境文化的影响，在自组织内部进行自我纠正。自组织内部发生一些意外事件和损失，自组织内部也会自动地进行调整和修复。

公立医院内部机构的自组织现象可以自动调节和引导自组织中的利益相关者行为。例如消化科或医院某科室，未能到达既定的工作量、工作任务指标，会调整下午 / 周末门诊的专家人数，相应的、病房管理人员会自发地承担下午参加专家门诊的员工的查房等任务。自组织内部存在一套生存机制，当组织内部资源使用到达极限、面临发展停滞的时候，要注入资源，增加床位、发展空间，或者改变绩效的分配原则，或者修改完善一些规范制度，注入新的能量。注入的能量与自组织内部的生存运行机制结合起来，又会保持活跃的、发展的、积极的一种灿烂状态。例如：将骨科和运动医学科分开，运动医学科的独立，全科上下十分珍惜，在人员、空间、床位均未达到新骨科一半的情况下，创造出两倍的效益（科研成果、工作量、收入）。只要与外界保持开放状态，这套生存机制就会发生作用，吸纳外界能量，进行信息交换，为组织注入活力，使组织重新焕发生机。

3. 如何利用自组织理论解决医院治理问题 自组织能解决的问题也是治理的一种形式，也是大家都参与的，利益相关者参与其中的。治理是需要外部力量引导的。医院治理更多时候应该是解决存量的问题和预防新产生的问题。在这种情况下更需要外部的力量、外部给的规则，这种外部引导下的治理。

关注、理解和尊重自组织现象，让自组织功能发挥在治理中的基础作用。一方面掌握好治理的边界，不该管的不管；另一方面通过施加影响，来引导基层单位自组织功能更好地发挥作用，如规则即医院制度的建立、完善和调整，如文化建设的影响和引导，如对基层自组织单位关键成员的调整（干部选拔、职业化），对偶然事件的处置，对资源能量的供给。

利用自组织理论解决医院治理问题，基础是要依靠制度治理，在医院形成规范的制度体系支撑、制度文化氛围，制度无法触及或者不需要制度涉及的问题依靠自组织来运行，核心是提供形成自组织环境的 4 个条件：

第一，当今是一个信息极度丰富的知识经济时代，新的信息、知识、能力、模式等层出不穷。若想在快速变革的知识经济时代站稳脚跟，就必须具有极大的开放性，时刻感知和把握不断变化的外部环境，并与之进行人力、资金、信息、设备等多个方面的交互沟通，使自身始终能够紧随最新的发展趋势。相反，若医院还是以传统的思维和模式进行组织管理，自我封闭，缺乏内外部交换的意识和能力，那么终将会被市场所淘汰。

第二，不同于线性机制下单向连接与作用形态，非线性机制下的系统要素处于一种立体化的网络状态之中，能够实现所有要素间有效的信息交流、共享和交互，从而使每一个部分都能获取需要的组织信息，实现对信息的高效利用和独立运作。同时，非线性的交互状态也保证了不同成员在共享使命、价值上的相互监督与制约，避免了因各自独立运动而对组织整体状态的损害，从而通过有效的协同运作达成组织目标。例如，改革开放以来，国内民营企业的快速崛起就向人们充分展示了非线性作用机制巨大的价值创造能力。

第三，非平衡状态对系统发展有着重要影响：只有远离平衡状态，系统内各部分和环节才能实现充分的物质能量交换，推动系统在动态发展中建构起更能适应新环境和新需求的新的秩序结构。对医院来说，只有拥有了异质性的医务人员，才能充分满足系统不同部分的功能需要，而不会因为知识、角色、权力等方面的重合相互扯皮、推诿，并最终影响组织的整体效率。因此，在医院治理中，需要基于员工的不同表现而采取相适宜的奖惩手段：给予优秀的员工物质和精神上的激励，对表现不良的员工进行批评惩处。如此，才能建构出相互激励、相互竞争的良性的团队氛围，实现整体系统的健康持续发展。

第四，当内外部因素有利于管理效率的提升时，组织管理便对企业发展起着正向的推动作用，此时医院就处于“涨”的状态；而当内外部的不利因素在医院管理中占主导地位时，管理则常常有悖于医院的发展方向和目标，这时医院就处在“落”的状态。一般来说，管理过程中的涨落是一种很常见的现象，而人们的努力方向则通过多种方式使管理与医院的战略方向相适应，让管理推动而非阻碍医院的发展。另外，为了医院的平稳可持续发展，管理还要尽力避免出现较大幅度的涨落，防止医院管理上的失控行为（图 2-8）。

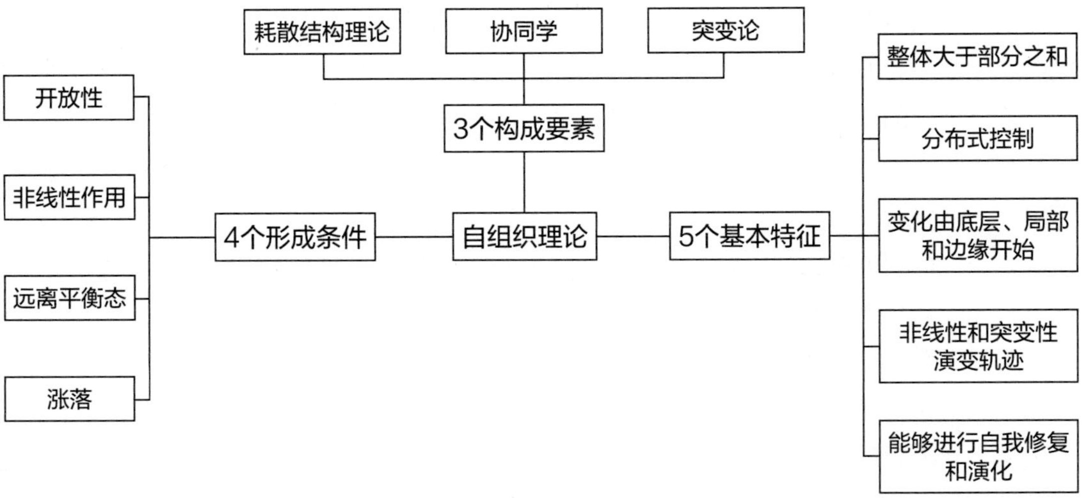

图2-8　公立医院治理中的自组织理论

（二）公立医院消费者福利理论

1. 什么是消费者福利理论　患者福利是指：①患者获益：通过治疗把病看好；②就医成本：公立医院公益性体现在治疗方案、临床医学指南、医疗服务价格、合理检查以及药品和耗材的选择上；③患者体验：让患者获得超值服务（超值部分就是福利），首先是医患沟通，让患者具有知情权，还有医疗服务的环节上的效率，人文关怀，以患者为中心的人文关怀，包括治疗的及时性，让患者感受到重视、尊重、认真对待等，在医疗效果和医疗成本确定的基础上，主观感觉非常满意。医疗消费是特殊的消费，是服务业的特殊组成（图 2-9）。

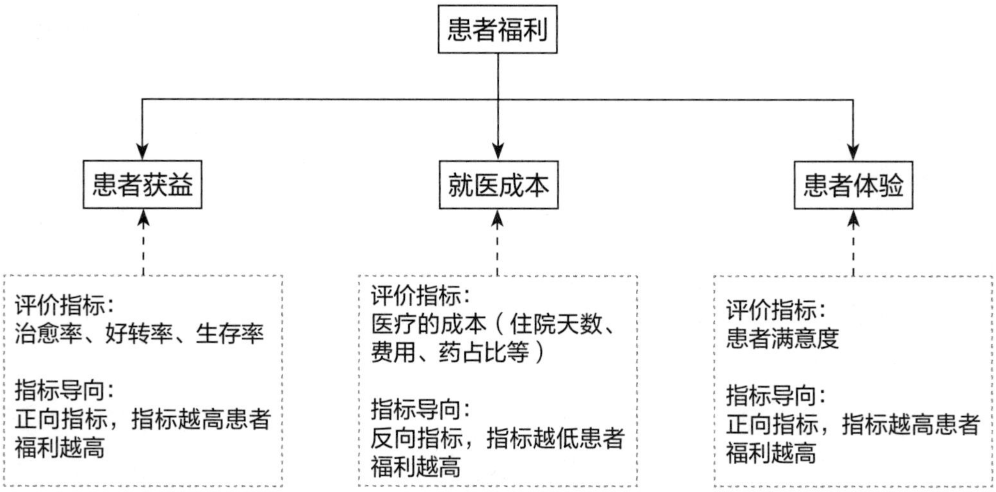

图2-9　患者福利的构成及其评价

消费者福利最早来源于福利经济学中社会福利的概念，指消费者剩余和生产者剩余的组合，之后由芝加哥学派引入反垄断法研究，并由后芝加哥学派发展出消费者福利的概念。经济学中的消费者福利涉及效率转化和资源配置，在法学研究中消费者福利的影响因素更加丰富，特别是在反垄断法中，消费者福利不但包括消费者获取的经济利益，还包括消费者的自由选择权、安全健康权、信息获取权等。

消费者福利理论主要探讨消费者在产品消费过程中的利益与成本的关系。从经济学角度讲，消费者福利是消费者从产品消费中获得的总利益扣除该产品的总成本后得出的结果。消费者剩余，即消费者消费的某种产品愿意支付的最高价格与实际支付价格之间的差额，也被广泛用作分析消费者福利的工具。

消费者福利理论是从医疗服务的需求侧来讲的。而从医疗服务的供给侧来讲，消费者福利越高，医疗机构的竞争力越强。注重消费者的福利的提高不仅是公立医院公益性的要求，也是市场经济条件下，医疗机构竞争的要求。技术越好、服务越好、收费越规范，导致品牌效应越好，从而竞争力越强。

从治理的角度讲，消费者福利理论要求我国公立医院治理的目的是患者受益，治理效果的检验和评价是患者。患者的诉求和监督，也是我国公立医院治理中利益相关者的重要方面。

患者的消费者福利如何衡量：

第一方面，治愈率、好转率、生存率，这是正向指标、越高福利越高；

第二方面，医疗的成本（国家考核指标，如：药占比、耗占比、住院天数、检查等待时间，以及检查阳性率、相同病种平均费用的变动等），这是反向指标，越低福利越高；

第三方面，满意度，包括住院环境的满意度、医疗服务的满意度、医患沟通的满意度、医生和患者接触时间的长度（医生的技术官僚、技术的冷漠，只看到人生的病、没看到生病的人，经济人追求更高的收益、损害了消费者的福利），这是正向指标、越高福利越高。

2. 如何提升消费者福利　从医院角度：医院治理过程中，不能只有科研导向，要培养临床型人才，强调医疗立院、教育兴院、科技强院。医院首先要做的是医疗，大型公立医院要做的则是“医、教、研”，抓科研抓创新抓人才培养，本身也能带动医疗水平的提高，最终也能在总体上提高患者的消费者福利。但是不能代替和动摇，公立医院运行中医疗这一基本目标、基本任务在服务每个患者身上责任的落实。

从政府角度：要把患者的消费者福利，国家绩效考核和地方对公立医院评价的重要指标，与对公立医院的资源投入和奖励挂钩。在一个公平的市场交易环境中，品牌的自由竞争和消费者的自由选择是实现消费者福利最大化的重要途径。品牌通过自由进出市场并参与竞争，实现品牌在经济上的“民主”。同时，消费者在拥有充分的选择自由的情况下，通过手中的“货币选票”来选择医疗机构，以最低价格购买到最好商品并获得最优服务，最终实现消费者效用的最大化。这时，消费者的效用最大化就是消费者福利。当市场上只有一个或者少数品牌能够提供有效的解决方案时，消费者可能会面临价格歧视、需求漠视和信息不对称等不公平的交易行为。这种情况下，消费者的利益可能会受到持续的侵害或损失，影响消费者福利的实现。

从社会角度：患者的消费者福利情况所形成的患者满意度可作为医院外部治理的最重要的变量，并且作为医保支付的重要依据。保障和提升消费者福利需要关注市场环境的公平性、品牌竞争的充分性以及消费者选择权的保障。同时，政府、医院和社会各界也应共同努力，加强消费者权益保护，促进市场公平竞争，推动消费者福利的持续提升。

3. 如何利用消费者福利理论解决医院治理问题 医疗机构是医疗卫生服务的提供者，居民 / 患者是医疗卫生服务的购买者，居民 / 患者前往医疗机构的就医行为，从某种意义上讲，是一种特殊的消费行为。

由于中国医药卫生体制的特殊性，公立医院是提供医疗卫生服务的主力军，其中大型公立医院从某种意义上来说处于相对垄断的地位，提升消费者福利的两个阻碍条件包括：市场环境的公平性、品牌竞争的充分性无法得到充分保障；由于医疗卫生服务的特殊性，医生和患者之间地位天然不对等，医患双方信息存在严重不对称，即消费者选择权无法得到充分保障。

基于上述分析，在消费者（患者）福利无法得到充分保障的现实状况下，应当在关注就医环境的公平性、医疗机构竞争的充分性、保障医疗质量和安全的前提下尊重患者的诊疗方案选择权。政府相关部门（如：各级卫生健康委员会、医保部门、人社部门、药监部门等）、行业协会、社会各界也应多元参与、协同治理，保护患者权益，持续提升和改善患者福利。

四、理论框架搭建

（一）理论融合视角下的理论工具分析

现代医院治理理论现状概括性研究：医院治理理论是一个应用性很强、实战性很强、综合性很强、目的性很强的多学科交叉的研究，是一个包含管理学、经济学、社会学、马克思主义政治学、心理学、统计学、信息学等学科的基本概念、理论，在医院治理中综合应用。对于单项的，如何提高效率、如何进行医疗反腐、提高患者满意度、加强核心制度的落实和医疗质量的控制。对于整体的，面向医改要求的，符合新时代要求的，符合高质量发展的，探寻公立医院治理基本规律的，这样的基础性的、理论性的分析工具和分析框架尚未形成。

1. 理论融合的必要性 公立医院治理现代化是一个宏大且复杂的课题，如前文所述，涉及组织架构、制度、人才、学科、服务、运营、信息、后勤、文化九个方面，每个方面涉及许多治理相关的问题。完全依靠单一理论并不足以解释医院治理现象及现象背后的逻辑。因此，治理现代化的研究需要引入多元理论的概念。所谓多元理论（theoretical pluralism），即利用多个理论对管理活动进行解释。

多元理论在应用的过程中存在以下两个问题：一是不同理论都专注于各自的视角，导致理论之间关联微弱，出现理论碎片化（theory fragmentation）；二是多元理论中存在“深度与宽度”矛盾，即在集中性和全面性，精确性和广泛性之间取得平衡。

理论融合是解决多元理论应用过程中伴生的理论碎片化问题、兼顾理论深度和宽度的有效方法。理论融合是依据特定的逻辑规则，在不同理论间建立恰当的结构关系以产生新的研究视角来对管理活动进行系统分析的一种理论建构。它是以管理学理论为研究对象，利用对研究方法的系统研究和评价为管理学提供一般原理和概念构架，最终形成包含经验事实的实质理论。

医院治理研究需要理论融合。从理论研究任务角度来看，建构一种综合性的理论融合体系，形成体系化的研究框架是理论研究的重要任务；从推动研究的需要来看，医院治理领域早期研究提出理论融合的“雏形”，仅强调融合不同理论后可能产生的价值，并未考虑理论间的结构关系，未能深入揭示理论融合的内涵、机制及路径；从理论创新的需要来看，管理研究中理论创新的不足及与实践的脱节，医院治理的研究者需要利用理论融合进行理论创新，以填补医院治理理论和医院治理实践之间的裂隙。

理论融合的意义：理论融合对医院治理研究大有裨益。学科角度来看，既可以将不同领域的思想加以借鉴引入医院管理领域，也可以实现不同学科的理论在医院管理领域交汇整合；研究角度来看，可以产生新的视角认知管理活动、深化和拓展管理学的理论研究，提升人们对管理活动的认知程度和幅度，从而为实践探索提供充分、新颖和翔实的解释。

2. 理论融合的逻辑机制和模式选择 理论融合从逻辑机制上来讲，分为基于异质同构强化现象解释的表层逻辑和突破理论边界形成关联关系的底层逻辑。表层逻辑是指采用不同的理论描述现象时，必须保持内在的一致性，是能够直接被观察的，决定管理活动的解释力度；底层逻辑是指不同的理论在理论边界形成结构关系的内在特质，是需要深入剖析才能认知的，决定新理论知识的产生。

理论融合的模式主要有：理论边界距离较近且需要共同解释现象的连贯型理论融合模式；理论边界距离较远且需要共同解释现象的交互型理论融合模式；理论边界距离较远且

能够独立解释现象的并列型，强调的是不同理论的独立性，但是通过“求同存异”来建立彼此间的关联，从而丰富对管理活动的认知和解释的并列型的理论融合模式；以及悖论中的矛盾状态对立型理论融合模式。

在了解理论融合机制，充分分析本研究的六个理论工具即双失灵理论、委托代理理论、经济人假设理论、消费者福利理论、自组织理论和利益相关者理论的内涵、边界等的基础上，合理选择理论融合模式，构建大型公立医院治理现代化研究的理论框架。

（二）“三四五六”基础上的公立医院治理现代化研究理论框架构建

党委领导下的公立医院治理机制的基础在于把握三大基本属性、四大复杂特征和五大密集特征（“三四五”将在本章第二节具体展开介绍）。同时要结合前文所提及的六大理论工具，构建公立医院治理体系和治理能力现代化研究的理论框架（图 2-10），为公立医院治理实践提供理论指导。

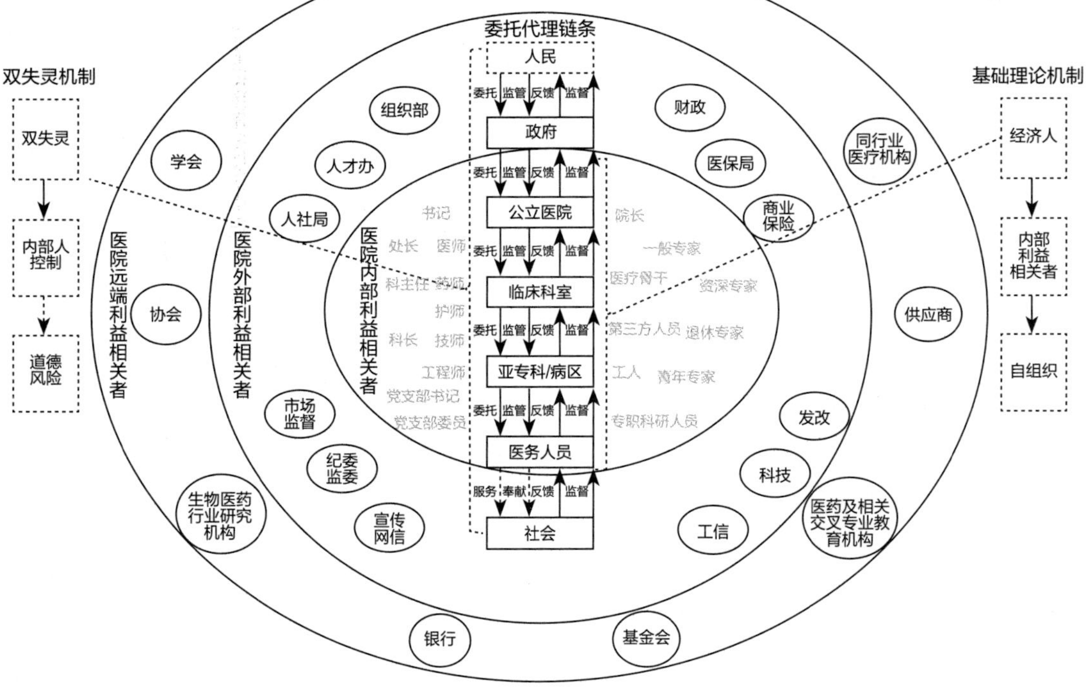

图2-10　公立医院治理机制的理论框架

第二节　党委领导的治理逻辑

一、公立医院的基本属性与特征

（一）公立医院的三大基本属性

研究任何事物都要回归到其本质。首先需要探讨的是医学、医疗、医院三者的关系。医学的核心是医疗、医疗的核心是医院，同时医院为医疗的发展提供平台，而医疗又是医学的平台。医学、医疗、医院三者的发展是相互促进的作用。由上述论述可知，医院尤其是大型公立医院，承担了健康中国的重要任务、承载着国家医疗进步和医学发展的重要使命、为医疗和医学的高质量发展提供平台。医学、医疗、医院都具有生物学属性、物质性属性、社会性属性三种基本属性，因此重点探讨医院的这三种属性及其相互关系，对于深刻理解和把握公立医院的基本属性和特点、探索公立医院治理机制的基本原理至关重要，同时也夯实了搭建医院治理理论框架的理论基础（图 2-11）。

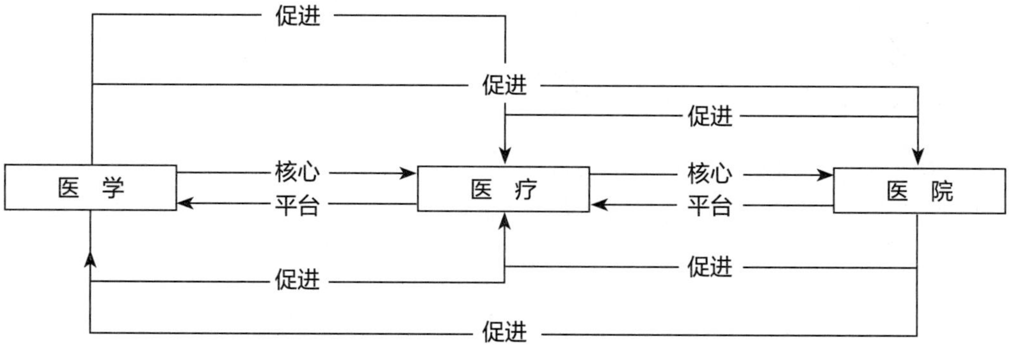

图2-11　医学、医疗、医院的相互关系

研究发现医学、医疗、医院均具备三大概念属性，即生物学属性、物质性属性、社会性属性（图 2-11）。要通过业务管理，进一步关注医疗的生物学特征，提高医疗技术和质量安全水平；通过精细化管理，进一步关注医疗的物质性特征，提高医院运营水平；通过加强党建，进一步关注医疗的社会学特征，及时发现和化解各类风险矛盾，提升患者及职工的满意度。从而实现医院管理工作由一维直线向二维平面转变，二维平面向三维立体转变，探索建立公立医院现代化治理路径。在三维管理架构中，党建发挥作用突出体现在医院管理的社会学属性方面，这也是实现公立医院公益性和高质量发展的客观需求（图 2-12）。

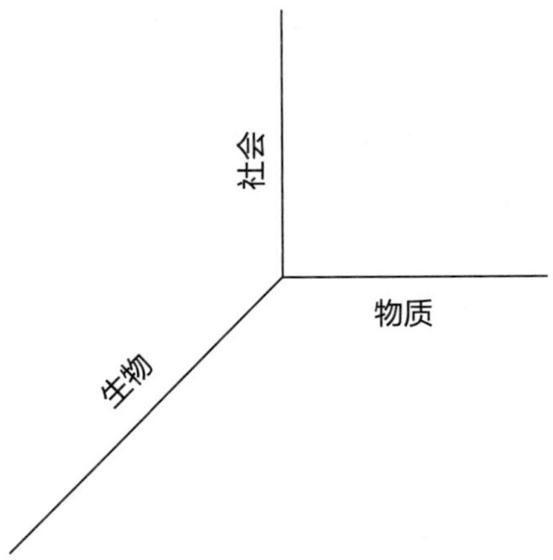

图2-12　医疗、医学、医院的三个属性

1. 生物学属性　基于人体生命的相关技术及其干预工具、手段，如医学理论、医学知识、医疗技术、医疗设备、药品、耗材等，扩大到学科发展、亚专科建设、治疗方案、临床路径、医疗安全、医疗质量、医学科研以及科研质量。

2. 物质性属性　基于解决或缓解患者病痛、提高或改善生存质量 / 生活质量的目的，提供或实施必要的医疗服务活动，是需要消耗药品、耗材、设备等高技术物质要素和特定高素质劳动力资源以及其他一般物质劳动要素的。医疗服务本身也是经济学意义上的一般服务业，可以创造物质财富，是收费服务活动，是国内生产总值（gross domestic product，GDP）的组成部分。社会学意义上的生命是无价的，但医疗服务活动是有价的，只是不同医疗保障制度设计中，付费渠道和支付主体不同罢了。

3. 社会性属性　人的基本特征是社会学特征，医学是以“人”为研究对象，医疗是以“人”为服务主体，医院是以社会不同群体即所有“人群”为服务目标并且进行医学研究、提供医疗服务的。组织及参与医院运行的最主要要素也是“人”，所以医学、医疗、医院具有社会学属性。也就是说医学研究、医疗服务和医院运行都要遵循社会规律，和人类需求、社会经济发展水平、社会政治制度、社会伦理道德规范、社会文化和组织框架相适应，世界上不存在超越社会学意义上的所谓医学、医疗和医疗机构。医院的社会学属性对外表现为医院的社会责任、公益性社会形象、医院品牌、患者满意度、医疗纠纷的处理等，医院的社会学属性对内体现为医院的办院理念、文化建设、制度建设、政治生态等（图 2-13）。

三个基本属性中，生物学属性是基础、是根本，是核心属性；物质性属性是支撑、是条件，是条件属性；社会学属性是目的、是原动力，是基本属性。公立医院是中国共产党的重要执政资源，公立医院要坚持中国共产党的领导，中国共产党更加关注生产关系、社会目标。因此，在三个基本属性中，社会学属性是排在第一位的（表 2-1）。公立医院的社会属性体现在对内和对外两个方面：对外，一是医院是社会性平台，交换情绪、交换价值、交换信息；二是大型公立医院的社会性影响较大；三是公立医院的社会性目标，主要体现在患者满意。对内，公立医院是大基层小社会，特别是大型公立医院的学科体系、运行体系、员工体系庞大，管理层次多、人员数量多类别多任务多。

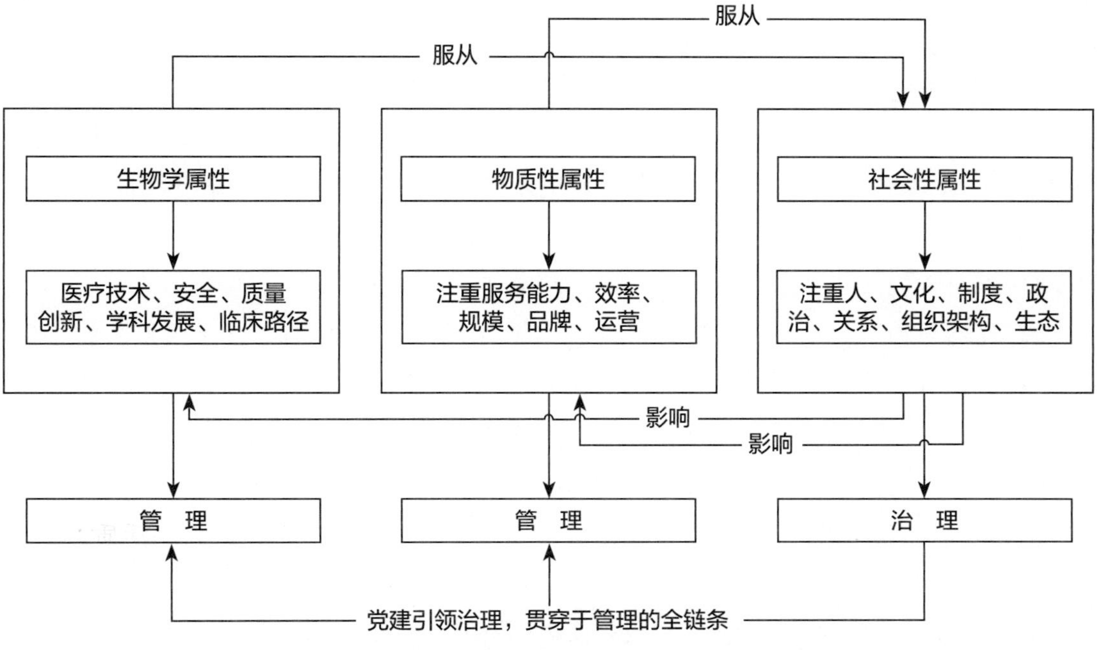

图2-13　生物学、物质性、社会性属性之间的相互关系

表2-1　医学、医疗、医院的基本属性

领域	医学	医疗	医院
属性排序	生物学属性 社会性属性 物质性属性	物质性属性 生物学属性 社会性属性	社会性属性 物质性属性 生物学属性

注：1. 生物学属性是基础、是根本——核心属性。
2. 物质性属性是支撑、是条件——条件属性。
3. 社会性属性是目的、是原动力——基本属性。

（二）公立医院的四大复杂特征

特殊的组织特征催生特殊的工作情境，在一定程度上导致了大型公立医院内部治理面临“四大复杂”状态，即技术体系复杂、运行机制复杂、员工思想复杂和社会关联复杂：

1. 技术体系复杂　大型公立医院通常拥有多样化的医疗技术，包括但不限于高级手术技术、复杂的诊断方法、先进的治疗设备等。这些技术往往需要高度专业化的医疗团队来操作和管理，每个团队成员都有其特定的专业领域和技术专长。医疗技术的复杂性和专业性赋予了医院内部专家在技术应用上的话语权。在某些情况下，专家的专业判断和技术能力可以影响甚至决定医疗服务的提供方式和治疗路径。医学技术不断进步，新的治疗方法和设备层出不穷。大型公立医院需要紧跟技术发展的步伐，不断更新其技术体系，以提供最前沿的医疗服务。这要求医院有强大的技术评估、引进和培训能力。为了确保技术的安全有效应用，大型公立医院建立了复杂的技术管理和质量控制体系。这包括技术审核、人员资质评定、操作规程制定、设备维护和校准等多个环节。技术体系的复杂性还体现在其与医院管理体系的紧密联系上。技术的引入和应用需要医院管理层的支持和协调，同时，技术的发展也会推动医院管理模式的创新和改进。因此，大型公立医院的技术体系复杂特征是多方面的，涉及技术的多样性、垄断性、迭代更新、管理控制以及与医院治理体系的相互作用。这些特征共同构成了医院技术体系的独特性和运行机制。

2. 运行机制复杂　医院内部的学科生态和学科群关系构成了一个错综复杂的网络。学科之间的关系好坏直接影响到医院的整体运作效率和医疗服务质量。良好的学科关系通常建立在业务往来和相互支持的基础之上，而竞争关系则可能导致各学科资源分配不均和协作困难。医院作为 24 小时不间断运转的机构，面临着巨大的运营压力。全年无休的工作模式要求医院能够灵活应对各种紧急情况和突发事件，确保医疗服务的连续性和稳定性。医院内部存在着多样化的部门关系，包括管理部门与业务部门、临床科室与后勤部门、医生与护士、技术平台与临床科室等。这些关系的协调和管理对于医院的高效运作至关重要。不同部门之间的沟通和协作机制需要不断优化，以减少内部摩擦和提高工作效率。鉴于医院运行机制的复杂性，有效的治理和协调变得尤为重要。医院需要建立健全的治理体系和协调机制，以确保各项工作的顺利进行。这包括但不限于制定合理的工作流程、建立有效的沟通渠道、实施绩效考核和激励机制，以及通过信息化建设提高管理效率。因此，大型公立医院的运行机制复杂性体现在学科关系的多样性、全天候服务的挑战、部门间关系的多维性以及管理协调的重要性上。这些特征要求医院在治理上采取综合性策略，以维持高效、和谐的运营状态。

3. 员工思想复杂　医务人员尤其是医生，属于知识型员工，知识型员工思维能力强、表达能力强、维权意识强、在社会政治生活中讨价还价的能力强、自我控制力强、选择性强、目的性强、在追求自身利益时有较强的惯性。医生的岗位直接服务社会，医务人员直接解决患者问题，容易在社会中产生影响。例如中国古代称“神医”，就是存在着对技术的崇拜，会影响患者的思想和情绪。以自我为中心的工作模式，医院所有的组织工作都是围绕方便医生提供医疗服务，患者求医过程中医生的服务也是被动的，这种双重的“以医生为中心”，客观上容易形成平台利益个体化、平台功能个体化，强化了医生追求自身利益、不懂得换位思考的特征。由于职业特殊性、岗位特殊性，导致医生属于理性与感性共存的、思想复杂的特殊职业群体。从业务层面和社会层面看，医生对业务理性和对社会感性。其理性表现为医学从业者冷静、理性，独立思考的能力很强；而其感性体现在情绪化，医生长期接触患者，患者是存在健康问题的群体，就医是带着情绪来的。因此医生受服务对象影响较大，对生命的敬畏、患者的怜悯、对生活在不同层次的人的命运的感受，无时无刻不在对医生的精神形成冲击和影响。从自身利益和发展空间来看，其理性表现在对自身利益的敏感，医生群体相比其他职业的员工更加"实际""现实"，一般说教无用，坚持争取自身发展的空间和资源，对本身利益的追求不会轻易放弃，对自身利益的权衡更加理性，更加具有计划性，对公平的要求更强烈；而其感性体现在，医生群体更加注重"面子"，即医生对于评价、考核、荣誉更加看重，追求荣誉的动力更强。

4. 社会关联复杂　医务人员因个人工作积累、服务机缘不同，会形成一定的社会关系资源、人脉资源，也会对医院管理产生一定影响。从业务角度出发，具体体现在医生的医疗业务能力、服务态度、医风医德和执业行为合规性。从优质医疗资源稀缺性角度出发，优质医疗资源稀缺性形成垄断地位带来社会资源，通俗来讲综合能力强的医生在领域内具有较高话语权，更容易接触具有话语权、经济资源、社会名望的患者，社会资源的获得使这些医生更具备竞争优势、发展优势。当然，这些医生的资源关联和获取能力需要医院加以引导，使医生个人的目标与医院发展目标一致、否则对医院会是伤害。从同行影响角度出发，医生通过学术方面的努力，在学会、行业协会任职，反映了个人所在学科在全国的地位，正向引导将带动其所在科室与医院发展正相关，但同时也提防行业资源的个人化。

（三）公立医院的五大密集特征

公立医院特别是大型公立医院，是典型的"大基层、小社会"。每天 1 万~2 万的门诊量，各类员工 1 万多人，几千名住院患者和他们的陪护，几万人在院区里面流动，他们之间进行交换，交换各种信息、各种情绪，也交换各种价值，形成了大型公立医院"五大密集"的特征，即知识密集、技术密集、资本密集、劳动密集、风险密集。

1. 知识密集　知识密集型产业是以知识智力资本为主要生产要素，高度依赖知识智力成果，大量聚集知识智力型员工，主要提供以智力、知识、技术、经验、信息、技能为核心生产要素产品和服务的产业。知识密集型产业可分为知识密集型制造业和知识密集型服务业两种。其中知识密集型制造业主要包括核能、原子能工业、航空航天工业、生物科技、新材料开发等；知识密集型服务业主要包括教育服务业、医疗服务业、金融服务业、信息服务业、研发服务业等。

在医院表现为：一是岗位多，医院有医师、药师、护士、技师、后勤、管理等不同岗位，各类岗位员工由各种掌握不同知识的人员组成；二是要求多，医学知识综合复杂，医务人员要掌握大量的不同专科的医学知识，后勤管理人员除了具备岗位对应的专业知识外，还需要具有一定的医学、管理学、经济学等相关知识；三是更新快，医学技术发展日新月异，医学知识和技能掌握要与时俱进。

2. 技术密集 技术密集型产业是介于劳动密集型和资本密集型产业之间的一种经济类型的产业部门，属于高技术产业部门。在生产结构中，技术知识所占比重大，科研费用高，劳动者文化技术水平高，产品附加价值高，增长速度快。除医疗行业，还包括新兴的电子计算机工业、机器人工业、航天工业、生物技术工业、新材料工业等。

在医院表现为：一是技术类型多，医院拥有大量的临床医疗技术，以及蕴含在医疗设备及耗材中的相关技术；二是技术应用多，医院所有的医疗活动都要依靠技术、围绕技术开展；三是技术融合多，以疾病 / 患者为中心的医疗服务模式的变化要求医院打通学科壁垒，建立 MDT 诊疗模式，整合多学科资源，形成院内综合医学中心。

3. 资本密集 公立医院是重资产组织，资本密集型产业是指需要较多资本投入的行业，在其生产过程中劳动、知识的有机构成水平相对较低，资本的有机构成水平相对较高，产品物化劳动所占比重较大的产业。常见的交通、钢铁、机械、石油、化学等基础工业和重化工业都是典型的资本密集型产业。

在医院表现为：硬件投入大、重大设备贵、折旧周期短、人才培养周期长、运营成本高。

4. 劳动密集 劳动密集型企业指技术装备程度较低，劳动力需求量比较大的工业企业。企业类型是按照投入生产的资本和劳动力的比例而区分的。劳动密集型企业的生产中，劳动消耗比重较大。最常见的企业服装厂就是劳动密集型。

在医院表现为：医疗活动虽然有技术、重大装备支撑，但是医务人员劳动者的本质没有变，有的大手术需要连续开 72 小时。医务人员普遍面临工作时间长、工作任务重、工作负荷高的工作情境，体力 – 脑力复合型劳动强度大。

5. 风险密集 医疗风险贯穿于医疗活动的全过程，它具有客观性、永恒性和危害性。医疗风险指医疗行为过程中医患双方必须面对和可能承担的风险，主要包括医疗意外、医疗并发症（含疾病本身可能的并发症）、医疗差错和医疗事故等。上述任何情形都可能导致医疗纠纷的产生，从而对医护人员的人身安全造成一定的隐患，对医院的正常工作秩序产生一定的影响。

主要表现为：一是医疗风险大，医学有巨大的不确定性，蕴含大量风险。医疗技术复杂、医患沟通不到位、围手术期准备不充分、临床过程观察不仔细、案例准备不充分等，都存在风险。二是管理风险多，医院规模扩大导致风险呈指数上升，医疗机构内相互之间体系的配合出现差错会带来风险，重大装备多、特种设备多会带来风险，大型公立医院员工队伍庞大管理复杂也会带来风险。三是风险传播快，医疗机构平台的开放性和医疗服务对象的特殊性决定了医院内发生的风险极易受到社会广泛关注，传播性、风险程度易被放大。

二、公立医院党委领导治理结构

（一）党委领导下的公立医院治理的必然性

我国公立医院不仅承载着提供医疗服务的社会性属性，还具有鲜明的政治属性和公益性要求。这些要求决定了公立医院在治理结构和管理机制上必须体现国家意志和社会公共利益。中国共产党作为执政党，其政治优势、社会治理优势和执政需求为公立医院的治理提供了独特的领导模式和管理框架。

党委领导下的公立医院治理机制是确保医院正确政治方向、高效运行和高质量服务的关键。通过党委的领导，可以实现对医院重大决策的集体讨论和民主集中制，确保医院改革发展的正确方向和党的各项改革决策部署的落实。这种领导体制有助于强化医院的政治功能，严格党的组织生活，扩大党内基层民主，抓好发展党员和党员教育管理监督服务工作，从而提高医院的治理效能和服务水平。此外，党委领导下的治理机制还有助于整合资源，优化服务，推动医疗卫生事业的均衡发展。通过党委的统筹协调，可以更好地实现医疗资源的合理配置，提升医疗服务的整体质量，确保医疗服务的普惠性和公平性。

因此党委领导下的公立医院治理机制是实现医院社会性、政治性和公益性要求的必要途径，这不仅符合中国的政治体制和治理传统，而且能够有效提升医院的治理能力和服务水平，更好地满足人民群众的健康需求。

（二）党委领导下的公立医院治理的重要性

在中国特色社会主义制度下，公立医院作为提供医疗服务的重要主体，其治理机制的有效性直接关系到国民健康和社会稳定。党委领导下的公立医院治理机制，凭借其独特的政治优势，能够确保医院沿着正确的方向发展，有效整合资源，提高服务质量和效率。

党委在公立医院中的领导作用体现在把方向、管大局、作决策、促改革、保落实的全面领导上。这种领导机制和手段高于单纯的行政方式，能够更好地破解公立医院内部的复杂性问题，突破行业特征带来的治理壁垒。通过党委的领导，公立医院能够在党的领导下实现科学决策、民主管理和依法治院，从而确保医院改革发展的正确方向和高效执行力。此外，党委领导下的治理机制有助于强化党的建设与医院业务深度融合，通过党建工作与医院管理的有机结合，提升医院党组织的组织力和政治功能，确保党的方针政策和决策部署在医院得到贯彻执行。这种治理模式有助于构建和谐医患关系，提升医疗服务的社会满意度，进而促进社会和谐与稳定。

因此，党委领导下的公立医院治理机制是确保医院高质量发展的关键，它不仅能够提升医院的治理能力和服务水平，还能够在国家卫生健康事业中发挥引领作用，为实现健康中国战略目标提供强有力的保障。

（三）党委领导下的院长负责制

公立医院党委领导治理结构主要阐述党委领导下的院长负责制相关内容。公立医院院长负责制与党委领导下的院长负责制的内涵与对比如下：

公立医院院长负责制的内涵：公立医院院长负责制是指在中国共产党的领导下，医院党委（保障作用、并非领导作用）党员和党组织都处于次要地位，流程性功能，干部任命重要事项的文件通过行政的条口发出、而非党委的条口。医院的行政发文是最高、最权威的文件、而非党委文件。发挥领导作用，院长全面负责医院的医疗、教学、科研、行政管理等工作。这种制度旨在确保医院能够高效运作，同时保持其公益性质。党委发挥辅助、配套、保障作用（非核心作用、中心地位）。理论上需要党委的时候，党委围绕医院行政的事项，保障事项落实，起到呼应作用。没有刚性规定重大事项由党委会决定。实践中的党政联席会议，模糊了党委的作用，模糊了党委和行政的边界，割裂了党政之间正常的关系。

公立医院院长负责制的概念最早可以追溯到1982年，原卫生部颁布了《全国医院工作条例》，首次明确提出医院实行党委领导下的院长负责制。这标志着医院管理体制开始向院长负责制转变，以扩大医院自主权和改善医疗机构内党政关系。1997年的重要文件《中共中央 国务院关于卫生改革与发展的决定》提出卫生机构运行机制改革的方向，将“院长负责制”转型为“院（所、站）长负责制”，进一步扩大卫生机构的经营管理自主权。

2018年《关于加强公立医院党的建设工作的意见》明确公立医院实行党委领导下的院长负责制，强调党委在医院管理中的领导作用，并提出一系列具体措施。2021年《关于推动公立医院高质量发展的意见》，再次强调坚持和加强党对公立医院的全面领导，全面执行和落实党委领导下的院长负责制（表2-2）。

表2-2　院长负责制与党委领导下的院长负责制的对比

对比维度	原来的院长负责制	现行的党委领导下的院长负责制
领导结构	行政负责，党委保障	党委领导，行政负责
主要决策方式	行政是决策中心	强调党委的集体领导和以党委为中心的领导体制
主要决策机制	院长提议，院长办公会进行重大事项决策，党委会根据分工程序性讨论决定干部任免事项，并以行政文件发布人事任命	强调党委的集体领导，强调民主决策和科学决策，强调制度管人管事集中、个别酝酿、会议决定

续表

对比维度	原来的院长负责制	现行的党委领导下的院长负责制
党委角色	辅助行政，支持行政	领导核心，党委书记是领导班子班长
院长角色	主要领导，是领导班子班长，原则上党委副书记兼任院长	负责带领行政班子落实院党委重大决策，大型公立医院一般党委书记与院长分设
决策透明度	决策过程中更加注重院长的权力集中，同时也要求重要事项由班子集体研究，也注重党委的重要作用	决策更加强调集体领导和集体意志，书记更多是主持者、议案和议程的提出者、统筹者

综上所述，1982 年之后实行的长达四十余年的院长负责制，是在 1949 年之后“党委领导下的院长负责制”的基础上，确立了公立医院以行政权力为中心的运行机制和领导体制，这样可以更好地落实同时推行的国家扩大医院运营自主权、提高医院运行效率的改革举措，而 2019 年之后实行的党委领导下的院长负责制，实际上是在总结前一阶段改革经验的基础上，为了保障医改目标的进一步推行和落地，在充分肯定注重医院运行效率，提高医疗管理质量的基础上，更加注重公立医院的公益性，更加注重医疗行为的规范，更加注重医疗服务的社会满意度，更加注重公立医院的高质量发展，从而在此背景下明确了党委在公立医院治理中的领导地位、强调了党对公立医院的全面领导。

三、党委领导公立医院治理现代化的逻辑

（一）公立医院的治理具有基层组织治理的性质

我国强调的工厂、学校、连队、社区、村等基层治理组织，要基于国家治理体系和治理能力现代化的形势需要、新一轮医药卫生体制改革工作要求，从健康中国建设出发。党的二十大通过的《中国共产党章程（修正案）》在第五章“党的基层组织”中，专门将公立医院党组织明确为基层党组织。这一方面强调了公立医院治理在国家治理体系和治理能力现代化中的重要地位，另一方面强调了党的领导在公立医院治理中的重要地位。新时期公立医院的治理现代化的标志就是需要明确和加强党对公立医院的全面领导，以此更好地落实公立医院的公益性、更好地推动公立医院的高质量发展、更好地打通医改的关键环节和形成医改的工作合力。

（二）公立医院地位的双重性

一方面，公立医院是我国提供医疗服务的主体，是中国医疗卫生体系的主体，是体现经济社会发展终极目标，也就是支撑满足人的发展和需要的重要方面，我国明确提出到

2035年要基本实现现代化，其中最重要的指标就是人的生活服务的现代化，而医疗无疑是最基础也是最重要的。

另一方面，公立医院的办医主体是政府，其能否满足人民群众日益增长的医疗服务需求，直接关系到党和政府的形象，关系到民心所向和社会稳定，所以公立医院也是中国共产党在基层重要的执政资源和执政好坏的重要评价维度。

（三）中国共产党在公立医院治理中的特点和优势

中国共产党在社会治理中的政治优势主要体现在其强大的组织力和领导力，能够集中力量办大事，有效动员和组织社会资源，确保国家政策的贯彻执行。党的社会属性则表现在密切联系群众的能力上，能够深入了解人民群众的需求和诉求，代表最广大人民的根本利益。党的公益性则是指党的一切工作和努力都是为了人民的福祉和国家的发展，追求的是公共利益而非私人利益。

将这些特质衍生到党委在公立医院治理中，可以看到：

政治优势：更加明确落实党的主张、体现党的要求，确保坚持公立医院的人民性，推进“国家治理体系和治理能力现代化”，坚持“人民至上、生命至上”的理念，“不忘初心、牢记使命”全心全意为人民服务，中国共产党领导的医疗反腐，建立中国特色现代医院管理制度的核心，更好落实新一轮医药卫生体制改革的各项政策、解决看病难（看病的流程、以患者为中心，推动医学的发展、医疗技术的进步、能解决问题，加快医疗卫生资源的扩容和结构调整）看病贵（主要是公益性的问题）的问题、满足人民群众多层次多样化的医疗卫生服务需求（医疗服务体系建设）。公立医院党委能够确保医院的发展方向和医疗服务符合国家的卫生政策和社会主义核心价值观。党委通过强有力的领导，保证医院在面对重大公共卫生事件或挑战时，能够迅速响应和有效应对，如新冠病毒感染疫情期间医院的快速反应和高效运作。

更加关注社会性手段和目标：要求公立医院党委体现党和政府的目标，落实建立公立医院的初心和使命，落实对社会老百姓的承诺。另一方面更加注重医院内部生产关系的调整，和矛盾的调解；更加注重医院内部改革发展；更加注重通过制度建设来保障运行秩序、运行质量和运行方向的正确性；更加注重医院的文化建设，创造健康良好的工作氛围和工作环境，对医务人员的思想和行为进行引领和规范。把方向、管大局、促发展、抓落实，深入了解患者和医务人员的实际需求，推动医患关系的和谐发展现象。党委通过开展各种形式的群众工作，如听取患者意见、改善医疗服务流程、提升医务人员的工作满意度，从而提高医疗服务的整体质量和社会满意度。

更好地保障公益性：体现在更好地落实医改要求，如医疗服务价格的确定（保成本的定价原则）、药品耗材的零加成、学科的建设和科研攻关等，不以赚钱为第一目的，考虑患者的需要、承担国家责任（医学发展，提供全方位全生命周期的服务保障，承担急难任务如地震，对口帮扶）。公立医院党委坚持公益性质，确保医院的服务不仅追求经济效益，更重要的是关注社会效益和患者的健康权益。党委推动医院开展健康扶贫、义诊活动、普及健康知识等公益活动，使医疗服务更好地惠及社会各个阶层，特别是弱势群体。

群众路线、动员能力：更加民主、听取群众的意见、调查研究、实事求是，更好地将民主决策和科学决策结合起来，更好地处理复杂问题和矛盾。充分发挥各级党组织的凝聚保障作用，充分发挥基层党组织和党员的先进性积极性和主动性，充分参与医院各层级、各个微观细胞的治理；团结和带动其他群团组织如：共青团、工会、其他民主党派基层组织、民间的学会协会、联谊会、兴趣团体等组织，主动参与所在单位及医院的治理。

综上所述，党委在公立医院治理中的政治优势、社会属性和公益性，有助于提升医院的综合管理水平和服务质量，增强医院的社会责任感和公信力，最终实现医院的社会价值和公益目标。

（四）党委领导下的公立医院治理机制

根据上述分析，基于必然性（公立医院的属性和中国共产党的优势）、重要性（公立医院的特征、中国共产党的优势），公立医院的生物学属性、物质性属性、社会性属性三大基本属性，技术体系复杂、运行机制复杂、员工思想复杂和社会关联复杂四大复杂特征，知识密集、技术密集、资本密集、劳动密集和风险密集五大密集特征，构建党委领导下的公立医院治理机制：

公立医院作为中国医疗服务体系的中坚力量，承载着保障公民健康权益的重要使命。中国共产党的领导为公立医院提供了坚强的政治保障和组织保障，确保医院能够在服务社会公众健康的同时，贯彻国家的卫生政策和医疗改革方向。这种必然性和重要性不仅体现在医院的属性上，也体现在中国共产党的优势上，后者能够确保医院在资源配置、政策执行和社会服务等方面的高效运作。

公立医院的生物学属性、物质性属性和社会性属性构成了其基本框架，这些属性决定了医院在提供医疗服务、维护公共卫生和促进医学科学发展方面的多重角色。同时，医院的技术体系、运行机制、员工思想和社会关联的复杂性要求一个强有力的治理结构来协调各方利益，优化资源配置，提高服务质量。此外，医院作为知识密集、技术密集、资本密集、劳动密集和风险密集的机构，需要一个能够适应这些特点的治理机制，以促进医院的持续发展和创新。

在这样的背景下，构建党委领导下的公立医院治理机制显得尤为重要。党委的领导能够确保医院的决策与国家的卫生健康战略保持一致，同时通过党的组织优势和政治优势，动员和凝聚各方力量，形成推动医院高质量发展的强大合力。这种治理机制不仅能够提高医院的管理效率和服务水平，还能够在应对公共卫生事件和社会健康挑战时发挥关键作用，从而更好地服务于人民的健康福祉（图 2-14）。

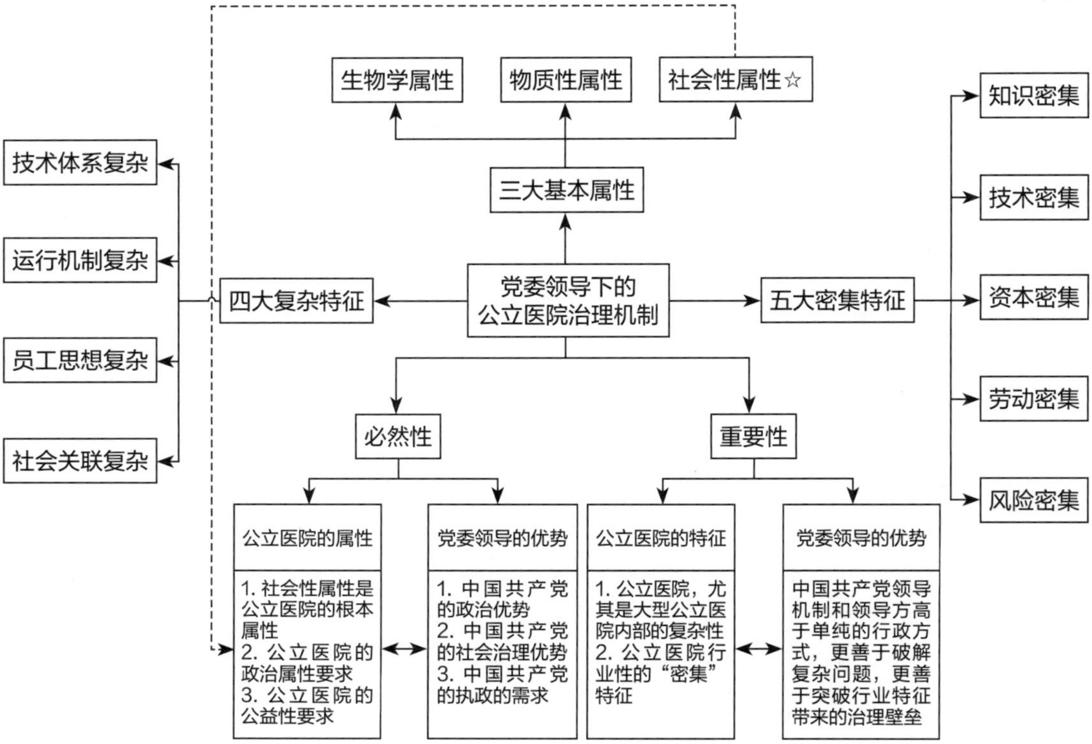

图2-14　党委领导下的公立医院治理机制

第三节　治理机制和治理逻辑在医院治理中的应用

一、公立医院治理现代化理论框架应用的七个背景

（一）贯彻落实健康中国战略

健康中国是在 2015 年 10 月的党的十八届五中全会上首次提出的。随后，在 2016 年 8 月 19 日的全国卫生与健康大会上进行了全面部署，并于同年 8 月 26 日经过中共中央政

治局会议审议通过了《“健康中国2030”规划纲要》。2017年10月18日，习近平总书记在党的十九大报告中再次强调了实施健康中国战略。

健康中国战略是我国政府提出的一项重大国家战略，其核心目标是实现全民健康水平的持续提高和健康服务体系的完善，从而促进经济社会的可持续发展。该战略强调预防为主、防治结合，旨在通过改善医疗服务体系、优化资源配置、提升医疗服务质量等措施，实现全民健康覆盖和服务水平的显著提升。健康中国战略对于国家的长远发展具有重要的意义，它不仅关乎国民的福祉，也关系到国家的经济、社会和国际地位。

公立医院作为医疗服务体系的主体，承担着提供基本医疗服务、疾病预防控制、医学教育和科研等多重职能。在健康中国战略中，公立医院被赋予了更加重要的角色，要求它们不仅要提供高质量的医疗服务，还要成为推动医疗卫生事业改革和发展的主力军。从国家层面的宏观战略视角出发，健康中国战略是公立医院治理现代化的重要背景。

（二）2035年基本实现现代化

到2035年基本实现社会主义现代化远景目标首次提出是在2020年10月26日至29日在北京召开的中国共产党第十九届中央委员会第五次全体会议上。会议审议通过了《中共中央关于制定国民经济和社会发展第十四个五年规划和二〇三五年远景目标的建议》。

2035年的社会主义现代化目标不仅着眼于经济的快速增长，还强调了社会、文化、生态、民生和治理等多方面的全面进步，旨在实现国家的长期繁荣和人民的全面福祉。这些目标体现了中国政府对于未来发展的全面规划和战略部署。这一目标的提出，标志着中国特色社会主义进入了新的发展阶段，是实现中华民族伟大复兴的关键步骤。这不仅是对中国自身发展的规划，也是对全球发展趋势的积极回应，展示了中国走和平发展道路的坚定承诺。

公立医院治理现代化是实现2035年现代化目标的重要组成部分。公立医院作为医疗服务体系的主体，其治理现代化直接关系到医疗服务质量和效率，进而影响到人民的健康福祉和社会的整体发展。通过推进公立医院治理现代化，可以提高医疗服务的公平性和可及性，促进医疗资源的合理配置，提升医疗服务的整体水平，从而为实现2035年的现代化目标提供强有力的支撑。

（三）突发公共卫生事件冲击

突发公共卫生事件对公立医院的治理体系和治理能力提出了严峻的挑战。在新冠病毒感染疫情期间，公立医院作为抗疫的主力军，不仅要承担大量的病患救治任务，还要应对医疗资源紧张、人员疲劳、感染风险高等问题。2019年的新冠病毒感染疫情对公立医院的治理体系和治理能力进行了一次大考，展示了公立医院良好的精神状态和显著的制度优势，但也暴露出许多不足。

在应对突发公共卫生事件的过程中，公立医院需要建立包括应急指挥、疫情监测、物资保障、人力保障、能力培训等在内的应急管理体系，以确保能够迅速有效地处理各种紧急情况，减少对公众生命及财产安全的负面影响。同时，公立医院还需要加强医疗人才、科研力量、管理体制等方面的建设，推进医院治理体系现代化，以提高应对突发公共卫生事件的能力。此外，公立医院在应对突发公共卫生事件时，还需要加强与政府、社会各界的协调合作，形成合力，共同应对挑战。政府应提供必要的政策支持和资源保障，社会各界也应给予理解和支持，共同维护公共卫生安全。

综上所述，突发公共卫生事件对公立医院治理的影响是多方面的，既有挑战也有机遇。公立医院需要不断改进和完善治理体系和提高治理能力，以更好地应对未来可能出现的公共卫生事件。

（四）深化医药卫生体制改革

深化医药卫生体制改革是中国特色社会主义现代化建设的重要组成部分，旨在解决医疗资源配置不均、医疗服务质量参差不齐等问题，提高国民健康水平。公立医院治理现代化直接关系到改革的成败和医疗服务质量的提升。因此，构建和应用公立医院治理现代化理论框架，是实现医药卫生体制改革目标的关键步骤。

公立医院治理现代化理论框架的应用有助于推动医院管理体系和管理能力的现代化，建立现代医院管理制度，实现医院治理体系和治理能力现代化。这不仅能够提高医院的服务效率和质量，还能够促进医疗资源的合理配置和利用，增强医院的自我发展能力和市场竞争力，从而更好地满足人民群众的医疗卫生需求。

深化医药卫生体制改革与公立医院治理现代化理论框架的应用是相辅相成的。改革为医院治理现代化提供了政策支持和方向指引，而治理现代化理论框架则为改革提供了具体的实施策略和操作模型。通过改革，可以打破旧有的管理体制和运行机制，引入现代医院管理理念和技术，实现医院内部管理的科学化、精细化，进而提升整个医疗服务体系的效能和水平。

（五）完善现代医院管理制度

公立医院作为医疗服务体系的重要组成部分，其管理制度的现代化是提高医疗服务质量、优化资源配置、增强医院竞争力的关键。随着医疗改革的深入，传统的医院管理模式已无法满足现代医疗服务的需求，因此，建立现代医院管理制度显得尤为迫切。这有助于实现医院治理体系和治理能力的现代化，提高医院的运行效率和服务水平。

完善现代医院管理制度能够帮助公立医院更好地履行公益性职责，实现社会效益与经济效益的平衡。通过建立科学的决策机制、民主管理制度和有效的监督机制，可以提高医院的透明度和公众信任，促进医疗服务的公平性和可及性。

现代医院管理制度与公立医院治理的关系紧密相连。治理现代化不仅涉及医院内部管理的规范化、精细化和科学化，还包括外部治理结构的优化和治理能力的提升。通过建立现代医院管理制度，可以明确政府与医院之间的权责关系，实现政事分开、管办分开，从而推动医院治理体系的完善和治理能力的现代化。因此完善现代医院管理制度对于提升公立医院的整体运作效率和服务质量具有重要意义，是推动医院治理现代化的基石。

（六）加强公立医院党建引领

公立医院作为提供基本医疗服务的主体，其治理现代化对于提升服务质量、保障医疗安全、实现可持续发展具有重要意义。加强党建引领是确保公立医院正确政治方向、提高治理能力和水平的关键。通过党建工作，可以将党的领导和党的建设贯穿医院治理的各个环节，确保医院决策的科学性和民主性，增强医院的凝聚力和执行力。

党建引领公立医院治理现代化能够有效推动医院管理体系和管理能力的现代化，实现医院治理体系和管理能力的科学化、规范化、精细化、数字化。这有助于公立医院更好地履行公益性职责，提高医疗服务的质量和效率，满足人民群众的健康需求，同时也是推进健康中国战略的重要保障。

加强公立医院党建引领与公立医院治理的关系体现在党建工作能够为医院治理提供政治保障和组织保障，确保医院决策的正确性和执行力上。通过党建工作，可以提升医院领导班子的政治素养和领导能力，强化医院内部的监督和自我监督机制，促进医院文化建设，提高医务人员的职业道德水平，从而推动医院治理现代化的实现。

（七）推进公立医院高质量发展

治理现代化有助于公立医院优化资源配置，提高医疗服务效率和质量，从而增强其市场竞争力。例如，通过建立现代化医院管理制度，公立医院可以实现从规模扩张向提质增效的转变，聚焦于提升医疗服务的内涵和技术水平。现阶段社会主要矛盾为人民日益增长的美好生活需要和不平衡不充分的发展之间的矛盾，传统的医院治理模式已难以满足高质量发展的要求。因此，推进治理现代化，构建现代医院管理制度，是公立医院适应新形势、实现高质量发展的必然选择。

治理现代化有助于公立医院实现精细化管理，提高医疗服务效率和质量，确保医疗安全，提升患者满意度。通过建立科学的决策机制、优化内部管理流程、强化绩效考核和激励机制，可以有效调动医务人员的积极性，促进医院的整体提升。

公立医院治理现代化与高质量发展紧密相关。治理现代化为高质量发展提供了制度保障和管理支撑，有助于医院在资源配置、服务模式创新、人才培养等方面实现优化和提升。同时，高质量发展的目标反过来又推动治理现代化的深化，形成良性互动。通过治理现代化，公立医院能够更好地履行公益性使命，提供更加公平、高效、优质的医疗服务，满足人民群众的健康需求。

二、公立医院治理现代化理论框架应用的八个原则

在公立医院治理现代化的理论框架中，应用的八个原则旨在确保医院能够在党的领导下，遵循中国特色，坚持公益性，实现基层治理，重视自组织机制，维持双向互动，推动改革创新，并始终坚持人民至上和生命至上的原则。

（一）坚持党的领导

坚持党的领导是公立医院治理现代化的根本原则。医院党委要发挥把方向、管大局、作决策、促改革、保落实的领导作用，确保医院改革发展正确方向。党委书记和院长要充分沟通、取得共识，形成党委统一领导、党政分工合作、协调运行的工作机制。

（二）坚持中国特色

公立医院治理现代化要体现中国特色社会主义制度的本质特征，将党的领导融入医院治理全过程各方面各环节，确保医院改革发展符合国家政治体制和卫生健康工作方针。

（三）坚持公益优先

公立医院的公益性是其核心属性，治理现代化应确保医院以服务公众健康为首要任务，合理配置资源，提高服务效率和质量，确保医疗服务的公平性和可及性。

（四）坚持基层治理

公立医院治理现代化应强化基层医疗卫生机构的作用，推动医疗服务供给侧结构性改革，构建优质高效的组织架构，提供整合型医疗卫生服务，更好地保障城乡居民健康。

（五）坚持重视自组织机制

医院内部应建立健全自我管理、自我约束、自我监督、自我激励的机制，发挥医务人员的主动性和创造性，提高医院的自我发展能力和治理效能。

（六）坚持双向互动

公立医院治理现代化应实现政府与医院之间的双向互动，政府通过制定政策、提供资金支持等方式引导医院发展，医院则通过提供高质量医疗服务来回馈社会，形成良性互动关系。

（七）坚持改革创新

公立医院治理现代化需要不断探索和创新，通过体制改革、管理创新、技术革新等手段，提高医院的运行效率和服务水平，适应医疗卫生服务的新要求。

（八）坚持人民至上、生命至上

公立医院治理现代化的最终目的是保障人民群众的健康权益，提高人民的健康水平。医院应将人民的健康需求放在首位，生命至上，确保医疗服务的安全性和有效性。

三、公立医院治理现代化理论框架应用的九个领域

公立医院治理的理论框架是学术层面的较为抽象的概念，运用到医院治理的实践九大领域——组织架构、制度、人才、学科、医疗服务、运营、信息、后勤、文化，体现在以下九个“化”上面：

治理结构科学化，
运行管理制度化，
管理队伍职业化，
学科治理多元化，
服务能力现代化，
运营管理精益化，
信息建设智慧化，
后勤保障融合化，
文化建设功能化。

这九个化中，治理结构科学化、运行管理制度化、管理队伍职业化是基础，信息建设智慧化、文化建设功能化、后勤保障融合化是条件，学科治理多元化、运营管理精益化、服务能力现代化是核心，共同服务于医院治理体系和能力的现代化，最终实现公立医院的治理现代化（图 2-15）。

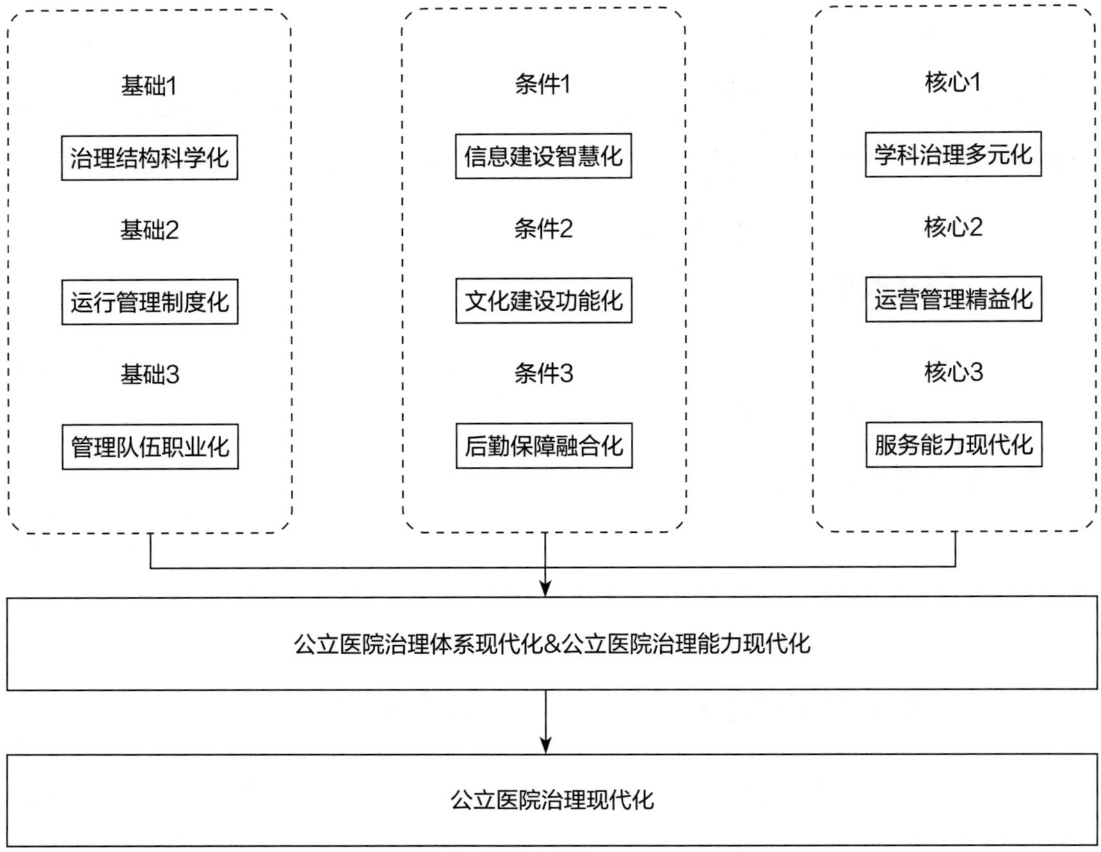

图2-15　公立医院治理理论框架应用

（本章执笔：穆耕林，徐乐）

第三章
公立医院治理的现状及演变

第一节　公立医院的现状

我国公立医院服务体系在过去数十年间取得了巨大的发展。医疗服务体系的覆盖面不断扩大，政府积极推动基本医疗保健服务的普及，农村地区和贫困地区的医疗资源得到了有效整合和优化配置，基层医疗卫生服务网络不断健全。医疗设施和技术水平不断提高，大量现代化医疗设备的引进和升级，使得各级医院在临床技术和医疗服务方面也取得了长足的进步。2023 年，全国医疗卫生机构总诊疗人次达到 95.5 亿，居民平均到医疗卫生机构就诊 6.8 次；入院人次达到 3 亿，约 1/5 的居民住过院；手术也近 1 亿人次。其中，医院总诊疗人次 42.6 亿，入院人次 2.5 亿。公立医院作为我国医疗服务体系的重要组成部分，伴随医疗卫生体制改革的深化推进，紧跟国家发展战略，围绕重点领域和关键环节，创新体制机制，优化资源配置，提升服务能力，较好地适应了社会经济快速发展和人民群众日益增长的多层次医疗服务需求。

一、医疗服务体系的基本情况

根据中国卫生健康统计年鉴关于医疗卫生机构的划分和定义，医疗卫生机构指从卫生健康行政部门取得“医疗机构执业许可证”，或从民政、工商行政、机构编制管理部门取得法人单位登记证书，为社会提供医疗保健、疾病控制、卫生监督服务或从事医学科研和医学在职培训等工作的单位。医疗卫生机构包括医院、基层医疗卫生机构、专业公共卫生机构、其他医疗卫生机构。

1. 医院包括综合医院、中医医院、中西医结合医院、民族医院、各类专科医院和护理院（中心），不包括专科疾病防治院、妇幼保健院和疗养院。中医医院指中医（综合）医院和中医专科医院，不包括中西医结合医院和民族医院。专科医院包括口腔医院、眼科医院、耳鼻喉科医院、肿瘤医院、心血管病医院、胸科医院、血液病医院、妇产（科）医院、儿童医院、精神病医院、传染病医院、皮肤病医院、结核病医院、麻风病医院、职业病医院、骨科医院、康复医院、整形外科医院、美容医院等其他专科医院，不包括中医专科医院、各类专科疾病防治院和妇幼保健院。

2. 基层医疗卫生机构包括社区卫生服务中心（站）、街道卫生院、乡镇卫生院、村卫生室、门诊部、诊所（医务室）。

3. 专业公共卫生机构包括疾病预防控制中心、专科疾病防治机构、妇幼保健机构、健康教育机构、急救中心（站）、采供血机构、卫生监督机构、卫生健康部门主管的计划生育技术服务机构。不包括传染病医院、结核病医院、血防医院、精神病医院、卫生监督检验（监测、检测）机构。

4. 其他医疗卫生机构包括疗养院、临床检验中心、医学科研机构、医学在职教育机构、医学考试中心、人才交流中心、统计信息中心等卫生事业单位。

（一）医院是医疗卫生机构的重要类别

1. 结构 2023 年末，全国医疗卫生机构总数 1 070 785 个。其中：医院 38 355 个（占 3.6%），基层医疗卫生机构 1 016 238 个（占 94.9%），专业公共卫生机构 12 121 个（占 1.1%），其他医疗卫生机构 4 071 个（占 0.4%）。2023 年末，全国医疗卫生机构床位 1 017.4 万张，其中：医院 800.5 万张（占 78.7%），基层医疗卫生机构 182.0 万张（占 17.9%），专业公共卫生机构 32.5 万张（占 3.2%），其他医疗卫生机构 2.4 万张（占 0.2%）。

2. 业务量 2023 年，全国医疗卫生机构总诊疗人次 95.5 亿。其中，医院 42.6 亿人次（占 44.6%），基层医疗卫生机构 49.4 亿人次（占 51.8%），其他医疗卫生机构 3.4 亿人次（占 3.6%）。2023 年，全国医疗卫生机构入院 30 187.3 万人次。其中，医院 24 500.1 万人次（占 81.2%），基层医疗卫生机构 4 545.1 万人次（占 15.0%），其他医疗卫生机构 1 142.0 万人次（占 3.8%）（表 3-1）。

表3-1 我国医疗卫生机构的基本情况

类别	医院	基层医疗机构	专业公共卫生机构	其他医疗卫生机构	合计
医疗机构数量 / 家	38 355（3.6%）	1 016 238（94.9%）	12 121（1.1%）	4 071（0.4%）	1 070 785（100.0%）
总床位数 / 张	800.5 万（78.7%）	182.0 万（17.9%）	32.5 万（3.2%）	2.4 万（0.2%）	1 017.4 万（100.0%）
诊疗人次数 / 人次	42.6 亿（44.6%）	49.4 亿（51.8%）		3.4 亿（3.6%）	95.5 亿（100.0%）
入院人次数 / 人次	24 500.1 万（81.2%）	4 545.1 万（15.0%）		1 142.0 万（3.8%）	30 187.3 万（100.0%）

资料来源：国家卫生健康委员会网站．2023 年我国卫生健康事业发展统计公报 [J]. 中国农村卫生，2024，16（9）：6-14.

3. **小结**　在全国医疗卫生机构中，医院数量仅占3.6%，但是拥有78.7%的床位，承担44.6%的门诊服务及81.2%的住院服务任务；基层医疗机构数量占比达94.9%，拥有17.9%的床位，承担51.8%的门诊服务及15.0%的住院服务任务。在整个医疗服务体系中，基层医疗机构以提供门诊服务为主，医院承担着门诊和住院服务的双重任务，尤其是疑难危重症患者的住院服务。可见，基层医疗机构数量众多但普遍规模较小，诊疗能力较弱，运行效率较低，而医院在规模、质量、效率等方面均有显著优势，承担着较大比例的医疗服务任务，是医疗卫生机构的重要类别。

（二）公立医院是医疗服务体系的主体

按照医院的登记注册类型，医院可分为公立医院和非公立医院（民营医院）。公立医院是指经济类型为国有和集体的医院。民营医院指经济类型为国有和集体以外的医院，包括联营、股份合作、私营、外国投资等医院。

1. **结构**　医院中，公立医院11 772个（占30.7%），民营医院26 583个（占69.3%）。公立医院床位553.6万张（占69.2%），民营医院床位246.9万张（占30.8%）。

2. **业务量**　2023年，公立医院诊疗人次35.6亿（占医院总诊疗人次的83.6%），民营医院诊疗人次7.0亿（占医院总诊疗人次的16.4%）。2023年，公立医院入院人次20 006.7万（占医院总入院人次的81.7%），民营医院入院人次4 493.4万（占医院总入院人次的18.3%）。

3. **效率**　2023年，全国医院病床使用率79.4%，其中：公立医院86.0%，民营医院63.5%。2023年，全国医院出院者平均住院日为8.8天，其中：公立医院8.4天，民营医院10.7天（表3-2）。

表3-2　我国医院的基本情况（按登记注册类型）

类别	公立医院	民营医院	合计
医院数量/家	11 772（30.7%）	26 583（69.3%）	38 355（100.0%）
总床位数/张	553.6万（69.2%）	246.9万（30.8%）	800.5万（100.0%）
诊疗人次数/人次	35.6亿（83.6%）	7.0亿（16.4%）	42.6亿（100.0%）
入院人次数/人次	20 006.7万（81.7%）	4 493.4万（18.3%）	24 500.1万（100.0%）
病床使用率/%	86.0	63.5	79.4
平均住院日/d	8.4	10.7	8.8
主要资金来源	政府财政补贴＋业务收入	投资方＋业务收入	

续表

类别	公立医院	民营医院	合计
运行模式	由政府或政府授权的机构运营，其管理决策受行政干预和政策影响。人事、财务、运营等方面受到严格的监管和审计	由私人或私营机构运营，实行企业化管理，管理机制更为灵活，能更快地决策和响应市场需求，提供个性化的医疗服务	
功能定位	体现公益性和社会效益。承担基本医疗服务和公共卫生职能，满足患者基本医疗需求	承担部分社会责任，注重市场需求，主要目标是追求经济效益和自身发展。侧重于提供专科服务或特色医疗服务，满足特定患者群体需求	
具体任务	临床方面，公立医院通常能够提供更全面的医疗服务。高水平公立医院在复杂病例和疑难病症以及突发公共卫生事件防控方面更具优势； 教学方面，公立医院更多地承担了社会职能和公益职能，其中包括为社会培养更多的医学人才； 科研方面，拥有完善的科研设施和专业的科研团队，能够承担国家级和省级的科研项目	临床方面，私立医院可能更注重医疗服务的效率和舒适度，无法提供与公立医院同等全面的服务； 教学方面，较少涉及教学方面的工作，其主要关注点在于提供医疗服务； 科研方面，民营医院在科研方面的投入和成果可能较少，其主要精力在于提供高质量的医疗服务	

资料来源：国家卫生健康委员会网站．2023 年我国卫生健康事业发展统计公报 [J]. 中国农村卫生，2024，16（9）：6-14.

4. 小结 医院中，公立医院数量占比 30.7%，拥有 69.2% 的床位，承担 83.6% 的门诊服务和 81.7% 的住院服务任务；民营医院数量占比 69.3%，拥有 30.8% 的床位，承担 16.4% 的门诊服务和 18.3% 的住院服务任务。公立医院的病床使用率、平均住院日等运行效率指标均优于民营医院。可见，民营医院数量居多但规模较小，诊疗能力相对较弱，运行效率不高，而公立医院医、教、研全面发展，在规模、质量、效率等方面均有显著优势，承担基本医疗服务和公共卫生职能，满足患者基本医疗需求，注重公益性和社会效益，在医疗服务体系中发挥主体作用。

（三）三级医院是医疗服务主体的主力

医院等级由卫生健康行政部门依据医院功能、设施、技术力量等评定，不区分医院背景、所有制性质等。级别分为一级、二级、三级、未定级，等次分为甲、乙、丙、未定等。三级医院是指拥有 500 张以上床位，为多个地区提供高水平医疗卫生服务，并承担高等教育和科研任务的医院。甲等是以《三级综合医院评审标准》1 000 分为评分标准，评分达 900 分以上的。

1. **结构**　医院按等级分，三级医院 3 855 个（占 10.1%）（其中：三级甲等医院 1 795 个），二级医院 11 946 个（占 31.1%），一级医院 13 252 个（占 34.5%），未定级医院 9 302 个（占 24.3%）。医院中，三级医院床位 371.0 万张（占 46.4%），二级医院床位 285.3 万张（占 35.6%），一级医院床位 74.7 万张（占 9.3%），未定级医院床位 69.4 万张（占 8.7%）。

2. **业务量**　2023 年，三级医院诊疗人次 26.3 亿（占医院总诊疗人次的 61.7%），二级医院诊疗人次 12.2 亿（占医院总诊疗人次的 28.6%），一级医院诊疗人次 2.5 亿（占医院总诊疗人次的 5.9%），未定级医院诊疗人次 1.6 亿（占医院总诊疗人次的 3.8%）。2023 年，三级医院入院人次 14 833.6 万（占医院总入院人次的 60.6%），二级医院入院人次 7 531.6 万（占医院总入院人次的 30.7%），一级医院入院人次 1 271.8 万（占医院总入院人次的 5.2%），未定级医院入院人次 863.1 万（占医院总入院人次的 3.5%）。

3. **效率**　2023 年，全国医院病床使用率 79.4%，其中：三级医院 91.1%，二级医院 74.3%，一级医院 54.1%。2023 年，全国医院出院者平均住院日为 8.8 天，其中：三级医院 8.1 天，二级医院 9.5 天，一级医院 9.5 天（表 3-3）。

表3-3　我国医院的基本情况（按医院等级）

类别	一级医院	二级医院	三级医院	未定级	合计
规模与资源配置	床位数较少，通常在 20 ~ 100 张，科室设置与社区需求相适应	床位数一般在 101 ~ 500 张之间，满足一定区域内的医疗需求	床位数超过 500 张，往往是地区级或国家级医疗中心，满足广大患者的需求		
医院数量 / 家	13 252（34.5%）	11 946（31.1%）	3 855（10.1%）	9 302（24.3%）	38 355（100.0%）
总床位数 / 张	74.7 万（9.3%）	285.3 万（35.6%）	371.0 万（46.4%）	69.4 万（8.7%）	800.5 万（100.0%）
诊疗人次数 / 人次	2.5 亿（5.9%）	12.2 亿（28.6%）	26.3 亿（61.7%）	1.6 亿（3.8%）	42.6 亿（100.0%）
入院人次数 / 人次	1 271.8 万（5.2%）	7 531.6 万（30.7%）	14 833.6 万（60.6%）	863.1 万（3.5%）	24 500.1 万（100.0%）
病床使用率 /%	54.1	74.3	91.1		79.4
平均住院日 /d	9.5	9.5	8.1		8.8
主要资金来源	政府财政补贴或投资方 + 业务收入	政府财政补贴或投资方 + 业务收入	政府财政补贴或投资方 + 业务收入		

续表

类别	一级医院	二级医院	三级医院	未定级	合计
运行模式	管理相对简单，主要关注基层医疗服务。管理重点通常放在日常运营、基本医疗服务的提供以及社区健康管理的实施上	拥有较为完善的组织架构，包括多个管理部门和专业科室，以确保医疗、教学、科研等各项工作的顺利进行	管理体制最为复杂和全面。不仅具备高水平的医疗技术和服务能力，还是医疗、预防、教学和科研相结合的技术中心。拥有庞大的组织架构和严格的管理制度，以确保医院的高效运转和各项工作的协调推进		
功能定位	面向社区，提供预防、治疗、保健、康复等基层医疗服务。直接为一定人口的社区提供服务，并承担初级的医疗和预防任务	跨社区提供医疗卫生服务的地区性医院，具备更强的医疗实力和技术水平，可接受下级医院的转诊以及向上转诊	跨地区、省、市甚至全国提供医疗卫生服务的医院，它们具有全面的医疗、教学、科研能力，解决危重疑难病症，并接受下级医院的转诊		
具体任务	作为基层医疗机构，其侧重点在于为社区居民提供基本医疗服务和预防保健，积极开展健康促进活动，提高居民的健康意识和自我保健能力。教学、科研任务相对较轻	作为区域性医疗机构，其侧重点在于为一定区域内的居民提供较为全面的医疗服务，并在一定程度上承担教学、科研和公共卫生任务	作为综合性大型医疗机构，其侧重点在于为疑难病症和重症患者提供高水平的诊疗服务，并承担国家级和省级的科研项目，推动医学科学的发展。此外，三级医院还需要积极参与公共卫生事件的应对和处置，为社会提供及时、有效的医疗救援		

资料来源：国家卫生健康委员会网站．2023 年我国卫生健康事业发展统计公报 [J]. 中国农村卫生，2024，16(9)：6-14.

4. 小结　医院中，三级医院数量占比 10.1%，拥有 46.4% 的床位，承担 61.7% 的门诊服务和 60.6% 的住院服务任务；二级医院数量占比 31.1%，拥有 35.6% 的床位，承担 28.6% 的门诊服务和 30.7% 的住院服务任务；一级医院数量占比 34.5%，拥有 9.3% 的床位，承担 5.9% 的门诊服务和 5.2% 的住院服务任务。在病床使用率、平均住院日等运行效率指标上，三级医院优于二级医院、一级医院。可见，随着医院级别提高，医院的规模、诊疗能力、运行效率均有所提升，尤其是三级医院作为综合性大型医疗机构，侧重为疑难病症和重症患者提供高水平的诊疗服务，承担国家级和省级的科研项目，推动医学科学的发展。此外，三级医院还需要积极参与公共卫生事件的应对和处置，为社会提供及时、有效的医疗救援，在医疗服务体系中发挥主力军的作用。

二、公立医院的结构和分布

公立医院是指政府举办的纳入财政预算管理的医院，也就是国营医院、国家出钱办的医院。

（一）公立医院的结构和分布特征

全国公立医院中，按照医院级别分，三级医院占比 23.6%，二级医院占比 48.4%，一级医院占比 18.6%，未定级医院占比 9.4%；按照机构类别分，综合医院占比 60.4%，中医医院占比 19.9%，中西医结合医院占比 1.4%，民族医院占比 2.2%，专科医院占比 15.7%，护理院（中心）占比 0.5%。

东部地区公立医院数量占全国公立医院的 37.5%，中部地区和西部地区分别占 30.1%、32.4%。东部地区三级公立医院数量占全国三级公立医院的 42.7%，中部地区和西部地区分别占 26.4%、30.9%。东部地区综合公立医院数量占全国综合公立医院数量的 36.8%，中部地区和西部地区分别占 30.6%、32.6%。可见，公立医院，尤其是三级综合性公立医院主要集中在我国东部地区（表 3-4）。

（二）大型公立医院的结构和分布特征

三级公立医院是指拥有 500 张以上床位，为多个地区提供高水平医疗卫生服务，并承担高等教育和科研任务的公立医院。本书尝试根据医院的级别、规模等，进一步将三级公立医院细分为：一般三级公立医院（县级医院）、大型三级公立医院（地级城市医院）、头部三级公立医院（全国顶级医院或省会城市、计划单列市和直辖市医院），并将本书所述及的医院治理相关内容主要限定在大型及头部三级公立医院。以下为国内 31 个省（自治区、直辖市）的医院标杆、三甲医院、复旦榜百强医院及前十学科、生物医药领域两院院士分布情况（表 3-5，图 3-1）。

三甲医院：三甲医院数量排名前五的省份依次是广东、四川、山东、江苏、浙江，其中前 3 个省份均超过 100 家，海南、西藏、青海、宁夏均不足 20 家，优质医疗资源总量呈现出明显的地区差异。

顶级医院 100 强：全国最佳综合医院，不含中医医院、专科医院和部队医院。中国顶级医院 100 强主要分布在东部发达地区，上榜医院除内蒙古、青海、西藏、海南之外，其他省份至少有一家医院进入顶级医院 100 强榜单，其中北京、上海、广东上榜医院最多（北京 13 家、上海 11 家、广东 10 家）。顶级医院 100 强呈现地区分布不均衡的情况。

省单医院（省会城市、计划单列市和直辖市医院）100 强："省单医院"评价对象为

表3-4　公立医院的结构

单位：家

地区	医院合计	按医院级别分				按机构类别分					
		三级医院	二级医院	一级医院	未定级	综合医院	中医医院	中西医结合医院	民族医院	专科医院	护理院（中心）
东部	4 426	1 190（26.9%）	1 882（42.5%）	878（19.8%）	476（10.8%）	2 625（59.3%）	798（18.0%）	84（1.9%）	3（0.1%）	872（19.7%）	44（1.0%）
中部	3 557	736（20.7%）	1 817（51.1%）	728（20.5%）	276（7.8%）	2 181（61.3%）	804（22.6%）	33（0.9%）	4（0.1%）	526（14.8%）	9（0.3%）
西部	3 821	863（22.6%）	2 019（52.8%）	587（15.4%）	352（9.2%）	2 322（60.8%）	745（19.5%）	43（1.1%）	248（6.5%）	457（12.0%）	6（0.2%）
总计	11 804	2 789（23.6%）	5 718（48.4%）	2 193（18.6%）	1 104（9.4%）	7 128（60.4%）	2 347（19.9%）	160（1.4%）	255（2.2%）	1 855（15.7%）	59（0.5%）

注：东、中、西部地区划分标准如下：东部地区包括北京、福建、广东、海南、河北、江苏、辽宁、山东、上海、天津、浙江；中部地区包括安徽、河南、黑龙江、湖北、湖南、吉林、江西、山西；西部地区包括甘肃、广西、贵州、内蒙古、宁夏、青海、陕西、四川、西藏、新疆、云南、重庆。

资料来源：国家卫生健康委员会．2022 中国卫生健康统计年鉴 [M]. 北京：中国协和医科大学出版社，2021.

表3-5　各省（自治区、直辖市）医院标杆、三甲医院、复旦榜百强医院及前十学科、生物医药领域院士数量

单位：位

综合竞争力指数名次	省（自治区、直辖市）	顶级医院标杆	省单医院标杆（省会城市、计划单列市和直辖市医院标杆）	地级医院标杆	县级医院标杆	三甲医院	排序	复旦榜百强医院	排序	复旦榜前十学科	排序	生物医药领域院士	排序
1	广东	10	18	17	8	130	1	12	3	46	3	6	4
2	江苏	5	3	18	18	80	4	6	4	19	7	8	3
3	山东	5	5	9	20	107	3	3	11	12	11	4	5
4	浙江	6	4	7	16	76	5	5	6	28	5	3	8

续表

综合竞争力指数名次	省（自治区、直辖市）	顶级医院标杆	省单医院标杆（省会城市、计划单列市和直辖市医院标杆）	地级医院标杆	县级医院标杆	三甲医院	排序	复旦榜百强医院	排序	复旦榜前十学科	排序	生物医药领域院士	排序
5	北京	13	5	0	0	56	12	21	1	115	1	46	1
6	上海	11	3	0	0	32	25	18	2	88	2	31	2
7	湖北	5	1	8	5	74	6	5	5	24	6	3	9
8	福建	5	6	4	3	39	21	2	13	3	16	1	13
9	四川	2	3	7	7	129	2	4	8	41	4	3	10
10	河南	2	4	5	3	72	8	2	14	5	13		
11	湖南	4	1	6	4	57	11	3	10	18	8	1	14
12	河北	2	3	5	3	51	16			1	19	1	15
13	安徽	2	4	3	3	53	14	2	17	1	20		
14	辽宁	4	6	1	2	66	9	2	16	14	9	3	11
15	陕西	3	3	1	0	51	17	4	7	13	10	3	12
16	天津	3	3	0	0	33	24	3	12	5	14	4	6
17	黑龙江	2	2	2	0	73	7	2	15	4	15		
18	广西	1	3	2	3	58	10						
19	云南	1	5	1	1	54	13					1	16

续表

综合竞争力指数名次	省（自治区、直辖市）	顶级医院标杆	省单医院标杆（省会城市、计划单列市和直辖市医院标杆）	地级医院标杆	县级医院标杆	三甲医院	排序	复旦榜百强医院	排序	复旦榜前十学科	排序	生物医药领域院士	排序
20	江西	2	1	2	0	53	15	1	18	2	17		
21	重庆	2	2	0	1	34	23	4	9	10	12	4	7
22	山西	1	3	0	0	44	19			1	18		
23	吉林	3	1	0	1	31	27	1	19				
24	贵州	1	1	1	1	32	26						
25	甘肃	2	1	0	0	34	22						
26	内蒙古	0	2	1	1	42	20						
27	新疆	2	0	0	0	47	18						
28	海南	0	4	0	0	16	28					1	17
29	宁夏	1	1	0	0	6	31						
30	青海	0	2	0	0	10	30						
31	西藏	0	0	0	0	11	29						
	合计	100	100	100	100	1 651		100		450		123	

注：医院标杆指在广州艾力彼医院管理中心开展的医院标杆研究中被评为标杆的医院。其中，顶级医院、省单医院（省会城市、计划单列市和直辖市医院标杆）各 100 家，地级城市医院、县级医院各 500 家（按照医院综合实力划分为 3 个梯队，第一梯队 100 家、第二梯队 200 家、第三梯队 200 家）。在计算医院标杆总数时地级城市医院、县级医院仅取第一梯队 100 家医院。

资料来源：数据来源于广州艾力彼医院管理中心《中国医院竞争力报告（2024）》、2022 年度中国医院排行榜、国家卫生健康委公开三甲医院数据（2021 年）、2023 年生物医药领域院士数据（按工作地址）。

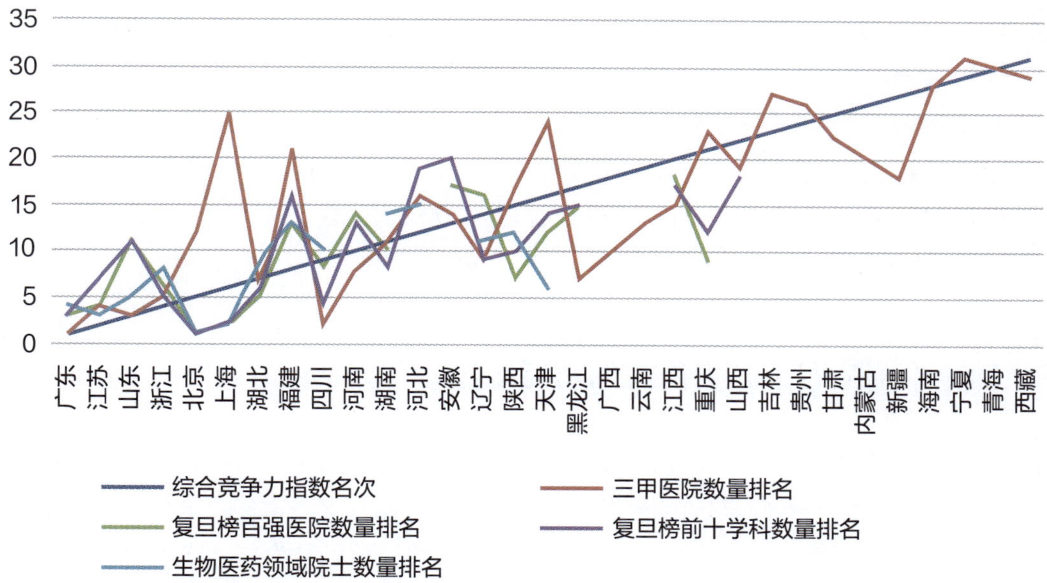

图3-1　各省（自治区、直辖市）医院综合竞争力指数、三甲医院数量、复旦榜百强医院及前十学科数量、生物医药领域院士数量排名

潜在上榜顶级医院100强的位于省会城市、计划单列市和直辖市的综合医院，包含医学院附属综合医院，不含中医医院、专科医院和部队医院。100强的区域分布展现明显的地区差距。按经济区域分析，东部最强，在数量上超过一半，中部相对较弱；按地理区域分析，七大地区中华东地区最强，华北地区和华南地区紧随其后，华中地区相对较弱。

地级城市医院100强：地级城市100强医院总体仍旧呈现阶梯状分布，三甲占比100%，且98%为公立医院。从地理分布来看，江苏、广东保持绝对领先优势。

县级医院100强：从地理分布来看，山东、江苏、浙江保持领先优势，还有三分之一以上的省份没有县级医院进入前100强，提示基层医疗服务体系有待健全。

复旦榜百强医院：复旦榜百强医院数量排名前五的省份依次是北京、上海、广东、江苏、湖北，其中前3个省份均超过10家，但还有12个省份没有复旦榜百强医院。

复旦榜前十学科：复旦榜前十学科数量排名前五的省份依次是北京、上海、广东、四川、浙江，其中前2个省份均超过80个，但还有11个省份没有复旦榜前十专科。

生物医药领域院士：院士总量排名前五的省份依次是北京、上海、江苏、广东、山东，均超过4名，其中北京、上海达到30名以上，数量上占据压倒性优势，还有14个省份没有生物医药领域院士。

综上，目前公立医院的发展仍存在多种不平衡，百强医院、前十学科、高峰人才等在各省份分布不均。各层级、各类型百强医院主要集中在东部地区，中部、西部地区医院发展水平远远落后于东部地区，区域不均衡性明显。复旦榜前十学科及生物医药领域院士数量分布也呈现出相似规律，提示医院综合实力与学科、人才密切相关。2023 年 7 月，国家卫生健康委发布《关于推动临床专科能力建设的指导意见》，当中提到临床专科能力建设是医院建设发展的根本任务，是医疗机构服务患者的重要基础。以临床能力为核心，围绕专科技术带头人和核心专家打造临床团队和人才梯队，建成系统连续、特色鲜明、学科融合、优质高效的高水平临床专科群成为必然之举。

三、健康中国战略下公立医院的功能定位

在新医改不断深入的同时，我国卫生政策也走到了全面反思的阶段，现有政策目标定位和范畴尚未触及一些更为本质的问题——究竟什么才是卫生政策的终极目标？答案应该是“全民健康”，而解决“看病贵、看病难”等阶段性目标只是为这一终极目标服务的手段。作为卫生服务体系的主力军，公立医院尤其是大型公立医院在其中所处的定位和需要承担的功能任务，需要置于新时代健康中国战略背景下深入探讨。

健康中国的概念涵盖了多个层面，既是一个国家的发展目标，也是一种生活方式，也是一种发展模式，还是一项全面提高全民健康水平的国家战略。从健康事业的角度来看，健康中国旨在使人民的健康和长寿水平达到世界先进水平；从人民生活的角度来看，健康中国是一种生活方式，意味着人人拥有健康理念和健康生活，家家享有健康服务和健康保障；从国家发展的角度来看，健康中国是一种发展模式，将人民健康置于优先发展的战略地位，把健康融入所有政策中，努力实现全方位、全周期地保障人民健康；从战略角度来看，健康中国是旨在全面提高全民健康水平的一项国家战略。

健康中国概念的提出可追溯到 2008 年，原卫生部提出建设健康中国，并组织百名专家广泛研究，形成了《“健康中国 2020”战略研究报告》，但那个阶段健康中国还仍然局限在卫生领域。2015 年十八届五中全会健康中国首次上升为国家战略。2016 年全国卫生与健康大会召开，这是新世纪我国的第一次全国卫生与健康大会，凸显了国家对国民健康的高度重视，大会进一步明确了健康的战略地位、全民健康的目标、重点领域和体系保障，对解决制约卫生事业发展和国民健康改善的全局性、根本性和长期性问题有极强的推动作用。同年中共中央、国务院发布了《“健康中国 2030”规划纲要》，对健康中国建设提出了行动纲领。2017 年习近平在党的十九大报告“实施健康中国战略”部分指出，人民健康是民族昌盛和国家富强的重要标志，要完善国民健康政策，为人民群众提供全方位全周期健康服务。2022 年习近平在党的二十大报告中作出“推进健康中国建设”“促进优质医疗资源扩容和区域均衡布局”“深化以公益性为导向的公立医院改革”等重要部署，进一步宣示“把保障人民健康放在优先发展的战略位置”，为卫生健康行业在新的赶考之

路上持续优化医疗卫生服务体系，不断增强广大人民群众的改革获得感、就医安全感和健康幸福感，提供了行动指南。

1. **人民性**　坚持以人民健康为中心。健康中国战略，用“健康”这一关键词取代了“卫生”和“医疗”，体现了以健康为最终目标的发展观，以习近平同志为核心的党中央将健康作为促进人的全面发展的必然要求，并置于优先发展的战略地位，扭转了一段时期以来侧重经济增长而忽视环境污染、生态恶化的局面，也意味着我国新时代的卫生政策将以人民健康为终极目标进行全方位的提升和创新。“看病难、看病贵”是关涉人民最直接和最现实的利益问题，公立医院作为党和政府为群众提供健康服务的最直接机构，是中国共产党在基层重要的执政资源，和教育、交通一样，都是重要的民生项目。公立医院对患者的服务能力、服务态度、服务收费等体现着政府对全民健康治理的效果和对公共医疗服务治理的能力，也是公立医院社会声誉和人民性的重要体现。

2. **公益性**　坚持公立医院公益性。公立医院改革发展是政治、经济和卫生体制需求变化等不同因素综合作用的结果，但公立医院体现政府公益性制度安排的职责始终是清晰、明确的。一方面，从公立医院起源和发展来看，其始终担当着维护贫困人群基本医疗卫生服务利益的角色，保障基本医疗卫生服务的公平性；另一方面，公立医院带动了医学的发展、承担培养医护人员的职能，在确保居民获得适宜的、高质量医疗服务方面有着特殊的地位和作用。国际经验也表明，无论是强调竞争还是合作、放权还是收权，公立医院促进公平性、维护公益性的根本特征始终没有动摇，改革的根本目标是保障安全、质量的前提下，控制成本、提高效率、最大程度地满足群众基本医疗需求。把握这一根本理念有助于确定我国公立医院改革发展的基本方向和价值基础。

3. **主体性**　强化公立医院主体地位。公立医院主体地位的形成既有历史原因，也是现实需要。从服务数量看，截至 2023 年末，全国医疗卫生机构总数超 107 万个，其中医院约 3.8 万个，占 3.6%；全国医疗卫生机构床位 1 017.4 万张，其中医院 800.5 万张，占 78.7%。在医院中，公立医院床位占 69.2%，民营医院床位占 30.8%。虽然，民营医院数量从 2016 年开始已超过公立医院，但在医疗服务中公立医院仍发挥着主力军作用。2023 年，公立医院诊疗人次 35.6 亿，占医院总诊疗人次的 83.6%，公立医院入院人次 20 006.7 万，占医院总入院人次的 81.7%。从服务内涵看，公立医院承担地区及辐射范围内的疑难急危重症救治任务，同时也承担国家使命，在重大自然灾害、重大突发公共卫生事件及战争时期的应急救治中发挥先锋作用。具体包括以下任务：一是提供基本医疗卫生服务和公共卫生服务；二是具备处理急危重症和疑难病症的能力；三是承担人才培养和医学科研的任务，不断推进医学科技进步；四是发挥优质医疗资源引领作用，带动区域医疗服务能力持续提升，通过建立分院、合作集团的方式，将优质医疗资源向基层延伸；五是积极参与重大公共卫生事件的应对和处置，为社会提供及时有效的医疗救援。

4. 引领性 发挥大型公立医院引领作用。公立医院通常拥有先进的医疗技术，以及高水平的医疗团队和先进的医疗设备，能够执行高等教育和科研任务，推动医学的发展。其中，大型公立医院更是需要承担科技创新、医学人才培养、疑难罕见病诊疗技术攻关等任务，在科技创新自立自强、解决医疗领域“卡脖子”问题上发挥主力作用，代表国家参与世界竞争。因此，大型公立医院应立足于成为国家、区域内的医疗中心、医学中心、技术中心、创新中心、高端人才培养中心，培育专业特色，突出医疗服务能力、教学能力、科研能力、医疗质量与安全等核心竞争力的建设，努力打造国际一流临床诊疗技术策源地、医学顶尖人才培养地、国际顶尖的科技成果转化先导地、药品医疗器械研发示范地、国际领先的医学临床教育实践地、国际医学交流合作引领地、主动健康服务先行地、深化医改标杆地、大型公立医院治理能力建设探索地、公立医院党建引领样板地。

5. 全程性 “全病程管理”解决就医痛点。一是强化从“以疾病为中心”转向“以患者为中心”的创新服务理念，建立患者综合服务中心，推进健康管理、健康教育、疾病预防、预约诊疗、门诊和住院等一体化服务，形成公立医院医防融合服务新模式。二是引入全病程管理模式，通过建立患者健康档案和线上、线下服务团队，实现对患者情况的动态跟进，从而更好地掌握患者病情变化，为患者提供更好的康复指导和诊后服务，以达成提升患者治愈率和康复率的医治目标，让患者收获“离院不离医，事事有人管”的就医体验，患者的长期健康也得到有效保障。

6. 可持续性 保障公立医院永续发展。根据国家卫生健康委关于印发医疗机构设置规划指导原则（2021—2025 年）的通知，大型公立医院床位数通常超过 1 000 张，硬件投入大、重大设备贵、折旧周期短、人才培养周期长、运营成本高。在管理模式上，政府作为出资人，医院作为党委领导下的独立法人实体自主运营，同时受到国家和地方卫生行政部门的监管和指导。随着《中共中央 国务院关于深化医药卫生体制改革的意见》的推行和实施，医疗卫生市场的调整、发展方向逐步明晰，“保需方、促供方”的主导思想已经确立，这必将促使医疗行业的竞争日趋激烈。大型公立医院要在保持公益性的前提下，实现自身的发展壮大，面临前所未有的压力和挑战。在这种形势下，作为大型公立医院管理者，必须从战略高度，突出可持续发展，未雨绸缪，结合实际，认真研究新医改精神，不断实践机制创新、技术创新、学科创新、管理创新、服务创新，实现机制、技术、学科、管理、服务五力合一，才能促进大型公立医院长期的、错位的、可持续的发展。

第二节　我国公立医院治理的演变

公立医院治理是国家治理体系现代化的重要组成部分：一方面，公立医院治理包含在我国广泛的治理体系中，公立医院是典型的公共部门，国家通过委托代理的方式，依托公立医院为全民提供基本的医疗卫生服务，解决群众的基本医疗服务需求；另一方面，公立医院又具有一定的特殊性，兼具公益性和营利性，因此政府在公立医院治理中需要把控适度激励和严格控制的政策边界。这也成为当前公立医院治理的难题。

我国公立医院治理体制机制的演变与公立医院的改革发展历程紧密相连，与宏观上的经济、政治制度密切相关，伴随国家经济体制改革的推进和社会经济环境的发展而不断演进。中华人民共和国成立以来，经历了计划经济时期、市场经济时期，目前进入中国特色社会主义新时代。每一个时期，都有着特征性的环境和特征性的问题。在适应时代环境的要求下，在应对解决特征性问题的驱动下，每一个时期都有着特定的公立医院治理体系。

本书将公立医院的发展历程划分为三个阶段：计划经济时期的公立医院发展阶段（1949—1978 年）、市场经济导向下的公立医院改革阶段（1978—2009 年）、新医改背景下的公立医院综合改革阶段（2009 年至今）。相应的公立医院治理变迁也划分为三个阶段：计划经济时期对应的行政化治理阶段，市场经济时期对应的行政化向市场化治理过渡阶段，以及新医改背景下对应的政府主导的市场化治理阶段。这三个阶段既一脉相承又曲折变化，构成了公立医院改革和治理变迁的纵向发展图景。其中一个重要的转折是 2009 年开启的新一轮医疗卫生体制改革，简称“新医改”。

一、计划经济时期的公立医院发展阶段（1949—1978年）

在计划经济时期，卫生领域面临的最突出问题就是人民群众健康水平低下，严重缺医少药。如何构建与传统福利观相适应的卫生体系以保障群众最基本的医疗服务是卫生政策的总体目标。

（一）相关政策背景

1. **卫生事业的福利性质**　其公费医疗制度、劳保医疗制度和农村合作医疗制度是卫生政策福利性质的具体体现。

2. **创新卫生政策**　将卫生政策与经济、政治、社会和文化建设结合起来。合作医疗制度和赤脚医生制度通过依托集体经济和群众运动，以低廉的成本向农村地区提供初级卫生保健，对解决农民缺医少药问题、维护农民健康起到了积极作用。

3. 爱国卫生运动 通过动员群众的方式开展“灭四害”等运动，改变国民生活环境和生活方式，大范围普及健康知识和行为，形成了新中国特有的健康保障模式。逐步建立起解决城乡基本医疗服务需求的医疗卫生服务体系，解决人民群众从看不起病、没地方看病到看得起病、有地方看病的问题，重在保障基本需求。

（二）公立医院发展的主要特征

从1949年到改革开放初期，党和政府把卫生健康作为福利性事业，整个社会经济发展是以优先满足计划经济体制和重工业发展的国家需要为目标。在此背景下，公立医院经历了从无到有，从零散到体系化的建设历程。

1. 医疗健康事业成绩突出 这一时期我国通过有效的制度安排，成功解决了多数人的基本医疗服务问题，国家要求公立医院不仅要体现出公益性，还要带有某种程度的福利性，因此对广大群众来说都可以均等地享受医疗服务，服务可及性较高，成为发展中国家医疗工作的突出典范，成绩斐然。在我国经济水平薄弱、人民生活水平不高、医疗需求单一的1949年初期的历史背景下，通过低成本、简单有效的方式解决了血吸虫病、破伤风、结核病、麻风病、乙肝等难题。

2. 基本医疗服务体系逐步形成 中华人民共和国成立之初，我国把医疗卫生机构纳入计划经济体系，集中力量建设城市卫生服务机构，形成了市、区两级医院和街道门诊部（所）组成的三级医疗服务及卫生防疫体系，医院经费来源主要渠道包括两部分：医疗业务收入和政府财政拨款。20世纪60年代之后，毛泽东提出“把医疗卫生工作的重点放到农村去”，自此逐渐形成以城市支援农村、普及合作医疗和赤脚医生为标志的医疗服务体系，全国掀起了一场长达十多年的“农村卫生革命”，使医疗卫生领域城乡差异的现象大为改善，形成了集预防、医疗、保健功能于一身的三级（县、乡、村）卫生服务网络。

3. 公立医院主体地位逐步确立 中华人民共和国成立之初，医疗机构、医疗设施设备以及医疗技术人员极度匮乏。为此，政府将一部分解放军医院转为地方医院，并接收了一批国民政府、外国教会和慈善机构遗留下来的医院。自第一个五年计划实施以来，政府卫生健康部门、工业部门及其他部门所属部门陆续投资建设公立医院，呈现出多部门办医格局。同时部分民营医疗机构也转为公立医院。1949年，全国只有3 670个医疗机构，其中医院和卫生院2 600个，集中分布在大城市和沿海地区，广大农村基本上没有专门的医疗机构，只有部分个体医生，医院和医疗研究机构基本空白。在此基础上，通过这一时期的发展，在四大方针引导下，我国卫生事业取得巨大成就，城市和农村初步形成三级医疗预防保健网，并建立了一些教学医院和专科医院等，这些医院全部为公立医院。到1978年，全国医疗机构近18万个，其中医院和卫生院6万多个，培养了拥有700余万人的卫生队伍。

（三）公立医院治理的主要模式

此阶段，我国公立医院处于完全行政化治理时期，市场手段没有参与到公立医院治理中来。政府对公立医院的高度行政化治理主要表现在公立医院的组织方式中，如公立医院制度建设、人事和财务管理等，具体表现在以下几个方面：

1. **公立医院隶属于政府**　公立医院作为政府的行政事业单位，接受政府高度行政化的制度安排，代表政府为群众提供医疗服务。公立医院执行同其他事业单位一样的管理方式，决策权和控制权被集中上交到政府，实行院长负责制，院长由政府推选并受党委和政府直接领导，职责主要是认真履行上级指示。

2. **公立医院内部运行受政府全面控制**　公立医院的经营性质在这里不被体现，医疗机构不以追求业务收入为目的。公立医院治理主要运用行政化手段，医院内部没有绩效奖金，没有第三方用工等激励手段和市场化机制。其业务运行中的重大决策、人事任免和资产问题都要请示上级行政部门。

3. **公立医院是政府的财政预算单位**　公立医院实行收支两条线管理，由政府主导的资源配置对公立医院的财政补偿是全力以赴、不计成本的。这一阶段虽然我国医疗卫生事业成绩在发展中国家中排名靠前，但是整体水平偏低，公立医院人员积极性不高，缺少发展动力，医院亏损严重。

二、市场经济导向下的公立医院改革阶段（1978—2009年）

改革开放后，人民群众缺医少药的问题经过前一阶段的改革已经一定程度上得到解决，而财政负担重、卫生体系效率低下是亟待突破的问题，卫生领域的发展理念也开始强调“效率优先”。在以经济建设为中心的整体发展战略下，卫生领域的政策也遵循市场化的理念，先后出台的系列卫生改革政策都是以配合市场经济改革和国有企业改革为基本逻辑的，医疗领域市场化成为政策目标。从政府的医疗政策可见，由原来的政府全包全揽、全面计划供给转变为只给政策、减少投入，公立医院自谋出路的导向。

（一）相关政策背景

1. **医院管理引入了市场机制**　1979 年 4 月，卫生部、财政部、国家劳动总局联合发出《关于加强医院经济管理试点工作的意见的通知》。1981 年 3 月，卫生部发布《医院经济管理暂行办法》，明确提出“医院实行经济管理”，即运用经济方法管理医院的业务活动和财务收支。1985 年 4 月，国务院批转卫生部《关于卫生工作改革若干政策问题的报告》，提出“必须进行改革，放宽政策，简政放权，多方集资，开阔发展卫生事业的路子，把卫生工作搞活”，改革的核心内容是放权让利，扩大医院自主权，放开搞活，提高医院的效率和效益，改革的基本手段是“多给政策少给钱”。因此1985年也被称为我国的“医改元年”，这一政策标志着我国以全面市场化导向的医改正式启动。1992年，党的十四大报告正式确定我国经济体制改革是建立社会主义市场经济体制，医改向“医疗市场化”全面进军。

2. 医疗卫生服务供给侧发生了改变 政府责任开始退出，市场和社会力量进入，最终形成了多元主体、“自负盈亏”的办医格局。1980年8月，国务院出台卫生部《关于允许个体开业行医问题的请示报告》，主要通过市场化改革增加医疗卫生服务供给。此阶段的改革以适应社会主义初级阶段的政治经济体制为基础，探索从单一向国家“等”“靠”“要”变成多渠道办医，医疗机构人员对患者的服务从被动转化为主动，积极性增强。

3. 明确了公立医院市场化改革必须坚持政府主导 2005年7月，国务院发展研究中心发布《中国医疗卫生体制改革》研究报告并得出结论“我国医改基本不成功”。此后不久，新华社又公开发表了原卫生部部长高强的报告，也称此前的医改问题多，不能算成功，并指出“既要坚持政府主导，又要引入市场机制”。2007年10月，党的十七大确立提出“人人享有基本医疗卫生服务”“坚持公共医疗卫生公益性质”“强化政府责任和投入”，明确了医改的指导原则。

（二）公立医院发展的主要特征

从改革开放初期到2009年，政府在医疗卫生中的责任逐渐弱化，医疗卫生机构的商业化、市场化程度增强，医疗卫生资源和技术水平快速发展。此阶段是公立医院经济运行转好变优、建设规模转向快速扩张并基本奠定医院总体竞争实力的黄金历史时期。

1. 公立医院经营性被强调 1979年，卫生部总结经验，提出实事求是、量力而行办医疗的理念，将公立医院的发展转向加强经济管理上来，主要是加强经济核算，保证社会福利事业性质，提高服务质量。同年，卫生系统在县一级以上医院实行全额管理、定额补助、结余留用的办法，在医院经营上有了一定的自主权，从而调动了职工的积极性。规定医疗机构的药品收入占总收入的60%，加快药品资金周转，实现药品加成，以药补医雏形形成。1981年，卫生部出台《医院经济管理暂行办法》《关于加强卫生机构经济管理的意见》，开始扭转片面强调公立医院福利性质，而忽略经营核算的局面。同年，国务院决定实行两种收费的办法，对公费劳保医疗实行不包括工资的成本收费，这揭开了医务人员可以适当获得劳动收入的盖子。

2. 公立医院亏损局面彻底扭转 我国公立医院1985年改革前基本处于亏损状

态，改革后这一情况得到了逐步扭转。这首先得益于办医主体的多元化。改革前我国只有政府一种办医主体，1985 年《关于卫生工作改革若干政策问题的报告》发布后，各地政府探索公立医院由单一办医主体转为多种办医主体并存的方式。这一做法适时地解决了当时我国政府财政薄弱无力补偿公立医院的问题，为公立医院筹资打开了绿色通道。其次，医疗服务价格改革放开。《关于卫生工作改革若干政策问题的报告》发布后，国家开始改革收费制度，因将价格普遍提高的做法存在难度，则先对新开展的项目制定新的收费标准，并提出对改扩建后的医院适当提高收费。

3. 公立医院体制优势助推市场竞争　一方面公立医院在政府资金投入、银行贷款、用地审批、诊疗项目审批、等级评审等方面拥有优先和便利，具有先天发展优势；另一方面政府以药品加成政策弥补公立医院资金补助问题，拥有政策发展优势。同时，公立医院性质带来编制、科研立项、职称评定、学术地位等方面的优势保障赋予了公立医院快速发展的先天优势，成为高水平医学人才的首选和医疗技术创新发展的重点。

4. 公立医院市场化运行带来的探索和反思　20 世纪 80 年代起，政府逐步减少对医疗卫生机构的投入，同时给医院“定任务”“定床位”“定编制”“定经费补助”。在此背景下，公立医院在“以工助医”“以副补医”的政策下积极创收，医生利用自身技术优势创收营利的动机越来越强，医院经济状况得到极大的改善，但医疗服务患者满意度、公平性和公益性出现下降。同时，为了减少政府投入，实行公立医院私有化、鼓励医院竞争和盈利，希望以此降低成本、提高效率。地方公立医院率先实行“完全市场化”医院改制，国务院发文《关于城镇医药卫生体制改革的指导意见》鼓励“各类医疗卫生机构合作合并”，公立医院迎来改制高潮。其中宿迁的医疗改革，在全国产生了很大影响，为其他地方吸取教训提供了样板。这一时期，公立医院改革的总趋势是行政化逐渐消退，市场化逐渐加强，公立医院在行政退出、拥有较多自主权的背景下，开始了自主创收，供方诱导过度医疗服务，最终“看病难、看病贵”成为这一时期的社会热点问题。

（三）公立医院治理的主要模式

改革开放以来，中国特色社会主义市场经济体制逐步建立，在市场经济体制为我国经济发展注入活力的同时，我国公立医院治理也面临从原来的计划经济治理模式向适应市场经济治理模式的转型。这一时期推行责权利相结合的方式对公立医院进行管理，充分调动职工的积极性，逐步调整医疗卫生项目的定价，有的省还下放了制定医疗收费标准的管理权限，新办法不断涌现，公立医院内部的活力被空前激发。

1. 公立医院更加聚焦运营发展　医院更加重视预算管理和成本控制，对平均住院日、床位周转率等效率指标更加敏感，资源节约的意识加强。开始出现绩效激励，引入新的用工形式，探索后勤服务外包、设备价格谈判机制，开始区分高值耗材和一般性耗材。医疗服务开始出现特需诊疗，成立国际医疗部，满足于多层次多元化的市场需求。

2. **公立医院管理者对形势更加敏感** 市场经济阶段，不仅是医院之间的竞争更加激烈，学科之间的竞争也更加激烈，新技术发展、科研创新、人才培养和引进的竞争更加激烈，学科之间的对标找差、学习提高全方位展开。在政府和市场力量的共同作用下，医院发展开始出现分层，根据规模和水平划分为不同的等级。医院管理者只有顺应和利用市场机制，才能推动医院更好地发展。

3. **公立医院管理层的自主性增强** 医院管理层基本掌控医院的日常运行。根据《关于卫生工作改革若干政策问题的报告》的规定，“各级医疗机构创造条件实行院、所长负责制，并由上一级任命，实行任期制。”在这一规定下公立医院院长和书记分设，不再以党代政，院长的权力和责任增强，有利于对医院内部运营采取自主、灵活的管理方式。

4. **职工的工资和效益开始挂钩** 1985 年 7 月 1 日，国家对医疗卫生系统当时实行的等级工资制度进行改革，让职工的工资同本人肩负的责任和工作业绩紧密联系，实行学术、技术专业职务制和聘任制，激励职工提高技术水平，提高业务量。

5. **监管方面迎来了新的挑战** 医院、学科以及各市场主体之间形成互动，为新技术、药品、治疗方案在竞争背景下的学习比较提供了舞台。但不适宜的激励措施、不合理的医疗行为、药企厂商不当的竞争行为等，都可能导致医疗腐败问题的滋生，政府对公立医院监管也将面临更高的要求。

三、新医改背景下的公立医院综合改革阶段（2009年至今）

2009 年，《中共中央 国务院关于深化医药卫生体制改革的意见》正式拉开了新医改的帷幕，因此 2009 年又称为“新医改元年”。新医改对公立医院市场化改革，坚持政府主导和发挥市场机制相结合的原则，强化公立医院公益性，目的是扭转公立医院的趋利行为，实现医疗服务公平和效率的统一。在新时代卫生健康工作方针指导下，党和政府坚持以“三医”联动为核心，深化医药卫生体制改革，初步建立了中国特色社会主义医药卫生制度“四梁八柱”的时期。

（一）相关政策背景

1. **公立医院进入综合改革发展阶段** 2009 年开始，国家陆续颁布了《中共中央 国务院关于深化医药卫生体制改革的意见》《关于公立医院改革试点的指导意见》《医药卫生体制改革近期重点实施方案（2009—2011 年）》《关于 2009 年实施国家基本药物制度工作方案》等文件，标志着新医改启动，公立医院改革也进入了新的阶段。2015 年发布的《国务院办公厅关于城市公立医院综合改革试点的指导意见》中重点阐述了公立医院改革的指导思想和具体措施。2016 年 10 月，中共中央、国务院印发了《“健康中国 2030”规划纲要》。2017 年 10 月，党的十九大作出实施健康中国战略的重大决策部署。2019 年 4 月，国家卫生健康委和国家中医药管理局联合发布《关于启动 2019 年全国三级公立医院绩效考核有关工作的通知》。2019 年 7 月，国务院发布《关于实施健康中国行动的意见》，要求在国家层面成立健康中国行动推进委员会，制定印发《健康中国行动（2019—2030 年）》。2021 年 6 月，国务院办公厅印发《关于推动公立医院高质量发展的意见》，对公立医院高质量发展作出部署和要求。2021 年 10 月，国家卫生健康委和国家中医药管理局联合印发《公立医院高质量发展促进行动（2021—2025 年）》，明确了“十四五”时期公立医院高质量发展的 8 项具体行动。此阶段，公立医院管理外部环境更加复杂多变，政府推动改革工具箱更加丰富，医院管理路径逐步明确。

2. 明确了“三医”联动的改革原则　2013 年 11 月，党的十八届三中全会提出全面深化改革的国家战略，要求改革的系统性、整体性、协同性，医药卫生体制深化改革升级为医药卫生体制全面深化改革，此后大多医改政策都提出将医改纳入深改同部署、同要求、同考核。全面深化改革的战略为“三医”联动改革拉开了序幕。2015 年 10 月，党的十八届五中全会提出“推进健康中国建设，深化医药卫生体制改革，理顺药品价格，实行医疗、医保、医药联动，建立覆盖城乡的基本医疗卫生制度和现代医院管理制度，实施食品安全战略”。2016 年 11 月，《国务院深化医药卫生体制改革领导小组关于进一步推广深化医药卫生体制改革经验的若干意见》将福建省三明市“腾笼换鸟”式的“三医”联动改革列为深化医改的首要经验在全国推广。2016 年《政府工作报告》提出“协调推进”“三医”联动改革。2022 年党的二十大和 2024 年党的二十届三中全会均提出促进医保、医疗、医药协同发展和治理。

3. 明确了建立健全现代医院管理制度的改革发展目标　2009 年以来，新一轮医药卫生体制改革持续推进，出台了一系列聚焦管理体制和运行机制的政策文本，包括分级诊疗、补偿机制、绩效薪酬、医疗保障、药品供应保障、综合监管等内容，为公立医院走专业化、精细化、规范化管理道路营造了有利的政策环境，在此背景下政府推动建立成熟定型的现代医院管理制度以确保在系统目标确定、系统环境稳健的情境下，医院管理能够破解老难题、应对新挑战，走中国特色可持续、高质量发展道路。2018 年，国家卫生健康委等六部门印发了《关于开展建立健全现代医院管理制度试点的通知》，在全国范围内遴选 148 家医院开展建立健全现代医院管理制度试点。此外，通知还提出了 14 条医院改革发展的重点任务，作为“规定动作”，要求各试点医院对标完成。自此，以强制落实和自由探索相结合，推动公立医院内部管理的宏观框架基本形成。

（二）公立医院发展的主要特征

这一时期政府重新回归主导办医的地位，对公立医院治理确立了公益性目标，不断强化政府对公立医院的投入责任、监管责任等，公立医院综合改革不断深化。

1. 公立医院综合改革取得成效　新医改沿袭了前一阶段改革理念和目标定位，政府首先通过增量改革构建起公卫、医疗、医保和药品四位一体的改革框架，并逐步推进到“分级诊疗”“现代化医院管理制度”“公立医院党的建设”“公立医院高质量发展”等体系性、内涵式的深度改革，这一阶段卫生政策以深化医改为核心，由打好基础转向提升质量、由形成框架转向制度建设、由单项突破转向综合推进，不断确定新的阶段性目标，出台更加系统化和精细化的改革政策，取得了显著的成效。

2. 公立医院的公益性再次确立　这一目标扭转了上一个时期公立医院被过度强调的经营属性，而回归了公立医院本身的公益属性。虽然公立医院公益性的实现仍然未有定论，但办医目标的明确以及一系列配套措施的实施，纠正了大处方、大检查、高药费等一系列民众聚焦的“看病难、看病贵”的问题。

（1）严格控制医疗费用不合理增长，2017 年《国务院办公厅关于印发深化医药卫生体制改革 2017 年重点工作任务的通知》中对公立医院医疗费用平均增长幅度提出管控要求，要求年增长幅度控制在 10% 以下。

（2）改革医保支付方式，强化医保基金收支预算，建立复合型付费方式，以按病种付费为主，逐步减少项目付费，以医保机构作为代表与公立医院进行谈判，进而达到控费的目标。

3. 公立医院发展的环境不断改善

（1）政府加大对医疗卫生事业的投入。新医改后政府在医疗领域的投入是空前的，政府在大型公立医院大型设备、基本建设、重点学科发展及政策性亏损等方面加大投入，逐步落实履行政府主导办医责任。在后续的深化医药卫生体制改革年度重点工作任务中，也不断强调落实对公立医院投入的责任。

（2）改革公立医院补偿机制。破除“以药补医”是新医改的关键词，从 2009 年《国务院关于深化医药卫生体制改革的意见》提出逐步解决“以药补医”的问题之后，在每年的医改政策中都会被提及，并在随后的政策中将政府责任放在主体的地位。对公立医院补偿机制的改革，主要通过收费和财政补助双渠道实现，因此各地相应的配套措施中都有适当的财政补助来补贴公立医院损失的药品收入。

（三）公立医院治理的主要模式

新医改方案，坚持了对公立医院市场化改革的方向，同时也加强对政府主导、公立医院公益性的要求，明确了医疗卫生领域的政府责任，包括强化政府的筹资和分配功能，以及政府全面干预医疗卫生服务体系的建设和发展功能。在行政回归和市场深化的双重背景下，公立医院治理也面临着新的要求和挑战。

1. 更加强调党委作用的发挥　在新医改制度框架下，公立医院的治理更加强调党委作用的发挥，更加注重将党建作为医院治理的核心手段。公立医院实行党委领导下的院长负责制，是对传统的医院治理机制和运营体系的再造重塑，把党的领导内化到医院经营管理之中，使党的领导渗透到决议、落实和监督各个环节。同时，进一步明确党委领导不等同于党委书记领导，核心内涵是党委集体领导，即坚持"集体领导、民主集中、个别酝酿、会议决定"原则，重大事项由集体讨论作出决定，形成党政领导各司其职、有效制衡的医院运转新机制。要按照"党建围绕管理转、管理围绕业务转"的思路，深入探索党建和管理融合、管理和业务融合，从而实现党建和业务的深度融合，真正做到抓稳定更有力、抓改革更有力、抓发展更有力、抓创新更有力、抓运行更有力。

2. 更加注重在"三医"协同治理中的作用发挥　当前公立医院改革进入深水区，改革任务繁重，在深化以公益性为导向的公立医院改革上，聚焦让患者有感、应对改革发展难题等方面还有许多工作要做。

（1）深化落实疾病诊断相关分组（diagnosis related groups，DRG）支付改革。充分认识医疗技术与 DRG 病组病种应用场景，特别是在各类新技术、新项目、新材料、新药品使用上，协同组织医保、临床、药学、医用物资保障等部门，共同对各医疗组病组进行有效和有益指导。

（2）提升医疗、医保、医药协同治理能力。优化医疗收费智能监控系统功能，实现医保监管的智能化、科学化及专业化，提升临床诊疗工作和患者就医体验。建立医院内部协同管理机制，加强临床合理合规用药、合理使用医用耗材及临床医疗行为管理。积极争取医疗服务收费项目价格政策，落实国家集采相关要求。

（3）积极推进薪酬制度改革。近年来，公立医院整体运营困难，薪酬绩效改革压力增大。要贯彻落实"两个允许"政策，逐步提高公立医院人员薪酬中固定部分占比到 60%，实现医务人员薪酬的提升幅度与医院工作量的提升幅度同步，充分体现医务人员个人劳务价值。

3. 更加注重公益性和运营的平衡　公立医院是二类公益机构，政府实行差额拨款。政府对基本公共卫生服务的财政拨款有明确的定向用途，主要承担公立医院基本建设和设备购置、重点学科发展、人才培养、符合国家规定的离退休人员费用和政策性亏损补贴等投入。看似政府的投入面很广，但政府财政补贴仅占公立医院总收入的 5% ~ 10%，公立医院还需通过银行贷款、政府贴息贷款、商业信用及医疗项目合作等方式筹资；同时，政府财政的投入难以完全服从各级各类公立医院的客观发展需求，资金分配的针对性以及和绩效考核结果挂钩机制还需要逐步健全，财政资金使用效益还需进一步提高。公立医院作为实现政府职责的一种制度安排，必须坚持促进公平性、维护公益性。但公益不等于免费，社会学意义上生命无价，但市场经济下医疗有价。医疗行业是服务行业的重要组成部分，医疗机构提供医疗服务要消耗成本，也创造价值，具有运营的基本特征。因此，要处理好公立医院公益性与运营的关系。运营的目的是提高效率，更好地实现公益性；运营的前提也是公益性，运营管理的政策设计和整个流程理念设计必须建立在公益性的基础上。公立医院要积极参与解决“看病贵、看病难”的医改难题，实现“全民健康”的终极目标，第一是要承担起控制老百姓的医疗费用的职责；第二是在有限的医疗费用和业务收入的范围之内，保持医院的永续发展。

第三节　国外公立医院治理的概况

一、国外公立医院的治理体制机制

（一）欧洲及澳大利亚公立医院的治理体制机制

1. 英国公立医院　英国是一个传统的市场经济国家，市场机制完善，市场体系完备，企业制度以股份制为主，国家原则上不干预经济活动。通过建立“内部市场”，政府由“办医院”转变为“管医院”。英国对公立医院进行改革，将分散的医院组织起来，形成医院托拉斯（Trust）。医院托拉斯拥有独立法人地位，资产仍归国家所有，实行独立自我管理。英国公立医院内部治理结构是董事会、院长以及医院职能机构组成的决策和指挥体系。其中最高管理机构是董事会，其主要职责有：制定医院的总体经营战略；监督所有政策的执行；保证医院财务的安全。医院中的医师组织直接隶属于董事会管理，医院管理者只领导医师以外的组织。医院的经营与管理问题通常是由医师组织的代表和管理者协商、解决。

2. 法国公立医院　法国在经济体制上实行的是政府指导的混合市场经济模式，充分体现法国特色的市场运作机制，政府允许自由定价，但对诸如国有医院的医疗服务、药品的价格和收费标准进行直接干预，就是在政府监控下的自由竞争机制。法国的医院管理体制与这种由国家中央社会保障局所属的全国医疗保险体制相适应，决定医院属于福利事业单位，在服务方式和各种制度上充分体现服务患者和方便患者的宗旨。法国公立医院的治理结构是特有的监事会、院长、董事会三层治理结构，董事会是重要的博弈平台。公立医院是具有独立法人地位的公共部门，由地方政府卫生主管部门，患者团体代表和专业资深人士构成的监事会代表医院的所有者，有权提名院长、审核并决策医院的重大事项。执行董事会成为实际管理中的博弈平台，由院长代表地方政府和中央政府与医院内部职工进行谈判和决策。

3. 德国公立医院 德国在经济体制上实行的是“社会市场经济模式”。这种经济模式既包括市场经济，又包括社会福利和国家政策干预，即通俗公式表示的“市场经济 + 总体调节 + 社会保障”。与此相适应的医院管理是以市场需求为导向，以社会医疗保险制度为基础，政府对医院实行宏观管理，高度重视区域卫生规划。公立医院为独立的法人实体，医院设有董事会，内设有行政、医疗和护理三个管理体系，实行院、科二级管理体制。三个管理体系相互配合，形成一个众多人员参与的群体决策和执行机制，兼顾了多个方面的利益，也提高了医院的服务效能。

4. 澳大利亚公立医院 澳大利亚一贯推行多元化办医（办卫生）模式，政府通过医疗立法和医疗机构的区域规划及相关的司法程序来管理医院和其他医疗机构，即使对公立医院政府也不直接干预医院的人事聘用（包括院长的聘任）、财务预决算、业务运行和内部分配。澳大利亚公立医院的治理结构典型模式是：医院由董事会管理，董事会由董事长、若干副董事长和董事组成，董事长由州或区域卫生部长任命。医院主要的行政官员有首席行政官、首席医务官、首席护理官、首席财务官，同时医院也有病区经理、项目经理、后勤经理等。医院的日常运作则由首席执行官负责。首席执行官由董事会任命并直接向董事会负责，是医院的最高行政官员，医院内部管理部门和医疗业务部门对首席执行官负责。

（二）亚洲公立医院的治理体制机制

1. 新加坡公立医院 新加坡推行的是政府宏观调控的市场经济模式，在文化价值观上一方面接受市场经济价值观的冲击，另一方面又竭力保持东方文化即华人儒文化的价值观。1985 年前，由新加坡卫生部直接管理所有政府医院。随着新加坡开始公立医院改革，卫生部直属公立医院转变为私人有限公司治理体制进行管理，所有医院均为社团法人。医院全部按私人企业治理方式治理，医院董事会由政府的指定人员和其所有下属公司主席组成。董事会主要职责包括：按卫生部的政策制定医院发展的规划、方针、政策；审批收费标准和大型设备；基建项目的经费使用；委任医院总监（院长）全面管理医院等。医院总监就医院的运行状况定期向董事会汇报，医院拥有对员工定职晋级、加薪、辞退、财务收支、医疗业务和行政管理等自主管理权。各医院院长直接向集团董事会和集团总裁负责。

2. 日本公立医院 日本在经济体制上实行的是以市场为基础的“政府导向型市场经济”，推行财产私有、契约化和风险自担的原则，政府进行有效的宏观调控，大力发挥民间团体的领导作用，并实行终身雇佣、终身教育、职工参与、年功列序和提倡企业精神等激励机制，这些原则和机制都应用到医院管理之中。日本独立行政法人公立医院内部治理结构是从理事会到院长直至一般管理者和工作人员的直线式领导体制。日本公立医院通常设有院长、事务长和临床、医技及管理部门。院长和事务长两支职业化管理队伍在医院管理中发挥着积极作用。公立医院的院长一般通过两种方式产生：一是选举制，由职员投票选拔，再由上级主管部门正式委任；二是任命制，由上级主管部门直接委派。公立医院的事务长由医院上级主管部门任命，支撑着医院的日常经营和经济管理活动，如掌控总务、财务、供应、人事等方面的工作。在对外事务方面，院长是医院的象征，事务长是医院内事务的总管，负责具体事务。在内部管理方面，院长是医院统帅，负责院内重大事务，事务长是除医疗工作之外具体事务的总负责，负责医院具体经营管理。

（三）美国公立医院的治理体制机制

美国实行的是当代最典型的市场经济模式，就是以私有制为基础，以经济决策高度分散为特征，完全实行自由经济、自由经营、自由竞争，政府对经济的干预十分有限。因此，在医院管理上也基本套用企业管理模式和方法。美国政府对公立医院实行间接管理，公立医院是“独立的公共实体”，实行高度自治，在财务、人事和日常管理上拥有更多自主权。政府通过管理委员会对医院的经营活动保持某种程度的控制权。美国的非营利性公立医院的治理结构主要是三角关系：董事会、首席执行官和医务人员，还有一小部分的辅助机构，如后勤部门、急诊部门、财务部门和专业配套服务部门。医院运行机制大多采用董事会领导下的院长负责制。董事会是医院决策机构，由工商界人士、大学教授、政府官员等组成，制定医院战略规划、审批医院重大人事与薪酬政策和财务政策、聘任和考评医院院长等。

二、国外公立医院的公益性制度设计

世界上几乎所有的公立医院都强调公益性，也就是公立医院不以营利为目的，而是在于其社会功能。公立医院必须提供最基本的医疗服务，应当特别注重向没有支付能力的人群等社会弱势群体提供必要的、基本的医疗卫生服务，提高医疗服务的公平性和可及性，纠正市场失灵。政府对医疗卫生系统的制度安排是公立医院保证公益性的基础，而合理的补偿机制是公立医院实现公益性的基本保障。

（一）欧洲及澳大利亚公立医院的公益性制度设计

1. **英国公立医院**　英国创建了国民卫生服务体系（National Health Service，NHS），是一个社会保障齐全的福利国家，公立医院占全国医院 95% 以上，凡英国居民均可享受公立医院免费医疗，但实行严格的分级诊疗。另外，对残疾人、老年人、精神病患者等特殊人群提供特殊服务。患者在医院的各种检查、化验项目，住院、护理、手术、药品全部免费。

政府既是医疗服务的提供者，又是购买者，通过税收来筹集医疗资金、支付医疗费用。政府负责公立医院的人员工资、基础建设、运行经费等，因此公立医院的补偿渠道主要依靠财政预算，也就是地方卫生局制定预算购买医院的服务。医院有权支配收入所得，在成本核算的基础上按 6% 的资产收益率确定医疗服务价格。

2. **法国公立医院**　法国的公立医院面向低收入居民，私立医院面向高工资家庭，主要接纳外科、妇产科的患者，慈善机构医院负责恶性肿瘤等疾病的治疗。医院经费主要来自社保组织和公共救济金的补助，医院有充分的使用支配权。在医疗服务价格方面，具有一个多方组成的独立机构，协商医疗服务价格。

3. **德国公立医院**　在德国，公立医院占比 25%，病床数约占全国病床总数的一半以上，公立医院在国家医疗服务中发挥着主导作用。公立医院采用“双重筹资原则”，即联邦政府和州政府对公立医院在基础建设和大型设备购置（一般指三年以上固定资产投资）等方面进行长期投入，政府把土地、资产的产权转让给公司，使它能够以此作为抵押去争取银行贷款。运营成本，包括医务人员的工资、耗材等，由提供医疗服务获得的收入弥补，主要来源于社会医疗保险，少部分来源于患者自付。

医疗服务价格根据 DRG 标准制定，这一模式可能导致医疗机构和医生对高新医疗技术过分追求，医疗价格和费用很难控制，并且造成资源浪费和卫生费用迅速上涨。

4. **澳大利亚公立医院**　澳大利亚公立医院约占 72%，公立医院体系由联邦政府以及州政府和领地政府共同出资设立，并归属州和领地卫生部门管理。澳大利亚实行“全民投保”，所有有收入的人将其收入的 2% 缴投国家保险，就享有在公立医院接受医疗服务的权利。

政府通过财政补助方式，补偿公立医院运营成本，对财政压力较大。为了控制医疗费用，借鉴同期美国开发的 DRG 作为支付工具，并建立了本国的疾病诊断相关分组－预付费制度（diagnosis related groups-prospective payment system，DRG-PPS）。定价管理局负责发布医疗机构成本核算标准和医疗服务定价框架指南，每年更新一次。

（二）亚洲公立医院的公益性制度设计

1. **新加坡公立医院**　新加坡公立医院提供 20% 的基本医疗服务，而住院服务主要由公立医院提供，占公立医院主要服务的80%。医院资金主要来源于政府补贴、医疗储蓄、医疗保险和医疗救助，政府对公立医院补助约占医院总支出的58%。医疗服务价格由医院自主定制，但定期公开医疗服务价格，为市场竞争提供价格信息。

实施保健储蓄、医疗保险和医疗福利基金三项措施，凡18岁以上雇员按年龄分别将月工资的6%～8%存入保健储蓄，以供住院时使用，政府还设立医疗福利基金帮助贫困户。

2. **日本公立医院** 日本采取全民医疗保险制度。公立医院注重一些被称为“政策性医疗服务”的领域，如急救，对艾滋病、麻风病、结核病等特殊疾病的治疗，高新医疗技术的应用等投入成本高、风险大、收益不明显的服务。

日本医疗服务行业主要通过政府财政税收进行筹资，在日本的公立医院中仅三分之一左右收支接近平衡，其余三分之二由政府补贴专项拨款。此外，日本政府不仅对医疗服务的供方——公立医院进行补贴，还对需方——患者进行补贴，既要防止公立医院以药养医，也要避免患者因经济问题影响就医。日本于2003年开始实施按病种付费制度，严格按照点数表对医疗服务进行定价。

（三）美国公立医院的公益性制度设计

在美国，公立医院占20%，包括不对外开放的公立医院（退伍军人医院、印第安人医院）和对外开放的公立医院。不对外开放的公立医院收入来自政府预算。对外开放的公立医院定位于医疗“安全网”，收入来源于政府、保险公司、个人和社会捐赠。

医院一方面通过州政府取得政府投资，用于开办费用以及大型仪器设备的购置，政府对医院规模的扩大或大型设备的购置有严格的审批制度。另一方面通过疾病保险基金取得经营费用，维持医院的日常运行。保险基金作为医院资金的主要来源，医疗服务价格一般由医院和保险公司协商确定。为保障弱势群体，政府提供了老年、残障健康保险和医疗救助保险。

三、国外公立医院治理的特点

（一）大背景：医疗卫生体制改革是世界性难题

“看病难，看病贵”已经成为时下对医疗卫生状况表达不满的口头禅。公立医院改革的难点主要体现在两个方面：

1. **效率低** 英国国民卫生服务体系（National Health Service，NHS）建立于1948年，经历半个多世纪的发展与完善，已经成为英国福利制度中的一项特色工程，旨在为英国全体国民提供免费医疗服务。但是，英国公费医疗体制有一个显著的弊病：效率低下，服务水平差。患者在公立医疗机构做手术需要等待几个月是家常便饭，甚至一些被确诊为癌症的患者也要等上一年多的时间才有机会接受治疗。美国医疗总支出的增长速度很快，甚至超过了GDP的增长速度，美国的医疗花费占国民生产总值的24%，花费了全球最多的资源，但医疗效率不高。效率低下的原因主要是资源浪费，资源没有用于成本效益好的项目或干预措施上。

2. **公平性差**　美国以市场化为主导，强调私立医院的发展，对公立医院的公益性重视不够。在强调医疗产业的市场化后，美国的基本医疗保障受到影响，医疗卫生机构为了追求利润，一味加大新药研制和针对疑难杂症研究的投资，忽视了大多数人的基本医疗需求。"美国医疗是不错，如果你足够有钱"。如果足够有钱，还可以在各种高端技术、新型药物中随意选择。公平性差也是市场化带来的副反应，主要因为资源再分配不均。

（二）医疗服务的特殊性决定了公立医院治理机制建立的必要性

公立医院是医疗政策落地的终端。一方面以提升医疗服务为目的政策是面向多主体的，例如面向需方及患者的医疗保障政策，面向药品供给主体的药品定价政策，面向医生群体的集采、控制大处方、药占比的政策，面向医院资源布局的医院分级管理政策等，但是这些政策都在公立医院交互产生作用；另一方面有关医疗服务的政策也呈现出政出多门的局面，例如财政部门和物价部门掌控医疗服务价格、人社部门负责人员的招录、医政部门对医疗服务具体运行提出要求，但是这些政策最终的落实地点、落实责任人都是公立医院，所谓"上游千条线，下面一根针"，公立医院的政策执行能力和政策执行水平，是政策最终能否落实的关键。

公立医院是医疗服务供给的中心。公立医院是医疗服务发生的重要场所，在这里集中了医疗服务的主体、客体和一切必需品，无论是上游的技术人员、设备、药品、辅料等的供给，还是下游患者的使用和消耗，都在这里聚集。因此作为医疗服务供给中心的公立医院，不仅要解决自身运行中的各种问题，而且还要应对整个服务体系中各个靶点的难点堵点。因此，建立一套顺应国际国内医疗行业规律，契合国家、省市医改政策，满足百姓多元化医疗服务需求，符合公立医院自身发展要求的治理体系和治理机制显得难能可贵。

（三）国外公立医院治理可借鉴的有益经验

国外采用"全民免费医疗""安全网医院"、分级诊疗、医疗保险制度安排等方式方法确保公立医院的公益性。我国公立医院作为共产党领导下的、紧密联系群众的重要窗口，具有较强的政治责任。结合公立医院改革的历程，比较各国医疗改革的现状，公立医院的职能定位往往成为公益性制度安排的先导性问题。可以从以下几点进行考虑：一是使公立医院尽可能向基础医疗、应急医疗、预防医疗提供倾斜性保障才能更好地促使公立医院回归公益性，而非基础医疗则可分层次推行不同程度的市场化保障。坚持医疗卫生事业公益性，必须统筹处理政府和市场、基本和非基本、非营利性和营利性的关系。在基本医疗卫生服务领域，政府要有所为；在非基本医疗卫生服务领域，市场要有活力。二是完善分级诊疗体系。一方面不断强化基层医院“健康守门员”的作用，加强对基层医疗的扶持力度，促进其医疗技术不断进步、学科人才更加扎实，充分发挥基层医院的公益性属性。另一方面，鼓励公立医院开展体制改革，突破现有“天花板”，扩大经营自主权，更深程度地开展市场化，在医疗新技术、科技成果转化、临床研究等方面引领世界发展。

1. 在“管办分离”方面　各国政府都在探索将公立医院的所有权和经营权适度分离的路径，从而避免政府直接干预公立医院的经营活动，给予公立医院相当的自主权，政府从直接经营转为间接监管，管办分离已成为各国公立医院改革的趋势。例如，美国公立医院是拥有自主管理权的法人实体，具备完全的法人自治权和决策权。

目前我国在“管办分离”的政府治理模式也有多种尝试，例如在卫生行政部门之外成立公立医院管理机构（如医院管理委员会、医院发展中心等），承担政府办医职能和所属国有资产的管理职能，如厦门、上海、深圳等城市；成立隶属于卫生行政部门的公立医院管理局，行使政府出资人职责，对所管医院的人、财、物等实行全面管理，如北京和河南洛阳。这些探索不乏积极的成果，但探索时间短、程度浅，部分改革措施流于形式，其效果也还有待评估，尚未从根本上改变“政府办医疗”的传统管理模式。

国内“管办分离”存在将其局限在两个政府机构之间的现象，这种“管办分离”，只能建立更多政府管理层级，而医院本身并未真正获得经营自主权，并不能真正解决现存问题。

此外，我国医院的国有资产代表权和经营权不分，医院没有法人财产权，就谈不上“管办分离”。“管办分离”要以建立公立医院出资人制度为前提，政府以出资人的身份与医院建立明确、规范的产权关系。

2. 在运营管理模式方面　发达国家的医院行政管理体制基本都是理事会领导下的院长负责制。其中，欧美国家，理事会通常对院长和医师团体实行两条线管理，医师团体与院长是协作式关系，院长直接管理副院长等管理人员，而不干预医师团体的具体医疗工作。而在日本，理事会到院长直至一般管理者和工作人员为直线式领导体制，建立比较完备的运营决策体系、医疗决策体系、医护质量监控体系、学科人才体系等，从而完整地保障和提升医院整体的运营水平。

我国作为社会主义国家，体制特点决定了采用党委领导下的院长负责制，医院党委发挥把方向、管大局、作决策、促改革、保落实的领导作用，院长在医院党委领导下全面负责医院医疗、教学、科研、行政管理工作，专业委员会发挥决策咨询作用，通过建立完善的重大事项决策程序，形成科学民主决策机制。

另外，我国一些试点医院已经开始尝试理事会领导下的院长负责制，如首都医科大学附属北京朝阳医院和首都医科大学附属北京友谊医院。

3. *在政府主体作用发挥方面*　政府对公立医院的补贴减少是产生“看病难，看病贵”、公益性淡化的根本原因。政府投入的多少与医院对利润的追求成反比。如果财政补助收入减少，公立医院作为一个理性的个体，为了维持自身的生存与发展，必将通过其他渠道获得补偿。在取消药品加成后，在国家组织药品集中采购规模不断扩大的情况下，在实施 DRG 付费后，如何制定公立医院合理补偿机制尚未明确。可以借鉴国外补偿机制。

（1）加大政府对公立医院的财政补助。政府作为公立医院的举办主体，为了保证公立医院的公益性和正常运行，政府有必要对公立医院进行财政补贴。从上述国家来看，无论欧美、日本还是新加坡，政府对于公立医院均给予较大力度的财政补助，例如新加坡政府对公立医院补助约占医院总支出的 58%。但目前中国政府对公立医院的财政补助仅占医院总支出的 5% ~ 10%。因此，我国需加大政府对公立医院的财政补助。

（2）合理测算医疗成本，确定服务价格。公立医院中绝大多数医疗服务项目的价格由政府来确定，大部分常用药品的价格（最高零售价、中标价和利润加成）都是由政府来确定。但行政定价是定不准的，尤其是政府部门希望维持公立医院的公益性，医疗服务价格定价始终偏低。因此，需要合理确定医疗服务价格，通过医疗服务收入对公立医院进行补偿。政府有关部门有必要对公立医院的成本进行准确的测算，为医疗服务定价提供依据。以 DRG 为基准，或多方协商确定医疗服务价格，甚至医院自主定价，这是国外公立医院在医疗服务定价方面的有益尝试，值得借鉴。

第四节　公立医院治理面临的现实挑战

公立医院治理就是要通过正式或非正式的制度安排，平衡好内外部利益相关者之间的关系，构建出明晰的权责关系和有效的权力制衡机制，促使公立医院更有效率地实现政府赋予的公益性目标和社会职责。公立医院内部治理与外部治理相互依存、相互影响。实现治理体系和治理能力现代化，不仅要依靠公立医院建立健全内部治理机制，提高运行效率和决策质量，同时也需要依靠良性的外部治理环境，包括行政机制和市场机制的监管约束，目前来看仍存在一系列的困难和挑战。

一、公立医院治理面临的形势背景

面对未来，在世界正处于百年未有之大变局的大环境之下，我们要把卫生健康工作、公共卫生工作置于“百年之变”的时代背景下，要意识到“在危机中育新机，于变局中开新局”。当前和今后很长一段时期，公立医院将面临四个“前所未有”的机遇和挑战：一是连续三年新冠病毒感染疫情后，党和政府对公立医院主体性地位和作用发挥的要求、人民群众对医疗卫生机构提供优质服务的期盼前所未有。二是世界前沿科技发展态势和生物医药行业发展趋势前所未有。三是公立医院面临深化医改的挑战前所未有，医疗服务、人才培养、科技创新和世界一流医院的差距依然较大，医疗领域腐败、运行效率不高的问题依然突出。四是大型公立医院之间竞相高速发展的态势前所未有，同时面临的发展机遇也前所未有。要将医院发展置于国家改革发展稳定大局、经济社会全局、国际合作与竞争格局之中，置于中国式现代化的广阔视角下，置于中国特色治理体系框架下来思考、把握和履职，统一思想、凝心聚力，不断强化未雨绸缪的忧患意识，增强见微知著的能力。

（一）中国式现代化和健康中国战略背景下的公立医院治理

党的十九大对实现第二个百年奋斗目标作出分两个阶段推进的战略安排，即到 2035 年基本实现社会主义现代化，到 21 世纪中叶把我国建成富强民主文明和谐美丽的社会主义现代化强国。人民健康是中国式现代化的题中应有之义和重要标志。党的二十大报告提出，推进健康中国建设，把保障人民健康放在优先发展的战略位置，完善人民健康促进政策。将健康中国作为我国 2035 年发展总体目标的一个重要方面，并对“推进健康中国建设”作出全面部署。

从国家战略角度看，推进健康中国建设，是全面建成小康社会、基本实现社会主义现代化的重要基础，是全面提升中华民族健康素质、实现人民健康与经济社会协调发展的国家战略，是积极参与全球健康治理、履行 2030 年可持续发展议程国际承诺的重大举措。未来 15 年，是推进健康中国建设的重要战略机遇期。

健康中国这一理念既是使命也是目标，应该跳出公立医院自身看自身，应站在国家层面、世界层面看待公立医院的发展。在复杂的国际背景下，实现民族复兴只能靠自己，要立足人民群众的健康需求，系统谋划新时代医院发展新格局，在公立医院的治理体系上实现中国式的现代化，以人民为中心的现代化。

当前，我国社会的主要矛盾是人民日益增长的美好生活需要和不平衡不充分的发展之间的矛盾。很显然不平衡在前，不充分在后。党的十九届五中全会对医疗健康领域重点任务描述是，加快优质医疗资源扩容和区域均衡布局。由此可见，中央判断医疗领域中优质机构发展面临的主要矛盾，首先是不充分，其次是不平衡，是倒过来的。这是在我国总体矛盾基本判断的大前提下，对医疗领域发展矛盾特殊性的重新审视。

为保障好人民健康，服务支撑中国式现代化发展，推动医院治理现代化，打造中国式现代化医院是必然选择。推进中国式现代化医院建设，一方面要从宏观上加以布局，均衡配置医疗资源；另一方面，医院本身也是医疗资源再生产和再分配的重要主体，如建立多个院区等。其中，公立医院是我国医疗服务体系的主体，在满足人民群众日常就医服务需求，以及重大突发公共卫生事件处置过程中，发挥着中流砥柱的作用。对公立医院来说，办好人民满意的医疗卫生事业，既是党和政府对人民的郑重承诺，也是在中国式现代化进程中卫生健康领域的应有贡献。要不断提升医院的诊疗实力，也要持续优化患者的就医体验，包括开展多元化的医疗服务，推广健康教育和健康文化，加强精神健康服务，探索提供终身健康管理服务等，在中国式现代化进程中，展现公立医院的生动实践。

（二）新医改格局下的公立医院治理

新医改的核心是“三医”联动，但“三医”之间并非平衡的关系。医疗在医改中是终极目标，通过医疗展现医改的成效，医保和医药相关政策最终也要通过医疗行为具体落实下去。

目前，医改正处在深水区，看病难、看病贵问题依然突出。看病难，是优质医疗资源不足、医疗体系不健全的问题；看病贵，是医药价格高和医保支付比例低的问题。医改既要改需方，也要改供方。其中，医保是管资金的，解决的是老百姓医疗服务的需求能力。医保的改革是需求侧的改革，关键的一点就是降成本，如实行医药产品的集采、耗材的集采、重大设备的价格谈判等。医院是提供医疗服务的，解决的是医疗服务的供给能力。公立医院的改革属于供给侧改革，一方面要推动公立医院高质量发展，提升医疗服务能力；另一方面要规范医疗行为，符合医改要求。两者的落脚点都是现代医院治理。医院治理的提出晚于企业治理 20 多年，在新医改背景下抓医院治理，属于补课式、追赶式、倒逼式的现代医院治理体系建设。要通过治理解决公立医院运行中代理者行为偏离委托者目标的问题，实现穿透式监管、整体性发展、服务能力提高。治理的最终目标是建立健全符合医改要求和医院高质量发展需求的现代医院管理制度。

深化医改需要建立多部门深度参与的协同治理及责任机制。“三医”联动是医改的核心内容，但不是全部，只靠“三医”联动解决不了医改的问题。“三医”指的是医疗、医保、医药，由国务院不同的领导分管，医疗和教育、科技、文化一起管理，医保由于牵涉资金和财政一起管理，医药和工信部门一起被当作产业管理。生物医药产业面临的现状是没有牵头部门，“谁都管”又“谁都不管”。科技部管项目评审和立项，国家药监局管行业准入和备案，工业和信息化部门管生产标准，发展改革部门管重大投资和立项。

医改的最终目标是解决“看病难、看病贵”的问题，解决“看病难”可以通过健全医疗服务体系增加优质医疗资源的供给，但解决“看病贵”是个很难的事，工业和信息化部门不参与就很难解决。工业和信息化部门没有医改任务，对节约医保资金没有压力，完全从市场经济的角度考虑，鼓励产品拆分、非标准化，做大市场。因此，很多医疗产品被人为从商业销售的角度设置障碍，如检验试剂和检验设备、手术吻合器和钢钉、手术缝线和手术针等标准不统一，导致捆绑销售的问题，患者和医保买单的压力会非常大。

此外，发展改革部门不参与医改，导致生物医药产业重复建设严重，高精尖技术攻关等无法有组织地开展；人社部门不参与医改，导致职称改革、人才培养等无法及时适应医改需求；财政部门不参与医改，导致其不关注医疗行业的资金情况及支出需求。现在国际上生物医药产业占 GDP 的比重超过 20%，而中国是 6% 左右，需求很大，差距很大，发展前景也很大。中国医改的目标是对的，但是机制和路径需要重新设计，建议由国家发展改革委牵头，统筹推进“三医”协同，为党委部门深改办做好支撑。

（三）高质量发展和新质生产力要求下的公立医院治理

公立医院是中国医疗服务体系的主体，提高卫生健康供给质量和服务水平，必须把公立医院高质量发展放在更加突出的位置。2021 年 6 月，国务院办公厅印发《关于推动公立医院高质量发展的意见》，明确了公立医院高质量发展的目标、方向、举措，是新阶段公立医院改革发展的根本遵循，对全面推进健康中国建设、更好满足人民日益增长的美好生活需要具有重要意义。2024 年 3 月 5 日，习近平总书记在参加第十四届全国人大二次会议江苏代表团审议时强调，要牢牢把握高质量发展这个首要任务，因地制宜发展新质生产力。

生物医药产业将成为主流产业、未来产业、新质生产力的代表。习近平总书记提出的“四个面向”要求（面向世界科技前沿、面向经济主战场、面向国家重大需求、面向人民生命健康），都与生物医药产业有关。我国医疗卫生事业发展非常迅速，但与西方发达国家差距仍然较大，在临床医学发展水平上和生物医药领域的科技创新上，我国与西方发达国家相比，有四个 90% 的差距：我国 90% 的创新来源于西方国家，90% 高端科研及医学装备来源于西方国家，90% 生产工艺及医疗技术来源于西方国家，90% 医药新材料、医药中间体和科研试剂来源于西方国家，医疗卫生领域从大型装备到具体的小型辅助材料都存在普遍的“卡脖子”问题。

从国际社会发展角度看，新一轮科技革命和产业变革方兴未艾，以人工智能为代表的信息技术正在改变着社会的形态和业态。国际形势风云变幻、世界不确定性显著增多，医疗领域的大型医疗装备仍然属于“卡脖子”工程。中美贸易战究其本质是科技和人才的较量，更是两种政治制度的竞争。科技革命和国际环境的改变，必将深刻影响医院的发展环境。

从医院外部环境角度看，国家省市创新政策持续优化。南京市“创新名城”和“智慧南京”建设成效显著，瞄准惠民生扩内需。我国正提速发力新型城镇化建设，包括南京在内的全国多地围绕新型城镇化紧锣密鼓展开大批重点项目储备和开发。南京市将大力推动宁镇扬都市圈一体化、长三角一体化发展体制机制创新，大力推动智慧城市建设、医疗卫生等领域的升级改造。高质量发展战略和地区的产业布局是城市的发展机遇，也给医院的发展带来了春天。

从医院内在发展需求看，各大公立医院近年积极推进临床型医院向临床研究型医院转型，已经基本完成“技术内涵”的建设。具备一批具有国际国内领先的特色专科，拥有一批技术内涵型学科、一批国际国内具有影响力的名医和科学家，但是面临着临床和研究空间不足、学科发展不平衡的矛盾。同时内生活力、创新能力和创新需求显著增强，必须从体制机制上增强科技创新和应急应变能力，加快科技核心技术攻关，补短板、强弱项、堵漏洞，提升科技创新体系转化能力。

二、公立医院治理面临的挑战

（一）新医改进入攻坚期面临的矛盾

医改是世界难题，不光我国难，几乎所有国家都难，欧美发达国家也不例外。医疗费用严控尤其是医保控费从严，这是必然要求和结果。这不仅体现在集采、两票制、一票制、取消医院结算权等一揽子政策上，还体现在严打骗保套保、持续反腐纠风等一系列动作中。多年来，人均医疗费用百倍增长，却没有引起医院和医生的同步增长；医疗资源处于垄断地位，但名义服务价格却非常低廉。世界上看病难的大多是因为免费，我国为什么会看病难与看病贵交织?

1. 医疗服务体系不能满足需求　①优质医疗机构资源不足。优质医疗资源总量不足，不能满足全面建成小康社会进程中进一步释放的群众多层次、多样化健康服务需求；优质医疗资源布局不合理，在城乡之间和地区之间分布不均，病床资源与人力资源比例失调。②大型公立医院辐射带动作用不足。作为地区头部医院，大型公立医院在国家区域医疗中心建设输出、城市医疗集团建设、医联体合作、多院区拓展和同质化管理等方面仍需进一步努力，在推动优质医疗资源扩容和均衡布局上切实发挥示范引领作用。③基层医疗卫生机构服务能力不足，难以承担分级诊疗制度基层首诊的重任。

2. 医疗保障机制还需要深化　①医疗服务价格不合理、医保支付制度改革滞后、药品和耗材价格仍然虚高、综合监管有待加强。②医疗保险制度不健全，社会医疗保险、商业医疗保险覆盖不全，居民投保意识不强，保险机构信誉不佳。③大型公立医院特需诊疗、国际医疗资源短缺、利润空间不足。大型公立医院需进一步完善院内医保监管、价格申报、药物集采、设备耗材采购、特需诊疗服务管理等方面的机构及功能设置，更好地对接和落实国家医保改革任务。

3. 体制机制弊端尚未破除　①政府对公立医院的举办、发展和资产收益责权不明确，包括公立医院资源配置、组织结构和功能定位、医院章程审批、绩效考核评价、法规政策顶层设计等。②政府"办医"职能分散在各个部门，发展改革、财政、人力资源社会保障、卫生等政府相关部门按照各自职责，直接对医院实施人员编制、政府投入、财政预算、人力资源调配和人员聘任等管理，造成政府对医院的管理职能难以协调一致。③医患关系、职业环境有待改善，尊医重卫良好氛围尚未形成。大型公立医院需要主动抓住政府"简政放权"的改革机遇，积极争取医院对人才和薪酬等的自主管理权，统筹做好医院运营管理和发展建设。以患者为中心、以员工为核心的关爱服务仍需进一步增强。

（二）公立医院服务能力和社会需求不匹配

1. 社会医疗服务需求不断增长　随着医改不断向纵深推进，我国医疗服务体系不断完善，医疗服务水平实现较快提升。但是，伴随老龄化、城镇化等社会经济转型过程，居民基本健康需求增长迅速，呈现出多样化特点，对医疗服务供给侧的公立医院提出了刚性要求，产生了倒逼机制。首先，要让患者看得起病，即医疗服务价格合理，医疗服务可及，医院逐利冲动降低；其次，要让患者看得好病，即医疗服务能力强，医疗技术先进，看病更精准、更科学；最后，要让患者就医体验好，即改善医疗服务模式，提高患者就医体验，就医流程更便捷、措施更便民、服务更暖心。

2. 各级医疗服务供给的规模和水平仍有差距　我国医疗供给侧结构性问题仍旧突出，医疗机构布局不均衡，各级医疗机构之间的能力还有差距。一方面，医疗资源供需不平衡。1978—2005 年间，中国卫生总费用增加了 77 倍，其中个人的卫生开支增加了 198 倍，而同期医院、诊所、医生和护士数目的增加却只有 1～2 倍。无论城市还是乡村，行医的门槛都很高。医疗人力资源本就有限，再加上社会资源调动不充分、医疗资源的准入门槛过高，导致医疗资源供给量严重不足，无法适应群众对医疗服务日益增长的需求，也从反面进一步加剧形成了供方的垄断权。另一方面，医药的相对价格扭曲。公立医院的药品和服务采取政府定价，而医疗系统涉及几千种要素定价，是一个非常复杂的系统，成本调查费时费力，政府定价很难及时准确反映价值。部分医疗新技术价格过高，与当前社会生产力水平不匹配，医保支付范围难以完全覆盖等。另外，特殊利益影响可能导致代理者的行为偏离委托者的目标，大型公立医院具有各类人才聚集，医、教、研资源集中，专业技术壁垒高，内外部关系相互交织，运行机制复杂等特点。由于这种“隔行如隔山”，专家对于药品、设备、耗材和试剂的引进使用有着很强的话语权，容易直接暴露在医药企业和医药代表的“围猎”下。加上医疗工作繁重且责任重大，但体现技术和能力的收入与学成医术所花费的时间和精力不成正比，造成个别人员心理失衡，产生寻求补偿心理，认为法不责众，放松了对自己的廉洁要求。出现检验、病理耗材、设备捆绑销售，手术非标准镜、非标准枪的使用等，过度市场化的问题等须进一步改善。

大型公立医院要适应当前不断增长的社会医疗需求，不断提高医疗服务供给能力。医院的宏观组织架构和微观治理体系尚需进一步健全，医疗服务的供给侧改革仍需进一步深化，资源配置机制和运营管理体系仍需进一步优化，岗位价值评估和绩效分配体系尚需进一步完善，信息化支撑和综合保障能力仍需进一步提升。同时，加强医学人文理念，促使医务人员行为进一步规范，公立医院良好的社会形象进一步树立。

（三）公立医院发展的动能不足

1. **体制机制改革滞后、治理结构失效**　公立医院实行党委领导下的院长负责制，强调集体领导，分工负责，但运行中可能出现决策执行时有混乱，监督体系缺乏刚性，绩效激励力度衰减，院科两级民主管理落实不够等情况。大型公立医院发展通常重外延、轻内涵，重基础设施、轻技术能力，床位规模不断扩大，整体人才队伍素质提升缓慢，重物化、轻服务，分工协作机制不健全。面向全球的国际化合作目前仍更多局限于学科和业务层面，尚缺乏医院顶层的国际化战略设计、组织架构、运行机制。必须加大创新力度，整合资源、集约利用、精细管理，将以规模扩张和空间拓展为特征的外延粗放式发展，转变为以提高质量和优化结构为核心的内涵效益式发展，进一步提升医院的核心竞争力。

2. **科研自主创新能力不足**　基础研究、临床研究不够，质量、评价方法不够。目前公立医院虽然发表论文数量众多，但高质量、高影响力论文还不多；研究方向较为分散，未能凝练出特色、原创的学科集群和主攻方向；基础、临床、转化研究相对独立，未能整合形成大课题、大项目、大成果，国家级的科技奖励数量仍然不多。以自然科学基金为代表的自由探索研究发展规模已出现瓶颈，以解决临床实际问题为导向的原创性研究还较缺乏，需加大组织重大科技攻关，培育重大科技成果。科研文化、科研评价体系、激励导向、支撑平台的建设仍有待进一步优化。

3. **学科建设和国际有差距**　学科发展面临的竞争形势依然严峻，在专科服务能力、诊疗技术水平、医疗质量安全方面仍有进一步提升的空间，尤其是能达到国际一流水平的前沿诊疗技术还太少。学科间发展不平衡，学科间相互支撑、协同发展的格局尚未完全形成；支撑跨学科交叉的体制机制不够健全，新兴前沿学科发展制约因素较多，尚未形成重大突破。

4. 人才队伍需进一步充实 院士、“长江学者”“杰青”“高被引科学家”等领军人才数量依然不足，缺乏活跃在国家重大健康需求领域和国际学术前沿领域的高层次创新人才；高水平的创新团队数量不多，高层次人才的引领效应还未充分体现，师资队伍整体水平离世界一流尚有相当差距。专职科研队伍和实验室人员队伍的规模与质量需进一步改善。优秀人才的发现、聘用、培养机制有待进一步完善。

三、公立医院治理的目标任务

公立医院承担着为人民群众提供全方位、全周期健康服务的任务，肩负着社会基本医疗保障和公共卫生服务的重担，是健康中国建设的中坚力量。健康要上去，人民的获得感、幸福感、安全感要提升，都离不开公立医院。公立医院治理的目标即是回应“医院管理者拟实现什么目标？”这一问题。答案必然包含改善医院运营，提高临床经验、财务绩效和患者满意度等方面。改善医院治理就是要使医院管理者的目标与所有者的目标一致或相接近。未来，公立医院如何在社会变局中掌握战略主动，在应对挑战中用好战略机遇，是医院管理者需要深入思考的、事关民生福祉和医院发展的重要命题。

（一）公立医院的公益性得到更好地实现

公立医院是医疗服务体系和卫生事业的重要组成部分，是中国共产党执政的重要资源，能够使党和政府的方针政策得到更好的贯彻。公益性是政府开办公立医院的重要目标和内在要求，也是公立医院的本质特征，即不以营利为目的，在保障医疗服务质量和效率的前提下，为广大人民群众提供公平、适宜、可及的医疗卫生服务和公共卫生产品服务，最大限度地维护人民健康。

1. 医疗服务体系中大型公立医院的龙头作用进一步发挥 医改很重要的目标就是要建立以人为本的、以健康为中心的整合型服务体系，围绕老百姓的健康需求进行全链条、全方位的管理。大型公立医院要发挥在区域医疗卫生服务体系当中的主力军和领头羊作用，牵头组建紧密型医疗集团和医疗联合体，把优质资源下沉到市、县、区，推动区域实现“省级有高峰、市域有高原、县域有高地”，满足人民群众就近享有优质医疗服务的期盼。加快高水平分院区建设，以医疗信息化建设强化联动，建立多院区一体化、同质化的门（急）诊、住院管理体系，为人民群众提供全方位的健康服务。持续开展援藏、援疆和对口帮扶县级医院工作，实现“大病”不出自治区，常见病、多发病在县级医院就能得到及时解决。积极落实分级诊疗制度，把分级诊疗和优质高效医疗服务体系建设结合在一起来推进。

2.“三医”协同治理中公立医院的协同机制进一步落实　医改工作要在学习三明经验上继续下大力气推动落实。要推动医疗服务价格、医保支付、人事薪酬制度等重点领域的改革，通过改革把公立医院运行的新机制建立起来。要按照国家医保局出台的医疗服务价格动态调整政策，建立医疗服务价格动态调整和医保付费谈判机制，来进一步加大医疗服务价格改革的力度。推动落实符合条件的医疗服务价格调整任务，优先通过和现有项目兼容的方式，快速回应新增医疗服务项目收费的需求。另外，医疗服务价格改革还要和薪酬制度改革结合在一起，有效调动医务人员的积极性，建立完善科学的公立医院薪酬调控办法，将医院间薪酬水平以及内部分配的差距调控在合理的范围内。

（二）人民健康得到更好的保障

1. 医疗服务内涵由单纯的医疗转向医防融合　围绕重大疾病的防控、突发公共卫生事件的应急处置，加强公立医院防治能力建设，同时要注重资源配置的合理性和政策的协同性，促进公立医院发挥公共卫生的职能，强化健康管理和健康促进，为患者提供全生命周期健康服务。

2. 医疗服务模式由以技术为中心转向以疾病/患者为中心　打破学科壁垒，推行多学科诊疗模式（multi-disciplinary team，MDT）。打破以治疗手段分科的旧机制，建立起以病种为单位的“一站式”多学科诊治中心，实现各科资源和优势的最大化整合，提高诊治质量。整合学科资源，建立院内综合医学中心。以优势学科为主体，以紧密型学科、相关学科为支撑，联合学科群发挥合力，聚力打造国内、国际领先的“强专科+大综合”学科集群模式。

3. 医疗服务方式由线下转向线上线下一体化　推动互联网医院、远程医疗、大数据、新技术的应用，在方便老百姓的同时提高公立医院的效率。通过互联网医院实现整个医疗服务流程横向、纵向、立体化的革命性变革。同时，要进一步强化以需求为主导来设计服务流程和服务项目，深化改善医疗服务行动计划，推进预约诊疗、优化设施布局、改进就医流程、建设智慧医院、注重人文关怀，不断提升群众就医满意度和获得感。

（三）公立医院实现高质量发展

1. 医学科技创新、医疗技术水平与国际接轨　医学科技创新紧跟世界前沿。公立医院尤其是大型公立医院要聚焦临床需求，面向重大疾病、关键技术、国际前沿领域，以重大科技创新为引领，强化基础研究，夯实卫生健康科技创新的“原创”根基。通过临床研究、成果转化等手段，力争做世界上最好的药、最先进的设备、最好的临床路径，推动生物医药产业在医疗新技术方面作出更多贡献，彻底解决医药行业对国外过度依赖的现状。医疗新技术不断发展和突破。公立医院尤其是大型公立医院要依托国家区域医疗中心和省高水平医院建设，形成特色医疗技术体系；强化国家重点专科建设，带动医院疑难重症诊疗能力全面提升；结合居民疾病谱和异地就医流向，围绕恶性肿瘤、心脑血管、神经及脑疾病、消化、呼吸系统等常见多发疾病，填补省内国内技术空白。

2. 形成国际一流、国内顶尖的优势学科群 高质量的学科是医院高质量发展的基石，公立医院尤其是大型公立医院要将学科建设作为医院发展的重中之重，以医疗服务为核心，积极打造重点学科和优秀团队，全面进行亚专科建设，积极开展跨学科科研合作，推动临床、基础、应用等方面协同发展，全面提升服务水平。一方面，不断优化学科生态，强化优势学科，提振弱势学科，补齐学科短板，细化学科赛道，实现学科数量的增长和体系的健全。另一方面，处理好学科增长与发展的关系，注重增长基础上的结构优化，注重要素资源合理化整合，形成持续发展的重要基础。

3. 培养具有国际视野、中国灵魂的医学科学家 公立医院尤其是大型公立医院要坚持“既培养又引进，既立足现在又考虑未来，既着眼现有院区运行又统筹新院区发展，既适应学科发展形势又满足高质量发展需求，培养适合医院发展和运行的各类人才”的系统人才工作理念，聚焦优秀医学家诞生地的建设目标，抢抓机遇，打造医学人才高地。积极开展高层次人才引进工作，扎实推进青年人才培养计划，更大力度推动博士后工作。建立合理的人才评估办法，形成“重视科研，但不唯科研”的评价机制，对临床型人才、科研型人才、复合型人才都给予高度重视，让每一个人都有其适合成长的空间与路径。为不同类型的人才“画像”，为他们“私人定制”精准贴心的政策，在职业成长的各环节提供各种国内外进修机会，各类科研项目资助等。打破人事编制，推行医学人才管理市场化，盘活区域医学人力资源。通过系列政策安排，形成蓬勃发展、充满活力的医疗卫生人才生态体系。

4. 自身发展机制适应新质生产力的要求 公立医院高质量发展既要做好“国考”，又要做好“高考”。作为国家或省、市级高质量发展试点公立医院，要持续做好国家公立医院绩效考核和高质量发展评价工作，紧跟考核评价的“指挥棒”，推进医院绩效管理，最终落在高质量发展上，落在新质生产力发展上。围绕考核指标和医院积累的数据资源，为医改决策提供支撑，也为医院管理找准切入点，不断改革，不断完善，不断提升。公立医院高质量发展既要医疗服务质量优，也要经济管理效益佳。要在提高医院经济管理效益上下功夫，做深做细以业财融合为重点的运营管理，全面提升医院的治理能力和治理水平。进一步加强公立医院党的全面领导，落实落细党委领导下的院长负责制，完善医院党委会和院长办公会的议事决策规则，推进党支部书记“双带头人”全覆盖，积极推进党员双培养的工作，以高质量党建引领公立医院高质量发展。深化体制机制改革，落实党风廉政建设责任制，加强对重点部门、重点岗位、重点人员、重点项目的全方位管理和监督，不断提升医疗行业治理水平。

总而言之，公立医院治理属于公共治理问题，是一个长期过程，不能一蹴而就，妄想一招制敌，也不能碰到问题就往回走。从长远上看，放权赋权，权责对等是趋势，从现实来看，把管理基础做好才是当务之急。

（本章执笔：陈建平，穆耕林）

第四章

治理结构科学化

如何更好地适应政策环境，如何解决公立医院治理过程中出现的内部人控制和道德风险等问题，是公立医院发展中迫切需要解决的问题。当前，推动公立医院高质量发展系列政策已经为医院管理者从宏观上明确了内部治理的目标、方向、举措，但在具体落地过程中，还需要医院管理者因地制宜探索结构调整、机制创新、功能实现等。本章聚焦公立医院内部治理结构的现状问题，探索勾勒出一套有助于解决内部人控制和道德风险问题，有助于推动医院高质量发展的治理结构框架。

第一节　概　　述

一、治理结构

所谓“结构”是指事物或者系统内部各部分、成分、要素间相互联系的方式，具体包括组成要素、数量占比及要素组合关系。而治理结构，就是治理相关要素的组合方式及其运作关系，其中治理要素包括主体、客体、制度、环境、文化、网络等。在实践和理论研究中，多从治理主体间的关系来认识结构，所以“主体 + 关系”成为治理结构最常见的话语形态。比如国家治理结构就是国家与社会的关系、中央与地方的关系、部门之间的条块关系等，公司治理结构就是所有者、董事会和高级经理人三者之间的权力和利益关系。

目前学界对公司治理结构概念探讨很多，且由于分析和强调问题的角度不同，理解也各不相同，总体包括三类：一是组织结构学说，这也是我国大部分经济学者持有的观点。较为典型的是我国著名经济学家吴敬琏认为，公司治理结构是指由所有者、董事会和高级执行人员（即高级经理人员）三者组成的一种相互制衡的组织结构。二是制度安排学说，即认为公司治理结构是一套制度安排，用以支配若干在企业中有重大利害关系的团体，包括投资者、经理、工人之间的关系，并从这种安排中实现各自经济利益，代表学者包括钱颖一、胡汝银。三是客体治理说，将治理聚焦在特定的治理对象上，包括决策治理、问题治理、关系治理等。比如问题治理是指通过治理工作，来解决高级管理者、股东、董事会和公司其他利益相关者，在相互作用中产生的具体问题。

而在国家治理语境下，治理结构内涵维度则更为复杂，有学者认为国家治理结构有广义和狭义之分。广义的国家治理结构是指国家权力、社会运转与市场运行之间的组织状态及其各自内部的组织状态；狭义的国家治理结构是指国家权力内部相同层次组织之间与不同层次组织之间的组织状态。中央各部委之间就是相同层次组织之间的结构，中央与地方之间就是不同层次之间的结构。有学者提出国家治理结构包括治理主体体系、功能体系、规则体系、手段方式体系以及绩效评估体系。也有学者提出国家治理结构分为三个基本的子系统，即处于系统顶层的是由执政党的领导、人民当家作主、依法治国三大要素有机构成的核心子系统；处于系统底层的是由各类具体规则制度组成的保障子系统；处于中层的是由政府、市场和社会的协同与互动所构成的关键传动子系统。

综上可见，治理结构涉及组织内部各利益相关者（治理主体）之间的权力分配、责任承担、利益协调以及决策程序等方面的制度安排。这些安排旨在明确各主体在组织运行中的角色、职责和权力，确保组织的稳定、高效和可持续发展。治理结构包括内部治理结构和外部治理结构，前者指权力结构、责任结构、利益结构等要素在组织内部的配置和运作，强调的是权力制衡、责任划分和利益协调；后者涉及市场机制、法律制度、社会文化等外部因素对组织治理的影响，强调的是通过外部力量和机制来监督和约束组织的行为。本章对治理结构研究的重点是在考虑到外部环境的影响下，探索如何整体布局内部各利益主体责权利关系，不断提高组织治理效能。

二、公立医院治理结构

（一）公立医院治理结构的概念

我国公立医院是由政府投资，是以提供专业医疗服务，具有公益性质的二类事业单位。这一属性决定了我国公立医院的组织运行、资源配置、战略决策、人事管理等都受到卫生行政部门的重要影响，在治理结构和管理体制上是行政主导的，即采取科层制的组织结构形式和行政运作模式，实现组织有序化和提高管理的效率，强调理性和效率及“短、平、快”的行政权力。

2017 年 7 月，国务院办公厅印发《关于建立现代医院管理制度的指导意见》提出要形成维护公益性、调动积极性、保障可持续的公立医院运行新机制和决策、执行、监督相互协调、相互制衡、相互促进的治理机制。2018 年 6 月，中共中央办公厅印发《关于加强公立医院党的建设工作的意见》，明确公立医院实行党委领导下的院长负责制。党委等院级党组织发挥把方向、管大局、作决策、促改革、保落实的领导作用。实行集体领导和个人分工负责相结合的制度。2021 年 6 月，国务院办公厅印发《关于推动公立医院高质量发展的意见》，提出坚持和加强党对公立医院的全面领导。全面执行和落实党委领导下的院长负责制，公立医院发展方式从规模扩张转向提质增效，运行模式从粗放式管理转向精细化管理，资源配置从注重物质要素转向更加注重人才技术要素。政府为公立医院内部治理的政策顶层设计明确了改革的原则目标，但是对于结构优化的路径方法需要各地、各医院因地制宜地探索和实践。

借鉴国有企业治理理念，国内相关学者对公立医院治理结构进行了理论和实践探索。方鹏骞认为公立医院治理结构主要解决政府、医院以及管理者三者之间的责、权、利关系，具体分为外部和内部治理结构，其中外部治理结构是指通过管办分开来明确政府、社会、医院三者之间的权责边界，内部治理机制就是要建立权责清晰、管理科学、治理完善、运行高效、监督有力的现代医院管理制度，其核心是激励约束机制的建立，指医院内部利益主体之间的职责分工。管仲军提出建立党委集体领导、院长分工负责、专家治学、纪委监督、民主管理与监督、社会支持与监督的现代医院治理模式，将党委（常委）会议、院长办公会议、学术委员会会议、职工代表大会、纪委会议、社会监督员会议等视为治理主体机构。刘宝恒认为公立医院治理结构就是实行党的统一领导下理事会、管理层、监督层“三驾马车”并驾齐驱的运行机制，确保内部管理的民主决策、密切配合、互相监督、相互制衡，从而实现决策、执行和监督的有机统一。

在大型公立医院治理结构相关的利益相关者分布情况（图 4-1）中可见，公立医院外

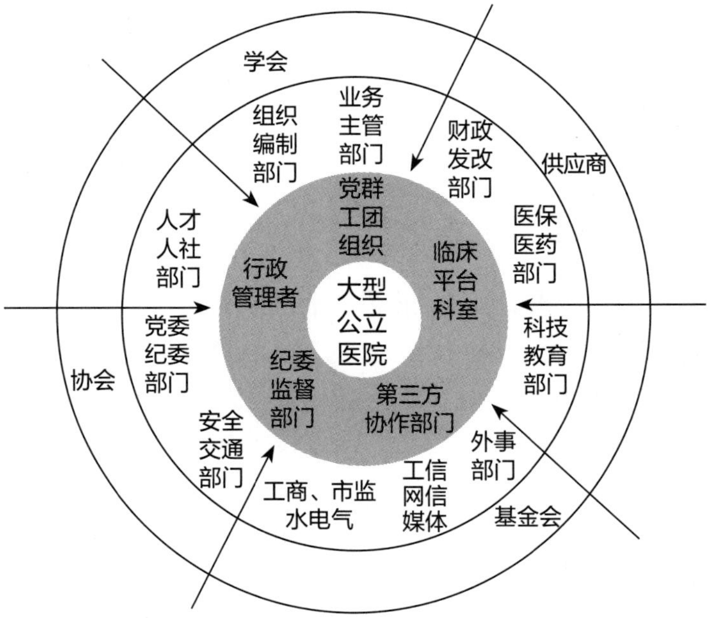

图4-1　大型公立医院治理结构利益相关者

部治理是政府、行业组织、患者、产业链等外部利益相关者形塑医院治理结构的过程，强调的是医院对外部环境的结构性适应和优化。而内部治理是医院内部各利益相关者（党群工团、纪委、行政、临床科室等）围绕目标任务，不断调整和优化相互之间关系的过程。对于我国公立医院而言，党委领导在内部治理中发挥核心引领作用，所以本章探讨的公立医院治理结构就是在复杂的外部环境下，如何发挥党委对公立医院治理全面领导作用，构建起内部多主体责、权、利相互制衡机制，实现公立医院维护其公益性、调动积极性、保障可持续的功能要求。

（二）公立医院治理结构的内涵

凡是有组织就有治理，凡是有治理就有治理结构。公立医院治理存在目标多重、主体复杂、关系交织的特点，由此呈现出一个复杂的网状治理结构。关注治理结构，可以了解公立医院内部领导方式、运行机制、分工协作形态以及医院治理理念和文化体系（图 4-2）。

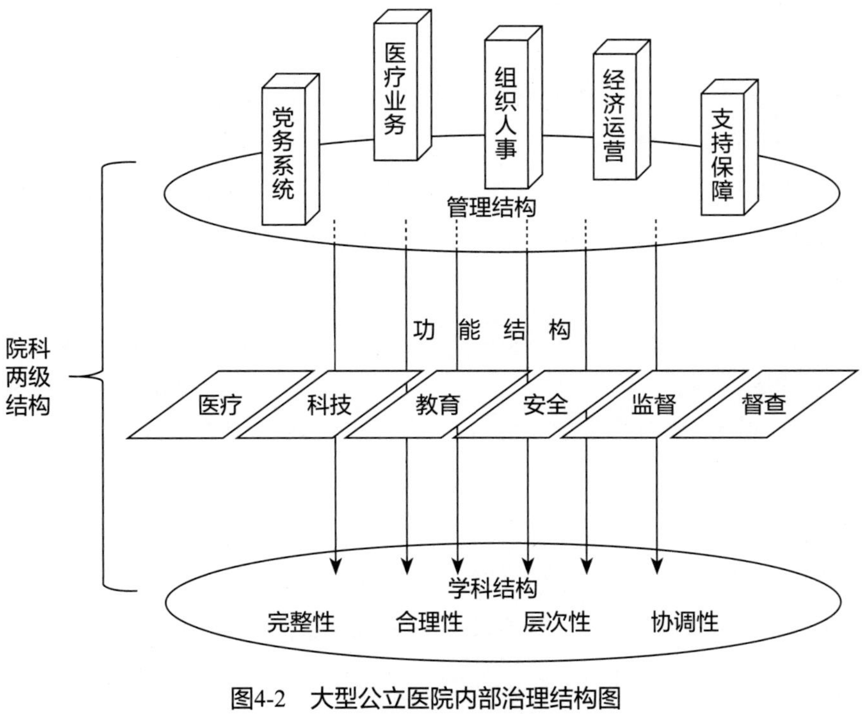

图4-2　大型公立医院内部治理结构图

1. *科层结构*　即在中国特色社会主义引领下，公立医院内部领导方式，包括党政权力配置与分工。我国公立医院实行党委领导下的院长负责制，医院层面按照党委统一领导、党政分工合作、协调运行的工作机制，科室层面建立党支部参与科室重大问题决策的工作制度，明确科室中心组是科室议事、决策机构，推动民主决策、科学决策向院、科两级不断延伸。

2. 管理结构

（1）党务系统：包括党政协调、党务党建、国际合作以及分党委、党总支、党支部及群团组织等。

（2）组织人事系统：包括干部、组织、人力资源、人才部门等。

（3）医疗业务系统：包括医务、护理、医技、门（急）诊、医院感染、公共卫生等部门。

（4）经济运营系统：包括财务、医保、运营、绩效、公共事业部等部门。

（5）支持保障系统：包括信息、物资保障、总务、后勤、安保等部门。

3. 功能结构

（1）医疗板块功能：包括门（急）诊、手术、住院、药学、医技，以及医院感染、公共卫生和医护管理等部门科室。

（2）科技板块功能：包括科技、平台、研究院（所）、临床研究中心、转化院等部门。

（3）教育板块功能：包括临床医学院、教研室、师资、住院医师规范化培训、技能培训中心等部门。

（4）安全板块功能：包括医疗安全、意识形态安全、消防安全、信息安全、生物安全、建设安全、医疗纠纷处置等。

（5）监督板块功能：包括行风、学风、作风、反腐败、依法执业、法务等部门。

（6）督查板块功能：包括考核、督办、荣誉奖惩等部门。

4. 学科结构

（1）结构完整性：即内科、外科、妇产科、儿科等临床科室以及医技科室设置的完整性和学科之间的支撑性。

（2）结构合理性：内科为基础，外科为重点的学科发展格局。

（3）结构层次性：包括国家级、省级、市级重点学科以及学科内部亚专科设置结构等，即对不同层次重点学科内亚专科发展的均衡性和差异性要求。

（4）结构协调性：即学科群集群、医学中心以及亚专科设置等，如肿瘤医学中心、消化内科医学中心、神经医学中心、危急重症医学中心等；亚专科结构（普外科细分为胃与疝外科、结直肠外科、肝胆外科、胰腺外科、甲状腺外科等，心血管内科可以细分为冠心病亚专科、心律失常亚专科、高血压亚专科等）。

综上所述，本章立足于大型公立医院复杂性治理特征和原则，从公立医院的纵向管理链条出发，分析医院层面的领导机制、管理层面的功能设计以及科室层面的学科治理，提出科学化的路径，从而实现医院改革发展运行的目标。

（三）公立医院治理结构的特征

国内学者多聚焦公立医院治理结构组成的应然状态并形成一定共识，包括认为公立医院外部治理结构就是通过管办分开来明确政府、社会、医院三者之间的权责边界；内部治理结构就是建立权责清晰、管理科学、治理完善、运行高效、监督有力的现代医院管理制度。尽管这些内容无法描绘出不同情境下的所有治理结构组成，但总体提炼出了公立医院治理结构的主要特征。

1. **政治性特征**　公立医院是我国医疗服务体系的主体，是党领导的卫生健康战线的生力军，是党联系人民、服务群众的重要窗口。政治性是公立医院的基本属性，并着重体现在坚持和加强公立医院治理结构中党委核心领导作用，坚持公立医院的公益性，确保医院改革发展正确方向，确保党的卫生与健康工作方针和政策部署在医院不折不扣落到实处。

2. **层次性特征**　包括由医院党政领导及运行规则构成的医院“中枢系统”，代表党和政府发展公立医院实现维护人民群众生命健康的功能使命。由党政部门、业务部门、临床科室等互动协同构成的医院“脉络机体”，支撑大型公立医院整体可持续运转。由各类利益主体组成医院运行“细胞单元”，比如亚专科、党小组、职能科室等。

3. **多种形态特征**　有形的治理结构是指通过设置实体组织、配置人员等而形成的结构形态，比如党委及其下属机构、行政职能部门、业务科室、后勤平台部门等，也包括一些非实体的各类议事协调机构或者挂牌机构，比如安全生产、医疗质量、绩效考核等。无形的治理结构指通过设计机构编制、岗位设置、职责分工等而形成的结构形态，包括权力资源的分配、协同合作的规则、监督约束的职责等。

4. **稳定性特征**　无论是医院组织架构及职责分工，还是运行决策机制、监督考核机制等，都需要保持一定的稳定性和持久性，这一方面是因为管理改革效果的滞后性，另一方面是保证内部治理理念和制度文化的一致性，有利于凝聚共识，避免频繁变动导致的不确定性和风险。同时，随着医院规模、发展战略、政策环境等因素的变化，内部治理结构应能够作出相应的调整和优化，以适应其发展的需要，比如成立学风管理办公室、组建特需医疗部等。

5. **发展性特征**　公立医院治理结构包括三类：第一类是由上而下规定的结构，比如我国公立医院实行党委领导下的院长负责制，政策上要求公立医院成立安全生产工作领导小组，成立公共卫生处等。第二类是由医院运行发展中拓展的结构，比如将科教处拆分为科技处和教育处，将国际合作交流工作独立设置为单体部门，成立医院发展规划委员会及其专家咨询委员会等。第三类是由医院自下而上探索形成的结构，比如血库演化成输血科，膳食科演化成营养科，药品库房演化为药学部等。

三、公立医院治理结构科学化

（一）公立医院治理结构科学化的概念

治理结构要做到科学化，应当符合两个标准：一是能够通过科学的理论论证，即逻辑验证；二是要经过实践的最终检验。其中逻辑验证是事前的论证，即理论或逻辑上的正确性或一致性，没有通过逻辑验证的，无论实践如何探索、尝试，肯定无法成功。实践检验是事后的、结果导向的、基于实践结果或事实的检验，检验结构设计能否取得预期的成果。

公立医院是我国医疗服务体系的主体，是彰显中国特色社会主义制度优势、保障和改善民生、增进人民健康福祉的重要载体。其内部治理结构科学化是大型公立医院管理现代化的重要组成部分，是现代医院管理的核心内容和实践基础，强调的是大型公立医院要建立起符合医院发展客观规律的领导结构、组织结构和权力结构，并在实践中不断完善。一方面，实行党委领导下的院长负责制是符合我国公立医院建设发展逻辑的，也是经过实践验证和演变发展的必然。另一方面，不断探索完善公立医院内部运行机制和权力分配体系已经成为当前推动公立医院高质量发展的重要内容。毫无疑问，治理结构科学化水平直接决定大型公立医院运行发展动力，影响着推动大型公立医院高质量发展的成功与否，进而决定其能否与其他发达国家医疗机构同台竞争。

（二）公立医院治理结构科学化的特征

1. **符合规律**　规律性是治理结构科学化的根本属性。将构建党对国家治理结构的全面领导作为推进国家治理体系和治理能力现代化的重要支点，是我国在长期历史实践探索中总结出的一套有别于西方国家的治理方案。坚持和加强党对公立医院的全面领导，正是这一治理方案在公立医院的映射和执行，是符合中国共产党执政规律、社会主义建设规律、人类社会发展规律的认识。同时，规律性还体现在党在充分认识医院运行管理、医学科技发展、人才培养规律等的基础上，通过科学的权责、资源的配置及部门、团队的设置来实现公立医院的发展目标。

2. **动态发展**　治理结构科学化需要长期不断探索和不懈追求。一方面公立医院从小型到大型，从医疗立院到关注科技创新支撑，从单体到集团运行，本身就是一部治理结构不断调整发展的历史。另一方面，治理结构科学化内容是不断丰富的。从院长负责制到党委领导下的院长负责制，从注重医疗发展到推动医、教、研齐头并进，从领导结构的分工负责制到强调决策、执行、监督相互协调、相互制衡、相互促进，这些均是治理结构在历史经验和实践需求中的总结和升华。同时，公立医院治理结构科学化不是一个已经实现了的状态，而是现代化医院内部治理结构的目标状态、理想状态和预期状态，需要结合外部环境和内部运行实际，以创新探索精神持续加强和改进，并进一步固化为结构性安排。

3. 规范实效　公立医院治理结构科学化就是要遵循一定的规则、规律，有目的、有序地推动开展治理。一方面治理结构必须上升到制度安排，以制度形式明确规定领导机制、运行协作机制、权责分工安排等，而不能依赖于“领导个人的看法和注意力”，也不能依赖于约定俗成、心照不宣的“一直以来”。另一方面，科学化的目的在于取得实实在在的成效，包括落实党和政府的目标任务、推动医学科技的创新发展、满足人民群众健康医疗服务需求等。

（三）公立医院治理结构科学化的原则

1. 坚持党建引领　坚持党对大型公立医院的政治领导，既是中国特色现代大型公立医院的政治优势，也是公立医院党的建设科学化的基本条件。只有坚持党对公立医院的政治领导，才能更好地保证党的路线、方针、政策和国家的各项法律、法规在公立医院中得到切实贯彻执行，保证公立医院运行中各种重大问题的处理、重大事项的决策、重要人事的任免，以及医院的党风廉政建设得到有效的监督，并为保证医院职工的各项权益得到落实及各方面人才的作用得到应有的发挥提供基本条件。

2. 坚持目标导向　科学的治理结构一方面要能够解决医院运行管理中“内部人”控制问题，确保将医院的目标与各个利益相关者目标相统一；另一方面要能够通过科学的权责配置，做好科学授权、有效监督、充分激励，推动医院实现维护公益性、调动积极性、保障可持续的多重发展目标。

3. 坚持协同治理　科学的治理结构能够使利益相关者参与到医院治理中，充分发挥各方治理优势，实现权力分配与制衡。其中医院党委是治理的“组织者”，行政板块、监督板块、职工板块都是参与者，发挥着创造性执行、系统性监管和全过程评价的作用。

4. 尊重自组织　一方面要充分尊重学术发展、学科发展、人才发展的客观规律，鼓励尝试新事物和新方法、实事求是、自我探索和发展。另一方面要积极通过制定政策规则，调整部门和科室发展的外在条件，影响其对事情和问题的定性认识（是什么、为什么）以及对自身发展的定位（能做什么），培育良好的态度、习惯和品性，从而实现个人或科室自组织成长。

第二节　医院治理结构构建的国内外现状

公立医院治理结构是对政府、医院管理者、医院员工等不同利益相关者之间关系的基础性安排，其受到社会经济外部政策环境条件和内部运行管理的共同影响。本章基于公立医院的视角，结合宏观政治经济改革进展，从政策要求及内部组织架构演化角度，将公立医院治理结构构建过程划分为四个阶段，表明了当前公立医院实行党委领导下的院长负责制，既是对历史经验教训的总结，也是对不同历史阶段治理结构成功经验的继承。

一、我国公立医院治理结构构建的历史演变

（一）第一次调整阶段：1949—1982年，突出政治导向，坚持一长制

中华人民共和国成立初期，面对流行病肆虐、缺医少药、人民健康水平低下，党和政府将卫生健康作为福利性事业，将公立医院纳入计划经济体系，高效建立了市、区两级医院和街道门诊部（所）组成的城市三级医疗服务体系以及集预防、医疗、保健功能于一体的农村三级医疗服务体系，被世界卫生组织和世界银行誉为“不发达国家实现初级卫生保健的独有典范”。

1. 领导结构　这一阶段我国绝大多数医院尚未建立党组织，医疗体系较为单一，主要学习苏联“管办一体”式的管理体制，由行政首长全权负责医院管理与决策，即“一长制”。1956 年底，党的八大宣布社会主义制度在我国基本建立，提出在企事业单位中，应当建立以党为核心的集体领导和个人负责相结合的领导体制。全国公立医院党组织建设此时也基本完成。1957 年，全国医院工作会议提出“党委（支部、总支）为核心的集体领导下的分工负责制”，即党委书记是医院领导班子的班长，医院主要负责人是党委书记。1978 年迎来了改革开放，我国政治经济社会体制发生了巨大调整。公立医院经历了由革委会过渡到院长负责制，并最终形成党委领导下的院长负责制。1982 年，卫生部颁发了《全国医院工作条例》，提出医院实行党委领导下的院长负责制，并对党委书记与院长职权作出了较明确的划分，强调党委书记要支持院长的工作，院长要接受党委的领导。科室实行科主任负责制，科室党支部保证监督各项任务的完成。

2. 组织结构　本阶段医院治理工作主要聚焦领导班子层面，医院严格按照上级卫生管理部门给定的指标、经费运行。领导班子职能局限在按照上级既定的方向管理医院，落实各项规章制度，比如《综合医院组织编制原则试行草案》《医院诊所管理暂行条例》《医师暂行条例》《中医师暂行条例》《中医诊所管理暂行条例》等。此时，公立医院无须考虑

营收问题，“单位制”对患者与医生行为具有一定约束作用，受经济发展水平所制约的医疗费用水平并不高，各项相关制度匹配度较高，医患矛盾并不明显。但是，公立医院外部缺乏竞争与成本约束，内部缺乏健全的管理结构和灵活的运行机制。

3. 阶段特点　一是我国公立医院从无到有。通过兴办公立医疗机构和建立福利性医疗保障制度等举措，覆盖全民的基本医疗卫生服务体系逐步建立，实现了公立医院从无到有，全国公立医院数量由 1949 年的 2 600 家发展到 1978 年的 9 293 家，以公立医院为主体的医疗服务体系基本形成。二是该时期政府在卫生领域承担主要责任，依托一系列计划性（强制性）的外部治理对医药卫生资源进行分配，公立医院实行严格的政府计划管理和平均主义的分配方式。三是公立医院是社会主义福利事业主要提供者，具有较强的政治属性，党委书记与院长多为“一肩挑”。医院作为政府行政管理体系的末端，发挥着保障民生的作用，总体运行没有经济效益概念，不要求管理部门出效益。

（二）第二次调整阶段：1983—2009年，突出效率提升，强化自主运营

计划经济背景下的“大锅饭”与“平均主义”，严重制约了我国医药卫生事业的发展。改革开放后，在以经济建设为中心的整体发展战略下，政府对公立医院的治理强调“效率优先”，并围绕“放权让利”到“市场化改革”推动改革，公立医院治理结构发生了系统性变革。

1. 领导结构

（1）放权让利阶段：1983 年，卫生部在北京等城市开展了院长负责制试点，并制定了《院长负责制试行条例》。1985 年，国务院批转卫生部《关于卫生工作改革若干政策问题的报告》，指出“放宽政策，简政放权”“改革收费制度”“补助经费定额确定后，单位有权自行支配使用”“多方集资，开阔发展卫生事业的路子，把卫生工作搞活”“支持个体开业行医等方面的措施”，这标志着医疗卫生体制改革拉开帷幕，1985 年被称为我国的“医改元年”。1989 年，《关于扩大医疗卫生服务有关问题的意见》进一步提出通过市场化来拓宽卫生事业的发展道路。1990 年，全国卫生工作会议召开，将公立医院的承包经营责任制视为综合目标管理责任制。

（2）市场化改革阶段：1992 年，党的十四大确定建立社会主义市场经济体制。同年 9 月，卫生部下发《关于深化卫生改革的几点意见》，提出“使单位真正拥有劳动人事安排权、业务建设决策权、经营开发管理权和工资奖金分配权”，明确了医疗卫生体制引入市场机制的改革方向，产权交易、合同外包、公私伙伴关系等市场机制出现在公立医院改革中，政府对医疗服务供给的管制逐步放松。1997 年《中共中央 国务院关于卫生改革与发展的决定》颁布，明确“建立起有责任、有激励、有约束、有竞争的运行机制”“进一步扩大卫生机构的经营管理自主权”“调整医疗机构收入结构”。2000 年，中组部、人事

部、卫生部《关于深化卫生事业单位人事制度改革的实施意见》提出，卫生事业单位实行并完善院（所、站）长负责制，并强调要充分发挥党组织的政治核心和监督保证作用，实行产权制度改革的试点单位，经批准可探索试行理事会（董事会）决策制、监事会监管制等新型管理制度。2000 年，卫生部等四部门印发《关于城镇医疗机构分类管理的实施意见》，提出积极探索建立权责明晰、富有生机的医疗机构组织管理体制，如实行医院管理委员会、理事会、董事会等管理形式，使其真正成为自主管理的法人实体。2004 年，《关于 2004 年经济体制改革的意见》解决公立医院产权制度问题，探索建立法人治理结构。党组织主要发挥政治核心作用，做好保障监督工作，医院运营管理由院长主要负责。

此阶段，全国各地基于“管办分离”与“三权分离（所有权、经营权、监督权）”的治理理念，对公立医院领导结构改革进行了实操探索。比如 2005 年 9 月上海市成立申康医院发展中心，改革的基本思路是把卫生行政管理职能与医疗卫生国有资产管理、运营及具体提供服务的职能分开。同时将卫生健康行政部门与原直属公立医疗机构的关系变为行业管理关系，并由申康中心来承担具体办医职能，进一步明确政府举办市级医院的主体和操作途径。比如 2000 年宿迁市政府将全市最大的市人民医院作价 7 000 万元卖给了上市公司，据统计，三年里宿迁市的 133 家医院一共卖了约 4 亿。

2. 组织结构 在外部治理环境导向下，公立医院不断调整内部组织机构，快速建立起市场化经营管理机制，更好地实现自主运营，政府也从原先的行政干预、大包大揽的角色过渡到行业管理、运行监督的角色。一是公立医院内部组织架构基本确立。1989 年制定的《医院分级管理办法》，不仅对我国不同级别的公立医院建设规模和服务功能范围提出了要求，还对党政、医务、科教、信息、财务、设备、总务等内设机构提出了要求，是医院内部治理机构的重要导向性安排，成为医院组织架构和机构内设工作的重要依据。上海市于 1990 年发布《上海市各级医院组织机构及人员编制比例标准（试行）》，其中提出的医院基本组织机构表，将医院内部组织机构划分为“党群组织系统”“行政管理系统”“临床业务科室、医技科室、研究室”其中，三级医院党群组织系统的机构可设“办公室、工会、团委、妇委会、宣传科”，行政管理系统的机构可设“门诊部、护理部、医务处、科教处、设备科、人事处、财务处、保卫处、总务处”等，每个行政管理机构均有对应的组织机构表。二是医院运营管理理念基本确立。出现了“支持公立医疗机构办成经济实体或实行企业化管理，做到自主经营、自负盈亏”“对不需要经费补贴的公立医疗机构可以用人放开、自定编制”“允许公立医疗机构试行一院两制或一院多制的经营模式和分配方式”等的探索。2004 年，四川大学华西医院创新引入“专科运营助理”，开辟了内地公立医院试行专科运营助理的先河。2005 年四川大学华西医院率先探索成立了由内分泌科、血管外科、血液科、放射科和超声科联合组建的糖尿病足诊治中心。其后，国内三甲医院陆续开展多学科联合门诊和住院诊疗服务。三是医院监管迎来了新的挑战。虽然医院、学科以及各市场主体之间形成互动，为新技术、药品、治疗方案的学习比较，提供了在竞争背景下的舞台，但不适宜的激励措施、不合理的医疗行为、药企厂商不当的竞争行为等，也可能导致医疗腐败问题的滋生。政府对公立医院监管以及公立医院内部行风、纪律监督等功能的要求逐渐强化。

3. 阶段特点

（1）院长负责制得到充分的加强。改革开放以后，在社会主义市场经济条件下，政府主管部门的权力不断下放给医院，此时实行院长负责制，在党组织领导作用不断弱化的同时，院长权力的急速扩充，院长享有决策权、人事权和奖惩权，对行政业务直接领导，简化了以往的行政关系，提高了工作效率。这一阶段国内很多公立医院涌现出一大批担任院长职务超过十年的管理者，并在内部管理上取得显著成绩。

（2）市场经济活动进一步渗透到医院组织结构中。公立医院依托市场化和企业化的经营手段对业务领域进行了一系列变革，如举办后勤总公司、食堂公司、出售门面房、开展高端医疗服务等以弥合由于政府投入结构性降低导致的公立医院收支缺口。同时医院更加强调预算管理、成本控制，医务部门更加强调对床位周转率、床位使用率等的考核结构分布，资源节约意识加强，开始出现绩效激励，引入新的用工形式，探索后勤服务外包、设备价格谈判机制等。

（3）公立医院从小型到大型，从弱到强。此阶段政府责任开始退出，市场和社会力量进入，公立经济运行转好变优，是建设规模转向快速扩张并基本奠定医院总体竞争实力的黄金历史时期，总体实现了医疗资源快速增加，服务能力和技术水平大幅度提高，医务人员收入得到改善。

（4）公立医院公益性受到了挑战。出现内部人控制，导致公立医院管理者与所有者追求的目标相背离，医院管理者追求经营效益的最大化而非运营效率，导致公立医院在单纯追求经济收入、盲目扩张和低效率运行的发展路径上越走越远，忽视和违背了医疗卫生事业的公益性质，人民群众“看病难、看病贵”问题的凸显，医疗乱象百出。2005 年 7 月 28 日《中国青年报》报道，披露了国务院发展研究中心《中国医疗卫生体制改革》课题组研究报告结论是“我国医改基本不成功”。

（三）第三次调整阶段：2009—2018年，突出质量效率，精细化管理改革

2009 年新一轮医疗卫生体制改革拉开序幕。“新医改”立足医疗卫生领域深层次的体制机制问题，更加强调系统化、科学化，改革手段也更加多样，致力实现我国医药卫生体制的“从有到优”。“新医改”有两大纲领性的改革文件，一是 2009 年发布的《中共中央国务院关于深化医药卫生体制改革的意见》，二是 2016 年发布的《“健康中国 2030”规划纲要》，据此可将本轮医改划分为两个阶段，前期注重“改革制度的试点与探索”，后期关

注“质量提升与深化改革”。这一阶段公立医院仍实行院长负责制，内部组织架构得到进一步调整。

1. 领导结构

（1）在对医院治理的定性认识上。2009年3月，发布了《中共中央 国务院关于深化医药卫生体制改革的意见》，提出要遵循公益性质和社会效益原则，加快公立医院管理体制改革，从有利于强化公立医院公益性和政府有效监管出发，积极探索政事分开、管办分开的多种实现形式。2011年3月，《中共中央 国务院关于分类推进事业单位改革的指导意见》下发，明确公立医院属于公益二类事业单位，即“差额拨款事业单位，可部分由市场配置资源的事业单位”。习近平总书记在2016年中共中央召开的全国卫生与健康大会上发表重要讲话，明确指出“无论社会发展到什么阶段，都要毫不动摇把公益性写在医疗卫生事业的旗帜上，不能走全盘市场化、商业化的路子”。党中央鲜明地肯定和支持三明医改，要求破除利益集团对改革的干扰。新时代比以前更加明确、坚定地提出坚持公益性的方向。

（2）在推动调整医院领导结构上。2012年和2016年，国务院印发的“十二五”和“十三五”深化医药卫生体制改革规划均强调公立医院要健全公立医院法人治理机制，实行院长负责制，完善院长选拔任用制度，实行院长任期制和任期目标责任制，建立决策、执行、监督相互协调、相互制衡、相互促进的管理体制和治理机制。在2014年和2015年先后印发的《关于推进县级公立医院综合改革的意见》和《关于城市公立医院综合改革试点的指导意见》，提出完善公立医院法人治理结构和治理机制，落实公立医院人事管理、内部分配、运营管理等自主权，以及推进公立医院去行政化，逐步取消医院的行政级别等。2017年，国务院办公厅印发《关于建立现代医院管理制度的指导意见》，提出院长作为第一责任人，全面负责医、教、研、管工作，明确院长办公会决策地位，同时党组织意见要求充分体现在决策中。医院章程要体现内部治理结构中党组织的重要地位，充分发挥党委在把方向、管大局、保落实等3个方面的领导核心作用。

2. 组织结构

（1）围绕精细化管理优化内部组织结构。新医改的一大特征是系统化的综合改革，强调医保、医疗、医药“三医”联动。药品领域的集采制度、国家基本药物制度、“两票制”、带量采购等措施；医保领域疾病诊断相关分组（DRG）、总额预付等支付方式改革；公立医院改革中的破除“以药补医”、理顺医疗服务价格等，这些改革措施均对公立医院的营利模式产生变革式的冲击，原有的利益格局被打破，倒逼公立医院探索新的补偿机制。“向精细化管理要效益”成为公立医院提高竞争力的核心策略之一，比较典型的改变是大型医院医保部门纷纷从财务管理中独立出来，强化医保监督作用。

（2）公立医院的管理内涵进一步丰富。大型公立医院的医疗服务、医学教育、临床科研、医院管理等功能得到进一步加强，形成了从医学人才培养、前沿医学科技创新和成果转化到医疗新技术引进和利用、优质医疗服务供给的运行全链条。原来的科教处重组为科技处和教育处、原来的药剂科演变为药学部、更加强调医技平台学科建设与发展等。同时医院积极落实“进一步改善医疗服务行动计划”、建立健全现代医院管理制度等政策，行风建设、医保管理、药学管理等独立建制，成为医院加强内部运行管理的重要部分。

3. 阶段特点

（1）明确将公立医院定义为公益二类事业单位。强调公益性和社会效益的统一，明确政府主导及监管下的公益保障与市场机制提效相结合，探索通过政府的宏观公益干预职能与医院法人私益自治的组织管理体制机制革新相结合，追求公益与私益的平衡统一。

（2）忽视公立医院党组织的领导体制。强化政府办医机构或理事会等行使决策权、院长行使执行权的院长责任体制。这一阶段以实施多元政府办医机构结合以理事会为核心的多样化法人组织治理模式，成为新一轮医院改革的关键，期待实现公立医院公益回归和效率提升的有机统一。

（3）涌现出较多法人治理结构的探索。以山东省潍坊市、北京市为代表的卫生局内医管系统体制改革，形成类似公司的法人治理结构，原分管卫生部门只负责宏观政策制定与监督，公立医院的管理运营工作由新成立的医院管理部门负责，形成政府、主管单位、医院的三层监管体系。以无锡市、深圳市为典型的市属医管系统体制改革，将公立医院从卫生行政部门剥离出来，单独成立的管理机构直接向国资委或市政府负责，以此来解决公立医院管理主体缺失的问题。以上海市、江苏省镇江市为代表的医疗集团系统体制改革，改革后的公立医院系统实施集团化战略，公立医院集团代表政府出资人利益，仍保持非营利性质，通过建立法人治理结构，发挥集团化优势，整合优化医疗卫生资源，实现配置效率的提升。

（四）第四次调整阶段：2018年至今，把党的领导融入医院治理全过程

党的十八大以来，人们对健康的期望越来越高，党带领人民开启了从以治病为中心转变为以人民健康为中心的新时代。党建引领公立医院治理也在健全党的全面领导中逐渐成为共识。

1. 政策要求　2018 年 6 月，中共中央办公厅印发《关于加强公立医院党的建设工作的意见》，明确提出把党组织融入公立医院法人治理结构，确保党组织在医院内部治理中的法定地位。2020 年 12 月，国家卫生健康委、国家中医药局印发《关于加强公立医院运营管理的指导意见》，提出加强公立医院运营管理，是构建维护公益性、调动积极性、保障可持续的新运行机制的内在要求；努力实现社会效益与经济效益的有机统一。《公立医院内部控制管理办法》明确医院党委要发挥在医院内部控制建设中的领导作用，主要负责人对内部控制的建立健全和有效实施负责。2021 年国务院办公厅印发《关于推动公立

医院高质量发展的意见》，强调坚持和加强党对公立医院的全面领导。全面执行和落实党委领导下的院长负责制，把党的领导融入医院治理全过程各方面、各环节。

2. 组织结构

（1）在目标结构上：2019 年 4 月，国家卫生健康委和国家中医药管理局联合发布《关于启动 2019 年全国三级公立医院绩效考核有关工作的通知》，对公立医院的考核指标更加关注的是与“为人民群众提供高质量的医疗服务”相关的手术管理、低风险组病例死亡率、电子病历系统应用水平分级评价、患者满意度等医疗质量和满意度评价方面的指标。提供高质量的医疗服务是三级公立医院的核心任务，体现了医院医疗质量、医疗安全和改善医疗服务效果。患者满意度是三级公立医院社会效益的重要体现，提高医务人员满意度是医院提供高质量医疗服务的重要保障。

（2）在组织架构上：贯彻落实党和政府深化公立医院改革的各项工作部署，推动形成有利于党委统一领导的内部组织架构，包括合并党办、院办，成立党政协调机构，组建专职党建的党务部门等。成立公共卫生处，强化大型公立医院感染管理、公共卫生服务、职工防护等工作，加强内部纪律监督工作，聚焦管理腐败、医疗腐败、科研腐败等重点领域，强化权力制约和监督机制，完善医院监督体系，推动铲除医疗腐败土壤。更加注重经济运行管理，成立运营部、绩效中心，强化内部控制体系建设。

3. 阶段特点

（1）党委功能不再局限于政治思想指导，开启了党委领导全面融入公立医院法人治理的运行机制中。新机制明确医院党组织在公立医院治理结构中的地位，强调党委行使领导权和决策权，院长负责业务、行政工作行使执行权。进一步将医院党委领导作用扩展到把方向、管大局、作决策、促改革、保落实 5 个方面，职能由“政治核心”转变为对“三重一大”等问题进行决策的“领导核心”，在医院建设发展中起决定作用。

（2）不再单一强调公立医院的公益性质，明确建立政府外部宏观行业治理和党委内部微观组织治理相结合的现代医院管理制度，其核心保障在于构建党委领导对公立医院运营管理进行全面公益干预的法人组织治理体制机制。趋势转变的依据表现为相继出台了有关章程制定、党委领导、运营管理、内部控制和高质量发展等一系列公立医院内部组织治理的法律政策。

二、国外医院治理结构构建概况

（一）董事会领导下的院长负责制

美国是当代最典型的自由市场经济国家，以私有制为基础，以经济决策高度分散为特征，完全实行自由经济、自由经营、自由竞争，政府对经济的干预十分有限。在医院管理上采用企业管理模式和方法，强化内部权力的相互制约监督（图 4-3）。

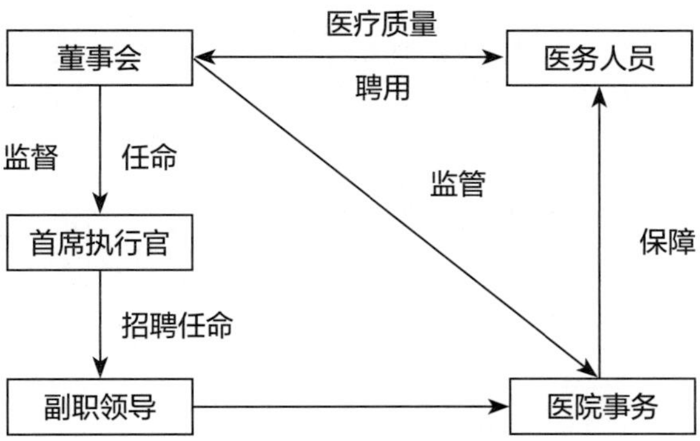

图4-3　董事会领导下的院长负责制（美国为例）

美国公立医院大多实行董事会领导下的院长负责制。医院法人治理结构包括董事会、首席执行官（或院长）和医务人员。董事会是医院的最高权力机构，由工商界人士、大学教授、政府官员等组成。董事会的主要职责：一是审批医院重大人事与薪酬政策和财务政策；二是评价和监控医院提供的全部医疗服务质量；三是审批医院年度财务预算并监督医院资源使用情况；四是保证医院遵循所有适合于医院的法律、法规和规章条例；五是任命医师和各类医务人员。董事会保护医院利益不受损失，与首席执行官（或院长）是监督与被监督的关系。首席执行官（或院长）负责实施董事会决议，自主招聘多个副手以分管不同事务，全面主持医院各项管理工作。医务人员在医疗机构中是保持独立和自治，但需要在医疗质量上对董事会负责。绝大部分医生不是医院雇请的员工，主要遵守医师协会的规章制度。医务人员参加协商委员会从而和医院建立联系，该委员会由董事会成员、首席执行官以及医务人员负责人共同组成。医院内的辅助机构工作人员为医院雇员，为医院的正常运转提供了护理、设备、后勤、财政、法律等方面的支持。美国公立医院治理模式下的董事会、首席执行官和医务人员之间相互制约影响。

（二）董事会领导下的医院托拉斯

1948 年英国政府将全国医院基本收归国有，国有医院占比 95% 以上。英国施行《国家卫生服务法》，基本原则包括：为公民提供免费医疗服务、卫生服务经费全部由国家税收支出、根据患者需要进行治疗，从而保证卫生服务的公平性。近年来，英国政府积极围绕政府职能和角色转变，把原国有的公立医院组建成具有独立法人地位的医院托拉斯，从而保证对卫生服务体系的控制（图 4-4）。

根据 1990 年通过的《社区保健法案》，医院托拉斯的最高管理机构为董事会，负责制

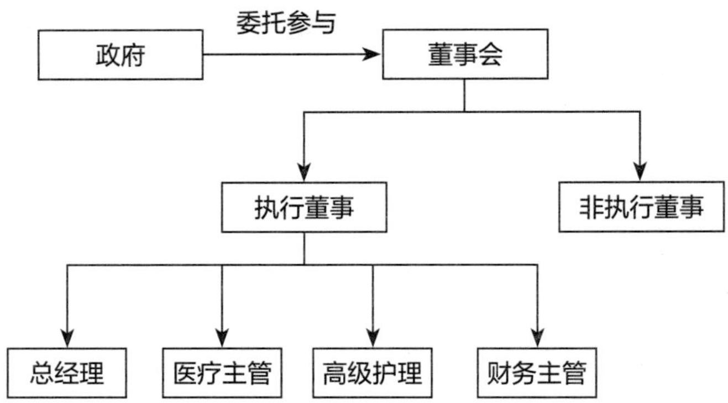

图4-4　董事会领导下的医院托拉斯（英国为例）

定医院的总体经营战略，监督医院运行，保证医院财务安全。政府委托代表参与医院托拉斯董事会的工作，并规定董事会必须有相关利益的代表。医院的董事会主席由卫生大臣直接任命或提名选拔，执行董事包括医院的总经理、医疗主管、高级护理主管和财务主管等，至少两名非执行董事来自地方社区，由地方卫生局任命，其他非执行董事由卫生大臣与董事会主席商议后任命，从组织上保证医院托拉斯的决策能够体现政府的导向作用，反映社会公众的利益。在人事管理方面，医院托拉斯有较大的自主权。董事会直接管理医院的医师，医院管理者领导医师以外的组织，医院的经营与管理问题通常是由医师组成的代表和管理者协商、解决。董事会对医院总经理采取短期可续约聘用合同，支持与绩效相关联的工资；医院的高层管理者按合同绩效目标考评后，支付报酬或终止合同。英国医院托拉斯实现了英国政府对医院管办职能的分离。相关政府机构不会在医院的微观运营方面进行行政干预，而是专注于对政策的研究、制度的制定及对医院的评价，政府从领导者变为监督者，医院的运营决策交董事会领导、院长以及职能机构组成决策和领导的体系。

（三）董事会领导下经理负责制

1985年，新加坡政府针对公立医院工作效率低下、员工缺乏积极性、医疗服务质量差等问题，实行了“重组计划”，将卫生部直属公立医院转为由私人有限公司管理，卫生部派人员参加公司董事会，原股权归国家卫生保健局（图4-5）。

在公司化条件下，医院的自主权扩大，并设置比较完备的公司治理结构，医院的社会责任与经营责任由公司董事会负责，董事会委派医院总监（院长）负责医院管理。政府只是医院的股东，对医院只拥有产权，医院拥有充分的自主权，有权雇佣自己的员工，安排自己的薪酬和决定资源的配置。医院仍每年接受政府提供的医疗服务补助，政府按病例进行补贴。政府成为行业间接监管主体，通过卫生部对医院进行指导。公立医院集团有自主

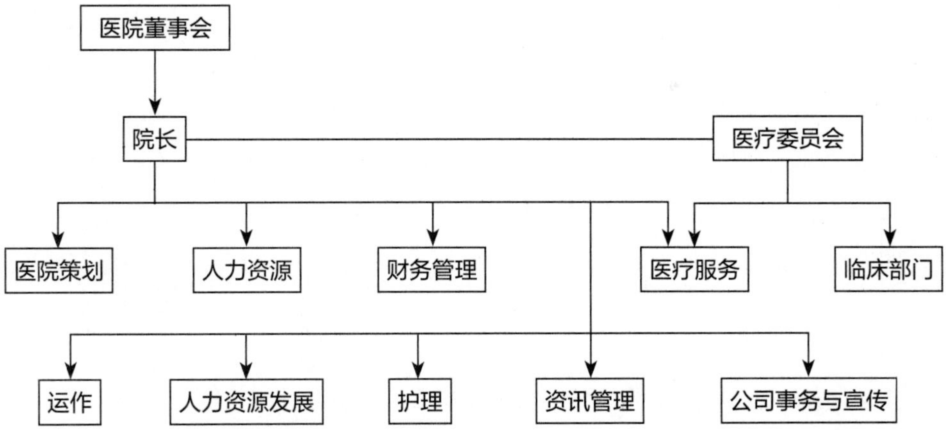

图4-5　董事会领导下经理负责制（新加坡为例）

经营的权利，成为相对独立的医院集团公司，即新加坡的医院托拉斯。医院董事会由政府的指定人员和其所有下属公司主席组成，董事会负责医院的重大事项的决策、未来发展方向、管理医院建设资金的支出等。董事会聘用执行总裁，一般由非医务人员的企业管理专家担任，下设医药委员会、医院筹划委员会，总裁下设运营总裁、财务总裁等，负责医院的运营和其他事务的管理。公司化改革增强了医院自主性，提高了运行效率和管理效能。

（四）董事会领导下的“三长”负责制

德国是世界上最早建立社会医疗保险制度的国家，其公立医院改革包括强化医院公益性、逐步引入市场自由竞争机制、明确公立医院权责主体并强化内部自治、不断提高医疗服务质量等一系列改革措施。

德国的医院领导体制的最大特点是设行政院长、医疗院长和护理院长“三驾马车式”结构。其行政管理机构比较简单，没有过多层次。一般情况是医院都设有董事会，行政院长由董事会在全院进行考核绩效后决定任命，主要负责行政管理，具体包括人力资源管理、财务管理、信息管理、训练管理。这四个部门也各自独立，直接受院长领导。医院行政管理与医疗业务管理相对独立。通常科主任在业务建设和科室管理上有较大的权力。医院的管理人员都是专业从事管理的人员，不会去干涉科主任的业务工作。他们互相配合，各自有工作侧重点，医院管理井然有序（图4-6）。2007年，德国开展公立医院法人治理改革，改革后的公立医院治理结构主要呈现以下特点：一是在实行医院自治，将私营企业的管理方式引进到公立医院的经营管理上来，将公立医院按照公司的组织结构重新组建，成为一个独立的法人实体。德国公立医院都是非营利医院，不用缴纳公司所得税，但其所有盈余必须重新投入到公司建设和运营上，不能随意进行分配。为了分担运营风险，公司还可以成立了一些营利性的附属子公司，这些公司必须照章纳税。二是实现了医疗服务购买者与医院（提供者）分离，引进签约化的合同关系，给予医院保留经营利润或盈余。政府支付医生固定薪酬，允许私人行医。在服务范围、人员任用和财务上，给予医院自主的权利，并实行双重筹资机制和诊断相关群组的补偿办法，保留医院营利的权力。德国有着全国统一的医疗服务价格。此外，公立医院的院长下设人力资源管理、财务管理、信息管理和训练管理四个部分，其相互各自独立且直接接受院长领导，这样有利于公立医院的管理工作更加规范化和科学化。

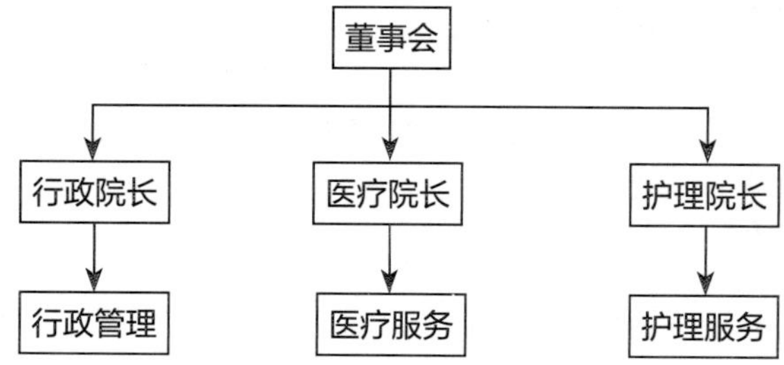

图4-6　董事会领导下的“三长”负责制（德国为例）

（五）监事会、院长、董事会三层治理模式

法国公立医院属于福利事业单位，相关职员为公务员。政府参与公立医院人、财、物的直接管理：对公立医院的收费标准直接干预；医院等级注册、床位增减、大型设备购置都必须经卫生行政部门批准；由政府支持医生的固定薪酬，医生可以私人行医但有数量限制；政府依据医疗活动量向公立医院提供财政支持（图 4-7）。

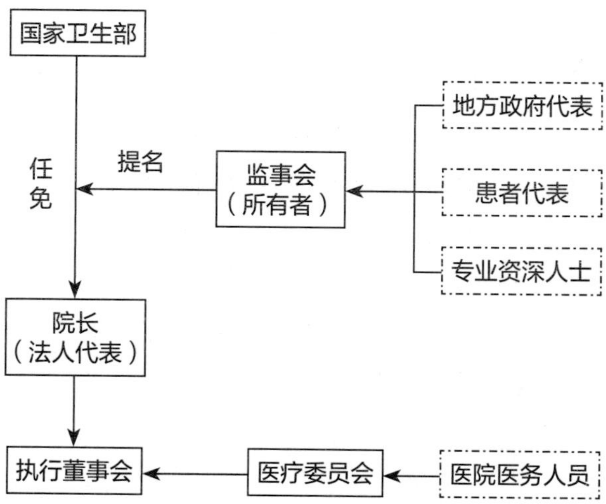

图4-7　监事会、院长、董事会三层治理模式（法国为例）

法国公立医院行政院长的任命和解聘由国家卫生部门决定，由专门毕业于医院行政管理学院的高级管理人员担任。医院医疗委员为决策机构，院内的专科发展及科室负责人任命等方面需取得医疗委员会支持。政府要求医院与大区卫生局签订绩效考核合同，为医院设定 3 ~ 5 年发展目标和任务，从而明确医院活动的战略规划，制定医疗服务质量安全的改善目标和医疗设备支出的预算目标。合同作为对医院院长的考核依据，合同完成度与医院所能获得的政府财政拨款相关联。医院内部实行董事会制，主要职责包括制定医院规划、与大区卫生局建立协商协调机制、制定医疗业务发展计划、制定财务收支策略和任命大科室主任。院长负责医院全面工作，设有院务委员会、医疗咨询委员会、急诊医疗委员会等非常设机构帮助院长进行协调监督。医院经费主要来自社保组织和公共就近补助，医院有充分的使用支配权。

（六）独立行政法人国立医疗机构制度

日本公立医院实行独立行政法人日本国立医疗机构制度，核心宗旨是：在政府出资者身份不变的情况下，将日本国立医院转变成真正的法人，使独立行政法人日本国立医疗机构真正成为自主经营、自负盈亏的法人。政府对其具体业务管理减少干预，对其监管主要依靠运营评价、预算控制和目标管理等，依法行使剩余价值的索取权和管理人员的选举权。医院获得独立经营的人、财、物的权力。政府对日本国立医疗机构主要采用定额定向津贴形式的财政补助。日本国立医院设有院长、事务长、护理部长、诊疗部长等。日本国立医院的院长一般通过两种方式产生：一是选举制，由职员投票选拔，再由上级主管部门正式委任；二是任命制，由上级主管部门直接委派。院长是医院的象征和管理者，必须为医师，除从事本专业外，负责医院全面工作和大政方针。日本国立医院的事务长由上级主管部门任命，负责医院内部具体经营管理，全权负责医院日常管理人员。日本独立行政法人日本国立医疗机构制度的推行使得医院能够适应市场竞争，并发挥债权人对其内部治理的约束，提高成本效率（图 4-8）。

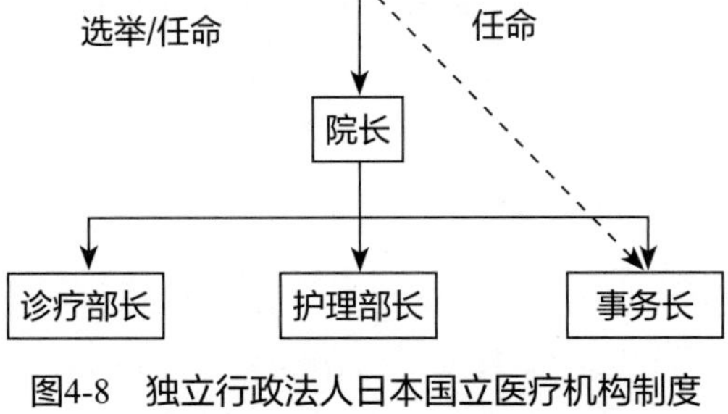

图4-8 独立行政法人日本国立医疗机构制度

第三节　公立医院治理结构存在的问题

一、领导班子治理结构方面

（一）科学民主的治理结构尚需健全

1. 对党委领导下的院长负责制的认识不到位　一方面重要性认识不足。认为党委只需要发挥支持保障作用的惯性思维有待纠正。未能正确认识公立医院是以政府投资为主体的二类事业单位，在党和政府推进健康中国建设中发挥着主要作用，只有坚持党委领导下的院长负责制，才能将公立医院打造成为党为人民服务的窗口，确保党和政府各项举措“最后一公里”落地有效。另一方面必要性认识不足。长期以来“技术崇拜”的固定思维将公立医院治理禁锢在技术进步、效率提升、质量安全等生物学和物质性特征中，对公立医院开放性、复杂性、系统性等社会性特征认识不足，导致在优化资源分配、矛盾化解、激励相容等方面缺乏手段和动力。未能认识到公立医院是“大基层、小社会”，只有充分发挥中国共产党领导这个制度优势，综合施策，才能将大型公立医院的公益性和人民性、政治性和导向性统一起来，才能更好地化解矛盾、推动改革发展稳定。

2. 对党委领导下的院长负责制执行尚不到位　一方面简单执行为党委领导就是党委书记领导、院长负责就是院长“首长负责制”或是“院长书记对调换位、简单的权力再分配”。这本质上是未能意识到与院长负责制相比，新的治理机制调整了领导结构，将党委作用从“推动保障”调整为“把方向、管大局、作决策、促改革、保落实”，强调将党的建设融入医院治理的全过程。在机制上，突出党委领导下的民主管理和科学决策，党委书记作为召集者，通过提出研究议题，组织党委会研究制定各项制度去推动内部管理。在目标考核上，从关注效率过渡到强调公益性和运行效率统一起来。党委领导下的院长负责制是党和政府对公立医院治理的宏观层面和原则性要求，但是实践中还需要结合实际，在与院长负责制的实践比较中，不断深化认知。另一方面教条开展为“党委只领导而不负责、院长只有负责没有领导”，简单地将党政领导关系理解为重大事项先后研究的关系，未能建立集体领导与分工负责的机制保障。在决策上，对于明确由党管的事项（意识形态、文化宣传、干部人才、外事、纪律监督、涉及医院改革和战略等重大决策事项）直接提交党委会集体研究决策。对于推动医院医疗、教学、科研、行政管理等方面事项及落实党委决策工作中需要创造性执行的工作，由院长办公会研究决策并推动执行。在执行上，明确由党管的事项，党委也需要督促执行落实，而对于其他院务事项，党委作为监督者参与执行。院长办公会及医院各行政职能部门是落实院党委、行政各项决策事项的重要力量，体现管理者职业化水平和破除难题的能力。

3. 决策保障机制尚未健全

（1）落实集体领导和个人分工负责出现偏差。未能把握好重大问题和日常工作的界限，本该由党委集体讨论决定的问题由分管领导直接处理，或者将所有的工作包括日常工作不分轻重、事无巨细地在党委会上集体讨论研究。出现了两种倾向，即名为集体负责实际无人负责的倾向，名为集体领导实为个人或少数人说了算的倾向。议事规则和决策程序不合理，将所有工作全部先提交院长办公会讨论，再提交党委会审议。

（2）党委会、院长办公会决策缺乏会前研究机制。由于缺乏前期的党委专题研究、行政专题研究、学科发展问题调研等刚性要求，导致领导班子对底数情况掌握不清楚，对情况判断不准确，对问题矛盾不敏感。但也须注意规范会前专题会的目标任务、参会人员、实现清单等，避免出现专题会范围盲目扩大至全体班子，避免出现用专题会代替院长办公会、党委会等情况。

（3）专家委员会作用发挥受限。一方面专家委员会设置不够健全。有预算管理委员会、医疗质量管理委员会、病案管理委员会等，却没有教育、科技、人才等板块的委员会以及经济、内部控制、安全生产等专家委员会。另一方面，专家委员会在医院内部治理结构的位置较为模糊，虽然医院成立了若干专家委员会，但这些专家委员会与医院决策会议、职能部门、职工代表大会等治理主体之间的层级从属关系不清晰。同时，对专家委员会作用发挥路径不够清晰，对专家委员会工作形式、工作内容、工作规则缺乏刚性要求。

（二）科学化职业化的班子结构有待完善

1. 对领导班子选拔缺乏标准　医疗卫生行业是技术密集型行业，强调专业知识、技能要求、技能应用等，对医护技等医疗板块以及科研、教学、后勤、运营等功能板块的人员选聘都有严格的职业准入标准，确保行业的整体职业化素质。然而在领导班子行政化的选人用人考核中，却缺乏科学的职业准入标准。技术崇拜和干部管理的思维长期固化，政府普遍认为医院领导班子须为技术型专家，一定程度上影响了医院领导班子的科学选拔工作。

2. 领导班子来源渠道有限　一方面当前我国大型公立医院多具有行政级别，其领导班子主要是由政府组织部门严格按照干部选拔任用的流程进行遴选并直接任命。在进一步拓宽选人视野，引进竞争机制，探索公开选拔等渠道上存在不足，这在一定程度上也阻碍了管理队伍的职业化进程。另一方面由于大型公立医院领导班子的岗位特殊性和工作专业性，以及属地化管理限制，政府缺乏充分的人才培育意识，相关专业人才储备工作不足。在为公立医院选拔主要负责人、配全领导班子成员时，往往无法兼顾事业单位干部管理的一般规律和医疗卫生专业机构治理的特殊要求。

3. 领导班子内部结构不合理 一方面，多元化的领导班子结构有待形成。大型公立医院复杂的管理结构、功能结构以及各内部利益相关者复杂的利益诉求，决定医院领导班子结构还需要与实际运行情况科学匹配。然而，大型公立医院领导班子往往出现配置失衡，比如公立医院领导班子专业失衡、年龄失衡、性别失衡以及经验失衡等现象，不利于医院内部团结。在集体决策时很容易出现内部人控制及道德风险，以及资源分配不均的现象。另一方面，科学分工制衡的分工结构有待优化。出现分工错配，不注重医院各功能板块的协同性的现象，比较典型的是将医务、护理分开分管，将组织、人才分开分管，将科技、教育分开分管，将后勤、安保分开分管，将工会、保健部门分开分管等。制衡不足，未能将审计、财务分开分管，未能将保障、采购分开分管，未能将考核、分配分开分管等，容易出现内部人控制和道德风险。

（三）合理明确的支撑机制亟须健全

1. 机制安排尚不能适应党委领导下的院长负责制 一方面党委书记、院长协商合作缺乏制度保障。由于党委领导与院长负责在工作理念、思维方式、目标步骤、工作配合等方面存在差异。当前多依靠个人的素质和修养，协商效果受个体差异影响较大，如以私下沟通、非正式沟通、签批沟通等形式取代工作协商，缺乏对决策争议的处置机制，或者如未能体现党委牵头的协商沟通机制，无法对领导班子行为进行约束，进一步影响党委会决策的效率性和科学民主性，无法发挥党委领导下院长负责制的作用。另一方面未能旗帜鲜明地明确公立医院虽然有两个主要负责人（其中院长担任法人），但是领导班子只有一个班长，即党委书记。缺乏应对院长和党委书记的思想不统一，相互扯皮、推诿、掣肘，甚至决策延迟等影响党政协同的情况的结构化安排。

2. 中层机构设置落后于党委领导下的院长负责制 一方面表现为医院党办、院办分设，两套机要系统、审批系统等，造成了医院内部信息整合不足，不利于党委的统一领导。缺乏专门的党务管理部门和专职人员，党务部门与文化管理职能割裂。人力资源部门尚未覆盖党管干部、党管人才的职能，对诸如学风、行风等关键问题缺乏组织和机制保障。另一方面缺乏有利于党政协同的会议结构。比如党的会议（包括党委会、纪委会议、党委专题会议、党委民主生活会、党群工作会议）、行政会议（院长办公会、行政专题会、行政查房会议、科教工作例会）、学术会议、教职工代表大会等的功能定位、议事规则、协作关系界定不清晰，比较典型的就是简单化地将所有工作全部先提交院长办公会讨论，再提交党委会审议。

3. 班子权力约束结构不健全 一是缺乏有力的纪委外部监督。目前公立医院纪委均是在党委领导下工作，相关纪律监督部门为医院内设机构，纪委书记为医院党委班子成员，并参与医院班子分工，往往除了分管纪律监督，还会分管工群组织等。医院纪律板块工作人员多为内部选拔，知识结构有限，懂纪律的不懂医疗，懂医疗的不懂纪律。由于缺少有力的外部监督结构和专业队伍安排，导致医院内设纪委对领导班子不敢监督、不会监督、不愿监督。二是医院领导班子的一些决策基于不利于医院长远发展的意见。另一方面缺乏科学的领导班子激励问责机制。三是由于大型公立医院领导层较为稳定且管理绩效具有长期性，但是地方政府主管变动调整频繁，这往往造成在医院领导干部选拔上比较短视，相关考核管理机制失效，导致医院领导层本身的结果质量较差。

二、中层管理组织治理结构方面

（一）组织架构无法满足现代医院的功能要求

1. 注重行政职能，忽视党务党建类组织结构。重行政轻党建，重业务轻党务具有普遍性，尤其是缺乏系统化、规范化的公立医院内部党组织架构。医院党支部、党总支存在超过标准的现象，跨专科、职能部门共同成立党支部，不利于推动科室内部党建工作；落实将支部建在“连上”有待推进，临床科室负责人中的党员担任党支部书记，支部书记中临床科室负责人的比例不高，不利于建立体现集体决策的科务管理小组；党务干部队伍能力和素质有待提升，在工作推动上存在党务干部能力欠缺、作用发挥不够，在党建工作方法上存在创新不多、吸引力不强等问题。

2. 注重医疗职能，忽视运行发展类组织结构。主要表现为重业务轻管理，重技术轻改革，往往只关注技术创新和效率提升，未能意识到“体系创新”是“技术创新”的基础和保障。比如缺少具有独立经济管理的部门，从事经济管理的人员的专业层次低，经济管理的职能通常下放到财务部门，财务部门既要财务核算又要财务管理，容易滋生事权、财权和风险、管理作用无法发挥、成本失控等问题。比如缺少对外合作交流的部门，将对外发展局限在医联体、专科联盟等医务合作，在推动“医教研＋企产投”合作，统筹协调各类机制谋发展上缺乏专责专人，导致相关工作存在各部门单打独斗的情况，以及信息不畅，产业链贯通不顺，无法形成合力等问题。

3. 注重当下职能，忽视主动谋长远组织结构。表现为医院发展规划、学科布局、人才培育、资源统筹呈现出“带着做”的特点，更多的管理主要是为了应付检查，导致医院组织结构缺乏针对性和长远性。如制定医院中长期发展规划、学科考核的职能由医院办公室负责。科技部门只注重科技项目的组织申报和激励奖惩，忽视了临床研究项目需要起步培育以及学风管理。人事部门只注重高层次人才的引进及现有人才的分级分类管理，忽视了优秀青年人才的综合培养以及人才发展差异性的支持。

（二）内设机构无法适应医院发展的要求

1. 部门“三定”方案有待完善　一方面传统医院管理中为了强化集中管理、提高运行效率，往往将相近职能进行合并，比如医务部门同时负责医疗行为管理、信访管理、质量管理，出现裁判员和运动员是同一个部门的问题，导致监督失效；科教处同时负责科技、转化、住院医师规范化培训、进修、教研室管理、博士后、师资等，机构臃肿，缺乏进一步细化分工。另一方面部门内部为了提高沟通效率，规避分工矛盾，往往不再细分，在医院层面形成“院、部”两级，在科室层面形成“科、组”两级，导致管理跨度过大，容易造成内部权责分工的不协调、不平衡。如医院医务部门共4位负责人，30位工作人员，共同承担着医疗运行管理、医疗纠纷处置、器官移植、医疗安全管理、医疗技术发展等工作，但却未明确划分医疗技术科、医疗运行科、住院管理中心、医患沟通科、医疗安全科等，导致相关人员职责不明确、工作范围不清晰。医院普外科共3位负责人，负责6个病区，覆盖了从甲状腺、食管、胃肠、肝脏、胰腺、结直肠等专科诊疗服务，但未能按照学科发展需要，拓宽思路，开展亚专科建设或医疗组建设。

2. 组织架构适应性不足　一方面公立医院组织架构来源上级主管部门规定，特别是职能部门的设置更是需要经过政府部门审批同意，依据的文件仍是1978年卫生部发布的《综合医院组织编制原则（试行草案）》，呈现典型的“行政集中化模式”，按照从形式核定到自主设置、总量控制的变迁逻辑。这一内设机构管理模式在医院建设发展初期有助于加强管理、提高运行效率，但是随着医院功能定位、规模扩大等内外部变化，政府对大型公立医院内设机构设置管理放权不足，僵化的组织架构已经成为影响发展的重要因素。另一方面公立医院本身对内设机构的适应性演化探索不足。随着医院人员规模越大，行政职能部门配置的人员数量就越多，人均管理幅度也越大，通过单一地增加工作人员对职能部门履职管理的边际影响逐渐减小，有待通过新设、拆分或整合等方式调整行政职能部门的设置，进一步顺应不同阶段的改革导向与要求，在“瘦身”和“强身”、合理化和集约化之间寻找平衡。

3. 组织架构创新性不足

（1）在运行管理板块。比如传统的财务管理已经无法满足医院经济运行管理的需要，需要更加注重医保监管、成本核算、预算管理以及对科室经济运行的支持支撑。

（2）在医务管理板块。更高水平的医技学科发展需要、更加精细化的病案质控、更加穿透的药品耗材使用行为监管的政策需要体现了传统医务管理工作内涵的缺失，有必要通过内设机构调整，对相应职能进行剥离重组，充分确保各项政策要求落地。

（3）在科教管理板块。比如研究型医院的临床诊疗不再满足于以现有技术手段治疗疾病，而更注重于通过技术创新推动临床诊疗水平持续提升，成立临床研究中心、多学科诊疗中心、生物样本中心、成果转化中心、大数据管理中心等。创新打造扁平化、开放共享式、平台型职能机构成为发展趋势。

（三）内设机构运行机制无法满足治理需要

1. 跨部门协作不畅

（1）各个部门在协作过程中往往只关注本部门利益、工作重点和部门发展需求，缺乏对整体目标的认识和理解。各部门虽然能够高效完成职责范围内常规工作，但是对于医院安全生产、综合医改、高质量发展等综合性、跨部门的专项工作缺乏执行合力，往往局限在任务分工中，缺乏统筹力度。

（2）部门集群尚未形成。如医务部门集群包括医务处、门诊部、急诊中心、医技部、护理部等。在开展医疗纠纷防范化解治理工作中，要发挥医务部门集群的作用，抓好门诊、急诊、医技等窗口部门服务，紧盯医务部门对行为规范、诊疗制度的管理，强化行风部门对纪律行为监管，完善绩效考核部门指标结构，围绕部门集群管理打出一套治理组合拳。

（3）议事协调机构功能发挥参差不齐。如博士后管理领导小组、DRG 支付方式改革工作领导小组、学科发展领导小组等关乎医院运行发展的议事机构得到重视，并成为新的潜在履职中心，而对于膳食领导小组、网络安全领导小组、档案管理领导小组等可能甚至小组工作会议都未能常规召开，仅仅是应付上级检查而成立的，领导小组的工作范围、作用发挥、运行机制不够健全。

2. 未能形成科学的分权结构和制衡机制

（1）权责分工不科学，归口管理不足。比如人力资源部门只管招聘、职称、工资、考勤、档案管理及人才引进等，但是不管人才评价、博士后管理、科主任考核等。门诊部门只管门诊医师排班坐诊、门诊患者管理等，但是不管门诊纠纷处置和满意度评价。比如物资采购部门既要管理招投标，又要负责耗材供应管理配送。科技部门既要管理科研项目、转化应用，又要负责各类平台实验室运行、安全管理等。由于在权责分工上未能将资源内容运用按照大类集中，导致职能部门无法最大程度地发挥资源的效能。

（2）权力制衡不合理，导致履职寻租风险。比如人员管理中，未能把任用管理与考核管理分开，未能把考核管理与激励管理分开；在财务管理中，未能把资金管理与资产管理分开，未能把现金管理与账目管理分开，未能把实物管理与账目管理分开；在物资管理中，未能把出库岗位与入库岗位分设；在设备采购配置时，未能将采购论证、招标管理、验收评价分开。由于内设机构职责权力未能在运用过程中按段分开，导致无法实现下一环节活动的承担部门对上一环节活动的有效性和合规性进行评价和检验，使上一环节的活动承担者将无效的、违规的活动延续下去，致使在履责中易于出现寻租或腐败风险。

3. 监督考核作用不足

（1）职能部门考核乏力。普遍存在“职能部门只要保持正常运转就可以”的思想，导致职能部门考核评价没有发挥有效的引导作用。职能部考评指标都是由上级部门下达的医院考核指标分解而来，职能部门考核的关键指标并没有与医院战略进行有效关联。出现了过度重视医院领导和核心部门考评意见，而忽视了直接服务对象考评意见的现象。

（2）部门履责监管乏力。医院监督工作在一定程度上存在依靠纪委“包打天下”情况，组织、人事、审计等职能部门业务工作有待强化，且在协同发挥监督合力上动力不足。内部控制体系不健全，院务事项审核审批流程混乱、管理风险得不到控制。督查督办体系尚未健全，成为对职能部门行政履职监管力量结构的重要缺口，影响各类决策的高效执行与落地。

三、临床科室运行治理结构方面

（一）权力结构集中，民主管理机制有待健全

1. 科主任负责制下的决策科学性风险　科主任负责制是院长“一元制”在科室层面的体现，科主任对科室内部管理具有绝对的话语权。在缺乏科学的分权约束机制下，科主任的内部人控制现象逐渐显现，出现公共权力“部门化”、集体权力“个人化”现象。比如科室塌方式腐败，背后的原因在于科主任控制了包括床位分配，招生计划，行政和学术任职，门诊、手术安排，技术装备，实验室条件配备，甚至是课题评审，文章署名，研究生留院等有形的、无形的资源。

2. 科室内部民主管理与科务公开问题　当前，医院层面执行院党委领导下的院长负责制，强调党委的集体领导，而科室层面尚未建立科务管理小组运行机制，科室重要事项、重要工作安排、重大项目安排和资金使用等分配使用仍然为科主任“一言堂”。科室层面需要进一步通过民主管理，确保员工的参与权和监督权得到保障；而科务公开则可以提高工作的透明度和公正性，增强监督力度。两者共同作用于科室管理，有助于促进科室和谐稳定、提高工作效率和医疗服务质量。

（二）组织结构僵化，无法适应学科发展需要

1. 专科合作与学科细分分化严重　当前，医疗服务模式正在逐步从治疗手段为中心过渡到以脏器为中心，过渡到以疾病为中心。传统基于专科设备和症状鉴别诊断的专科服务已经无法满足现实发展和服务需求，公立医院需要积极响应这一趋势，打破既有的

科室格局和默认的协作机制，设立以疾病种类为导向的综合医疗中心。亚专科建设是公立医院学科发展的重要趋势，也是学科精细化发展的重要体现，通过推动大型公立医院内部亚专科的建设，实现细分赛道，有助于提高医生的专业技能水平，提高疾病诊断和治疗的精准度，为患者提供更优质、更高效的医疗服务。比如心血管内科可以细分为冠心病亚专科、心律失常亚专科、高血压亚专科等。

2. 医疗组治理结构有待进一步探索　医疗组是现代医院管理的重要组织单元，是医院的基本医疗责任单位，其医疗质量、医疗效率、医疗安全和规范服务能力是医院整体医疗水平的具体表现，当前，随着越来越多的大型综合医院试行医疗组，如何健全医疗组治理结构，完善治理机制成为推动医院高质量发展的重要抓手。一方面要规范医疗组的架构安排，包括规范医疗组设置，医疗组长任职条件、职责、任免程序，医疗组考核管理、绩效分配方案等。另一方面，要确保医疗组作为基础单元的功能，包括核算到医疗组、医疗质量到医疗组、安全生产到医疗组、科教工作到医疗组、荣誉激励到医疗组等。

（三）支持结构失衡，运行秩序环境有待优化

1. 科室自组织运行的体系不够健全　科室自组织的良好、长久发展需要健全、完善的体系作为基础。然而，目前公立医院科室自组织运行内部生态体系不健全。比如部分科室能够结合医院制度规范、部门运行机制对内部管理作出适应性调整，进一步健全科室管理制度和院科沟通协调机制。但是有些科室则是主要依据医院和职能部门的指示开展工作，缺乏围绕科室实际谋求发展的主动性。部分科室能够积极主动对标找差，提出适合于科室整体发展和亚专科建设的路径和规划，并向医院提出支持需求，但是有些科室则完全依赖医院职能部门的规划统筹支持。

2. 院科两级管理的权力运行失衡　从院科两级来看，医院及职能部门在参与科室内部治理过程中，主要以授权为主，主要表现为对科室发展的核心问题具有决定作用，管理上有过多的直接干预，导致科室在院科共同治理中处于被动地位。由此导致，一方面，财务分配、人才帽子、科教资源等关键权力把控在医院层面或职能部门，科室往往只是充当办事员，自主空间不足。另一方面，科室只负责提供医疗服务、产出论文、竞争“帽子”等，而发生的医疗纠纷、学风问题、人才引进培养成本分摊等问题全部交由医院职能部门负责或“兜底”，缺乏科学的风险分担机制。

3. 科室自组织运行的政策保障不够健全　科室自组织的运行发展是对院科两级管理的进一步的强化，强调医院层面和部门层面充分发挥引导和政策支持的功能，通过实施各项有利政策与措施，促进科室在既定规则内高效运行。然而医院往往漠视科室的内部治理或运行规则，着重开展结果导向的绩效考核，对具有支持性、激励性、孵化性的过程性管理关注不足，政策不够，往往导致科室发展只注重医疗质量、技术进步、患者满意度

等与考核、问责、荣誉等相关的事项，对于人才梯队管理、专科门诊住院管理、安全生产管理等缺乏关注，对科室可持续发展存在短视和管理不足。

第四节　公立医院治理结构科学化的路径

一、充分认识推动公立医院治理结构科学化的重要意义

（一）公立医院治理结构科学化的重要性

1. **治理结构科学化是健全现代医院管理制度的前提和基础**　现代医院管理制度是医院治理体系和治理能力的总称，具体包括医院内部的组织机构、政策制度，以及运用政策制度管理医院履行功能使命的效能、生产经营提供的公共服务产品的质量等。而由领导班子结构、中层组织架构、学科治理结构以及监督执行结构等组成的医院治理结构是医院“大厦”的地基，影响着治理现代化的总体进程。治理结构本身具有基础性、支撑性、引领性的重要作用，抓住治理结构，就抓住了建立现代医院管理制度的“牛鼻子”，是深化医改的微观领域，同时也是社会基层治理的微言大义，对此加以研究具有实践意义和现实作用。

2. **治理结构科学化是深化医药卫生体制改革的重要支撑**　持续深化医药卫生体制改革需要公立医院科学的治理结构做支撑。以“三医”（医疗、医保、医药）联动为核心的三明医改模式是当前我国深化医药卫生体制改革的重要策略。其中“联动”的含义在于要形成医疗卫生体制中不同利益相关群体之间相互制约、平衡的机制，促进有序竞争机制的形成，提高医疗卫生运行效率、服务水平和质量，而公立医院是推动并实现“三医”联动的重要载体。作为医疗服务体系的主力军，公立医院治理结构的科学化对于实现“三医”的协同发展和治理具有关键作用。通过优化公立医院治理结构，可以更好地协调医保、医疗、医药之间的关系，提高医疗服务的整体效率和质量，满足人民群众日益增长的医疗卫生需求。

3. **治理结构科学化是推动公立医院高质量发展的必由路径**　1949 年后，我国卫生事业取得了长足发展，公立医院在规模发展、学科建设、管理运行水平等方面实现快速发展。自新医改以来，党和政府聚焦公立医院的公益属性，针对看病难、看病贵的问题以及医院药品耗材加成、逐利倾向、贪腐等问题，聚力实施发展性治理组合拳，着力破

除体制机制性问题，为推动公立医院实现高质量发展形成了良好的外部治理环境。然而，改革开放以来的快速发展，也让医院在管理运行、学科治理、精益运营、文化建设、后勤管理等领域积累了大量有待破除的问题，迫切需要从治理结构的角度，分析系统性原因并对结构加以优化调整。

（二）公立医院治理结构科学化的紧迫性

1. 科学化的治理结构关系到公立医院长远发展稳定 本质上，一切医院治理问题都处于“结构”中，医院越大，利益主体、功能结构、动力机制、价值体系等越复杂，解决运行发展中出现的各类问题的困难越大。构建科学化的治理结构就是不能“头疼医头，脚疼医脚”，要回到医院运行最初的基本结构中去，解决基础性、影响长远的问题。当前除了员工个人作风问题和目标价值观问题外，公立医院运行发展中出现的诸如质量问题、安全问题、效率问题、贪腐问题，大多可以归因到医院内部存在权责结构不对等、分工结构不科学、执行监督结构乏力等方面。

2. 科学化的治理结构关系到公立医院落实功能使命 维护公益性、调动积极性、保障可持续是公立医院改革的既定政策目标。其中公益性是公立医院的本质属性，需要从公立医院结构设计、功能定位、发展目标、制度体系等方面进行基础性结构安排，将坚持和加强党对公立医院的全面领导落实到医院改革发展的全方位各环节，确保公立医院能够始终坚持以人民健康为中心，提供高质量、可及的医疗服务。调动医务人员的积极性需要更加注重发挥医务人员在医院运行管理的主人翁作用，通过强化党委领导下的院长负责制，构建出更加民主、更加公平、更有活力、更有前景的医务人员成长发展环境，从而进一步激发医务人员干事创业的内生动力。保障医院可持续，就是要更加注重医院作为二类事业单位，兼具经济主体的发展要求，在目标体系、组织架构、运行管理、监督考核等结构性设计上要更加注重经济运行，推动医院管理向规范化、精细化、科学化方向发展，提高医院的管理水平和运营效率。

3. 科学化的治理结构关系到健康领域中国式现代化进程 公立医院作为我国医疗服务体系的主体，在实施健康中国，推动实现2035医疗现代化的进程中，担负着医学人才培养、医学知识和技术创新、医疗服务、医学文化传承与创新等功能，是引领我国医学发展、满足人民群众卫生健康需求、参与国际竞争的主要力量。只有建立科学化的治理结构，打破内部人控制，避免道德风险，实现公立医院“身体壮”“听指挥”，才能卓有成效推动公立医院从规模扩张转向提质增效，运行模式从粗放管理转向精细化管理，资源配置从注重物质要素转向更加注重人才技术要素，不断提升医院的核心竞争力，为患者提供更加优质、高效的医疗服务。

二、充分发挥党委在医院治理结构中的核心作用

（一）构建专业合理的班子结构

1. 健全党务行政结构

（1）大型公立医院应实行党委书记和院长分设，如院长是中共党员，应同时担任党委副书记，并根据工作需要设立专职党委副书记，确保专心专责抓党建。

（2）强化党委行政班子成员双向进入、交叉任职。医院党委班子成员按照章程进入医院行政管理班子。同时如医院管理层副职领导（副院长、总会计师等）是中共党员的，应以党委委员的身份进入党委班子，确保实现党政共同负责，巩固党组织的政治核心作用，确保医院正确的发展方向。

（3）纪委书记进入班子并排名靠前，持续强化纪检监督一体化，发挥对班子履责的重要监督作用，强化对各级领导干部及党员的监督问责。

2. 改善班子专业素质结构 一方面要明确班子素质要求，党委书记应具有较强的政治能力、统筹能力、破除复杂问题能力和驾驭统筹能力。院长应具有较强的执行能力、抓运行能力。其他班子成员在医疗管理、学科建设、教学科研、后勤管理、行政管理、经济运行等方面具有优势和强项要做到把专业的人、擅长的人配置到合理的班子岗位上，更好地把人才优势转化为发展优势。另一方面要丰富班子选拔配置标准。除了对素质能力的要求外，还需要考虑到医院内部复杂性特征，注重班子成员在性别结构、年龄结构、技术专业结构等方面的均衡，提高班子成员在医院员工和功能板块上的代表性，实现班子又博又专、搭配合理。

3. 调优班子成员分工结构 更加注重与个人能力、素质、专业的匹配以及权力结构的制衡。如医院行政院长推动落实院党委决策部署，抓考核，抓效率；医务院长推动全院医院质量安全，分管医疗、质管、医技、公共卫生、医院感染等；后勤院长推动平台化管理，负责安全生产、护理管理、药品管理等；而纪委书记作为班子成员，应只分管纪律监督、行风管理，不参与其他业务分工，不临时主持单位工作，充分确保专司其职。

（二）构建科学民主的决策结构

1. 明确公立医院决策主体结构 一方面明确党委集体领导在医院重大决策中的核心作用。建立彰显党的全面领导的决策议事规则，依托医院党委会，在人才培养、激励考评、改革发展以及各类“三重一大”决策事项中充分发挥院党委集体决策作用；要落实分工负责制，维护好院长作为医院运营管理的第一责任人，在医院党委领导下，全面负责医

院医疗、教学、科研、行政管理工作，依托院长办公会，研究具体决策和推动执行具体事项。

2. **推动专家委员会进入决策结构**　推动从专家治学向专家治院转变，进一步丰富各类专家委员会功能结构，发挥其对医院运行发展的重要支撑作用。如参与决策类专家委员会，发展规划委员会、审计工作委员会等；提供技术论证的专家委员会，如医疗质量安全管理、学术委员会、药事管理等专业委员会；发挥技术咨询，确保科学决策的专家委员会，如伦理专家委员会、职称评审专家委员会、人才发展专家委员会等。制定委员会章程，明确专家委员会的人员要求、职责范围、议事规则、参与决策的方法路径等，并将专家委员会工作规则写入医院章程或议事规则中，将专家委员会进入决策结构从以往的“带着做”转变为“一定做，必须做”，成为制度性安排。

3. **完善高效决策的保障结构**　一方面要规范议事决策流程结构。明确对于提交党委会研究的事项需要先由牵头部门调查研究、征求意见，必要时外部对标找差学习；再由分管领导组织研究论证，进行补充完善；再组织召开党委专题会或行政专题会，党委书记或院长参加，分管领导及牵头部门，相关协同部门及其院领导参加共同审议。从此为党委会和院长办公会服务，在流程结构上确保医院领导亲自研究问题，帮助领导班子了解问题、协调问题、统筹问题，更好地在决策会议上决策。另一方面要规范议事决策的要素结构。包括提交党委会、院长办公会的材料要素，如研究制度应提交本体稿、汇报稿、征求意见结果、调查研究结果，党委会决策还需增加院长办公会研究结果及修改情况说明等。还包括会议研究的参会和流程规范。如党委会研究决策，注意应由牵头部门负责人汇报、分管领导作情况说明、协同部门发言、院领导从后往前依次发言、院长发言、党委书记发言等刚性要求，以此来确保决策的高效合理性。

（三）构建党委领导下的院长负责制支撑结构

1. **确保医院机要运行一体化**　就是要实现医院公文管理、印章、档案管理等机要工作党政一体化，避免出现党办、院办两套办公体系。在公文管理上，将党委、行政的上级收文合并管理，并按照“党委书记－院长－分管领导－责任部门和督办部门”的流程进行签批和承办，对于医院内各部门的请示报告则按照“责任部门－协同部门意见－分管领导－院长－党委书记”的流程进行审批，从而层层压实责任，督促履职尽责。在印章管理上，党委章、行政章、法人章（院长担任医院法人）均是对外代表医院且具有法律效力的公章，实行统一集中管理，并按照议事决策程序或审签程序进行登记使用。

2. **确保医院干部人才人事管理一体化**　一方面认识到公立医院干部人才工作的特殊性，强调科主任，学科带头人以及亚专科负责人，教研室、实验室负责人等干部和人才的双重属性，通过把医院的组织工作和人才工作统一起来，强化落实“党管干部”“党管人才”。另一方面，从医疗卫生行业特点出发，抓住职称评聘、荣誉评审、人才培养等在干部培育选拔中的重要作用，进一步明确党管干部人才的重要抓手，更好地发挥党管干部人才的作用。

3. 确保医院党务党建文化建设一体化 推动党建与文化深度交融与相互促进，更好地推动文化建设由无序走向有序、由低级有序走向高级有序，充分发挥文化为医院净化环境、明确目标、凝聚人心、促进稳定、推动发展的基础性背景性作用，为医院现代治理提供有力支撑。

4. 完善书记院长协商机制化 发挥书记办公会协商沟通作用，推动书记办公会从个人协商转向集体协商，从非正式协商转向制度化协商，从以个人为中心协商转向以党委为中心协商。一是在目的上，帮助书记和院长更透彻、更客观、更深入、更全面地了解并分析问题，支持书记和院长独立作出正确的判断并提出合理的建议，监督制约书记和院长在决策中紧紧围绕大局，围绕工作履职。二是在内容上，聚焦比较紧急的，比较核心的，需要小范围讨论的，保密的事项。三是在机制安排上，由议题相关职能部门负责人介绍基本情况、提出处理方案，重点说清楚议题重要性、必要性、可行性。分管领导提出做该方案的重要意义，介绍是否需要做该方案；纪委书记表态合规性、合法性和底线红线，解决能不能做问题；专职副书记表态有无道理，对医院运行发展的意义；然后再依次由院长和党委书记表态发言。

三、夯实运转高效的医院职能部门结构

（一）科学设置中层组织机构

1. 优化部门功能结构 对照公立医院高质量发展的要求，以中层机构设置为抓手，调整医院功能结构，注重将以前“带着做、偶尔做”的工作上升为常规工作和重要职能。一方面通过成立党委部门、发展规划部门、学风管理部门、绩效和运营部门、公共事业部门等，充分确保党和政府重视的工作有专责机构负责，并融入医院整体运行管理中。比如由于成立了发展规划部门，医院的学科建设、院区规划、公立医院综合改革、高质量发展等有了专业队伍在持续推进落实。比如在强化医院经济运行的背景下，只有通过挂牌成立运营部，组建专科运营助理，形成医院经济运营分析会机制等，才能将运营理念贯穿到科室管理、绩效考核、资源分配等医院各个治理板块中。另一方面更加重视部门职能结构优化，如传统医务部门已经无法满足医院质量安全管理、医技科室发展、医防融合等新要求，通过推动质量管理办公室独立设置、新组建医技部等形式强化具体职能落实，确保各项职能和政策要求落地落细。

2. 优化机关组织结构

（1）医院党务板块部门：包括党政协调部门、党务部门、组织人事部门、发展规划部门、国际合作部门、纪检监察部门、团委、工会、离退休及各类分党委等。

（2）医院业务板块部门：包括由医务、护理、医技、门（急）诊、医院感染、公共卫生等部门组成的医疗功能板块，由科技、平台实验室、临床研究中心、转化医学研究院等组成的科技板块，由住院医师规范化培训中心、博士后教育、继续医学教育、师资工作等组成的教育板块，以及药学服务、互联网医院服务等业务板块。

（3）医院运营板块部门：包括财务部门、运营部门、医保办公室、绩效办公室、公共事业部门、国际 / 特需医疗部门等。

（4）医院后勤板块部门：包括信息管理部门、总务部门、基建部门、医用物资保障部门、采购部门、安保部门等。

（5）监督板块部门：包括学风办、行风办、纪律监督部门、审计部门、内部控制部门等。

3. 优化学科治理结构　学科层面治理结构是医院治理结构的具体单元，需要充分遵循学科成长发展的规律，持续优化治理结构。比如普通外科作为独立科室，同时承担着普通外科的医、教、研多种职能。为此在科室、教研室、实验室配置等功能结构上应持续完善和配套，在科室的经济运行、文化建设、后勤管理甚至是智慧管理中要明确院科权力结构和治理机制。相关内容将在本书的其他章节具体介绍。

（二）完善跨部门协作结构

1. 将议事协调机构纳入治理结构　医院常规工作（如医疗质量、课题管理、住院医师规范化培训等）依靠常规科层组织即可完成，然而对于涉及跨部门的中心工作（如安全生产、综合医改、高水平医院建设等）则往往需要打破常规科层组织，以领导小组、指挥部、工作专班等形式进行功能结构重组，是在约束条件下应对中心工作、提高政策执行效率的科层再组织策略。比如成立安全生产工作领导小组，统筹推动医院医疗安全、生物安全、信息安全、消防安全、经济风险等，形成执行合力。比如成立三级公立医院绩效考核专班，重点监测的 55 项考核指标:《国务院办公厅关于加强三级公立医院绩效考核工作的意见》相关部门职责实现统一管理，专人跟踪，重点推进，强化对病例组合指数（case mix index，CMI）、新技术、节能降耗等重点工作的组织领导，及时总结经验，明确阶段目标，不断提升医院管理和医疗服务能力。

2. 科学设置医院议事协调机构　领导小组、指挥部、工作专班等是一种以完成专项治理任务为导向的，利用既有职能部门资源，通过抽调人员，促进组织协同运作进而实现政策执行的临时性组织，是政府、社会组织以及医院在打破既有科层结构，创新体制机制的常见做法。在医院治理中，需要科学分类设置议事协调机构。

（1）成立应急处置型机构：尤其强化医院医疗应急功能或紧急事件处置能力，如“新型冠状病毒感染疫情防治工作领导小组”“新型冠状病毒感染疫情防治专家工作组”“医院火情处置工作组”等。

（2）成立任务攻坚型机构：聚焦特定问题限时解决。如“高值医用耗材采购使用管理突出问题专项整治工作领导小组”“财务及内部价格管理自查自纠和整改落实领导小组”“档案标准化管理创建领导小组”“创建‘平安医院’领导小组”等。

（3）成立分工协作型机构：是推动医院中心工作落实的重要职能结构补充。如“高质量发展试点医院工作领导小组”“现代医院管理制度试点工作领导小组”“医保DRG付费方式改革工作领导小组”等。

（4）成立专业决策型机构：是辅助党委会、院长办公会议事决策的重要职能机构。如“医用物资采购领导小组”“集中采购药品管理工作小组”“博士后管理工作领导小组”“职称评审与聘任领导小组”等。

3. 优化调整部门职能集群功能 结合前文医院功能“板块”划分，在班子分工、规划发展、事项承办等层次形成医院部门职能集群结构。如强化“大科技”部门集群，明确由1位院领导分管“大科技”，有助于强化统筹协调，抓好责任分工。推动职能部门层面流动任职，如科技部门、平台管理部门、转化院、研究院等负责人交叉任职确保工作协同。强化工作联动，对于科技项目申报、重大实验室建设等事项中以“大科技”为主体承办，并结合具体情况明确牵头部门。如强化“大医务”部门集群，大型公立医院结合实际明确由1～2位院领导分管“大医务”，注重部门权责制衡的同时强化协同合作，1位院领导统筹分管医务部门、护理部门、门诊急诊部门，而另一位院领导分管质量管理部门、感染部门、公共卫生部门，确保集群中有分工，分工中有协作，最终形成推动医院整体医疗服务的合力。

（三）优化执行考核体系结构

1. 优化内部考核体系结构 医院中层机构高效运转有赖于建设结构合理、系统全面的考核体系。

（1）由质量管理办公室牵头的业务部门基础管理考核，突出医院质量安全管理，加强业务管理工作，及时发现并解决医院运行中出现的新情况新问题。

（2）由发展规划部门牵头推进的学科考核体系，强化对医院各级各类学科的差异化治理和结构优化。

（3）由党务部门牵头推进的医院党委书记述职评议工作，强化对基层党组织建设的考核评价，强化发挥党组织在推动政策执行、决策落地、民主管理等方面的作用。

（4）由组织人事部门牵头的科主任年度考核和任期责任制考核工作，突出履职评价，强化干部队伍建设，发挥考核评价导向、激励和监督作用。

2. 优化内部考核指标结构

（1）强化疑难危重的功能定位。如在业务科室薪酬分配结构中增加对科室CMI的考核，在职称评聘考核中增加对三四级手术、新技术等的应用考核。

（2）强调医疗立院，强调发展，体现公益性，更多地体现运行发展的平衡。如合理制定临床工作和科研工作的考核占比，优化调整业务部门综合考核指标项目、赋分方式、权重设置等，提高医疗指标分值占比，增加运营指标、内部声誉度指标等。

（3）更好地突出高质量发展的取向。强化高水平服务类指标考核，包括满意度、低风险组死亡率、均次费用、切口感染率等指标。强化安全生产考核，建立安全生产专项评价体系及荣誉体系，纳入基础管理考核和一票否决机制。

（4）科学处理好考核指标关系结构。平衡处理“国考”指标与医保及其他考核体系之间的冲突与矛盾。关注指标间的关联和指标内涵，探究如何在提升某些指标的情况下，保证其他指标的水平不降。在提升“国考”各指标的情况下，将质量安全放在首位，同时保证医院高水平运营。

四、尊重自组织功能，构建学科科学的治理结构

本书“学科”是指医学的各个专业领域，具体表现为公立医院内设专科，如消化内科、普通外科、儿科等。学科治理就是要解决学科的医疗质量、技术创新、人才培养等问题，促进学科内部形成良好的生态发展环境，促使学科发展走出波浪式起伏的怪圈，走向螺旋式上升的通道。而学科治理结构则是强调从医院整体治理结构出发，尊重学科作为自组织的成长特性，医院从领导结构、组织架构、功能结构、权责结构以及制度体系、文化氛围等方面为科室组织生长提供“肥沃的土壤”和“适宜的气候”，让学科组织自我生长、演化与蜕变，进而实现一流学科的“高峰”。

（一）尊重学科自组织的发展规律

1. 尊重学科自组织的属性　一流学科建设在起步追赶阶段，遵循的是他组织发展模式，他组织发展模式在短期具有一定的优越性，通过外部资源的大量供给快速提升学科的规模与质量，在可见的指标上表现出色。但是大型公立医院各学科已经不是起步追赶阶段，承载着更多的人才培育、新技术研发、高水平医疗服务功能，更需要转向通过提高学科自组织的自主性与自治性，实现学科组织自我创新的驱动发展。

2. 发挥自组织的自我规范功能　一方面学科自组织并不意味着学科治理无组

织，而是学科的组织秩序主要通过系统自发形成，而非预先设定，同时自组织根据内部情况自主调整行为，将他组织（政府、医院）的政策落地。另一方面对于自组织内部矛盾，工作中的矛盾，运行中的矛盾，自组织可以进行互动和协商，自主消化和解决。比如对于医院按要求开展药品集中带量采购工作完成考核，学科会自主结合不同亚专科、不同疾病的医生处方用药情况，及学科科教、经济、管理等综合情况进一步对目标进行细化分解。比如医院加强医德医风建设，强化医疗纠纷预防并纳入学科年终考核等工作中，为此学科自组织会从集体利益最大化出发，对员工出现酒驾、不正当男女关系等行为失范进行劝诫、引导，对频繁发生医疗事故的医生进行权限调整和教育培训，对影响科室工作秩序、造成严重危害的员工进行调岗或检举等，从而确保学科自组织的整体有序运行。

3. 尊重学科自组织的首创精神 自组织可以按照系统的内在发生发展机制实现组织的有序运行，推动系统的要素协同和结构优化。在优化医院治理结构，深化改革中，要充分听取学科自组织的意见，尊重自组织的首创精神，形成更加有利于医院发展的学科发展结构。比如在亚专科建设上，普通外科发现在保留普通外科整体教育、科研结构框架前提下，按照器官划分亚专科成立甲状腺与乳腺外科、胃肠外科、肝胆外科、胰腺外科、结直肠外科等，更加有利于为临床患者服务和专科医师成长发展。肿瘤科发现医院普通外科、消化科、骨科、神经外科等均存在恶性肿瘤患者的放化疗、免疫治疗需求，手段相近且患者对癌痛、安宁疗护等需求相近，为此医院探索成立肿瘤医学中心，推动学科自组织协同，实现学科集群发展，改善患者服务满意度。

（二）健全学科自组织治理结构

强调学科自组织，并不等同于学科是完全自主与自治的独立“小王国”，学科组织是嵌入医院组织系统中的子系统，其成长依赖医院环境的支撑，其发展目标、价值观等为医院总体治理结构所建构的，与医院他组织存在重叠领域。通过搭建多元共治的基层治理结构，科学处理好学科自组织与医院他组织的相互关系及边界。

1. 搭建科务管理与民主公开的内部治理结构 将科室中心组管理调整优化为科务管理与民主公开机制，各学科成立科务管理小组，对学科工作具有最高决策权。人员结构由学科带头人、科室主任及副主任、党总支书记、护士长（技师长）、职工代表等组成。工作内容重点聚焦学科人才培养、学科发展、绩效分配、职称聘任、药品耗材设备引进、重点项目申报、科室基建以及大额资金使用等“三重一大”事项范围。机制设计包括建立会议制度和台账机制，明确科主任办公会、科务管理小组会议召集、主持、议事范围等。内部监督结构包括科务公开制度，按照清单制列出科务公开事项，院内巡察制度等。以此实现将医院层面的党委领导下院长负责制治理结构落实到科室基层。

2. 搭建多元共治的自组织外部治理结构　扭转传统以医院为中心的行政管理式和以学科为中心的放权自主式的学科治理模式，形成多元主体共治的医院基层治理结构。一方面形成学科治理多元化结构，包括医院领导、管理层和一线医护人员都应该参与到学科治理中来，共同商讨学科发展方向、资源配置和医疗服务流程等问题，改变医院大包大揽的做法，突出人人参与管理，多元主体协同共治，激发内部全体成员的自治能力和契约精神，倡导基层学科组织积极主动地参与治理过程，共商决策，实现学科治理重心下移。另一方面，在学科自组织建设过程中“医院始终在场”，从直接干预转变为通过制度设计、政策支持、资金注入等方式参与到学科自组织建设中并实现医院意志的有效贯彻，比如医院通过设置国家自然科学基金培育项目、低职高聘规则、推动一支部一品牌等活动，为自组织提供政策支持和价值观影响制约，而制度无法触及或者不需要制度涉及的问题则依靠自组织来运行。

3. 完善学科自组织的支持保障机制

（1）在医院协调机制上做好保障，设立学科办，由党委副书记负责，统筹学科规划发展、资源分配支持、促进跨学科发展，促进院校深度融合等。成立跨学科研究中心或研究院，如肿瘤研究院、消化研究院，打破科室和部门之间的条块分割现状，以新的学科形态保障学科发展。

（2）把学科评价作为学科建设的工具，发挥问题诊断功能而非裁判作用，以学科组织的创新能力和发展潜力作为判断的主要标准，而非以量化的指标（如帽子数、成果数等）作为判定一流学科的主要标准。具体包括学科自组织的人才梯队结构（高层次人才、技术骨干、青年人才等）、学术前沿的创新潜力评价（鼓励“从0到1”的突破，同时也要包容失败）、引领经济社会高质量发展的评价（重大科技攻关项目、解决高端产业发展瓶颈、院校合作等）。

（3）构建更加扁平的院科沟通协调机制。如建立院领导“员工接待月”制度，倾听员工心声、诉求和建议。建立院领导班子联系临床科室制度和联系人才工作制度，尊重学科自组织运行科学规律和人才工作性质特点，创新体制机制搭建平台，为支持学科发展，推动人才潜心研究、干事创业营造良好氛围。

（三）发挥自组织结构在推动医院制度变迁中的作用

1. 在诱致性制度变迁中，基层自组织往往是问题的发现者，有效办法的提出者。比如作为自组织，为了进一步提高手术室和门诊运转效率、规范医师行为，麻醉手术室、门诊部探索制定了医师开台率、停诊出诊规则，加强了监督考核和绩效激励挂钩，并验证了改革实效。比如医学影像科、超声诊断科等发现患者有自助开单检查和精准预约的需求，通过成立预约中心，进一步缩短检查预约时间，提高患者体验感。为此，医院开展医疗服务效率提升三年行动计划，鼓励各学科结合实际工作自主探索创新管理举措，成立患者一站式服务中心并持续拓展内涵。

2. 在强制性制度变迁中，充分发挥基层自组织对医院管理举措执行存在问题的“哨点”监测作用。如医院在引进人才健全学科的人才队伍结构工作中，缺乏对科室实际情况的掌握和调研，为此医院应制定人才的条件、规范流程，减少一事一议，不可因人设事，因人设岗。比如医院鼓励推行日间手术，但是实际执行中由于日间手术纳入住院报销问题，导致实际开展情况并不佳，为此医院积极与省市医保部门沟通，并成为开展日间手术试点医院，以此为契机进行医疗服务模式改革试点。

五、构建有力有效的监督结构，实现医院穿透式监管

（一）健全完善监督的主体结构

1. 强化院级监督，打破内部人员控制 对于大型公立医院开展党委领导下的纪委与派驻纪检监察组相结合的纪律监督领导结构。其中派驻纪检监察组全部归口地方纪委监委统一管理，与大型公立医院是监督和被监督的关系，相关负责人担任医院党组（党委）成员，履行监督专责，不分管在驻单位工作，负责党组（党委）领导班子的监督及相关立案审查、纪律处分事项等，包括主动靠前督促和指导内设纪检机构积极履职。医院纪委在党委领导下重点做好推进全面从严治党、加强党风廉政建设和反腐败工作，一体推进“三不腐”工作等，做到主动寻求本级党组织的领导和指导，又要寻求派驻纪检监察组的监督检查和业务指导。

2. 充分发挥基层党组织在监督结构中的作用

（1）健全纪检组织体系建设，为医院所有二级党委设置纪委书记，同时在所有党总支和党支部中配备纪检委员，实现纪检网络全覆盖。

（2）加强与纪检监察、巡视、审计等各类监督力量的贯通协调，将上级主管部门监督问责与干部考察任用、纪检监督执纪等结合起来，建立穿透监管“纵向到底”的制度，形成刚性约束。

（3）进一步完善行政监督，在医院办公室下设督查部门，专人专岗负责对上级重要文件精神落实情况的督办，对院党委和院行政决策部署和议定重要事项的落实情况开展跟踪督办，协调推动落实等。

3. 丰富监督内涵结构，织密监督网络体系

（1）建立医院内部巡察制度，作为一种特殊化的行政查房模式，医院主要负责人、纪委书记、分管领导及相关职能部门负责人参加，对业务科室内部运行发展现状、存在问题、

下一步计划等进行检查和反馈整改，强化科室监督的同时制定“一科一策”支持政策。

（2）将监察工作融入医院整体工作中。围绕安全生产、研究生招聘、社会化及外院委培住院医师招录、高级职称评审、技术工人等级聘任、科研项目院内评审、临床研究专项资金项目重大项目评审、新药引进、预算设备申购、科主任基金管理等开展监督，包括列席评审会议、进入相关委员会及领导小组、相关结果并行审批等。

（3）健全完善相关监督制度结构。包括出台关于公立医院党内谈话制度的规定，及时告诫提醒，切实帮助改进，精准“防病治病”。出台公立医院澄清正名制度的实施办法，树立“为担当者担当、为负责者负责”的鲜明导向。出台公立医院干部经商办企业的明确规定，对经商办企业情形进行详细阐述，对苗头性倾向性问题早发现、早提醒、早教育，构建“亲不逾矩、清不远疏”政商关系。

（二）健全完善监督的体系结构

1. 加强行风作风监督　一方面紧扣业务部门行业作风监督，及时反映医院运营过程中的问题和患者就医诉求。通过建立投诉24小时畅通回复制，定期开展“神秘患者评估”活动，多渠道进行院前、院中、院后的患者满意度测评，不断完善提升服务质量，切实把解决患者“急、难、愁、盼”问题放在服务管理的首位。另一方面聚焦行政部门行业作风监督，发挥机关党组织的作用，牵头开展职能部门考核，围绕工作任务完成、党务管理、预算管理、处室管理、文书管理、综合满意度测评以及附加奖惩和一票否决机制等搭建考核体系，促进职能部门工作人员行为引导、精神提升、工作规范和素质提高。

2. 抓紧纪律监督　既要做到将日常监督与专项监督相结合，如日常监督报告排查重点岗位廉洁风险、做好医务人员医德考评、提出党风廉政意见回复、深化节假日期间作风建设等，做好专项监督如高值医用耗材使用管理、科研试剂耗材规范采购、对外合作工作等；也要注重将纪律监督服务于医院治理现代化，加强公立医院党的建设、高质量发展试点工作、现代医院管理制度建设与学科治理和科务公开民主管理等结合。

3. 强化效率管理监督　医疗效率提升是医院十分重要的一项战略举措，明确医疗效率提升是在有限的医疗资源投入的基础上，在保障医疗质量的前提下，实现增加服务量、增加工作量、改善患者满意度。具体包括一般性措施及进一步措施，一般性措施即立竿见影、行之有效的措施。在不增加资源投入的基础上，通过改变工作模式、流程、作风等可迅速提升效率的措施，如手术室资源分配，急诊患者收治，双向转诊机制等。进一步措施是指目前短时间内不能实现的，可通过依靠国家医疗政策的改变提升医疗效率的措施，如医保支付方式、医疗服务价格改革等对患者结构影响、公立医院门诊住院人次比考核以及国家医学中心、区域医疗中心建设等。

4. 健全总体安全监督　进一步强化大安全概念、深化本质安全理念，彻底整改安全隐患、全面提升安全管理，将安全生产覆盖到主体责任落实、医疗安全与医疗纠纷处置、消防安全、综合治安管理、后勤安全、大型医疗设备安全、医院感染管理、危化品管理、病原微生物及实验室生物管理、标本和生物样本管理、血液安全、传染病防控、群体性不明原因疾病防控、疫苗接种管理、职业健康管理、信息安全、应急预案与演练管理、意识形态与信访稳控管理、非在编人员管理、经济管理等重点领域和环节。

（三）健全完善监督的板块结构

1. 聚焦管理板块腐败 尤其是在医院项目招标采购、合同结算、新药申请、项目申报、价格确定等权力集中、资本密集、资源富集的领域，要更加注重权力制衡和民主公开决策，充分避免被外部“围猎”以及权力过度集中的道德风险。

2. 聚焦医疗板块腐败 一方面正视医务人员由于技术垄断易于出现向患者收红包，向供应商收回扣的两头“寻租”行为的客观必然性，通过健全处方审核点评机制、合理调整薪酬制度以及组建内部和外部行风监督员、患者随访团队等健全医务人员权责结构，从而建立有效的正向反馈和激励机制。另一方面完善落实医疗核心制度，保障患者就诊过程中的合理检查、合理用药、合理治疗、规范收费，避免过度治疗，预防医疗事故和纠纷的发生。

3. 聚焦科研板块腐败 包括学术不端、论文造假问题；不合理地占有别人的科研成果，论文署名问题；科研经费不规范使用，多种形式的多增虚增劳务费问题；科研耗材、试剂采购中回扣问题等。

4. 聚焦员工行为失范 包括发生不当男女关系、发表不当言论等违反秩序规定的行为；工作中“躺平”“摆烂”、消极怠工、没有完成既定工作任务的劳动行为；酒驾、斗殴、不服从工作分配和调动、指挥等影响工作、社会秩序的行为等。

第五节 案例分析

一、案例背景

院科两级责任制始于20世纪80年代，由科室行政主任负责科室管理，包括医、教、研、绩效分配和人员聘用等工作。为进一步加强和完善科主任负责制，某医院早在1999年5月印发科室中心组工作条例，明确全院所有科室成立中心组，中心组由科主任、党支部书记、护士长等人员组成，科主任为召集人。近年来，部分科室未认真落实科室中心组的相关要求，在科室内部制约机制、管理水平和民主公开等方面的问题逐步凸显。一是民主决策制度不健全。在科室建设与发展、员工工作量与效益分配的决策上，缺乏公平性、规范性和科学性。二是民主管理呈现弱化现象。行政主任（学科带头人）在一定程度上有绝对的话语权，并未真正执行公开、公平、公正的民主管理规定。三是民主意识尚未完全融入医院的运行机制和管理制度中，有关民主管理工作的开展尚未形成良好的监督机制和闭环管理。四是科务公开有待加强。

目前，在医院层面实行了院党委领导下的院长负责制，核心是强调党委的集体领导，科室层面也需要逐步向以科务管理小组运行机制为核心的方向转变，将科室重要事项、重要工作安排、重大项目安排和资金使用等纳入科务管理小组议事范围。实施科务管理小组制度，有利于增强科室决策的公信力，加强对科主任权力的监督，同时充分调动了员工的积极性、主动性、创造性，增强科室凝聚力。

二、案例描述

某医院神经外科共有三个院区，开放床位 260 张，年手术量超 6 000 台。该医院拥有脑血管病显微外科、颅脑肿瘤、脊柱脊髓疾病、功能神经外科、神经内镜、神经介入、癫痫外科和神经创伤与重症 8 个亚专业。

（一）构建科室治理结构

成立科务管理小组。由科室一位执行主任、两位行政副主任、一位神经外科研究所副所长，两位病区护士长，一位亚专科负责人共 7 人组成。成员基本包括了行政班子（含科室助理）、党支部相关人员、亚专科负责人、病区负责人、科室护士长等成员。同时明确医疗副院长为神经外科联系临床的责任院长。

（二）明确科务管理小组运行机制

1. 建立会议制度　根据议事范围，明确科主任办公会研究科室日常工作安排。参加人员包括科室行政主任或科务管理小组主任、执行主任、行政副主任、助理等科室行政班子成员。科务管理小组会议主要研究科室重要事项、重要工作安排、重大项目安排和资金使用等。参加人员包括科务管理小组成员及相关列席人员。

2. 提出工作内容

（1）科室日常工作事项，包括安排科室医疗、教学、科研和行政管理等日常工作、落实医疗质量安全核心制度、调配科室人员工作安排等。

（2）重要工作安排，包括落实院党委、院行政的重要决定及部署的重要工作和重点任务，制定科室发展规划、工作计划和总结，研究科室新技术发展，医疗安全管理与医疗事故、纠纷的处置等。

（3）科室重要事项，包括科室绩效分配原则、结果及科室专项资金的管理原则及重要资金使用、医疗组设置和组长任用等。

（4）重大项目安排和资金使用。包括科室年度经费预算安排、预算调整计划、科室基建、空间分配、资产及相关设备的购买等。

3. 明确工作流程

（1）会议频率。原则上，科主任办公会、科务管理小组会议每月召开 1 次。如遇紧急、重大事项应根据需要及时召开。

（2）会议议题由科务管理小组主任或临时负责人提出，必要时可与其他成员商议，也可在议题议定之前将议定事项草案在内部征求科室意见。

（3）会议由科务管理小组主任或临时负责人主持召开。院领导、所属党委书记根据实际情况列席会议，不参加表决。

（4）科主任办公会、科务管理小组会议应有专人记录并由小组成员签字确认。

4. 明确决议执行 科务管理小组会议议题涉及重大设备采购、科室用人计划、重要的荣誉评审、绩效分配原则调整等内容的应将会议记录复印抄送相关职能部门，重大事项应报告联系院领导或主要领导，必要时由医院党委会研究讨论。职能部门支持科务管理小组会议决议并监督执行情况。

（三）完善科务管理监督机制

1. 科务公开制度 按照清单制列出科务公开事项，包括科室发展规划、工作计划和总结等；绩效分配原则、结果及科室专项资金的管理原则及重要资金使用；科室医疗工作安排、医疗组设置、医疗组组长任用调整等；科室人员招聘，人才引进、培养等；科室研究生招收及培养计划、外来进修学习人员的带教计划等；科室员工职称申报、评优评先、奖励等；年度经费预算安排、预算调整及使用情况等。

2. 院内巡察制度

（1）按照每季度覆盖医院全部临床医技科室 20% 的比例进行抽查。

（2）由医院组织人事处、纪律监督室牵头，会同所属党委、党政办公室、发展规划处、医务处、科技处、教育处、财务处、医技部等相关部门组成评估小组，对科室管理中落实民主原则与科务公开的情况进行评估与督查，采用科室决策满意度测评、个别访谈、查阅台账等方法进行考核。

（3）评估结果与基础管理考核、医院综合考核以及科室资源配置挂钩，并且以院周会等方式在全院通报。

三、案例分析

（一）医疗服务指标不断优化

2024 年 1 ~ 4 月该医院神经外科 CMI 为 2.63，较去年同期的 2.46 增幅为 6.91%。出院人数 1 779 人，较去年同期 1 732 人增长了 2.71%；手术人数 1 359 人，较去年同期 1 249 人增长了 8.8%；四级手术占比为 65.71%，较去年同期 63.73% 提高了约 2 个百分点；平均住院日 11.99d，同比上涨 0.93%；床位使用率 92.73%，较去年同期 89.07% 提高了约 3 个百分点；门诊工作量 12 308 人次，同比提高 7.16%。

（二）科研教学工作影响力问题提升

2024 年，神经外科国家基金申请量 19 项，较 2023 年 14 项增加了 5 项；学科积极推进奖项申报并取得一定成绩。2022—2023 年，获得教育部奖、华夏医学科技奖、江苏医学科技奖各 1 项。在国家、省、市社会团体委员为 26 人次。2021—2023 年住院医师结业理论首次考试通过率 100%。2024 年共招生 34 人，其中博士 12 人、硕士 22 人。

（三）科室经济运行总体向好

2024 年 1 ~ 4 月，神经外科整体医疗收入 12 112 万元，同比提高 4.45%，药品收入、卫生材料收入、检查化验收入、医疗服务收入占比分别为 10%、56%、14%、20%，较上年同期相比，药品收入占比降低 3 个百分点，卫生材料收入占比、检查化验收入占比、医疗服务收入占比分别提高 0.05、1.48、1.45 个百分点。住院各项次均费用中，药品次均减少 1 969.82 元，降幅 22.49%。

四、案例总结

临床和平台科室民主管理小组工作制度是实现临床科室管理科学化、规范化、制度化的一项重要制度，是“三重一大”集体决策制度和医院民主管理向临床一线的延伸。该医院神经外科自 2023 年 9 月探索开展科务管理小组工作以来，有力落实了院党委关于加快人才队伍建设和科研创新，进一步加强外科微创手术发展规划，提升科室 CMI 值和四级手术占比等方面的发展要求，对“国考”成绩作出较大贡献。科室管理活力得到显著提升，医护人员工作积极性不断增强。

第六节 展　望

一、由国家发展改革部门牵头组建深化医改议事协调机构

新时代，医疗卫生领域发展的不平衡不充分的矛盾在公立医院日益突出：人民群众对健康和医疗日益增长的需求与医疗健康创新能力、技术能力、服务水平的矛盾日益突出。而传统以医疗、医保、医药为核心的“三医”联动改革在推动公立医院科技创新、人才培育等方面逐渐示弱，有必要为公立医院运行管理构建出更大范围的支撑政策体系。建议将公立医院的运行发展纳入国民经济发展规划中，由国家发展改革委牵头，财政、人力资源社会保障、科技、教育、工业和信息化、国资委、国家卫生健康委、医保、中医药、药监、纪检等部门共同参与组建医改领导小组，更好地发挥政策协同合力，有效激发公立医院发展活力。

二、建议成立国家卫生健康部门管理的医院管理局

健康中国行动明确了我国五项基本医疗卫生制度，即分级诊疗制度、现代医院管理制度、全民医保制度、药品供应保障制度、综合监管制度。按照分权、制衡的原则进行分工，国家先后成立了国家中医药管理局、国家医疗保障局等推动健全药品供应保障和全民医保。将综合监管的权责按照医院治理的内容和环节分权给市场监管总局、国家医保局、国家药监局、工业和信息化部等。国家卫生健康委着力推动医疗服务体系建设、行业规范标准制定。

然而对于公立医院的管理却缺乏专门的部门负责，卫生健康部门往往既做裁判员，又要做运动员；既负责制定规范，又负责落实监管；既负责制定考核标准，又负责给牌子、戴帽子，容易形成道德风险。为此，建议国家卫生健康委成立医院管理局，下设综合司、人事司、规划发展司、医政医管司、经济司、信息管理司、行业党委、国际合作司、行风司等，主要负责管理公立医院，执行党和政府的卫生健康政策，并就经济运行、改革发展、人才培养、服务优化等提出政策建议等。如对超过 3 000 张或更多床位的大型公立医院成立纵向行业党委，对其他规模的公立医院在省级或市级层面成立行业党委。探索以党建突破隶属管理的藩篱，以党建推动高水平医院齐头并进。行业党委成员应该包括卫生健康、医保、人社、财政、发展改革、科技、教育、工业和信息化、市场监管、公安等多部门，更好地发挥党对公立医院内部治理、外部治理的全面领导。

三、大力探索大型公立医院平台化运行机制

推动医院内部治理结构向着平台化运行转变，包括做好质量控制、护理管理、医技平台、重症服务等医疗管理组织架构和运行机制，发挥好后勤、信息、安保等支撑保障作用。持续推进医师自由执业工作，将医师的执业注册点从特定医院调整为医师协会，强化协会组织对医师执业的独立性和均质化培养，推动医师独立行医，独立并且完全对自己的患者负责。鼓励以医师联合体或医师集团的形式行医，支持每个参与医生仍然保持自己在法律上的独立性，拥有自己的患者和财务。其中大型公立医院作为执业平台，发挥监督和支撑作用。

四、创新大型公立医院监督结构

在公立医院实行总会计师制度或者总审计师制度，持续推进医院经济管理向战略规划、财务分析、绩效评价等方面转变，以确保医院运营目标和管理目标的实现。将大型公立医院纳入纪检监察派驻机构改革工作中，即大型公立医院纪委书记由属地纪委监委派驻管理，强化对大型公立医院内设纪检机构的业务指导和监督检查。

（本章执笔：胡红岩，穆耕林）

第五章
运行管理制度化

制度建设是推动大型公立医院治理现代化的关键环节。当前，大型公立医院面临着复杂的内外部运行环境，为推动良性可持续性发展，迫切需要通过基础性完善、适应性变革及能力性提升，着力建设一套系统完备、科学规范、运行有效的制度体系，为实现大型公立医院治理现代化保驾护航。

第一节 概 述

一、制度

（一）制度的内涵

经济学、管理学、法学、社会学等不同学科，均涉及“制度”相关的研究内容，而不同的学科领域研究对象不同，利用的研究与分析方法也有所差异，对“制度”的概念和内涵的探讨各有侧重，各学科学者很多时候都会为“制度”概念作一般界定，例如：

制度是由人建立的，也是由人施行的；制度是社会的博弈规则，是一些人为设计、形塑人们互动关系的约束；制度是强制执行的人与人之间关系的行为规范，是架设在人们生活之间的“使用手册”；制度通过建立一个人们互动的稳定（但不一定是有效的）结构来减少社会的不确定性。本部分对较有代表性的经济学、法学领域对制度的概念和内涵的界定进行探讨。

1. 经济学领域 19 世纪晚期到 20 世纪早期，社会学家和旧制度主义经济学家开始对制度内涵进行界定。Veblen 认为习惯性共识是制度的底色，制度是“习惯的生成物”和“所有人共有的思维习惯”，是所有个体在持续社会互动中形成的心照不宣的共识。涂尔干认为，制度是被符号系统、信念系统建构起来的集体表征。Fleck 提出了思维集体和思维共同体的概念，并将制度定义为一种信念共同体。

青木昌彦总结了经济学对制度的三种常见理解。一是制度即组织，在这种理解中，制度被等同于现实世界中各类功能性组织（政府、法院、大学、证交所等），建立某种组织就相当于确立了某种制度。二是制度即规则，在规则制度观的语境下，制度等同于各种规则（包括成文的正式规则和不成文的、约定俗成的非正式规则）的总和。三是制度即均衡，稳定的制度是社会成员长期博弈中出现的均衡现象。青木昌彦将制度视为一种均衡现象，但此均衡概念是一种认知博弈意义上的均衡。

基于认知博弈论的思维框架，青木昌彦的制度观具备以下几个显著特征：一是在制度形成阶段，关注参与制度形成的利益相关方（博弈各方）如何从一开始相互不了解、不信任、无法有效合作逐步产生比较深层的信任关系并最终形成某种共有信念、开展有效合作。二是在制度建立之后，对制度运转过程的理解，关注制度本身的规则系统、符号系统和制度参与者信念之间通过何种机制相互强化。三是在探讨制度变迁时候，关注旧信念共同体基石的共有信念系统是如何瓦解的。而在旧的共有信念瓦解过程中，新的共有信念系统是如何产生的。

2. 法学领域 法学中的制度概念起源于 19 世纪，对制度的理解经历了不同的理论发展阶段，产生了多种权威性的概念解释。例如：Savign 的“法律制度”（rechtsinstitut）概念强调了法律中的基本概念和原则，这些构成了法律体系的基础。Neil MacCormick 的法律制度理论提供了对制度与规则（规范）关系的深入讨论，以及对制度与行动的关系的分析。

1984 年，James March 和 Johan Olsen 发表了 *The New Institutionalism: Organizational Factors in Political Life*。该文章的发表标志着政治学对制度关注的复兴，挑战了行为主义认为的“政治是个体行为加总后果”的主流观点。自此，新制度主义的研究方法在政治学和其他学科中扩散开来。这一时期的新制度主义流派众多，有不少学者曾尝试将这些不同的流派融合起来，其中比较制度分析流派和历史制度主义影响较大。比如历史制度主义认为制度构建了行动者的有限理性，而不是简单地为理性最大化的行动者提供战略环境；粘性、持续性的制度会产生路径依赖和意外后果；制度扮演着基本的角色，帮助提供行动者可以接受和表达的身份、偏好和利益。在法学中，制度的概念还经常与其他相关概念如法律制度、政治制度等相联系，这些制度是法律调整社会关系时所形成的，体现社会制度的各种法律制度，它们调整了多少社会关系就包含有多少种具体的法律制度。

总的来说，在法学学术领域，制度的广义定义通常指的是社会为确定人们的相互关系而人为设定的一系列约束规则。这些规则包括正式约束和非正式约束两个部分。正式约束，也称为正式规则，是有意识创造的一系列带有强制性的规则，包括社会规则、政治规则、经济规则等。非正式约束则是人们在长期的社会交往中无意识地形成的，主要包括价值观念、伦理规范、道德观念、风俗习惯、意识形态等因素。狭义定义则侧重于正式约束及其结构化的形式，特别是社会组织机构及其所遵循的规则。这些规则通常是通过国家或其他权威机构正式制定和认可的，具有明确的法律效力和强制执行的机制。

在总结吸纳前人研究的基础上，本章将“制度”定义为组织管理制度，结合公立医院自身的生物学属性、物质性属性和社会性属性，将制度视为优化内部管理、达成治理目标的手段，重点关注制度的设计、建立和落实等关键环节。

（二）制度的分类

1. 理论研究角度分类 在经济学研究领域，比较有代表性的是 Williamson 对制度的分层分类定义。第一类，制度是指构成社会个体行为潜意识的底层逻辑，包括宗教、文化、习俗和传统等，此类制度对社会的嵌入最深，所以变迁速度也相应最慢（变迁周期以千年计），属于传统社会学的研究范畴；第二类，制度是全局性质的权力安排，其变迁体现为统治阶级的变化以及相应的政权更迭（变迁周期以百年计），一般是政治科学的研究对象；第三类，制度是具体的政府、市场治理结构，决定着产权、契约关系的治理模式（变迁周期以十年计），是产权学派、交易费用学派等新制度主义经济学的学科领地；第四类，制度关注最微观最具体的企业和个体层面的资源配置、价格调整和激励协调，是新古典经济学理论着墨最多之处。

在法学学术领域，制度是一个多维度的概念，可以根据不同的标准进行分类。几种常见的分类方法包括：一是按照制定主体分为国家制度和社会制度。国家制度是由国家制定和颁布的，约束全国范围内所有组织和个人的制度，如宪法、法律、法规等。社会制度则是由社会组织或团体制定和实施的，约束其成员或特定人群的制度，如企业制度、学校制度等。二是按照约束力分为强制性制度和非强制性制度。强制性制度具有法律约束力，必须遵守；而非强制性制度则没有法律约束力，只是引导或提倡人们遵守。三是按照制度涉及领域分为经济制度、政治制度、法律制度、文化制度等。经济制度涉及经济发展和管理的规则和原则；政治制度涉及国家治理的规则和原则；法律制度涉及法律制定和执行的规则和原则；文化制度涉及文化发展与传承的规则和原则。四是按照制度的形成方式分为正式制度和传统制度。正式制度是通过有意识地创造和制定而形成的制度，而传统制度是未经正式制定但被社会广泛接受和遵循的惯例。这些分类方法有助于理解和分析不同类型的制度在法律体系中的作用和影响。在实际的法学研究中，这些分类可以帮助研究者更好地把握法律现象的本质和复杂性。

2. 治理实践角度分类 以公立医院治理实践为例，将公立医院制度分为动态制度和静态制度。

静态视角的制度，是二维的、横断面的，体现出制度的系统性、规范性特点。一是按照制度规范的领域和板块进行横向划分，具体包括职能管理制度（如行政办公、人事管理、财务管理、工程基建等制度）、业务管理制度（操作规范、流程标准、安全生产、研发管理、物资保障等制度）。二是按照制度约束的层级和层次进行纵向划分，具体包括根本管理制度、核心管理制度、重要管理制度、一般管理制度等。

动态下的制度分类，是多维的、强调制度的生命周期，体现制度本身是一个产生、完善、更新以及被替代的过程。一是按照制度生成机制划分为诱导性制度和强制性制度。前者为改革主体自下而上推动建立的，突出“试点推广”的特征，比如医院内部创新性的人才政策、医疗质量规范等。后者为政府自上而下强制推动的，突出“贯彻落实”的特征，比如医院薪酬分配制度、药品集中带量采购制度等。二是按照制度完善机制划分为初级阶段制度和高级阶段制度。两者差别体现在组织不同发展阶段对制度管理的要求，比如初创成立阶段，业务规模小、结构层级少，家长集权式管理下对制度显性需要不高，而在快速发展阶段，由于组织架构、文化体系、市场竞争、部门层级变得越来越复杂，迫切需要成熟完善的制度体系来克服内部责权利关系不清的问题。

3. 应用角度的制度分类　以公立医院制度应用为例，将制度分为基础制度、发展制度和运行制度三个维度。

（1）基础制度是医院运营的基石，主要包括医疗制度和安全制度。医疗制度涵盖门诊、查房、手术等常规医疗活动的规范操作，确保医疗服务的标准化和质量控制。安全制度则涉及医院内部的安全管理，包括患者安全、医疗器械安全、药品管理等，以防止医疗差错和意外事件的发生。

（2）发展制度着眼于医院的长远发展和持续改进，主要包括学科创新和科技创新。学科创新涉及医院内部学科建设和专业化发展，如设立肝病中心、肿瘤中心等特色专科，以提升医院的学术地位和治疗能力。科技创新则鼓励医院采用新技术、新疗法，推动医学研究和临床应用的结合，提高医疗服务的科技含量。

（3）运行制度是医院日常管理和运营的重要组成部分，包括审批制度、经济运行制度和监督制度。审批制度涉及医院内部各种业务活动的审批流程，确保决策的合规性和合理性。经济运行制度关注医院的财务管理、成本控制和资源配置，以提高医院的经济效益和运营效率。监督制度则是对医院内部管理和外部合作的监督检查，确保医院运营的透明度和公正性。

这些外部环境和内部运行管理制度相互关联，共同构成了公立医院高效、安全、创新的运营体系。在实际管理中，医院需要根据自身特点和外部环境的变化，不断优化和调整这些制度，以适应医疗卫生事业的发展需求。

（三）制度的功能

1. 制度的认知整合功能　当提及制度，人们普遍将制度视为一种约束行为的规则、准则、规定等，这体现公众对制度认知整合功能的朴素认识。对于制度本体，制度规定人们在社会生活中的地位和相互关系，并为“什么能做”“什么不能做”等提供规矩和边界。对约束客体而言，制度塑造了社会/组织运行环境，并潜移默化影响着人们的认知，进而形成个体心理定式和认知定式，推动人们的认识不断向前发展。

2. 制度的激励激发功能 制度建设的过程是凝练、汇聚和固化组织文化的过程，从而确保组织在快速发展和多变的外部环境中，始终保持高度协调的发展动力和应变能力。其设计和安排的出发点应该是能够保护、激励、激发人们努力工作和创造性工作并进而形成组织激励和激发氛围，形成发展活力、创造活力。

3. 制度的规范管理功能 一是实现内部管理从“人治”向“法治”过渡、从“直觉”向“民主”过渡。形成一套所有成员都清晰了解、一致认同和共同遵守的明示规则，确保依靠制度的科学性、严密性、连续性和可操作性。二是实现组织的管理思想、管理方式不会因人的变化而变化，最大限度地减少人为因素对企业管理水平的影响。三是实现业务工作流程化、流程工作表单化，将纷繁的事务型工作变得简单，企业管理者不再需要将大量宝贵时间耗费在处理常规事务中。

4. 制度的组织治理功能 制度建设解决了管理工作中“用什么来治理”这一核心问题，对提升治理能力具有促进作用。比如实施强制性制度设计，在面对利益相关者多元利益诉求时，通过制定民主决策制度，推动多元共治，找到成员的最大公约数，从而实现多方共赢。比如将既往医院管理中的成功经验、模式和方式形成制度化机制，从而实现创新扩散推广和效率提升。公立医院治理中的制度服务促进能力提升，同时能力发展又不断对制度体系提出更高的要求。

（四）制度变迁

诱致性制度变迁和强制性制度变迁是制度变迁的两种基本类型，它们在制度创新的过程中发挥着不同的作用，是组织发展过程中的一种必然现象，并随着时代变迁和环境变化而不断调整和改革。

1. 诱致性制度变迁 诱致性制度变迁是制度创新由一群（个）人，在响应由制度不均衡引致的获得机会时，所自发倡导、组织和实行的制度变迁。其特点包括改革主体来自基层，程序为自下而上，在改革成本的分摊上向后推移，在改革的顺序上先易后难、先试点后推广、先经济体制改革后政治体制改革相结合和从外围向核心突破相结合，改革的路径是渐进的。公立医院诱致性制度变迁是指临床一线的医务人员在日常工作中发现问题，通过自身的创新和尝试来解决这些问题，并逐步在医院内部乃至更广泛的医疗体系中推广这些改进措施。这种变迁模式通常是自下而上的，依赖于医务人员的积极性和创造力，以及医院管理层对创新的支持和采纳。

2. 强制性制度变迁　强制性制度变迁是由政府命令和法律引入与实现的制度变迁，其特点是政府为制度变迁的主体，程序是自上而下的，具有激进性质，具有存量革命性质。公立医院强制性制度变迁是指由医院上级主管部门主导的制度变更。这种变迁模式通常是自上而下的，涉及政策制定、修改或废止，以及对医院运行机制的强制性调整。变迁速度快，能够在短时间内实现制度的统一和标准化，但可能需要较长时间才能被医务人员和患者广泛接受和适应。

这两种制度变迁类型的选择取决于具体的情况，例如在基层有利益诱惑的情况下，诱致性制度变迁可能更为合理，因为改革主体来自基层，其更了解当地的实际情况和需求，能够更有效地推动制度变迁的进行。而当需要政府的强力介入和推动时，强制性制度变迁则更为合适，因为政府具有较高的权威和资源，能够在短期内实现制度的快速变革。总的来说，诱致性制度变迁和强制性制度变迁都是制度变迁的重要方式，它们各有优势，适用于不同的情况。

二、公立医院运行管理制度

（一）公立医院运行管理制度的内涵

1. 运行管理　本章所指运行管理是医院内部管理和服务提供的实际操作过程。它涉及医院的日常管理活动，包括医疗服务的提供、医疗质量和安全的管理、人力资源的调配、财务管理、物资供应等。运行的有效性直接影响到医院的服务质量和运营效率。

2. 运行管理制度　本章所指的运行管理制度包括发挥制度在运行管理中的作用，也包括制度本身的运行。前者是指医院一系列规范和标准，规定了医院内部的运作方式、管理流程、服务标准以及决策机制等，旨在确保医院能够高效、规范地提供医疗服务，同时维护患者权益和医院的正常运营。后者是指医院内部控制和管理制度在实际操作中的执行情况，涉及制度的贯彻实施、监督检查以及对制度执行效果的评估和反馈。制度运行的有效性是建立在明确的管理职责、合理的决策机制和有效的监督评价体系之上的。通过对制度运行的持续改进，医院能够更好地适应外部环境的变化，提升自身的竞争力和可持续发展能力。

3. 运行管理制度内涵　主要包括两个层次，一是公立医院运行管理制度是医院针对医疗技术、医疗服务、后勤服务 / 学科管理 / 人员管理 / 财务管理 / 医院管理等活动所制定的各种规则的总称，是符合医院发展实际的；二是医院内部管理制度是保障公益性、体现政府治理机制的规范。

4. 公立医院运行管理制度内涵　国务院办公厅印发《关于建立现代医院管理制

度的指导意见》将现代医院管理制度内涵界定为：公立医院外部治理体系、内部管理制度、加强公立医院党的建设。目标是形成维护公益性、调动积极性、保障可持续的公立医院运行新机制和决策、执行、监督相互协调、相互制衡、相互促进的治理机制，促进社会办医健康发展，推动各级各类医院管理规范化、精细化、科学化，基本建立权责清晰、管理科学、治理完善、运行高效、监督有力的现代医院管理制度。其中大型公立医院的功能定位和使命任务，决定了其运行管理的目标要与建立现代医院管理制度的目标一致，并要在全国的医疗机构中起到模范带头作用。

（二）公立医院运行管理制度化的过程

1. 运行管理制度化 制度化有两种含义，一种是动词，过程意义上的制度化；一种是名词，即制度化的状态，即制度化程度。制度在医院运行管理中的作用和功能需要通过制度化来实现，制度化过程就是将制度的理性价值嵌入到组织中去。本章主要从两个维度来界定制度化。

（1）强调时间维度的制度动态演变。制度是随着组织基础的变化而变化的。随着组织所处环境中技术的发展、理性的发展，处于变动中的组织和管理制度在一个一个的均衡阶段中趋向理性成长发展。比如对医院财务管理，经历了会计管理阶段、成本管理阶段、经济运行阶段的演变，比如医院科技管理经历了从自由申请到有组织培育、从项目申报到成果转化的发展演化。

（2）强调均衡阶段的制度化纵深。就医院而言，其不可能逾越自己所处的社会经济发展历史阶段，但是却可以在此阶段深化制度和制度执行，提高制度化程度，进一步促进医院的改革发展稳定。比如华西医院率先探索了经济运行助理机制、上海市率先探索了“申康模式”。

2. 运行管理制度化的过程 医院运行管理制度化是医院管理成熟的过程，也是医院管理有序化、规范化的变迁过程。

一方面，制度化的过程是宏观社会经济发展在公立医院改革发展上的映射。任何组织在一定程度上均是环境的产物，组织的制度化必然在一定程度上反映组织环境的制度化。组织所处社会环境中的技术发展、管理进步和科学理性的兴盛，必然推动组织制度化程度的提高。如政府对人民群众生命健康的维护、行业发展对医学新技术的推动、医学学科发展对诊疗方法的革新等，均推动着医院运行管理更加精细、更加规范。另一方面，制度化的过程也是组织推动制度化管理的过程，尤其体现在医院运行管理中通过树立一致的价值取向，强化组织结构化和正式化等，加强个人对组织的认同，并将其人格融合于组织之中，以增强群体的凝聚力。“制度化”就是组织获得个性的过程，只要组织存在，制度化就不存在终点。

（三）公立医院运行管理制度化的影响因素

公立医院运行管理制度化是指通过建立和完善一系列管理制度，使医院的运行更加规范、高效和有序。制度化水平受到内部管理复杂性和外部环境适应性的共同影响，并受到管理者制度能力的关键驱动。公式化表述如下：

1. **内部管理复杂性**　内部管理复杂性涉及医院内部的组织结构、管理流程、决策机制等方面。一个管理复杂性高的医院通常拥有更为精细的分工和更为复杂的管理体系，这要求制度化水平能够适应这种复杂性，以确保各项管理活动的顺利进行。内部管理的复杂性直接影响制度的设计和执行效率，因此，提高内部管理能力是推动制度化进程的重要因素。

2. **外部环境适应性**　外部环境适应性指医院在面对社会经济政策环境变化时的调整能力。政策变动、市场竞争、技术进步等外部因素都会对医院的运行管理带来影响。制度化进程需要能够灵活应对外部环境的变化，及时调整和更新管理制度，以保持医院的竞争力和适应性。外部环境的变化要求医院管理层具有前瞻性和应变能力，以便快速响应外部挑战。

3. **管理者的制度能力**　管理者的制度能力是影响制度化进程的关键因素。这包括制定合理的管理制度、有效执行制度、监控制度执行情况以及持续改进制度的能力。管理者需要具备强大的领导力和执行力，以推动制度的建立和完善，并确保制度能够在日常运营中得到有效实施。此外，管理者还需要具备分析外部环境变化的能力，以便及时调整内部管理策略，确保医院的稳定发展。

综上所述，公立医院运行管理制度化是一个多维度的过程，涉及内部管理的复杂性、外部环境的适应性以及管理者的制度能力。制度化进展既与内部管理现状有关，又受外部社会经济政策环境的影响，其中管理者的制度能力是影响制度化进程的关键驱动因素。通过不断优化内部管理结构、提高对外部环境的适应能力，并加强管理者的制度能力，可以有效推动医院运行管理制度化的进程，提升医院的整体运行效率和服务质量。

三、治理现代化对公立医院运行管理制度的要求

制度对于治理体系构建和治理实践起着指导和约束作用，治理实践和治理体系又有助于制度的完善。

（一）基础性完善

横向到边、纵向到底，将好的经验做法固化为制度规范。治理中发现的问题和经验再反馈到制度完善中去。制度的基础性完善要求公立医院在运行管理中形成一套完整的制度

体系，这些制度应覆盖医院的各个方面，包括但不限于医疗服务、质量安全、人力资源、财务管理、资产管理等。通过制度的规范化和标准化，可以确保医院的稳定运行和高效管理。同时，制度的完善应基于实践经验，将成功的做法固化下来，形成长效机制，并通过持续的反馈和修订，不断提升制度的适应性和有效性。

（二）适应性变革

制度不仅约束指导治理的实践，而且有利于创新、有利于和谐、有利于发展文化氛围，推动治理螺旋式上升发展。公立医院的运行管理制度需要能够灵活适应医疗服务模式的变化、技术进步和患者需求的多样性。制度设计应鼓励创新，支持医院在服务提供、管理模式和技术应用等方面进行探索和试验，从而形成有利于医院持续改进和发展的文化氛围。

（三）能力性提升

在制度完善、治理体系建设、治理实践和治理能力发展中，人的因素起着关键作用，要充分注重和发挥人的因素特别是治理主体的作用与价值。治理现代化强调提升公立医院的治理能力，这包括领导层的决策能力、管理层的执行力、员工的专业能力和整个组织的学习能力。制度应能够激发和培养这些能力，通过明确的权责分配、激励机制和培训体系，确保医院能够高效响应内外部变化，实现高质量的医疗服务提供。

综上所述，治理现代化对公立医院运行管理制度的要求体现在推动制度的适应性变革、基础性完善和能力性提升三个方面，旨在构建一个更加现代化、高效和人性化的医院治理体系。

第二节　公立医院运行管理制度建设现状

1949 年以来，公立医院运行管理制度经历了从无到有、从有到优，逐步形成体系，以及被监督、评价的建设过程。制度的建设过程，从公立医院外部看，与政府意志、经济政策、社会环境变化息息相关（强制性制度变迁），从公立医院内部看，与利益诱导、发展需要、管理工作的复杂性紧密相连（诱致性制度变迁）。在各发展阶段，医院的制度建设需要满足不断变化的政策要求，适应复杂的内外部环境，融合日益完善的学科理论，解决不同群体的需求矛盾等，即从外部的适应性和内部的复杂性两个维度实现制度的阶梯式建设（图 5-1）。

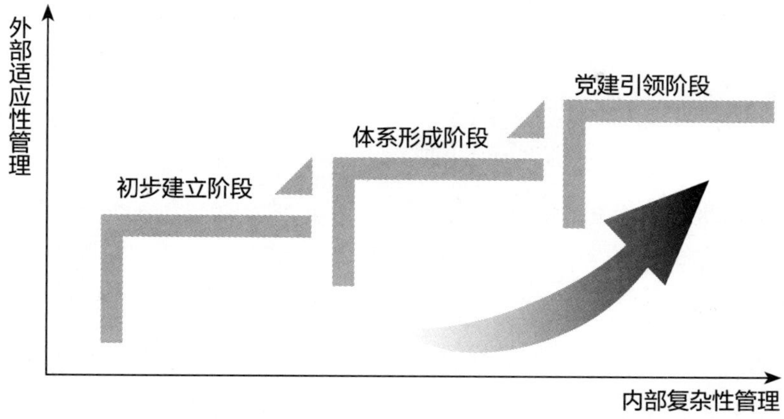

图5-1　公立医院运行管理制度的建设过程

一、公立医院运行管理制度的建设过程

（一）初步建立阶段（1949—1978年）

1. 背景

（1）国家层面：1949年后，政府大力推动医疗卫生服务的普及，建立了以公有制为主体的医疗卫生体系：①制定宏观政策，强调医疗卫生服务的公益性和公平性；②加大对公立医院的建设投入，部分公立医院由教会医院和部队医院更名重组后交给地方政府接管，另一部分公立医院依靠政府和集体的力量，通过购买、收编、整合已有医疗资源重新组织筹建。20世纪50—60年代，国家相关政策制度主要集中于规范医疗机构的业务工作和从业人员的教育学习，缺乏对医院内部管理制度的强制和规范要求。医疗机构相关的法律法规初步建立并短暂施行，出台了如《医院诊所管理暂行条例》《医院诊所管理暂行条例施行细则》《医师暂行条例》《医师暂行条例施行细则》《中医师暂行条例》等部门规章。

（2）行业层面：医疗卫生行业初步建立了规范和标准：①拟定行业技术规范和操作标准，促进医疗服务的规范化和同质化；②加强医务人员培训和教育，提高医疗队伍的整体素质。20世纪50年代，为了规范医疗行业的诊疗行为，提高医疗服务质量，卫生系统开始推行三级查房制度和病历管理制度等较为核心的医院管理制度，北京协和医院是中国现代病案管理的开端，至今完整保存了300多万份病案，其病案被称为协和“三宝”之一。

（3）医院层面：医院内部的制度建设主要围绕组织管理和医疗流程展开，初步建立了医院的组织架构，明确了各部门和岗位的职责，规范了医疗服务的流程，包括挂号、诊断、治疗、护理等环节。医院管理制度建设速度较慢，医院内部管理更多依靠管理者的经验和行政命令的强力实施，特别是对于内部的人事制度、财务制度等关键性制度还处于探索阶段。

2. 该阶段医院管理制度建设的特点

（1）管理制度建设缺乏动力，公立医院主要学习苏联模式。由于国家实行计划经济，公立医院实行较为彻底的计划管理，由政府直接管理公立医院的建设和运行，包括人、财、物等资源的分配使用，医院的自主权较低，制度探索受限。医院内部主要是院长或书记的“一长制”管理，医院规模小，管理层次扁平化，权力缺乏部门间制衡，个人决策更容易施行，不利于管理制度的形成。医院以治病救人为核心任务，管理者不重视除医疗业务以外的制度建设，既有的院内制度也缺乏规律性，不适合普遍推广使用。

（2）个人“经验管理”限制了制度创新，管理者通过家长式管理或家族式管理，靠经验和习惯主要解决如何维持医院正常运行。医院的发展取决于领导者作为“能人”的信仰、追求、能力和经验等，过度依赖个人的经验管理，这会导致决策的主观性和片面性。经验管理在短期内对于医院的稳定有一定积极作用，有助于解决实际工作中的具体问题，但从长期来看，这限制了管理制度的创新和变革，不利于医院的战略规划和整体发展。

总体来看，在医院管理制度的初步建立阶段，由于缺乏上层制度的规范和理论指导，医院较为依赖管理者的经验，制度“碎片化”现象明显，难以产生制度化变革的诱因和动力。

（二）体系形成阶段（1978—2012年）

1. 背景

（1）国家层面：党的十一届三中全会指出：为了保障人民民主，必须加强社会主义法制，使民主制度化、法律化，使这种制度和法律具有稳定性、连续性和极大的权威，做到有法可依，有法必依，执法必严，违法必究。“制度化”的概念首次提出。20 世纪 80—90 年代，医院管理制度的顶层设计开始建立，政府陆续出台了《医院经济管理暂行办法》《全国医院工作条例》《“三定”方案》《医院分级管理办法》《医院会计制度》《医院财务制度》等，为医院管理制度体系的建立奠定了基础。

（2）行业层面：改革开放后，随着公共管理学、西方经济学、社会心理学等学科理论的引入，政府和行业开始重视医院管理的规范化和制度化，并加强管理理论的学习研究。党的十一届三中全会后，原卫生部要求有条件的医学院校恢复和重建保健组织学教研室，部分高校的保健组织学教研室更名为社会医学与卫生事业管理学教研室。20 世纪 80 年代初，卫生部组织相关人员编写卫生事业管理书籍并颁发一系列文件，极大地促进了卫生事业管理学科的发展。我国医学院校自 1983 年开始招收卫生管理专业的硕士研究生和成人专科生，1985 年开始招收本科生，1993 年开始招收博士研究生。复旦大学公共卫生学院成立医院管理学教研室，部分高校设立社会医学与卫生事业管理和医院管理专业。此外，1981 年，中国第一本《医院管理》杂志创刊（现为《中国医院管理》），1984 年，卫生部成立了医院管理研究所，致力于医院管理相关学术研究。行业内的理论研究和专业人才培养一定程度上为医院制度建设贡献了智慧和力量。

（3）医院层面：在政府和行业的影响和推动下，公立医院内部开始建立起医疗、人事、财务等运行管理制度。但与此同时，政府财政压力大、卫生体系效率低下等问题逐渐暴露，医疗卫生领域的发展理念开始强调“效率优先”，医院管理开始由“技术专家主导”，政府大家长的责任在医院管理中逐渐弱化，医疗卫生机构向着市场化、多元化、自由化发展。随着规模的不断扩大、医务人员不断增多，医疗水平不断提高，公立医院对于规范性的管理制度产生了迫切的内生需求。如 20 世纪 90 年代，四川大学华西医院、浙江大学医学院附属邵逸夫医院、中日友好医院在内的多家大型综合医院率先引入主诊医师负责制模式，通过这一管理制度的实施，在业务量、工作效率、医疗质量与安全、学科建设、科研成果等方面均明显提升和改善，为其他医院提供了借鉴。

2. 该阶段医院管理制度建设的特点

（1）制度规范化和体系化。伴随医院的发展需求，管理层次变多，职能部门分工更细，工作任务更加复杂，医院各项业务逐步形成程序化和标准化工作流程，推动了各项管理制度的建立健全，由点到面形成框架网络，如医院组织文化、医院战略管理、医院人力资源管理、医院运营管理、医疗质量管理、医院护理管理、医院科研管理、医院教学管理、医院信息管理、医院后勤管理、医院安全管理、医院感染管理、医院药事管理等，构成了一个较为完整的制度体系。

（2）制度制定的自主权提升。改革开放后，医院自主权扩大，激活了微观激励机制。政府在医院人事、分配等重大制度的制定上赋予了医院管理者更大的权力，调动和提高了医务人员的积极性。

（3）出现“制度壁垒”。管理者希望通过一系列管理行为巩固医院经营成果，如通过创新独有的内部人事、财务制度改革调整资源分配方式，引进或留住人才，具有显著的“排他性”。

（4）约束性制度缺位。为促进医疗生产力发展，该阶段公立医院激励性质的制度多，约束性质的制度少，市场竞争机制是一把“双刃剑”，医院缺乏有针对性的制度监管，部分医务人员通过“诱导需求”牟利，导致患者满意度下降，医疗机构公益属性弱化。

总体来看，在医院管理制度的体系形成阶段，从政府到行业再到公立医院内部管理者，都勇于探索不同的管理理论和方法，积极出台各类管理制度并开展改革试点，医院管理制度逐步规范化和系统化，各项运行管理制度初具雏形。但在此阶段，公立医院党的领导体制机制同深化医改、健全现代医院管理制度的要求还不完全适应，公立医院党的建设方面还存在一些薄弱环节，党风廉政建设主体责任和监督责任还有待落实，制度监管、考核体系需要进一步加强和完善。

（三）党建引领阶段（2012年至今）

1. 背景

（1）国家层面：党的十八大以来，中国特色社会主义进入了新时代，以习近平同志为核心的党中央高度重视党建对基层治理工作的引领功能，医院作为特殊社会基层平台，以党建引领基层治理和制度创新，是深化医改的思想保证和组织基础，也是大变革时代基层治理方式与时俱进、治理体系和治理能力现代化的必然要求。2012 年以“取消药品加成”即药品“零差率”销售为重点的公立医院外部治理政策改革正式启动，对大型公立医院运行产生了长远的影响。自此，以外部政策驱动的改革全面铺开，并取得了良好成就，强制性制度变迁成为医院内部运行制度优化的主要原因。2016 年 10 月，《“健康中国 2030”规划纲要》发布，提出卫生健康政策法律法规体系需要进一步健全。2017 年 7 月，国务院办公厅发布《关于建立现代医院管理制度的指导意见》，明确要求医院应制定章程，以健全院内各项决策机制和各类管理制度。2018 年 4 月，国家卫生健康委制定了《医疗质量安全核心制度要点》，共 18 项核心医疗制度，要求医疗机构应当根据要点全面完善本机构核心制度、配套文件和工作流程，加强对医务人员的培训、教育和考核。2018 年 6 月，中共中央办公厅印发了《关于加强公立医院党的建设工作的意见》，该意见明确指出，公立医院实行党委领导下的院长负责制，强调了加强公立医院领导班子、干部队伍和人才队伍建设，着力提升公立医院基层党建工作水平等。党建引领公立医院治理成为行业共识，要求党组织要在“把方向、管大局、做决策、促改革、保落实”上发挥领导作用，公立医院实行集体领导和个人分工负责相结合的制度。2021 年 6 月，国务院办公厅发布《关于推动公立医院高质量发展的意见》，提出坚持和加强党对公立医院的全面领导，落实公立医院党建工作责任，公立医院要健全运营管理体系，加强全面预算管理，完善内部控制制度，改革人事管理和薪酬分配制度，健全医务人员培养评价制度，建立药品追溯制度，健全医院党委会和院长办公会议事决策制度等，从制度层面明确了公立医院高质量方向。2024 年 5 月，《关于印发 2024 年纠正医药购销领域和医疗服务中不正之风工作要点的通知》中提出要深入协同推进医药购销领域制度建设，补齐行政权力、招采财务、院外合作、规范行为、风险防范等关键领域的制度措施短板，出台公立医疗机构行风管理核心制度要点。由此可见，政府在一段时期内持续以“强制性制度变迁”的方式，推动医院管理制度更加精准化、全面化、现代化。

（2）行业层面：医学院校纷纷设立管理学院，开设医院管理课程，吸纳经济学、社会学、统计学、法学、工程学相关理论，培养卫生管理复合型人才，编撰相关类型的工具书、教科书，为医院管理制度的完善提供依据和抓手。该阶段，国际医学交流也越发紧密，以美国梅奥诊所、约翰霍普金斯医院为代表的国际顶尖医院，通过各种模式在中国开展合作业务，掀起了国内大型公立医院向世界一流医院学精细化管理和运营管理的浪潮，四川大学华西医院等一批头部医院纷纷成立运营管理部、公共关系部、人力资源部。2018年后，在国家卫生健康委的指导下，行业学协会积极参与医院管理制度的修订和完善，如《医疗技术临床应用管理办法》《新型冠状病毒防控指南（第一版）》《中国制订 / 修订临床诊疗指南的指导原则（2022 版）》等行业指南文件，这些成为了医院管理制度的重要组成部分。2023 年 5 月，江苏省卫生法学会发布了国内首个《医院合规管理指南》，对管理制度本身进行思考，为医院各项制度的合法性、合理性和伦理性的审查提供了依据，有利于医院在运营活动中主动识别、防范、化解风险，提高依法决策、依法管理、依法运行的能力和水平。

（3）医院层面：一方面，公立医院作为一个“大平台、小社会”，对于管理的复杂性要求越来越高，患者需要更高水平的医疗质量和更优质的医疗服务，院内不同角色的人员在自组织过程中发现一些问题，如医师、护士、药师、技师等也对各自岗位职能和职业发展有了更高要求，从而“诱导”和倒逼医院管理的制度建设更加科学、更加平衡。另一方面，为应对竞争日益激烈的医疗市场环境，“人无我有，人有我优，人优我特”的思想促使公立医院制度建设更加现代化、多元化。建立现代医院管理制度成为深化医改的重要内容，北京协和医院、上海交通大学医学院附属瑞金医院等通过建立健全医院内部管理机构、制度，采取一系列精细化管理措施，实行民主管理和科学决策，充分调动医务人员积极性，加快医疗服务供给侧改革，推动了医院治理体系和管理能力现代化。

同时，为深入贯彻国家政策，厘清党建发展思路，加强医疗反腐治理与监督。在制度上，公立医院不断完善制度建设，如修订党委议事规则，建立领导班子理论中心组学习制度，常态化政治理论学习制度，落实“三会一课”、组织生活会、民主评议党员制度，健全工会、共青团等群团组织工作制度，完善医务人员医德考评制度；在业务上，推动党建与业务实践相融合，如党建与行风信访相融合，与医疗服务质量提升相融合，与公共卫生防治相融合，形成党委领衔、支部科室联动、党员干部带头，多方主动参与、上下联动的公立医院发展新局面，以高质量党建引领公立医院高质量发展；在制度执行和监管上，通过加强监督检查、严肃纪律处分等方式，确保各项制度得到有效执行，探索建立党建述职评议考核制度、领导干部责任追究制度等。

2. 该阶段医院管理制度建设的特点

（1）党委领导、多元参与。医院各级部门由党委、院领导、分党委、党支部、科主任、学术带头人、员工等多元主体通过个别谈话、座谈会、职代会、党代会等方式共同参与制度的草拟、意见征求和修订，彼此形成一种合作网络，使得管理制度更加科学、全面，实施更加快速、有效。

（2）注重制度学习和培训。医院在党建制度的学习和培训方面给予了更多的重视，通过系统党建知识学习，全院能够更好地理解和贯彻党的方针政策，提高政治素养和政治站位，医院管理制度可以更好地执行落实；通过定期的培训和研讨，潜移默化中促使管理制度深入人心，让员工自觉把制度作为一种工作规范和标准。

（3）制度监督进一步加强。除行风、纪检监察部门外，部分公立医院还专门成立法务部门对制度的合法合规性进行审查，成立发展规划部门对制度的科学性进行论证，明确制度责权划分，并开展考核，成立督查部门对制度的执行进度和落实情况进行追踪和监督。加快建立权责清晰、管理科学、治理完善、运行高效、监督有力的现代医院管理制度和内部控制体系，强化制度的刚性约束，推动公立医院高质量发展。

二、公立医院运行管理制度的政策环境

（一）政策历程

在政策历程的描述中，以医疗卫生领域的法律法规、部门规章为主，指导意见、政策通知等重要规范性文件为辅。

1949年后的一段时间，政策主要集中于规范医疗机构的业务工作和从业人员的教育学习，对于医院的人事、财务、后勤等核心管理制度还处于探索阶段，各类法律法规短暂施行、不断调整。1951年，卫生部出台《医院诊所管理暂行条例》和《医院诊所管理暂行条例施行细则》，对各级医院组织编制、人员职责和基本工作制度作出规定，明确了上下级医院间的关系。同年，卫生部出台《医师暂行条例》《医师暂行条例施行细则》《中医师暂行条例》，详细规定了医师或中医师的入职资格、职责、义务及奖惩等。1953年，山东省制定了《县卫生院暂行组织条例》《综合医院暂行组织条例》等文件，对医院组织系统、科主任负责制、医院定员定额标准、医院编制、医院的主要制度及人员职责都作了统一规定。1954年，江苏省颁布《江苏省城市医院规章制度（草案）》，加强了医院的组织领导制度。

改革开放后，政策开始聚焦医院内部管理，各项运行管理制度初具雏形，向着规范化、具体化方向发展，为之后体系化的管理制度奠定了基础。1979年，卫生部发布《关于加强医院经济管理试点工作的意见的通知》，开展了“五定一奖”（即定劳力、定地段、定产量、定成本、定工分到作业组、超产奖励）和对医院“定额补助、经济核算、考核奖惩”的试点工作。1981年，卫生部下发《医院经济管理暂行办法》和《关于加强卫生机

构经济管理的意见》，旨在解决医疗机构经济运营方面遇到的问题。1982 年，卫生部颁布《全国医院工作条例》，以行政法规的形式明确了医院的治理结构和管理模式，包括领导体制，急诊、病房、护理等业务工作管理。1988 年，11 月国务院发布卫生部《“三定”方案》(即定职能、定机构、定编制)。1989 年，卫生部发布《医院分级管理的通知和办法》。1993 年，卫生部发布《关于加强医疗质量管理的通知》，强化医院内部医疗质量的控制和管理。1994 年，国务院发布《医疗机构管理条例》，对医疗机构的规划布局和设置审批、登记、执业、监督管理以及相关法律责任进行了规定。1998 年，财政部、卫生部联合印发《医院会计制度》《医院财务制度》。2003 年，非典型肺炎疫情在全国蔓延，政府开始建立健全医院在疾控预防、医院感染等公共卫生领域的管理制度。2003 年，卫生部发布《医疗卫生机构医疗废物管理办法》。2005 年，卫生部发布《医疗机构传染病预检分诊管理办法》。2006 年，卫生部发布《医院感染管理办法》等。2007—2011 年，《人体器官移植条例》《处方管理办法》《妇幼保健机构管理办法》《手术安全核查制度》《药品类易制毒化学品管理办法》《医疗机构药事管理规定》《医疗卫生机构医学装备管理办法》等规章制度陆续颁布，医疗机构的运营管理工作制度更加全面和完善，步入法制化、体系化建设的轨道。

新医改以来，公立医院综合改革作为深化医药卫生体制改革的重中之重、难中之难。在深化改革中还存在所有权与经营权界限不清，政府举办和监管公立医院存在不同程度的缺位、越位现象，公立医院自主权未能有效落实，以及管理粗放等问题，亟须国家层面出台规范性文件，指导各地加快建立现代医院管理制度。2011 年 3 月，《国民经济和社会发展第十二个五年规划纲要》首次提出推进现代医院管理制度。2012 年 3 月，“十二五”医改规划也提出现代医院管理制度。2015 年 10 月，十八届五中全会指出要建立现代医院管理制度。2016 年 8 月，习近平总书记出席全国卫生与健康大会并发表重要讲话，明确提出“要着力推进基本医疗卫生制度建设，努力在分级诊疗制度、现代医院管理制度、全民医保制度、药品供应保障制度、综合监管制度 5 项基本医疗卫生制度建设上取得突破”。至此，现代医院管理制度成为我国基本医疗卫生制度的五个重要支柱之一。

2016 年，国务院办公厅将制定现代医院管理制度指导性文件列入深化医改重点任务。2017 年 7 月，经中央深改组第三十四次会议审议通过，国务院办公厅印发《关于建立现代医院管理制度的指导意见》。2018 年 6 月，经中央深改委第一次会议审议通过，中央办公厅印发《关于加强公立医院党的建设工作的意见》。2018 年 8 月，国家卫生健康委党组印发《关于加强公立医院党的建设工作的意见实施办法》。2019 年 12 月，第十三届全国人民代表大会常务委员会第十五次会议通过的《中华人民共和国基本医疗卫生与健康促进法》为建立健全现代医院管理制度在内的公立医院综合改革的推进提供了法律保障。2021 年 6 月，国务院办公厅发布《关于推动公立医院高质量发展的意见》，提出坚持和加强党对公立医院的全面领导，落实公立医院党建工作责任。

（二）政策逻辑

新医改前，医院改革、运营管理制度建设的相关政策较为碎片化，宏观上没有形成相互补充的体系，公立医院主体地位体现不足，政府和医院的关系结构尚不明确；微观上，医院内部各项制度仍处于查缺补漏环节，临床、医疗、药品政策较多，而人事、薪酬、运营改革制度明显不足。新医改后，伴随公立医院综合改革的进程不断推进，一个针对性、指导性强的，涵盖医院治理结构、权力运行、职能清单、决策机制、管理制度、办事程序的总体制度呼之欲出。

2010 年，城市公立医院综合改革在 17 个城市启动试点，2016 年扩大到 200 个城市，覆盖全国近 2/3 的地级以上城市。之后各地积极探索建立现代医院管理制度，如福建、安徽、江苏等地成立公立医院管理委员会，集中履行对医院的宏观管理职能，淡化对医院的微观管理，激发了医院的运行活力；上海申康医院发展中心建立系统严格的公立医院考核办法，履行政府对医院的举办监督职责；北京协和医院制定医院章程，健全内部管理制度，完善内部运行管理，提高医院管理水平和运行效率；四川大学华西医院加强基层党组织建设，明确支部设置和书记选任、职责、待遇、考核标准。这些试点和实践经验为现代医院管理制度的建立提供重要保障。

一是从政策的关联性上看。《关于建立现代医院管理制度的指导意见》在内容上充分汲取了包括上海申康医院发展中心、北京协和医院在内的管理实践，纳入了管办分开、两权分离、绩效考核、制定章程等重点内容；在结构上，从公立医院运行发展的宏观环境和基本规律、公立医院改革发展的利益相关者入手，对现代医院管理制度建设相关的体制机制环境做了梳理。二是从政策的目标任务上看。“十三五”时期，公立医院改革的核心任务是建立现代医院管理制度，着眼于建立更加成熟定型的制度体系，在管理体制、补偿机制、支付制度、人事薪酬制度和绩效考评机制等关键环节重点突破，着力破除“以药补医”，建立维护公益性、调动积极性、保障可持续的运行新机制。“十四五”时期，推动公立医院高质量发展成为深化医药卫生体制改革的四项重点任务之一，与加快建设分级诊疗体系、深化相关领域联动改革、健全医疗卫生综合监管制度，共同承载完善中国特色基本医疗卫生制度的改革目标。三是从政策的延续性上看。2021 年 6 月，国务院办公厅正式印发《关于推动公立医院高质量发展的意见》。文件对公立医院高质量发展的目标、方向、举措做了明确要求，是新阶段公立医院改革发展的根本遵循。文件的核心要义可以概括为“一个目标、一条主线、三个转变和聚焦五新”。其中，“一个目标”即以建立健全现代医院管理制度为目标；“一条主线”即坚持和加强党对公立医院的全面领导。

综上所述，公立医院改革发展是深化医药卫生体制改革的重要内容。建立健全现代医院管理制度，是过去十余年以及“十四五”时期公立医院改革发展的主旋律。建立现代医院管理制度标志着公立医院综合改革进入新阶段，既有基层实践总结上升为政策（有案例、能做成），也有政策决策者对改革主体本身的认知和理解达到了一定水平（有道理、能对症），以及改革本身达到了一定的阶段，已经具备或即将具备必要的条件因素（有基础、能实现），是一个自下而上、又自上而下的过程。现代医院管理制度的建立，同时也标志着公立医院内部运营管理制度走上新台阶，在制度规范化、精细化、体系化建设的基础上，医疗机构的责权更加清晰、管理更加科学、治理更加完善、运行更加高效，医院管理制度进入多元参与的党建引领阶段，这对于实现医院治理体系和治理能力现代化，推进健康中国建设具有重要意义。

第三节 公立医院运行管理制度化存在的问题

一、制度认识与实践能力之间的不平衡

（一）认识偏差

1. *在政府层面* 长期以来将公立医院视为医疗业务单位，主要发挥社会民生保障作用，对其在医学科技创新、人才培养等方面作用和影响力关注不足，采用行业协会管理模式制定支持制度体系，如制定等级医院评审、医师条例、医疗核心制度等监督规范性文件，或是直接采用政府部门垂直管理模式，如干部管理、政府采购、后勤管理等。近些年，政府各相关部门逐步关注到医院治理结构，如党的建设、经济运行、安全生产、内部控制等，并从推动高质量发展角度制定了系列支持性政策，如职称评审、人才引进、医保支付、特需医疗等，但总体上系统性不足，地方差异明显。

2. *在行业协会层面* 在加强医院间沟通与协作方面，制定行业标准、团体标准，不断提升管理水平和管理能力，推动医院管理理论和实践发展的行业作用发挥不足。近年来，管理领域各社会组织和行业协会纷纷热衷于举办管理案例评选，并将此作为学术大会的重要部分。这虽然在一定程度上推动了经验分享和互学互鉴，但由于对医院间资源禀赋、隶属关系、学科技术发展、服务人群等差异关注不足，导致这类“学术盛典”多是以经验交流为主，成为各家医院成绩展示和自我宣传的平台，对推动医院管理、经济运行、

学科建设、文化品牌等的理论发展，以及对一般性路径策略的效果有限，医院运行管理制度化、规范化很难。

3. 在医院层面 一方面是对管理工作重视度不够。医院管理者尚未把制度建设作为医院管理人员的最大成绩，仅重视管理运行成绩性结果，缺乏将制度制定、制定执行作为管理的成绩纳入人员考核和奖惩，员工对成功的、优秀的经验总结提炼的意识和能力不足。另一方面，对管理制度认识不够。把制度等同于规范，认为是约束员工、考核行为的“规矩红线”，是控制、约束员工的工具。或者照搬企业标准化管理的做法，将每一件事、每一个人均列入可控制、可检查之列。

4. 在医院员工层面 对“首长负责制”根深蒂固，一方面在医院、科室、小组的运行管理中，认同“谁说了算”，忽视“制度是什么”，发展依靠外部机遇和个人关系纽带，管理依靠员工个人经验和自觉性，依靠制度管理来保证效率的情况少，管理程序简单化、人格化现象严重。另一方面认为制度建设是医院管理者的任务和职责，对参与决策、征求意见、座谈交流等制度建设过程以及执行落实、监督考核、修正优化等制度实施过程参与性不足、积极性不高。

（二）能力不足

制度建设能力是医院管理队伍职业化能力的重要组成部分，制度供给是战略能力的基础，不能走一步想一步。制度供给是政治能力的基础，能够充分把握党和政府对行业发展、健康政策的方向思路，也是破除复杂问题的手段。公立医院制度能力不足着重表现为强制性制度变迁适应不足，内部诱致性制度变迁治理不够。

1. 医院制度建设相关理论研究不足 一方面现有的医院管理理论和实践多聚焦公立医院的生物学属性和物质性属性（如医疗效率、质量安全、费用负担、技术创新等），但在社会性属性及其带来的相关问题上缺乏理论探索（公益性、公正文化、内部矛盾、公共卫生治理等）。大量问题亟须从制度层面进行治理从而更好地保障医院高效优质运行发展，如医院对外关系处理中的医患矛盾、基层社区治理参与问题、医院医疗行为规范、内部文化建设、市场化与公益性的平衡问题、资源分配问题、欺诈骗保规制等。另一方面以全国 14 家公立医院高质量发展试点医院为例，至 2021 年，其中内设医院管理研究机构的仅 3 家，专职研究队伍不足。医院管理领域尚未建立具有一定学术影响力的学科团队，研究课题、经费投入不足，研究水平参差不齐。总体上，管理制度建设在理论化、系统化、实践化方面还有很长的路要走。

2. 医院内部管理的制度思维尚未形成 一方面对制度性问题的敏感性不足。表现为对各个板块政策解读、统筹能力不足，局限在卫生系统的规范性文件、指令性任务的被动落实中。医院对接发展改革、财政、人社、科技、教育、工业和信息化、国资委、医保、中医药、药监、纪检等部门，充分统筹各部门支持性资源，进而服务于医院总体全局的能力不足。同时对于医院运行中发现的问题、出现的情况，缺乏规则意识、制度意识。在用法治思维和法治方式探索破解发展难题，推动营造按照规章制度和程序办事的意识和举措不够。另一方面，制度实践能力不够。表现为在解决制度性问题上，“关门”拍板多，“开门”调研少，凝聚员工共识不足。包括推动全院一张床、规范患者急诊入院管理、病例组合指数（CMI）提升治理等规则制度探索不足。把行之有效的政策、措施和方案通过制度化的方式加以固定和推广的意识和能力不够。

3. 医院制度建设缺乏主客观动力　一方面客观推动不足。政府对医院管理制度建设的监督考核主要聚焦在“有没有”等强制性制度变迁上，如在三级医院评审标准中包括“医院有护理岗位管理制度，有职能部门负责协调省级质控中心日常工作，有相关管理制度，有会诊管理制度及流程”等；医院内部监督考核主要聚焦在“做得怎么样”，如医疗核心制度落实情况、请假执行情况等。但是对于制度制定，尤其是以问题导向、改革导向的制度建设情况鲜有关注，医院管理者和员工缺乏制度建设意识和主动性。另一方面，主观激励不够。表现为缺乏制度文化，对制度的宣贯、学习和应用等了解不够；医院管理各项事务流程化、规范化、制度化过程中多元参与机制不全；用制度解决矛盾、协调利益、规范行为等共识尚未形成。

（三）缺乏指引

1. 缺乏制度建设的总体规划　规章制度建设只有进行时、没有完成时。在公立医院管理中，在制度建设上，呈现出一过性、应景式特点，缺乏预见性。在管理思维上，重视运行问题解决，但从机制上优化管理流程、理顺运行机制问题的意识不够；在工作内容上，重具体工作计划，轻制度建设谋划，重案前工作，轻长久规划。一过性表现为制定的一过性，即一经制定较少修改；作用的一过性，在出现新情况后则是“打补丁”或“另起炉灶”，缺乏连贯性。对于规律性、反复出现的问题，其规范化、长久化解决机制和路径不清晰。应景式表现为，一方面很多制度既不是诱致性制度即来自基层呼声，也不是强制性制度即上级要求必须做，医院管理者只看重“有没有”而不是“有无效果”。另一方面，在落实国家法律法规和上级各项规章制度时提出制度建设规划，存在以制度落实制度、以文件传达文件的现象，对于制度的创造性落实不足，在运行中凸显的制度漏洞向上反馈、向下沟通的主动性不足。

2. 缺乏制度建设的操作机制　2023 年 9 月，国家卫生健康委医院管理研究所发布了《〈医疗机构制度管理制度〉制定方法专家共识》（2023 年版）。这是医疗卫生行业首部关于医院管理“立法法”的行业规范，且距离 2018 年启动开展建立健全现代医院管理制度试点工作已经 5 年之久。尽管如此，医院管理制度建设在流程规范上还存在不足。一方面，制度的提出、研究、论证、印发等全生命周期管理欠缺，如在制度提出阶段，对于上级政策落实的制度需要，如何进行分工协作、如何创造性执行、做好内部宣贯认同；对于临床一线提出的问题解决办法，如何进行提炼总结、如何研究决策、如何推广执行；对于管理中发现的新情况、新问题，是否需要对标找差、文献研究、调研论证、是否需要试点先行等。另一方面，制度建设的责任机制不够明确，对于临床一线提出急诊患者收治问题，医务处作为牵头部门如何做好研究提出解决思路、如何协同考核部门、财务部门、信息部门发挥政策合力解决矛盾等。

3. *缺乏制度建设的依据参考*　在政府层面，权威、统一、强制的上位法较少，让医院管理者对制度建设的重要性认识、主动性参与、高质量建设乏力。虽然现已印发了《关于建立现代医院管理制度的指导意见》并于2018年启动制度建设试点工作，提出了14项试点任务，但文件是以宏观改革为目的，如“制定符合医院发展改革实际的章程”“明确医院党委与行政领导班子议事决策制度”“建立健全全面预算管理制度”“健全医院内部监管制度”等，缺乏类似《中华人民共和国公司法》《中华人民共和国企业国有资产法》《企业国有资产交易监督管理办法》等国有企业治理上位法。现有相关制度制定层级较低，比如对于章程建设，国资委、财政部联合印发《国有企业公司章程制定管理办法》，而医院章程相关文件则有中国医院协会和国家卫生健康委先后发布的《公立医院章程范本》，且两者在框架上趋于一致，在章节上交叉部分较多。在行业协会和医院层面，由国家卫生健康委能力建设和继续教育中心主办的中国医院管理奖案例已开展5届，由健康界组织的中国医院管理奖案例已连续开展8届，案例征集主题以及评审标准中普遍缺乏管理制度建设。行业协会对医院管理工作更注重会议举办、案例评审、经验分享、实地参访等，对于运行规范、理论研究、制度体系关注度不足，尚未形成全行业加强制度体系建设的氛围风气。虽然现已呈现出很多有效的、成功的管理探索，但是缺乏可供推广的制度设计，更无从谈起整个制度体系了。

二、制度建设与实施效果之间的不平衡

（一）公立医院运行管理相关制度建设的质量有待提高

1. 现状调研不足，基本情况不完全清楚。现状调研包括自上而下的调查研究机制和自下而上的民主机制，从而把握好实际情况。一方面，要向利益相关者征求意见，让他们提出异议，然后再把收集到的意见建议通过分析综合、消化吸收，再融入规章制度中。另一方面，通过民主的广泛表达弥补调查研究全面性、充分性、覆盖度不足等问题。除此之外，必要时还需要征求相关专业委员会、领导小组等议事机构以及工团组织的意见，或者

委托第三方机构做好风险研判等。只有经过反反复复的修改、打磨，吸收基层的智慧，才能让规章制度更加接地气、更有生命力。这是医疗机构自身运行复杂性的客观需要，也是制度作用发挥的前提。避免出现只喊口号原则目的，不谈方法思路办法，“关门”拍板多，“开门”调研少，内部研究多，征求意见少等情况。

2. 联系实际不足，处理问题不够全面。每出台一项制度都要从实际出发，做到情况明工作实，才能确保出台的法规制度切合实际、有效管用。一方面，聚焦到实际问题解决不足。制度的针对性不足，有的制度属于原则性的规定，提出“禁止”“反对”“不准”等条文，但缺少具体到应该如何做的程序性规则；有的制度设计较空泛、笼统，缺乏对应的可行性程序规定、具体规则的刚性约束；有些制度在严格意义上，偏向于动员性的宣教口号，缺少具体性、执行性和程序性规定。另一方面，在制度运用执行中，要尽可能地考虑社会成员和社会环境的接受能力，一时无法做到的，可暂时不规定；准备出台的要充分论证其可行性；没有经过认真论证的制度规则不宜仓促出台，否则可能会导致好的制度出台但未得到有效执行，削弱制度的严肃性和权威性。

3. 规律总结不足，制度运行效果不明。一方面问题导向、发展导向、结果导向不够明确。对政府而言，有些制度属于“集约式”的政策，可能只是对现实情况的简单汇总，未能发现新问题，提出解决新思路。对医院而言，一些成熟经验未能及时转化为制度机制，出现用工作方案代替制度规定，用工作流程代替运行机制等现象，部分医院强调一事一议和特事特办，应急性制度、“补丁”式制度层出不穷。另一方面未能实现权责利对等。确保多大权力就应该负多大的责任，担负责任实现目标之后就应该享有对等的利益，责权不对等，可能无法有效开展工作；责权利不配套容易影响员工积极性的有效激励。如在治理医患纠纷，防范化解医疗事故工作中，既要做好调查研究、专家论证、规范责任认定流程，又要科学做好院方、科室、个人的责任认定和损失分摊比例，维护好多元利益，不损害临床一线的工作积极性。

（二）制度建设的系统性不足

制度如果不能“由点到线、由线到面、由面到体”充分设计，便不能适应外部环境，则可能会造成制度间的协同障碍。为此要做好顶层设计，本着着眼全局、超前谋划，先易后难、急用为先的原则，做到系统构建、配套完备、规范严密、运行有效。

1. *医院管理制度要素层次不清晰*　一方面，医院管理制度要素不全面，对约束性条款强调多，对支持性条款关注少；监督考核类的制度多、荣誉激励类的制度少；只讲目标要求，不提路径方法；只提标准规范，不讲支持保障。如在激励开展日间手术工作中，应既要将日间手术数量、质量纳入个人职称评审、年终评审等底线要求，也要设置日间手术专项奖形成正向激励。在开展院领导联系临床工作中，既要对自上而下的台账机制、联络机制、督办机制进行规定约束，也要明确自下而上的问题提出机制、部门研究论证机制等。另一方面，医院制度管控层次不清。包括对院级制度、部门制度、科室制度甚至医疗组内制度的管控范围、相互关系不够细化；部分医院院本部制度体系、分院区制度体系，以及科室层面医疗管理制度、科教制度各行其是、缺乏统筹、体系混乱。对医院章程、议事规则、请示报告制度、经济事项审批等基础管理制度与党建类、医疗类、科技类、安全生产类等制度的上下位关系、承继关系等缺乏明确界定。如对于国家级重点专科，允许其提高职称评审标准包括提高课题层次、高水平论文篇数、学术任职层级等。如要求分院区经济事项审批权参照本部部门级别审批执行。

2. 医院管理制度内容覆盖面失衡 在政府层面，一方面着重表现为法律规章的不均衡。目前，国家层面仅有2018年通过的《中华人民共和国基本医疗卫生与健康促进法》，而行业主管部门的管理文件多以实施方案、行动计划、工作通知为主，部门的相关规章尤其是面向公立医院管理得少之又少。另一方面表现为行业主管部门制定的标准规范以疾病三级预防为主，如《职业性中毒性肝病诊断标准》《成人高尿酸血症与痛风食养指南》，对医院管理相关规范标准相对缺乏关注。既有的行业标准也多强调具体工作的合法性、合规性，如2019年印发的《公立医院章程范本》，2023年印发的《医院巡查工作管理办法（试行）》等。在医院层面，主要表现为业务面上制度多，系统治理制度少，如医疗类的制度多、学科发展类的制度少；医务类的制度多、后勤管理类的制度少；行政管理类的制度多、党建类的制度少；管医疗服务的制度多、管药品耗材的制度少；质量类的制度多、效率类的制度少；流程约束类的制度多、改革发展类的制度少；落实上级刚性要求的多，探索本单位发展所需的特色制度少。

3. 医院管理制度之间协同性不足 一方面，医院制度与部门制度之间的协同性不足。表现为部门单项制度多，系统性制度少；制度建设与医院总体工作规划、发展目标衔接性不足。如医院层面建立了职能部门绩效考核办法，但是部门层面不对具体工作内容进行分工细化；医院层面统筹药品集采与科技创新发展，但是部门层面对各临床科室集采用药考核“一刀切”，缺乏差异化策略。另一方面，各板块制度协同性不足。部分医院制度制定阶段缺乏充分征求相关部门意见，导致制度执行的协同性差，各部门之间未能发挥同向协力、互补协同的作用。各部门各自制定职能范围内制度，最后可能也会造成制度间的衔接和匹配性较差，甚至彼此矛盾。如人事部门以科务管理小组改革为抓手推动科室民主管理和科学决策，但是医务、科教部门在审核科室提交有关资源、荣誉、财务等事项审批时，不严格落实科务管理小组议事规则。

（三）管理制度可操作性不高

1. 制度表达的可读性不强 一方面，在体例形式上，医院制度往往沿袭了政府部门的文风特点，虽然篇章节条规整详尽，但是不易于理解和接受，应坚持文风稳健、朴实无华并按照“一条到底”式编写。另一方面，在内容规范上，要明确制度目的、适用范围、定义、职责权限、工作流程、检查考核、解释规则、实施日期、与现行制度冲突的解决办法、废止制度信息等，确保员工知道自己到底需要做什么、怎么做，以及得到什么样的结果。

2. 制度触及的深度不够　在制定阶段，以医院主导，专家、临床科室、职能部门等多主体协同治理的制度研究机制缺乏，未能聚焦到运行中出现的问题、部门科室反映强烈的问题上，未能充分调研基层看法、平衡利益相关者的诉求，导致制度认可度差，执行力低等。在执行阶段，有效的制度宣贯不到位，员工对制度不了解，执行走样或执行效率不高，甚至同一岗位的人对于特定的同一个管理要求的理解是不同的，缺乏制度宣贯，容易造成管理规定与实际运行间“两张皮”。

3. 制度建设的针对性不足　一方面，照抄上级文件或其他医院做法，没有因地制宜，制度政策与医院改革发展实际匹配度差。如政府在规范医院领导班子参与管理的考核中，未能考虑到公立医院院领导班子多同时兼任科室行政主任职务，相关班子考核难以落实。如医院药学部门在推动集采药品使用率考核时，应该考虑到心胸外科、老年医学科等特殊科室药品使用规律，探索建立全院总体指标调剂机制。另一方面，制度的完善更新不足，尤其是医院对既有制度运行管理中的经验总结提炼得不够，将创造性执行的成果举措，纳入制度内容，提高制度的可接受度和精准性不足。比如在专职科研人员管理发现，解决其职业发展尤其是教学研究系列晋升路线的问题，有助于提高其工作积极性和职业稳定性，为此相关人员管理办法中应将出路问题作为一项重点，细化说明。

三、制度建设执行与责任机制之间的不平衡

（一）责任机制不明确

1. 医院制度建设归口管理部门缺失　具体表现为，一方面无论是卫生行政部门，还是公立医院，仍然以医院办公室作为制度牵头部门，发挥其在院内外文书流转、文字统筹方面的优势，将制度建设等同于发文管理，忽视了制度作为一种管理体系的整体规划与管控的责任。另一方面，制度建设的协调、处理、监督和改进的责任部门缺失，或是分散在各起草部门、督办部门等，未能成立诸如法务部、法治办等专责部门，未能对制度体系开展全生命周期管理，医院制度建设缺乏顶层设计、执行乏力。

2. 医院制度建设的责任体系不明确　包括对制度起草部门、制度牵头机构、制

度协同部门等的责任分工。其中制度起草部门应具体负责制度调研、起草、征求意见、必要性和可行性等方面的风险评估，尤其是对制度涉及的专业知识领域内容的合理性、可行性承担主要责任。比如医务部门在起草制度时，应积极纳入临床一线的意见建议，同时落实上级政策及院领导的要求，积极协调，将制度建设成为各利益相关者的最大公约数。制度牵头机构，比如法务部门应主要负责医院整体制度的规划建设、既有制度的论证研究和规划制度的储备论证等。制度协同部门，如办公室应做好制度编写、流程编制等规范性指导，以及文字规范性审查和内容政治性审查。其他部门应基于部门职责积极参与，提高制度的可行性、与其他制度的协同性。

3. 医院制度建设分工协作机制不清　一方面制度变迁机制薄弱。部分医院及职能部门对外部环境变化缺乏敏感性，对上级政策文件及医院运行管理实际研究不足，对既有制度的适应性调整不够。对内部运行管理中出现的问题缺乏分析研判、会议研究、主动解决的机制，将行之有效的措施制度化规范化不够，缺乏合法化认可推广机制。对医院管理中各类问题解决的“当下改”“长久立”统筹不足。另一方面制度反馈机制不足。缺少内部专门的渠道、机构、机制来承担制度运行跟踪工作，导致无法充分掌握员工对制度执行情况的反馈和意见，对制度运行中发现的问题无法得到及时调整和改进，导致制度的可接受度差、变通执行、选择执行等现象发生。同时缺乏外部反馈主动性，对运行中凸显的制度漏洞向上反馈不足，相关政策文件的作用和效力发挥受限。

（二）执行机制不畅通

1. 制度主体执行不力　部分医院存在此现象，表现为简单化执行即执行制度僵化，创新意识薄弱，搞“一刀切”，制度难以落到实处。选择性执行，即对待制度过于灵活机动，视制度为“橡皮筋”“稻草人”，会做选择、搞变通、打折扣，对自己有利的制度就执行，执行制度不全面不到位不彻底。人情化执行，即当管理过程中出现问题和矛盾时，往往不是从科学、理性、是非角度考虑问题，而看作是关系问题，转化成“势力”对比、亲情性矛盾，单靠是否为“自己人”、是否“听话”、是否符合所在团队的利益、是否有利于维护自己的权威等个人判断去看待问题、处理问题。

2. 制度执行程序不完善　程序主要解决“如何做”，是围绕制度执行的具体流程和措施而作出的具体规定，表现为对一个制度出台后首先要怎样进行宣传，怎样进行学习，有无专业人员进行学习指导，怎样考核具体的执行工作，怎样进行监督。这一连串问题实质就指向医院管理制度执行机制是否科学完善。然而在政府层面，卫生行政部门开展系统性的政策解读较少，在政策层层递进落实中容易出现解读偏差和认识误区。在医院层面，还有待建立畅通的制度解读宣贯跟踪工作责任体系，实现对制度运行前监控、运行中监控、运行后监控的全链条管理。

3. **按制度办事的共识有待形成**　一方面自觉遵从制度的认识有待提高，这是建立在员工对医院制度的理解和认同基础上的。只有建设高质量的制度，让制度成为理性经济人的利益最大公约数，才能避免出现制度面临集体行动的困境。如通过差异化设置学科发展的人才、资金、空间、科教支持政策，实现医院高峰学科、高原学院、新兴学科等得到最适配的资源倾斜，赋能发展潜力。另一方面，严格执行制度的刚性意识有待强化。严格执行责任追究制度，对于违反制度的行为，如果没有进行严肃处理并追究相关责任人的责任，可能会形成“破窗效应”，导致制度形同虚设。须严格执行责任追究以维护制度的权威性和有效性。

（三）监督考评机制不足

1. **有待明确科学合理的制度监督主体责任**　强化党在制度执行中的监督责任，进一步明确党和领导干部对本部门工作及党员干部落实制度的督促检查职责，加强监督缺位追究，改善制度执行不力的情况，严格处理不遵守制度、不接受制度约束的现象，加强监督监管问责力度。同时，应当将制度的执行工作纳入监督体系之中，形成常态化发展，这样才能最大限度做到维护制度权威制约性。国家层面进行了监督机制的重大调整，成立了对重大制度和文件执行进行专门督查的督查部门。医院层面尚未建立相关专责部门，或是由制度起草部门承担监督制定职责，容易出现道德风险。

2. **有待建立监督全覆盖、检查全方位、问责到全员的有效机制**　不定期对制度执行情况进行检查，严把制度落实过程，严究不落实的责任，把板子打到具体人具体事上，切实形成制度执不执行不一样、执行好坏不一样的鲜明导向，用反向激励增强制度执行力。同时，要完善保障制度执行的程序性规定和违反制度的惩戒性规定，对制度执行进行责任分解，明确责任部门和具体责任人，加强责任追究机制，让漠视制度、违反制度的行为承担高昂成本，确保制度落实到位。

3. **聚焦制度执行的关键环节和重点领域**　一方面，明确制度执行监督的具体责任内容，如果内容不清晰不具体，那么责任人的监督职责就不具体，职责不具体可能会造成责任主体与制度监督的严重脱轨。另一方面，仔细梳理制度执行的每一个环节，着重于重点部位、关键环节和执行成效，瞄准重点，防止制度执行不均衡。同时不断完善相应的监督与奖惩措施，使执行制度者获取该有的奖励，违反制度者则不能获益或很少获益，使制度可以被有效执行。

第四节　公立医院运行管理制度化的路径

一、公立医院制度建设的原则

（一）制度建设的原则

1. **坚持实事求是**　就是要把务实管用作为医院制度建设的落脚点，注重围绕运行管理中的重点难点问题，找症结、出实招、求新解，及时补短板、强弱项、扫盲点，确保制度立得住、行得通、管得了。又要做好调查研究摸情况，从实际出发，做到具体问题具体分析，防止简单化、一刀切。以此不断提高制度建设的质量和水平，确保制度管用、可行。

2. **坚持问题导向**　制度是为了满足人类社会实践的需要而产生的，制度存在的目的是保证社会实践的有序进行。坚持问题导向，一方面要通过问题查找制度短板，补上制度漏洞，进一步强化制度的针对性和有效性，另一方面要在解决医院管理实践问题时，将部门科室探索出的，证明有效的、成功的做法、经验提炼总结形成制度，得到医院的合法性认可。以此来保证制度的有效性、可用性和解决问题的长效性。

3. **强化贯彻落实**　公立医院是我国医疗服务体系的主体，是党领导的卫生健康战线的生力军，是党联系人民、服务群众的重要窗口。医院制度建设坚持贯彻落实，就是始终将党和政府对公立医院维护公益性、落实医改政策、履行功能定位、推动健康中国建设的政策要求细化到内部运行规范中，将维护好人民群众生命健康放在医院运行管理的首位，融入相关制度设计和内部运行理念设计的全过程。

4. **秉承开放发展**　一方面，海外顶尖医院无论是在诊疗技术、患者管理领域还是在学科治理、经济管理领域，或者管理职业化等领域已经积累了丰富的经验，形成了一些行之有效的做法。通过学习和借鉴这些先进理念和最佳实践，我们可以更好地把握制度建设的方向和重点，提高制度建设的科学性和有效性，更好地指导和推动高质量发展。另一方面，通过积极对外学习，发现自身制度建设的不足之处，进而进行有针对性的改进和创新，有助于提升自身的制度建设水平，增强自身的国际竞争力，更好地适应全球化的挑战。

5. **坚持群众路线**　公立医院内部利益相关者的诉求、行为偏好错综复杂，为了确保制度行之有效且得到高效执行，需要结合医院实际开展制度建设，实事求是。做到民主，尊重不同利益群体的诉求差异，广泛听取员工的意见，寻求利益权责平衡的最大公约数；做到科学，对于涉及面广、争议性强或者内容复杂、敏感的事项，充分听取专家意见，审慎研究制定协调机制。以此来保证制度的可操作性、可执行性，发挥制度作用。

（二）制度化的原则

1. 注重总体设计　一是要始终把握公立医院的政治导向，将维护大型公立医院公益性、推动高质量发展贯穿制度全生命周期管理中。二是要具有长远性，能够适应未来发展和变化的需要。制定规章制度时，应考虑到未来的发展趋势和变化，制度的设计和实施应当能够为相关主体提供明确的方向和指引，避免制度过于短视，能够具有一定的前瞻性和适应性。以此更好推进制度建设和实现改革目标。

2. 注重循序渐进　制度化是一个长期的、艰巨的工作任务，不可能一蹴而就。一方面，制度本身要有实践支撑，探索实践在前，制定制度在后。而实践本就是一个持续深入过程，需要先从提出工作要求入手，在一定范围开展试验，不断完善推广，再总结提炼，等条件比较成熟、各方已达成共识后，再上升为制度。另一方面，制度化本身是一个文化浸润的过程，需要建立在医院全体员工对制度认可、文化认同和主动执行监督上，这也需要长期的积累和坚持。

3. 注重质量效率　就是将内部管理中的目标、要素相对确定，流程、方法相对明确的问题，已经拥有成熟的解决方案的事项制度化。比如一季度一次的经济分析会、落实上级文件的部门牵头机制等，从而实现将管理工作聚焦在结构化程度低，充满不确定性的事项上，如解决“一科一策”、解决分配激励问题，支持亚专科发展策略问题等。

4. 注重动态调整　制度化的过程就是公立医院不断适应环境变化和内部需求调整的过程。适应外部环境的变化就是大型公立医院能够及时根据卫生行政部门、医药产业链等，及时调整内部运行策略、更新制度规范，比如设置公共卫生处，制定医院医防融合职责与方案。同时医院能够用制度解决运行管理中出现的新情况、新问题和新需求，不断适应这些内部需求的变化，以保持其有效性和实用性，比如新院区运行背景下跨院区经济审批权管理等。

（三）制度体系的原则

1. 系统性原则

（1）横向全面性和协同性，既要涵盖公立医院的医、教、研、管等不同的运行领域，以及医院编内编外人员、院内管理院外协作等不同环节，实现“横向到边、纵向到底”；又要注重制度之间的联动性，避免形成制度建设的碎片化，缺乏整体推进的活力。

（2）体现在纵向层次性、统一性。既包括医院章程、发展愿景、战略目标、组织体系等总纲内容，具有基础管理、战略发展、功能定位、支持保障、综合运营等总则，以及对应的规章制度本体，共同构建一个具有层次性的完整制度系统；也包括医院本部制度、分院制度、集团制度及职能部门制度、业务科室管理制度等具有差异性和部门化的制度层级。

2. 稳定性原则 既要与时俱进，体现时代精神，也要注意相对的稳定性和连续性。制度的稳定性是指制度形成后要在实际工作中坚持完整执行，不随意改变。制度的连续性是指在新的制度出台之前，原有制度要继续执行，在制定新的制度时要吸收原有制度合理的部分，处理好继承和创新的关系，使制度不因领导个人的改变而改变，不因领导个人注意力的改变而改变。

3. 动态性原则 就是能够根据组织内外部环境的变化，及时对制度内容进行调整、完善和创新的管理模式，最终实现医院内部运行更稳定、结构更合理、体系更完备。既要求医院在顺应新技术的出现、政策法规的调整、行业发展的变化等具有较强的适应能力，也要求医院管理者在更新管理理念、调整治理策略、优化规章制度等具有推动改革的敏锐性和判断力。

4. 文化性原则 一方面要强化制度的刚性约束，即在个体层面让制度成为员工对医院理念、医院目标的广泛认同，并成为员工共同的价值追求与行为规范；在群体层面让制度成为维护公众利益，满足大部分员工诉求，有助于实现医院发展目标的重要依据。另一方面要将制度建设、制度执行融入管理全流程，形成有据可循、有章可依，按制度办事的循证文化，并赋予员工推动制度改进与提升的责任感和认同感。

二、公立医院制度建设的技术方法（图5-2）

（一）制度研究起草阶段

1. 明确制度建设目标和范围 提出制度要解决问题的核心是什么。如效率、质量、安全或是公平公正问题。分析产生问题的原因是什么。如流程设计问题、资源分配问题、组织设计问题等。梳理涉及问题产生和发展的潜在相关的利益相关部门板块，如医疗板块、技术板块、科教板块、信息板块、后勤板块或人事板块等。本阶段主要通过小规模的个人访谈，对上级政策进行分析研判，对实际工作中发现的问题进行剖析总结，形成基本的制度建设思想。其中，要做好问题涉及的关键人、典型事的座谈，分析具体问题的现象和关联事项，找出问题发生的原因机制，明确问题解决后需要达到的结局效果。

2. 形成制度设计总体框架 通过大样本的个体访谈和问卷调查，充分了解利益相关者的认知、态度、意见或建议，从而提出问题解决的关键要素和初步思路。具体包括一是开展座谈会，包括内科、外科、医技科室、管理部门等分片区的座谈会，包括征求医

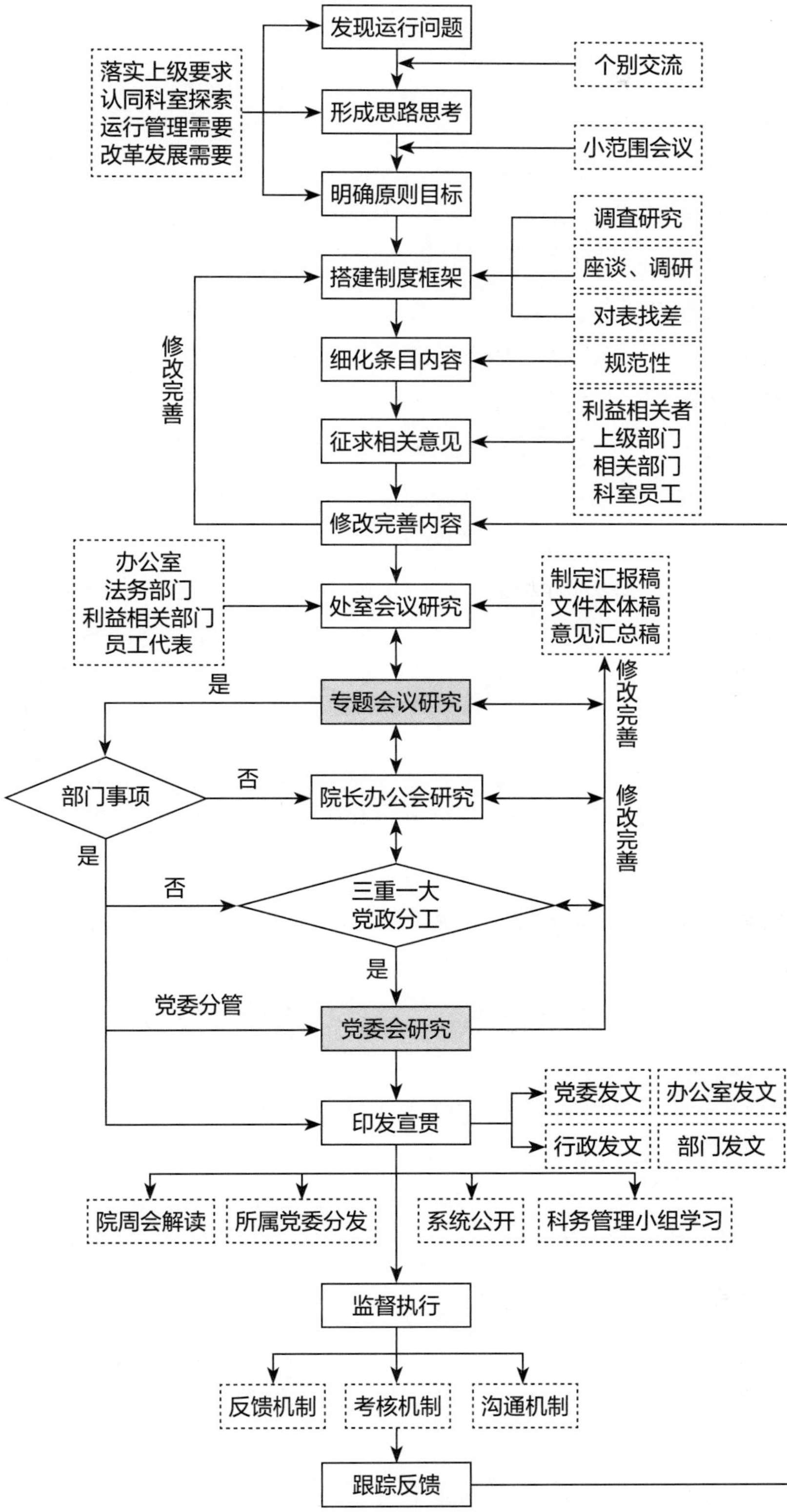

图5-2　大型公立医院制度建设路线图

生、护士的意见建议，并视情况征求第三方甚至是高校专家的意见建议，从而进一步厘清问题产生的逻辑，并在最大范围梳理可能的措施办法等。二是开展定量调查。结合座谈会的结果设计调查问卷，找出最具可行的、可接受度高的办法、流程、措施等，明确影响因素、支持条件等，提出实施的组织保障、责任分工、流程节点。三是做好系统综述研究，积极学习了解其他大型医疗机构的管理经验，从中提炼出具有普遍性、共性问题，不断借鉴，因地制宜地应用到医院管理实践中去。在此基础上形成制度总体框架内容。

3. *完善并细化制度内容* 在收集了足够的信息和资料后，组织力量分工起草制定制度的初稿。初稿是考虑和综合各方面之后的雏形，可以包括制度的目的、适用范围、内容要点、执行步骤等细节。初稿的制定应充分遵循医院的“立法法”，首先在体例格式要素上符合规范性要求，在内容上需要全面思考和协调各方利益，确保制度的合理性和可行性。要注意制度内容的逻辑验证和具体措施的可行性，为此一方面可以召开座谈会进一步论证，从流程设计、工作内容、指标考核等进一步细化，确保可以落地、可执行。另一方面及时开展对标找差工作，整理在相关领域内国内甚至是国外，创新探索卓有成效的大型医疗机构的经验做法。带队赴相关医疗机构参观交流学习，并就制度条款制定、制度落实、制度优化改进等提出修改意见。

4. *征求意见并持续修改完善* 无论是落实由上至下的政策性文件，还是执行旨在解决内部管理问题的规章制度，都需要充分征求相关部门、科室、个人的意见，提高制度认可度和可接受性。一是凡涉及医院全体员工切身利益的规章制度，应当广泛征求医院员工的意见。二是凡是涉及其他部门职权的，应当充分征求其他部门意见，确保制度的协作性。三是凡涉及医院重大问题的规章制度草案，应召开相关专业委员会（发展规划委员会、医学伦理委员会、感染管理委员会、医疗质量管理委员会、药事管理与药物治疗学委员会、设备管理委员会等），进一步研究论证。四是凡是涉及落实上级部门政策，比如开展预住院医保支付等试点工作，制定院内实施方案时，除了院内达成共识外，还需要及时征求上级卫健、医保等部门意见。征求意见的形式包括书面征求意见、调查问卷、座谈会、职代会等。

（二）制度讨论修改阶段

1. *召开处室协调讨论会* 协调讨论会贯穿制度的全生命周期，重点发挥讨论会在论证比较、沟通磋商、研讨交流等工作上的作用。具体包括一是形成制度建设论证比较机制，即对于制度要解决的问题需要从不同观点角度提出多种方案供决策选择，做好多种方案间的综合比较论证；二是形成沟通磋商机制，即与制度相关的问题清单、责任清单和任务清单，需要及时与相关职能部门、各利益相关方加强沟通和磋商，听取他们的意见和建议，尽可能减少因沟通不到位而导致的阻碍；三是形成研讨交流制度，如针对缩短检查预约时间问题，通过定期召开专题协调会，报告问题解决进度，汇报工作成果，总结成功的经验做法，及时在各预约平台推广应用。

2. *召开院领导专题会议*　由制度起草部门的分管领导召集，协同部门的分管领导参加，同时医院主要领导应参加涉及医院重复发生、牵涉面较广、组织程度要求高的制度专题会议。制度起草部门报告制度汇报稿、本体稿、意见汇总稿等内容，需阐明前期调研、座谈、对标找差、研究论证的过程，介绍征求各部门的意见及采纳情况等。会议主要对制度中跨部门职权、制度执行分工、效果评价、监督考核及其具体可实施性等进行讨论，形成共识。如在院领导专题会议上，存在有争议的制度内容，可进一步召开书记办公会研究讨论，党委书记、院长、党委副书记、纪委书记、相关分管院领导、相关职能部门负责人等参会，进一步统一制度调整修改意见和方向。若存在严重分歧，一般应当推迟作出决定。对于基本达成一致意见的制度，应根据制度内容，按照议事规则提报院长办公会、党委会审议。

3. *提交班子集体审议决策*　医院各类规章制度均须提交具有决策权的议事机构审议，审议通过后，再遵照发文流程印发实施。凡部门（科室）制度、落实党委决策事项、涉及医院内部业务及行政管理重要事项等，送审稿经分管领导审阅后提交院长办公会审议，根据审议意见，视情况提交党委会或直接发布实施。其中，由各职能部门制定的方案、办法、规程等，提交院长办公会审议同意后直接发布实施。凡院级制度、涉及医院改革发展等全局的，送审稿经分管领导审阅后提交院长办公会讨论，通过后提交党委会审议，审议通过后发布实施。会议应采用末位表态制度，主要负责人应当最后发表结论性意见，如涉及决定多个事项时，应逐项研究决定。决策会议应从立足于医院发展全局，从推动高质量发展、发挥政策合力、提高总体安全稳定发展的角度，审议制度建设内容的合理性、科学性、有益性、可操作性等。

（三）制度宣贯执行阶段

1. *开展制度宣贯培训*　一方面明确规章制度解释权，避免政出多门。规章制度公开后，解释权属于规章制度起草部门，必要时，规章制度的解释由起草部门充分征求意见后，提报院长办公会或院党委会批准同意后公布执行。另一方面及时开展分层分类培训。包括医院组织人事处负责将规章制度培训纳入新员工岗前培训课程中；各部门（科室）在制度公开一周内，完成本部门全体人员（包括学生、外来学习人员等）培训学习，科室负责保留相关培训记录备查。制度起草部门负责不定期抽查或督查，考核制度学习和执行落实情况，并将相关检查结果及时公开通报。具体形式包括院周会、处务会、科室小组会或支部学习、党小组学习等，应记录学习及考核台账。

2. *推进制度落实执行*　一方面要抓住关键少数。强化各级管理人员要带头遵守制度，对违反制度的行为进行及时纠正和处理，发挥好领导者在制度执行中的“领头雁”作用，强化制度执行刚性要求。另一方面要聚焦作风考评。发挥好党组织对职能部门作风建设的考核评估，制定一套机关作风建设的职能部门考核方案，突出对工作完成效率和质量、服务对象满意度的综合考核，督促医院各职能部门落实岗位职责，按照制度分工要求，推动制度落地。同时要构建良好的执行环境。包括明确制度运行中的部门职责分工、清晰的流程规划、严密的综合考核体系和荣誉体系等。这既是制度本身应具有条款内容，也是医院总体组织框架、治理结构的关键内容。

3. 强化制度监督考核

（1）要明确制度执行的责任主体和考评主体，认识到职能部门既是执行者也是监督者，临床科室同样也是被执行者和监督者，比如职称评审工作中，人事部门对科技部门行为进行监督，纪律部门同样对人事部门进行监督。

（2）健全制度执行监督考核机制。制度执行监督问效的考核包括职能部门绩效考核及制度本身实施性考核。前者由医院督查工作牵头部门进行考核，后者由制度牵头部门进行考核。将制度执行情况纳入重点督查范围，采用分类督办、跟踪督办、督导并重等形式。对于重点工作推进情况及时深入一线解决出现的问题；对于需要跨部门协作的事项，积极召开协调会，处理工作推进中出现的沟通问题、职责问题、分工问题等。

（3）将制度建设作为干部教育培训的要点，作为新员工入职培训的起点，作为管理干部业务考核、职称晋升、荣誉考评的重要结果性成绩。积极打造研究型机关、学习型机关、创新型机关。将制度建设纳入管理干部职业化考核中，引导医院职能部门加强学习、积极创新、深入开展管理研究。

（4）创新监督考核问责方式方法。比如将制度执行考核工作融入医院内部治理中，以季度为周期开展制度执行情况分析，对违反制度的人和事，敢于揭露、敢于较真，形成制度执行的正能量；发挥党员群众监督的主体作用，年终开展内部和外部问卷测评，评估医院各部门及干部遵守执行制度的状况，以切实增强监督的实效。

4. 持续进行制度完善

（1）要健全学习研究机制。认真学习各级卫生、医保、监督、发展改革、人社等部门政策文件，能够对文件精神、政策方向及其对医院总体运行发展的影响形成良性的评估，并对医院内部管理提出针对性意见。

（2）健全沟通反馈机制。畅通来自职能部门、业务科室以及普通员工的信息沟通反馈渠道，以信访日、行政查房、院领导联系临床等多种形式构建扁平化的沟通渠道，将来自一线工作的意见建议融入制度建设中。

（3）健全制度调整机制。制度执行过程中，如任务制度脱离实际、难以落实，应及时与制度起草部门或党政办公室书面沟通，相关部门按制度解释权限予以回答或按流程发起修改、废止流程。处理好制度启动实施过程中的流程调整、矛盾化解、利益协调等工作，必要时可研究制定实施细则或补充办法。

三、公立医院制度建设的总体框架

（一）顶层设计的基本原则

1. 坚持党的领导的原则　一方面是公立医院运行管理的基本要求。公益性是公立医院的本质属性，注重把公立医院党的建设与现代医院管理制度建设紧密结合，同步规划，同步推进，推动医院管理向规范化、精细化、科学化方向发展，提高医院的管理水平和运营效率。另一方面是提升公立医院治理效能的必然路径。发挥好党的领导的制度优势，实现医院治理的系统治理、依法治理、综合治理和源头治理，突破医院运行管理中长期存在且难以解决的问题，实现将大型公立医院的公益性与人民性、政治性和导向性统一起来。

2. 推动高质量发展原则　一方面把建章立制作为推动医院高质量发展的“压舱石”，注重破立并举、务实管用，通过全面梳理、制定完善、督促落实，进一步健全规范管理机制、优化工作流程、完善内控机制，推动各项工作见真章出实效。另一方面发挥制度建设在公立医院高质量发展中的引领和推进作用，既要更好地适应环境形势的新变化、应对新挑战，精准识别并及时解决政策执行过程中出现的状况，提升制度的执行力；又要营造出鼓励创新、与时俱进、求细求实的文化氛围，及时把特定的、局部的、地区性的治理经验转化为具有推广意义的、普遍适用性的可行方案，实现高质量发展机制更加成熟定型。

3. 落实新医改的原则　公立医院综合改革是新医改的重要组成部分。加强公立医院制度建设需要紧紧围绕新医改对公立医院改革发展的目标定位。一方面要加强顶层设计，更好地适应“三医”联动改革。公立医院既是“三医”联动政策的执行者也是矛盾的爆发点，为此在推动强制性制度变迁中需要加强医院制度的顶层设计，以更加系统性、整体性、协同性的理念思想健全完善医院制度体系，实现各项改革举措在政策取向上相互配合、在实施过程中相互促进、在实际成效上相得益彰。另一方面要将新医改对医院运行管理的规范性要求落实到医院制度建设上来，确保政策得到高效完整的执行和落实。

4. 推进治理现代化的原则　一方面，坚持以制度建设为抓手推动医院内部治理现代化。制度建设对于公立医院的运行管理具有根本性、全局性、稳定性、长期性的作用。将治理理念融入制度建设中，发挥制度的引导、推动、规范、保障改革的作用，以确保医院治理效果的确定性和可持续性。另一方面，坚持在治理实践中不断健全完善大型公立医院制度体系，就是要坚持医院治理的改革导向、问题导向，直面医院运行管理中的突出问题、员工普遍反映的问题，提出管理创新举措，对于实践证明已经比较成熟的改革经验和行之有效的改革举措，尽快上升为制度。

（二）顶层设计的基本框架

1. 与医院运行管理相关的宏观政策类制度建设 有学者基于政策工具和系统论，统计分析2017年7月至2022年9月国家出台的现代医院管理制度有关政策文件发现，政策类型、发文单位较为集中，能力建设、权威、内部子模工具体现频繁，内部构件欠衡，系统性欠缺，为此得出了政府应提高政策效力与合力，加强政策工具整体平衡性、内在均衡性、系统协调性。该学者只关注如卫生健康委员会、医保、中医药、疾控等卫生行政部门发布的与公立医院直接相关的政策文件，而对于更为广泛的包括发展改革、财政、人社甚至是纪委等板块发布的普遍性制度缺乏梳理和系统回顾。这些外部利益相关者直接关系到大型公立医院的领导班子任免、行为监管、人事/人才管理、政府投资、规范产品/服务标准等，是医院运行管理的重要外部环境，也是推动医院治理体系更加科学完善不可忽视的要素。

根据国务院办公厅印发的《关于建立现代医院管理制度的指导意见》，要坚持公立医院的公益性，落实党委和政府对公立医院的领导责任、保障责任、管理责任、监督责任，通过加快医疗服务供给侧结构性改革，实现医院治理体系和管理能力现代化。具体包括一是落实政府的领导责任，包括战略发展机制、治理结构设计、干部队伍建设、综合改革以及问责机制等。二是落实政府的保障责任，包括政府投入机制、人员培养管理、经营机制、物资配备（药耗械）管理、基础运行保障（水电气交通等）等。三是落实政府管理责任，包括规划建设管理、绩效考核管理、服务规范管理、奖惩机制等。四是落实政府监督责任，包括行风作风等执业行为监管，定价、收费等市场监管，药耗械准入、质量、生产、流通等行业监管，招投标、资金使用等管理行为监管等（图5-3）。

2. 与医院运行管理相关的行业规范类制度建设 各级各类医院管理协会、研究型医院协会、医院党建促进会等是推动公立医院综合改革和高质量发展的重要力量，在促进信息沟通、管理互学互鉴、构建行业标准和专家共识等方面发挥着“调节器”的作用。在医院管理相关行业规范标准制定领域，各类行业协会发挥着政府助手、市场高手、服务能手、行业推手和医院帮手的重要作用，制定了包括《公立医院章程范本》《〈医疗机构制度管理制度〉制定方法专家共识》（2023年版）、《医疗技术临床应用管理办法》《中国制订/修订临床诊疗指南的指导原则（2022版）》《医院合规管理指南》等指导性文件。然而，一方面相关协会众多，开展的包括案例征集、管理论坛等同质化工作，对医院管理现代化实践的作用有限。另一方面，协会制定的团体标准、专家共识较少还不够系统全面，鲜有上升成为行业规范共识。未来，有待进一步强化行业协会在大型公立医院建章立制上的指导作用，为构建出具有中国特色大型公立医院管理制度体系，推动科学管理，实

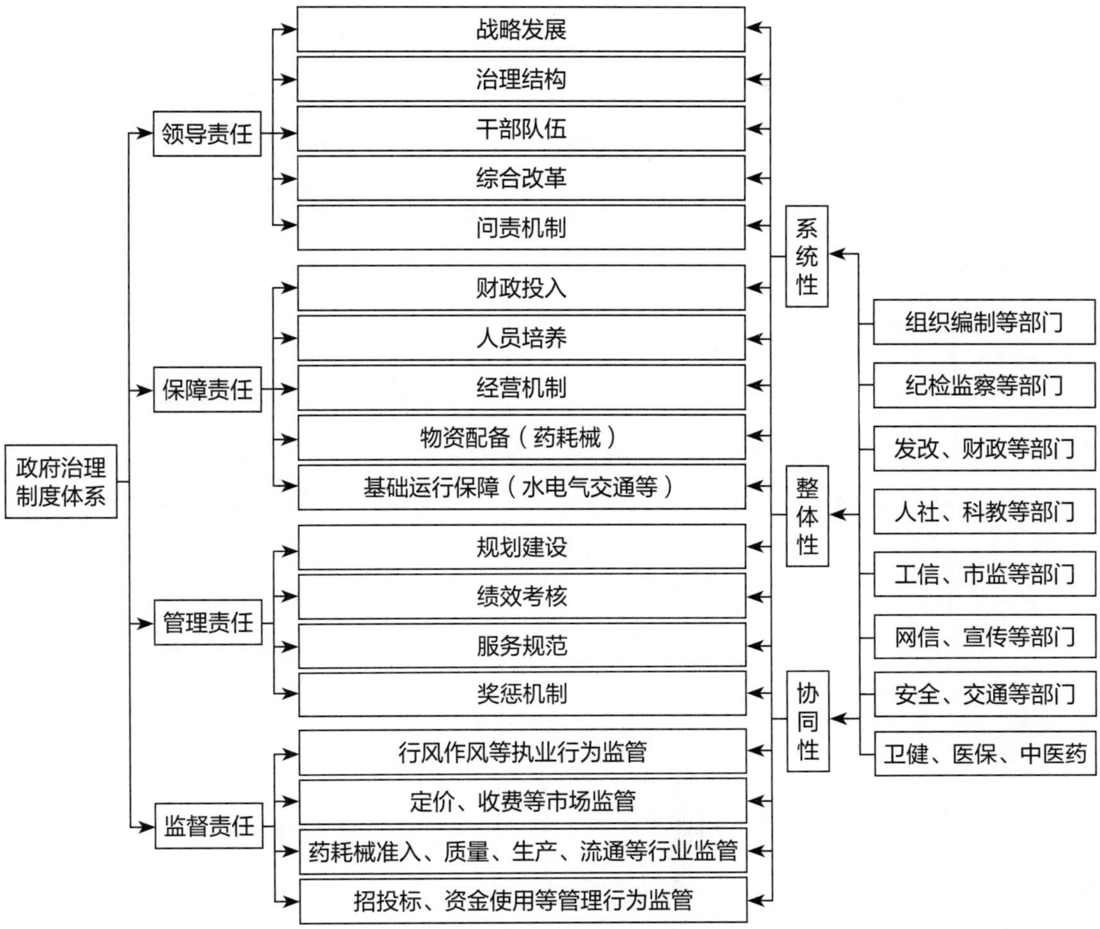

图5-3　政府治理制度体系

现高质量发展发挥更大作用。

一是综合评价类标准，比如综合评价类、科教管理类评价类、基础建设标准类、安全生产评价、满意度评价等。二是质量管理类标准，比如救治管理类、手术管理类、护理管理类、药事管理类、质量管理类、肿瘤治疗类等。三是专项管理标准，比如门诊管理类、手术管理类、病房管理类、药学管理类、信息管理类、科教管理类等。四是技术规范类，包括临床诊疗类、技术服务类、检验检测类、后勤保障类、安全生产类等（图 5-4）。

3. 医院内部运行管理制度体系　大型公立医院制度体系是由医院章程、宗旨目标、发展愿景等制度为纲领，医院院级制度、部门制度、分院区制度为主体，基础管理、医务管理、科教管理、运营管理、后勤管理、安全生产管理、党务管理等多板块纵横交织的复杂系统。本节仅以各板块制度为例，概括性介绍制度分类的思想和总体框架，具体如下。

（1）基础管理制度体系：一是包括高质量发展、高水平医院建设、多院区管理、医学中心发展、学科发展等战略发展类制度。二是包括党委议事规则、行政议事规则及专家委

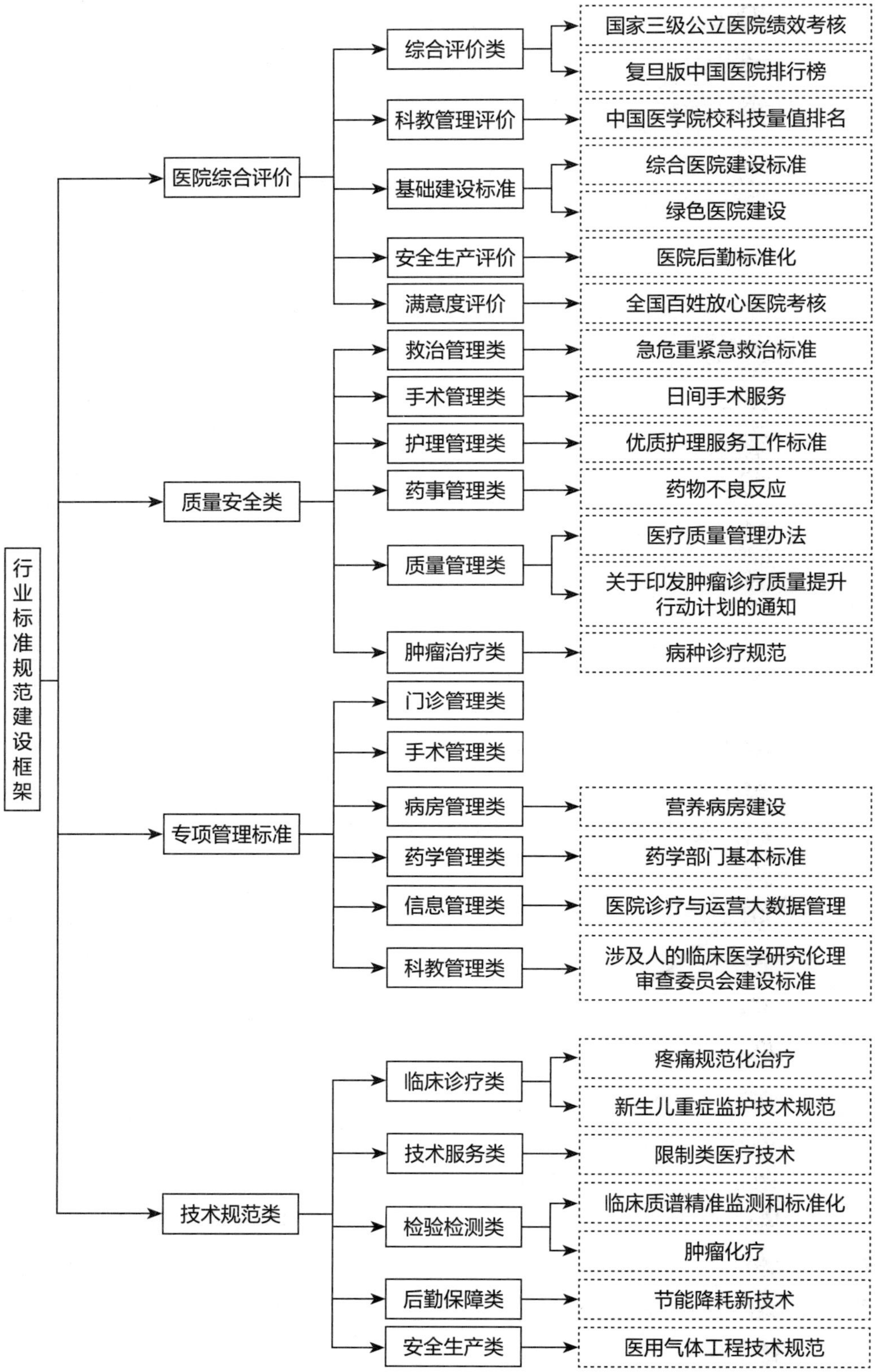

图5-4　行业标准规范建设框架

员会、领导小组等议事决策机构管理、纪委议事规则等决策机制。三是包括部门三定方案、审批制度、内部控制管理、督查督办制度等执行机制。四是包括学科综合考核、年度目标责任制考核、职能部门考核、业务部门考核、任期责任制考核等考核评估机制。五是包括党务院务公开、重大事项请示报告、会议差旅费管理、文书管理、印章管理、病事假管理、考勤管理、外出请假报备等基础行政管理制度（图 5-5）。

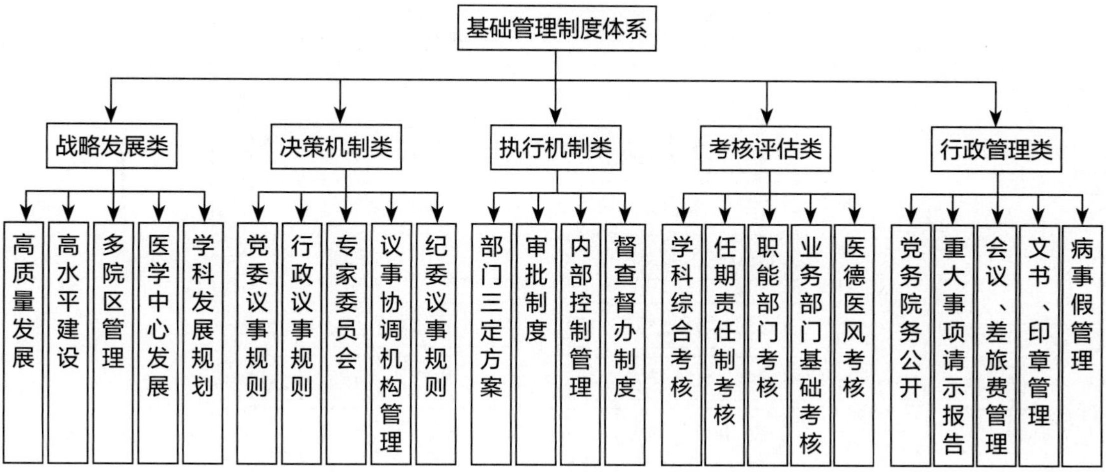

图5-5 基础管理制度体系

（2）大医务制度体系：具体由医务、质管、护理、门（急）诊、院感、公卫等部门组成。一是包括依法执业、医疗应急、医疗纠纷处置、医疗技术管理、医疗行为与效率、日间医疗及床位管理、器官移植捐献等医务管理制度。二是包括各质量管理委员会、病案首页质量管控、临床路径管理、病历信息统计与利用等质量管理制度。三是包括首诊负责制、收治入院管理、预约挂号管理、分诊管理等门（急）诊管理制度。四是包括慢性病防治、预防接种、爱国卫生运动等公共卫生制度。五是包括护理行政、质量、技术、风险以及科室护理、患者转运等护理管理制度。六是包括药学管理、实验室管理、病理检验管理、影像服务等在内的医技管理制度。七是包括传染病防护、消毒隔离制度、医疗废物管理、环境卫生监测等在内的医院感染管理制度（图 5-6）。

（3）大科技制度体系：具体由科技、平台实验室、临床研究管理中心、临床医学研究院、转化医学研究院等部门组成。一是包括学术委员会、伦理委员会以及科技活动管理、科技奖励管理办法、经费配套管理等科技管理类制度；二是包括临床研究管理、项目培育管理、临床试验管理、科研诚信管理等临床研究类制度；三是包括科技成果转移转化管理、成果转化基金管理等成果转移转化工作制度；四是包括中心实验室管理、生物样本库管理、干细胞管理、动物实验中心管理、医学统计分析中心等科研平台管理等（图 5-7）。

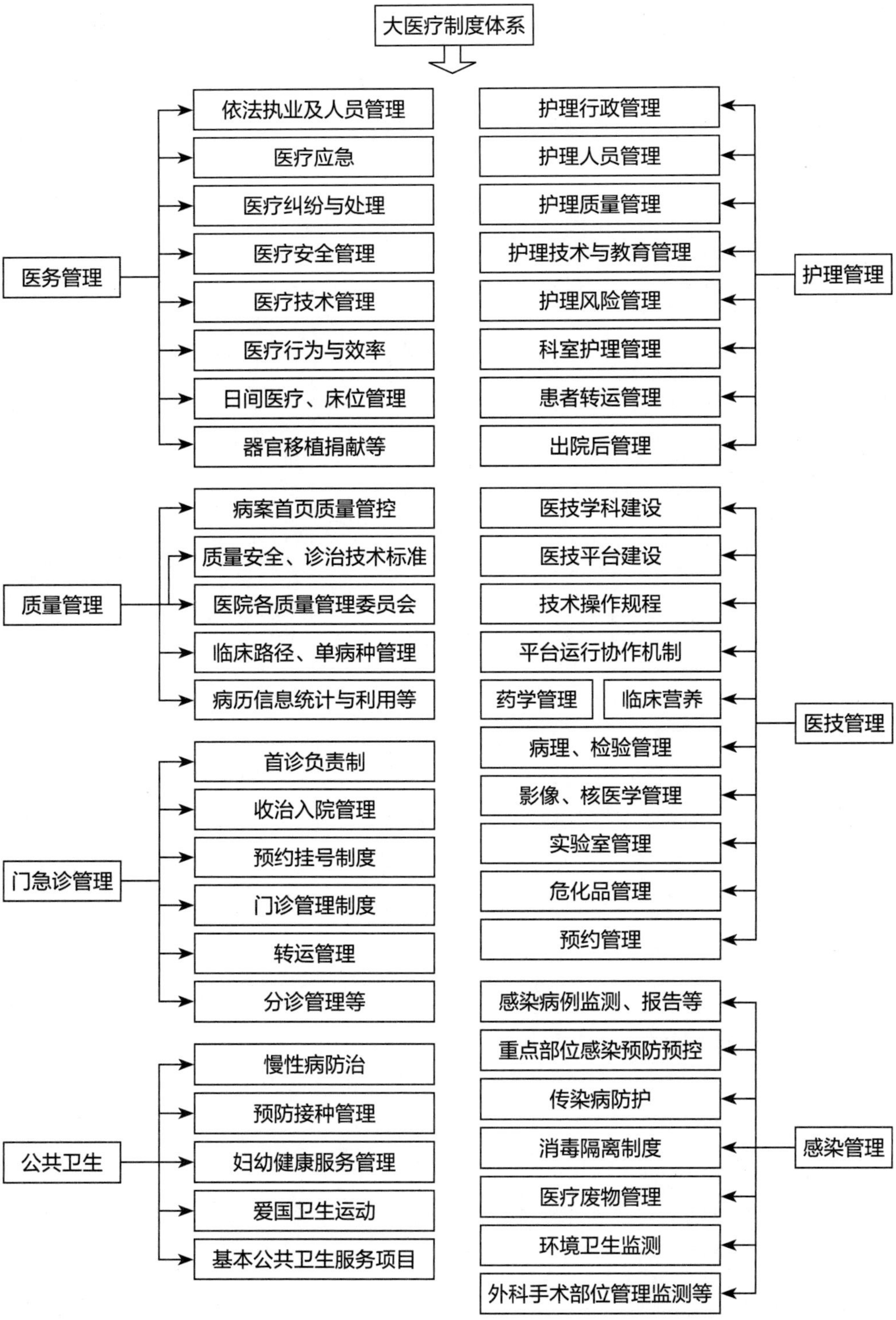
大医疗制度体系
医务管理
依法执业及人员管理
医疗应急
医疗纠纷与处理
医疗安全管理
医疗技术管理
医疗行为与效率
日间医疗、床位管理
器官移植捐献等
护理管理
护理行政管理
护理人员管理
护理质量管理
护理技术与教育管理
护理风险管理
科室护理管理
患者转运管理
出院后管理
质量管理
病案首页质量管控
质量安全、诊治技术标准
医院各质量管理委员会
临床路径、单病种管理
病历信息统计与利用等
医技管理
医技学科建设
医技平台建设
技术操作规程
平台运行协作机制
药学管理
临床营养
病理、检验管理
影像、核医学管理
实验室管理
危化品管理
预约管理
门急诊管理
首诊负责制
收治入院管理
预约挂号制度
门诊管理制度
转运管理
分诊管理等
感染管理
感染病例监测、报告等
重点部位感染预防预控
传染病防护
消毒隔离制度
医疗废物管理
环境卫生监测
外科手术部位管理监测等
公共卫生
慢性病防治
预防接种管理
妇幼健康服务管理
爱国卫生运动
基本公共卫生服务项目

图5-6　大医疗制度体系

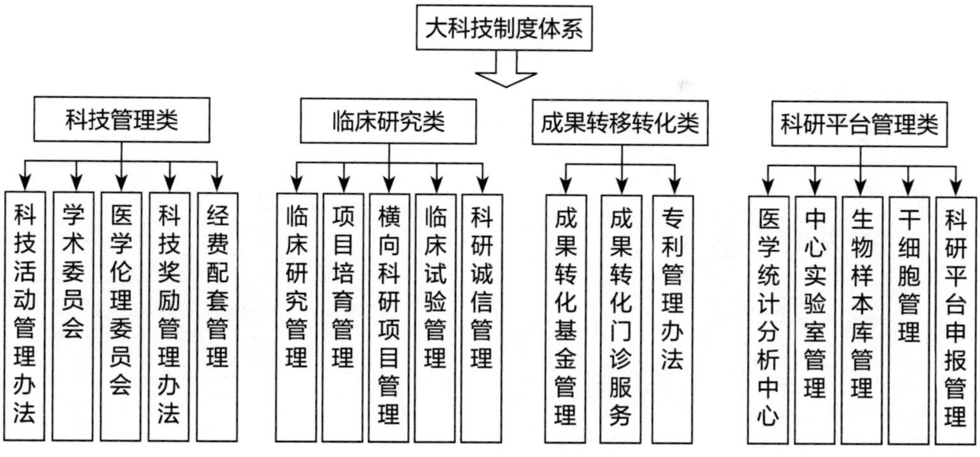

图5-7　大科技制度体系

（4）大后勤制度体系：具体由总务、药学、物资、信息、保健等部门组成。一是包括试剂耗材管理、设备管理等医用物资管理相关制度；二是药物遴选、药品调剂、合理用药、药械妆不良反应等药品管理制度；三是包括维修管理、水电气管理、食堂管理等总务后勤管理制度；四是包括基建工程、工程质量等基建管理制度；五是包括机房管理、弱电井管理、病毒防范等信息支持制度；六是包括职工健康服务、健康疗养、丧事善后、慰问补贴等职工关爱支持制度（图 5-8）。

（5）大运营制度体系：具体由财务、医保、审计、集团医院、法务等部门组成。一是包括经济运行分析、专科运营助理等经济管理机制；二是包括成本管理、预算管理、合同管理、科研经费包干制等财务管理制度；三是包括内部价格管理、收费管理、医保基金使用管理等医保管理制度；四是包括内部控制、审计委员会、高值耗材临床应用等监督审计类制度；五是包括集团医院管理、医联体管理、专科联盟等对外合作类制度（图 5-9）。

（6）大安全格局制度体系：具体包括医疗安全类、设备安全类、危化品管理、消防治安类、信息安全类、生物安全类、职业健康类、意识形态类、应急管理类、公共卫生类以及保密安全类制度，共同组成大型公立医院总体安全生产格局。

（7）大党务制度体系：具体由组织人事处、党务综合工作部、纪律监督室、医疗行风监督处、国际交流合作处等部门组成。一是包括人才管理、复合型人才培养、博士后管理等人才管理制度；二是包括基层党组织建设、党风廉政建设、从严治党等党建工作制度；三是包括干部经商、办企业管理及干部管理、澄清正名、采购廉洁保密行为规定等纪律监督制度；四是包括信访投诉管理、院领导接待日、医药企业和医药代表在院活动管理等医疗行风监督制度；五是包括意识形态管理、自媒体管理、舆情管理等思想文化制度；六是包括国际友好医院、国际交流支撑计划以及因私 / 公出国（境）等国际交流合作制度（图 5-10）。

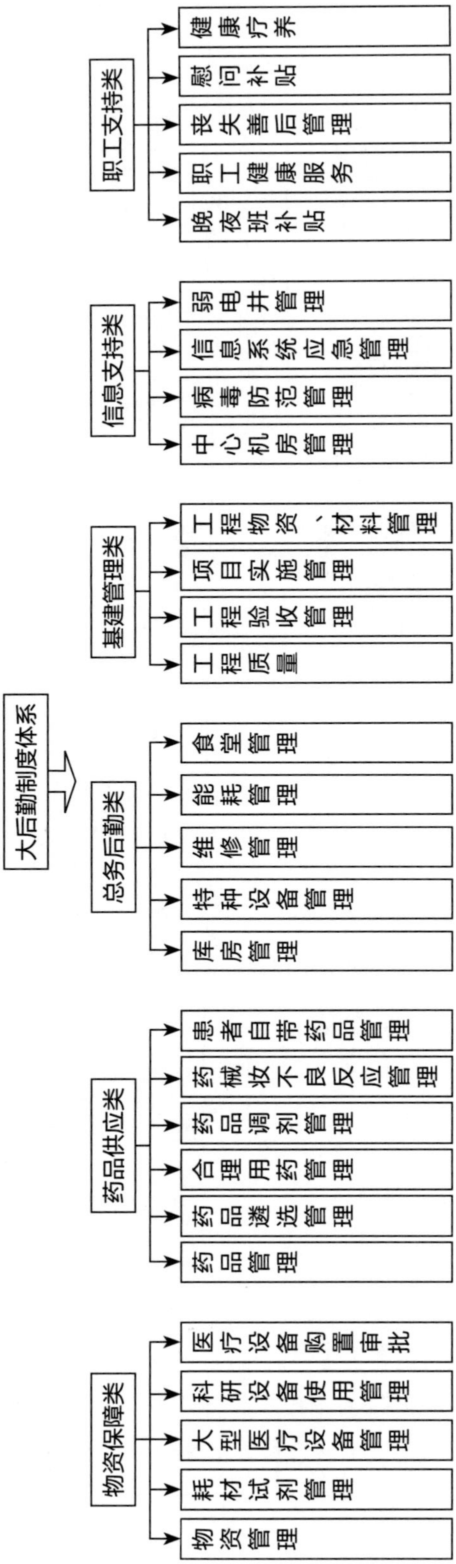

图5-8 大后勤制度体系

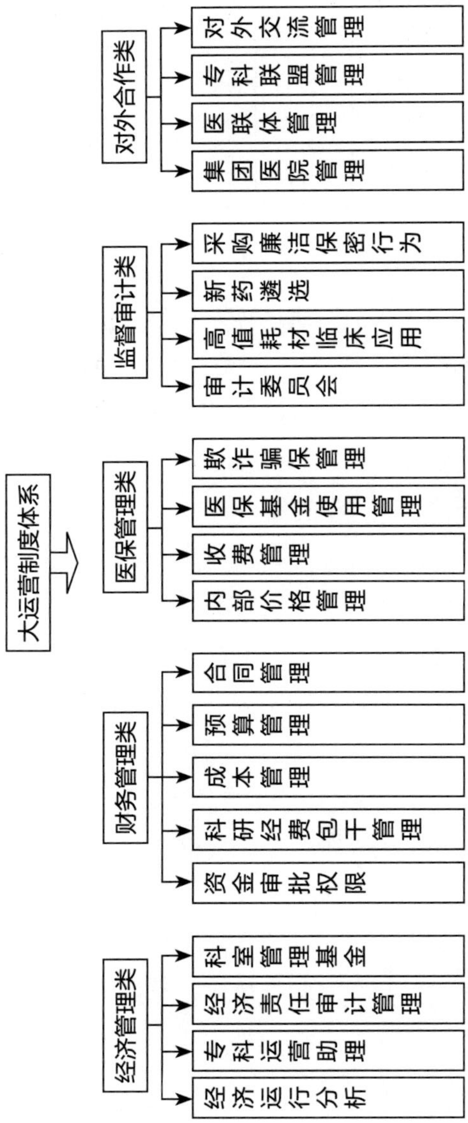

图5-9 大运营制度体系

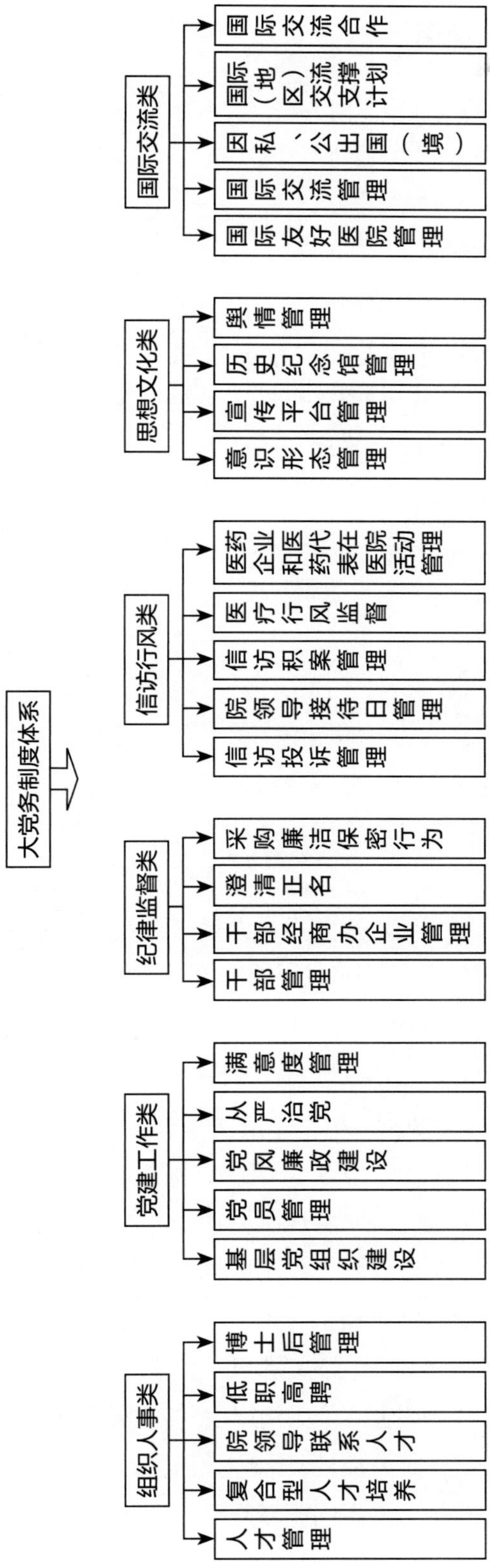

图5-10　大党务制度体系

（三）顶层设计的机制保障

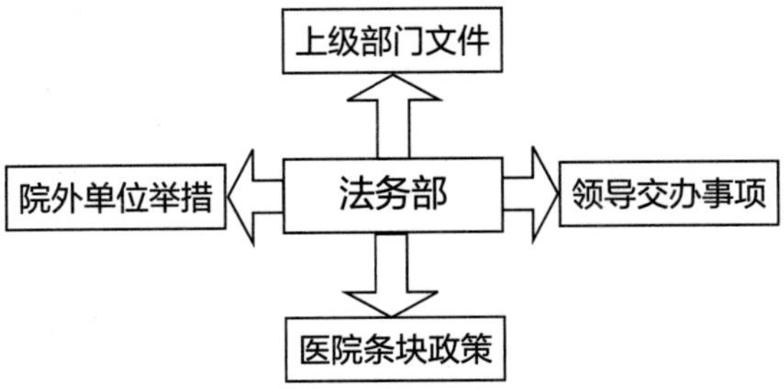

图5-11　法务部职能设置

1. 明确医院制度管理的责任机构　大型公立医院应探索组建法务部门，明确法务部工作职责，确保其一定的独立性，发挥其在内部建章立制中的主导作用以及对政策风险的认知能力以及防御风险的能力，保障医院合规运行、依法执业、规范管理，在推动总体安全生产和改革发展中发挥重要的支持保障作用（图5-11）。法务部门在建章立制方面的职责体现在四个维度：

（1）解读并推动落实上级部门政策文件，确保医院正确地执行落实国家的法律法规、部门规章；负责结合医院实际，对医院具体制度立改废提出意见，提高医院制度体系的韧性。

（2）对医院领导交办事务的合规性、合法性进行审查，持续规范改进医院管理方面的观念和流程。如凡属重大决策、重大干部任免、重大项目安排、大额度资金使用等“三重一大”的涉法事项，先由法务部把关、完成合法性审核，再提报会议集体研究决策。

（3）及时跟踪调研院外单位的管理举措，开展储备性制度研究、改革项目预研等，发挥好医院管理制度体系化、引领性、支撑性的互动作用。

（4）负责制度的全生命周期管理。一方面全面参与医院各板块制度建设过程，包括调研、讨论、修改文稿、审查把关等。另一方面持续推动各板块制度优化，如包括对采购、设备、人事、财务和基建等部门的内部控制制度的监督执行，协同解决相关程序性问题、机制性问题，并提出制度完善的意见建议。

2. 制定医院规章制度的“立法法”　为进一步规范医院内部管理，持续提高规章制度文件的制定和执行质量，加快建立统一、科学、实用、高效、规范的制度管理体系，根据国家、省、市关于建立健全现代医院管理制度相关文件的要求，同时依据医院评审标准、行业规范和实际管理需要，制定医院规章制度管理办法。

（1）要明确医院制度建设的原则、要求、范围、体例等。比如适用于医院本部院级及各内设机构、各分院等；将制度名称规范为“制度”“规定”“办法”“意见”“细则”等；明确落实中共中央、国务院关于推动卫生健康事业发展的部署和要求，符合法律、法规、规章和国家政策，切实维护公立医院公益性，保障人民群众合法权益；强调文风稳健、朴实无华，应按照“一条到底”式编写，若内容较复杂，则采用“分章贯条”式编写。

（2）要明确医院制度建设的责任分工要求。包括医院法务部门在院级、部门、科室等制度全生命周期中发挥的牵头作用、审查作用、论证作用等。医院党政办公室在制度研究决策中的材料提报、规范性和内容政治性审查、文件印制和通报等作用。制度牵头部门发挥制度起草、研究、征求意见、宣贯执行、制度解释等作用。

（3）要对制度的分层分类审批提出流程规范。比如制度制定座谈会和专题会的参会人员范围、讨论发言机制等；院长办公会和党委会的决策范围及提报材料范围要求等。同时明确制度修订或废止的条件、流程。

（4）要明确制度宣贯执行的一般要求。包括对宣贯范围、制定主体、督办主体、考核机制等维度的要求。比如应上级政策要求制定的制度需要在院周会上进行解读，需要进行多部门分工协作，并纳入专项督查督办落实。比如病事假管理制度等基础性制度应纳入员工手册和新员工培训，确保全院全员知悉，并纳入人事日常管理考核中。

3. 建立健全医院制度体系定期分析研判机制 通过定期分析研判，系统性加强对上级政策文件的学习解读以及临床管理一线相关工作经验总结和典型案例分析，推动医院管理制度的及时更新、修订或调整，提高医院对外部环境适应能力，及时解决内部运行中出现的问题。

（1）坚持“顶天立地”，树立制度建设的全局观。“顶天”就是要讲政治，把党的领导融入医院治理各环节，充分发挥党总揽全局、协调各方的领导核心作用；同时将党和政府推动高质量发展、综合改革、建立健全现代医院管理制度的各项政策举措落地落细。“立地”就是要坚持群众路线，民主集中制的优势，构建按制度办事、靠制度管人、用制度规范行为，人人参与制度建设、人人参与医院治理的文化氛围。就是要将解放思想、实事求是的改革理念融入医院、部门、科室、分院区各项制度建设的原则规范中。

（2）精准研判，健全医院管理制度体系。当前大型公立医院管理制度体系仍然以建设为主，修改完善为辅。大量运行管理事项还未上升到制度机制层面，治理结构不够完善，有待开展系统性的专项行动，查漏补缺，推动建立横向到边、纵向到底的制度体系，推动制度更加成熟定型。为此一是要精准研判，尤其是在导入问题阶段，系统梳理哪些属于制度层面问题，哪些属于执行层面的问题，哪些属于共性问题，哪些属于个性问题，找出问题症结和制度病灶。二是要积极将实践中发现的问题、总结的经验上升到制度层面，固化下来指导工作。

（3）落实上级政策，因地制宜制定实施细则。一方面善于将上级制度中原则方针具体化、笼统要求明晰化、弹性规定刚性化，增强医院执行制度的针对性和可操作性。另一方面搭建大型公立医院双向沟通机制，即重点聚焦政策的科学性、可实施性及改革优化方向等，及时反馈医疗收费价格、疾病诊断相关分组付费科学性、药品集中带量采购等政策执行中出现的问题，及时纠偏。

第五节 案例分析

一、案例背景

临床研究一直是我国医学科技发展的薄弱环节。“十四五”期间，我国临床医学面向世界科技前沿，面向经济主战场，面向国家重大需求，面向人民生命健康，重点是大力提升临床研究水平，补齐这一块短板。为进一步规范临床研究管理，提高临床研究质量，促进临床研究健康发展，提升医疗卫生机构诊断治疗、预防控制疾病的能力，2021 年 1 月 4 日，国家卫生健康委发布《医疗卫生机构开展研究者发起的临床研究管理办法（征求意见稿）》，明确提出，“开展临床研究的机构应当设有临床研究管理委员会，临床研究管理委员会由医疗卫生机构相关负责人、相关职能部门负责人和临床研究专家代表组成，负责医疗机构临床研究的决策、审核、管理和监督”。

然而在实践中，大型公立医院推动临床研究高质量发展面临着诸多现实问题：一是有待建立一个完整的临床研究管理体系，其影响研究的规范性和系统性。二是临床研究中高质量研究的数量较少，且存在规范性不足、创新性有限、可行性不高等问题。三是临床医生缺乏参与临床研究的动力，激励机制不健全。四是医院缺乏稳定的投入，缺少开展高质量临床研究所需的支撑条件。

二、案例描述

（一）成立临床研究管理部门

某大型公立医院成立临床研究管理委员会，由院领导、职能处室负责人、临床专家组成，负责统筹、规划临床研究工作、协调大型临床研究项目的开展。成立临床研究管理中心，具体负责研究者发起的临床研究项目的管理和支撑。建立全流程、结果导向管理模式。

（二）强化临床研究全流程管理

依据《医疗卫生机构开展研究者发起的临床研究管理办法》，对临床研究进行全程管理。优化临床研究管理流程，为研究者在临床研究各环节提供制度保障，如伦理审查、数据提取、药物临床试验质量管理规范（good clinical practice，GCP）运行、样本库管理等。整合医院内多层次、专业化科技平台资源，为项目设计、实施和结题提供服务支撑。

建立“集中培训、统一考核、资质评价”的培养模式，针对学科主任、临床研究骨干、研究助理及辅助人员等，每个月举办一次临床研究培训班，考核合格后，发放培训证书，逐步打造一支规范化、高水平的临床研究队伍。

（三）构建临床研究信息化服务平台

建立医院临床研究信息化管理平台，为项目配置个性化电子数据采集系统，加强临床研究项目监管和数据的随时、随机抽取。由医院统筹安排，建立面向临床研究病种的专病数据库，打通院内医院信息系统（hospital information system，HIS）、实验室信息管理系统（laboratory information management system，LIS）、影像存储与传输系统（picture archiving and communication system，PACS）、生物样本库等系统，做到以患者为中心，临床治疗，辅助检查，生物样本和随访数据四位一体的大数据平台，提升临床研究的实施效率。

（四）设立“临床研究专项资金”

每年进行院内临床研究项目招标，专项资金分为“重大项目”“面上项目”“培育项目”等资助类别。“重大项目”原则上资助开展符合国际规范的前瞻性、多中心、随机临床研究，形成国际性的相关疾病诊断或治疗指南、规范、新技术等临床科研成果。“面上项目”原则上围绕临床诊疗关键科学问题，特色诊疗新技术，开展前瞻性、随机临床研究。研究方向具有较好的临床应用前景，形成一批项目储备，为后续开展重大研究项目打下基础。“培育项目”原则上以明确的临床需求为导向，围绕临床诊疗中尚待解决的难点、痛点，在大数据和回顾性分析基础上，开展小样本、探索性临床研究。

（五）强化质控管理

持续完善临床试验机构制度文件管理，加强临床试验质控管理。将临床试验质控情况列入基础管理考核指标，定期发布月度质控报告，从项目启动前、过程中到项目归档做到项目全流程质控管理。

三、案例分析

科技赋能发展，创新决胜未来。近 3 年，该大型医院各类纵向科研课题近 800 项，科研经费总额达 10 亿元。科技部、国家基金委重大重点项目 30 项。近 3 年，医院发表学术论文近 5 000 篇，其中 SCI 论文近 3 000 多篇，10 分以上的近 400 篇，2022 年自然科学指数（nature index）排行榜中排名医疗机构第 3 位。医院共计申报知识产权超 2 000 项，授权知识产权 600 余项，其中发明专利 150 余项。共 29 项知识产权实现转化，合同金额高达 6 396.15 万元。

四、案例总结

推动临床研究水平的提升，需要医院各部门和各学科共同努力，更需要从医院顶层建立战略高远、统筹规划、权责明确、保障有力的领导体制和运行机制，从而更加有力地支撑临床研究实现高质量发展，实现国际有影响、国内顶尖的创新型现代化人文医院建设目标。未来，医院将坚持以人民群众生命健康为中心，加强有组织科研，深化产教研融合，全面加强创新体系建设，打造医学科技创新高地，推动医院高质量发展，加快建设中国特色国际一流的医院。

（本章执笔：胡红岩，徐乐，王辰旸，储召群，穆耕林）

第六章

管理队伍职业化

长期以来，我国公立医院存在“重视临床技术，轻视医院管理”的问题，而医院管理队伍职业化不仅是医院高质量发展的保障，也是顺应时代发展、深化公立医院改革的必要要求。加强公立医院管理队伍建设，规范医院管理者任职条件、职责要求及行为，逐步形成一支职业化的管理队伍，是经济社会发展的必然趋势，也是新医改的明确要求。

但目前医院管理人员不能适应卫生事业改革和发展的要求。管理人员专业化程度较低和职业化建设的欠缺成为影响我国医院科学化管理的主要因素。另外，由于大型公立医院的情况更复杂、问题更突出，因此大型公立医院对于管理队伍职业化的意愿更迫切、需求更大。

医院管理队伍包括院领导班子、职能部门工作人员、临床科室管理人员、党务干部等。管理队伍职业化是指能力专业化、素质综合化、时间专职化、职业发展赛道化、保障条件制度化。科学完整地界定医院管理队伍职业化内涵，系统全面梳理和破解医院管理队伍职业化建设中存在的问题，切实加强医院管理队伍职业化建设，使管理队伍能够掌握并运用先进、科学的管理理念，确保医院实现高质量发展。

第一节　概　　述

一、公立医院管理队伍职业化的基本内涵

（一）职业化的基本内涵

职业化就是一种工作状态的标准化、规范化、制度化，职业岗位可以是“一岗多人”，职业人员也可以“一人多岗”，岗位人员应完成相应岗位的具体要求。职业化是一个动态历史过程，表示某种职业成为专业性职业，无论在法律上、公共信念中还是其他一些相关

准则中，得到应有的专业地位。职业化的内涵由内而外主要包括三个层次：一是职业素养，即职业人员应当具备的职业意识、职业道德品质等基本素质。二是职业技能，指专业技能与专业知识。三是职业操守，在职业过程中遵守职业行为规范和行为操作标准。

（二）公立医院管理队伍职业化的概念

社会分工与分群理论是现代医院管理队伍职业化的理论基础。社会分工在提高劳动技能水平和效率，推动脑力劳动和体力劳动的分工，以及脑力劳动内部的不断细分等方面起到了积极的作用。随着现代医院快速发展，医院规模日益扩大且内部专业性程度不断细化，管理作为一项有其特定工作内容的工作从医疗业务中分离，从而促进了医院管理工作的独立性和专业性，也使得管理专业人员从医疗岗位中逐渐独立出来。可以说，医院管理人员职业化是医院管理日趋进步和完善的必然。

1998 年，有学者在全国率先提出了医院管理队伍职业化的概念，医院管理队伍职业化是职业化在卫生管理领域的运用。目前，医院管理队伍职业化尚无统一的定义，在总结现有文献报道，归纳实践经验后，本书认为公立医院管理队伍职业化是指医院管理工作应当由专门人员来承担，该类人员应当具备一定的医疗实践活动或医学理论知识、医院管理经验，熟悉医院运行的各项流程制度，经过管理相关的培养训练，并以从事医院管理工作为主要经济来源，他们能够积极落实健康中国和新时代党的卫生与健康工作方针，在医改背景下积极与医药、医保形成合力，推动医院高质量发展。一般认为需要职业化的队伍包括决策、参谋与执行三个层面的人员，其中决策层包括院领导班子，参谋层包括医务、财务、人事、科教、信息等医院内设职能处室负责人及工作人员，执行层包括临床医技科室管理人员，另外包括党务干部等。其中，临床一线人员是职业化管理队伍的重要来源，专职管理人员是职业化管理队伍的重要组成部分。重要学科、重要岗位、综合部门的管理人员是领导岗位的优先选择人员。管理队伍一般包括一般工作人员及领导职务人员，本书主要讨论管理队伍中的领导职务人员。

（三）公立医院管理队伍职业化的内涵

医院管理队伍职业化的内涵主要包括以下五点：一是能力专业化，即适配于以领导为职业的能力专业化，医院管理人员具备适应岗位要求的管理学基本理论和相关医学专业能力基础，熟悉医疗服务工作流程和医院运行管理规律，能够推动医院改革发展稳定。二是素质综合化，即医院管理人员讲政治，具有管理和领导的基本素养，具备稳定的心理素质、良好的职业操守，有一定的奉献精神。对于大型公立医院管理人员而言应当具备战略思维和敏锐的洞察力，善于解决各种复杂问题。三是时间专职化，即医院管理人员在时间上应当满足管理岗位所对应的管理任务，院领导班子成员及职能处室负责人原则上应将主要时间投入管理工作，兼职临床业务工作的班子成员或处室负责人应投入满足管理工作所需要的时间。四是职业发展赛道化，即医院管理人员的职业生涯发展有较为明晰的发展方向和向上通道，医院管理进入医院人员主流序列，畅通管理人员晋升通道，另外在管理人员中探索实行职务职级并行，职级与待遇挂钩。五是保障条件制度化，即保障管理队伍职业化的制度安排，构建包括从业资格、职称、考核、晋升、薪酬待遇等一系列与医院管理人员选育管用相关的管理制度，开展管理队伍的考核评价，实现人员“能上能下”。

（四）公立医院管理队伍职业化的使命要求

公立医院作为我国医疗服务体系的主体，是党联系人民、服务群众的特殊纽带，也是彰显中国特色社会主义制度优势的重要窗口。公立医院是中国共产党执政的重要基层资源，大型公立医院在其中发挥重要的龙头作用、风向标作用，怎么管好大型公立医院，让它更好地服务群众，更好地创新，更好地控制风险，更好地体现公益性，更好地实行医改的基本要求，这是公立医院管理队伍职业化的重要使命目标。公立医院存在多重委托代理关系，例如政府为委托人，医院管理者为代理人；医院管理者为委托人，科室主任为代理人。医院管理人员应当扛起讲政治的大旗，在委托代理链条中应当更好地落实委托者的委托任务，较少偏离委托者的委托目标，提高委托代理效率。

在不同岗位、不同层次、不同时期、不同阶段，医院管理队伍职业化的要求是不一样的，但有一点是明确的，就是医院管理队伍职业化要做到“研究性思考，创造性工作”，确保跟上公立医院高质量发展的步伐，跟上世界医院改革发展趋势。

二、公立医院管理队伍职业化是治理现代化的基本要求

（一）公立医院的复杂性特征需要管理队伍职业化

管理大师 Drucker 认为，医院本身是一个庞大的机构，而且也是最复杂的社会机构之一。公立医院的复杂性主要体现在目标复杂、流程复杂、人员复杂。首先，公立医院的目标不是单一的（营利），而是必须面对社会效益和市场效益的多重目标。公立医院的本质属于是公共资源，是处于在管理下，既有一定的强制性权力支持，同时也受一定的社会责任约束。其次，公立医院有严格的制度和越来越标准化的流程和分工，部门科室几十至上百个，物资种类成千上万，临床诊疗流程几十上百种，涉及十几个不同的管理方向，如医疗质量管理、教学科研管理、医院人力资源管理、医患沟通管理、医院文化管理等。最后，公立医院人员复杂，既包括患者身份的复杂、患者疾病种类的复杂；还包括医务人员内部类别的复杂，有医药护技管等各类人员。将患者、医务人员进行有序管理，引导各类

人员为“追求健康”的共同目标而努力。在这样复杂管理中，要兼顾质量、安全、成本、效率、患者满意等目标，非常不容易。

大型公立医院的复杂性特征对医院发展影响至关重要，而且如不能处理好这些复杂性将会产生巨大的不确定性，不能完成公立医院肩负的使命职责。另外，医院的复杂性特征决定了管理的复杂性，应当要有职业化的管理队伍做好管理工作，确保医院运行稳定、完成各项任务。

（二）公立医院任务繁重需要管理队伍职业化

公立医院任务繁重，主要表现在以下几个方面：一是公立医院的规模大反映了任务繁重。目前大型公立医院面临动辄上万的日门诊量、数千的住院患者，医院需要调动几十个临床医技科室、几十个职能处室高效运转，数千甚至上万的医务人员互相配合才能满足患者的医疗需求。这个过程中涉及大量的管理工作，只有优质高效的管理才能满足大型公立医院的基本运转。二是公立医院多重角色的巨大压力。大型公立医院是业务中心、技术中心、创新中心，不仅要完成各种医疗任务，还要开展医疗技术创新工作，更要追求自身高质量发展。医院如何充分挖掘现有资源，完成医、教、研、管等各类任务，管理在其中发挥着巨大的统筹协调作用。三是公立医院的使命繁重。当前，公立医院不仅要满足人民群众日益增长的健康需求，还面临着医保付费方式改变、公立医院绩效考核方式的改变等各项挑战。如何平衡这些繁重的使命，管理的重要性不言而喻。

大型公立医院任务繁重带来了管理任务繁重，呈现出“压力大、任务多、难度高”的特点，只有将科学、先进的管理理念渗透在医院工作的各个环节，提高管理能力和水平，切实有效解决医院运行中的诸多问题，才能确保医院实现健康、有序、高效地运作。因此，管理队伍职业化势在必行。

（三）公立医院实现高质量发展需要管理队伍职业化

当前医疗领域已经进入高质量发展阶段，各大公立医院间的竞争加剧，如果医院缺乏职业化的管理队伍，按照“惯性”发展，那么必将会在激烈的竞争中淘汰出局。目前各大公立医院在学科建设、人才培养、科技创新等方面加大投入，但是仅仅通过医疗技术的更新迭代无法全面推动医院的高质量发展，管理在医院高质量发展中的作用不容忽视。国内头部大型公立医院的领导者、管理者普遍达成一个共识：高质量发展阶段、“十四五”及未来较长发展时期，管理对于公立医院的发展、核心竞争力的提升至关重要。可以说，现在和未来，医院与医院之间的竞争，就是管理之间竞争。大型公立医院必须提高思想认识、形成前瞻性战略思维，重视医院管理、重视医院管理研究，不断提升管理队伍的能力和素质。

（四）管理队伍职业化是现代医院管理制度的核心要求

现代医院管理制度是一种科学、规范、高效的管理体系，通过明确医院功能定位、完善内部治理结构、健全决策和监督机制、优化人力资源管理、强化医疗质量与安全、提升服务效率和水平，实现医院管理的规范化、精细化和科学化。现代医院管理制度是面向世界、面向未来，符合创新发展，满足患者需求，保障医院发展的一整套体系制度，落脚点在于管理队伍职业化，而国外医院发展的经验也验证了管理队伍职业化是现代医院管理制度的核心要求。例如，美国通过设立医院管理者职业认证，考核医疗系统管理知识，提升管理队伍的专业水准。澳大利亚等国重视政策支持与实践结合，推动医院管理队伍向职业化方向发展。此外，西方国家普遍重视医师的终身学习，如英国的继续医学教育制度、美国医生执照的定期更新，均促进了医疗管理与服务的高水平。这些经验表明，职业化的医院管理队伍是提升医院运营效率与医疗服务质量的关键，确保医院长期稳定发展。

目前，公立医院所处的外部环境竞争激烈，需要公立医院加快发展，将提升医院管理人员素质和促进职业化发展作为医院发展重心，通过建设具有高素质的职业化管理人员队伍，进一步提升医院的人力资源竞争力和综合竞争力。

第二节　公立医院管理队伍职业化现状

一、国外医院管理队伍职业化情况

发达国家医院非常重视其管理工作，医院精细化管理水平较高。医院管理人员突出管理背景要求，基本都有管理学相关专业背景，有专门的培训要求和良好的成长上升通道，绝大多数院长将医院院长作为唯一职业。医院则是由经过医院管理学培训的管理者或职业经理人负责医院的经营管理。

（一）美国医院管理队伍职业化

美国公立医院组织管理借鉴了公司治理的相关理论，形成了由董事会、院长（首席执行官）和医务人员三部分构成的组织结构，实行董事会领导模式下的医院管理。医院院长负责实施董事会决议，主持医疗和行政管理工作，协调医务人员并提供支撑服务。

美国医院管理人员职业化程度较高。20 世纪初，美国 1/3 以上的医院由临床医师领导，如今大多数医院都由专职管理人员来领导。1934 年，芝加哥大学创建了世界上第一个医院管理硕士学位。目前，美国已经有超过 60 所大学授予医院管理方面相关的硕士学位。众多医院管理者成立了美国医院管理者学院（American College of Healthcare Executives，ACHE），ACHE 对医院管理的职业化发挥了巨大作用。美国大部分医院院长毕业于公共卫生、法律、商学、经济学等专业，拥有大学本科学历并获得工商管理硕士学位（master of business administration，MBA）、医疗管理硕士（master of healthcare administration，MHA）或公共管理硕士（master of public administration，MPA）的学位。ACHE 对医院管理者进行系统规范的继续教育，要求医院管理者必须具备协调能力 / 人际交往能力、基础医疗领域相关知识、商业知识及能力（包括预算、成本核算、流程管理、人力资源管理等管理能力）、创新能力、建立强大人际关系网的能力以及持续学习的能力。ACHE 对医院管理队伍进行考核认证，因此美国医院院长往往需要认证上岗。医院的医师委员会主席须是资深的医学专家，他们之间合作共事，科学管理医院。

除管理领导队伍外，管理执行团队同样重视专业化。如美国梅奥诊所 1908 年开始建立医学管理体系，发明现代医院行政官，提高医疗服务效率，减轻临床业务负担。哈佛大学医学院附属麻省总医院同样采取科室主任和职业化行政主任并行的管理架构。科室主任多负责学科建设和医、教、研工作；行政主任强调专才模式，多从哈佛大学、耶鲁大学等名校毕业，在医院人事、财务、运营等部门轮转后，到科室负责发展战略、财务、人事、运营等工作。职能部门则强调通才模式，按工作任务进行分工，如人力资源工作中的岗位设置、招聘、考核等由不同人员负责。

（二）欧洲国家及澳大利亚医院管理队伍职业化

1. 英国医院管理队伍职业化　英国于 1948 年颁布国家卫生服务法，将医疗机构国有化，由政府进行计划管理，同时实施国民卫生服务体系（National Health Services，NHS），由国家税收支出为国民支付大部分医疗费用，实行初级服务（全科开业医生提供）、地段服务（当地政府提供）和医院服务（专科医疗服务）三级服务体制。

NHS 体系下，医院最高管理机构为董事会，医院院长由董事会公开招聘选拔，负责全面指挥医院的工作，下设医务、人事、财务、护理部主任，其职能相当于美国的助理副院长。英国医院院长大多是管理专业毕业或经济、法学专业毕业并通过培训的专职管理人员。下设的各部主任必须获得管理硕士学位或通过管理专业研修。

2. 法国医院管理队伍职业化　法国在经济体制上实行的是政府指导的混合市场经济模式，充分体现法国特色的市场运作机制。政府允许自由定价，但对诸如国有医院的医疗服务、药品的价格和收费标准进行直接干预，就是在政府监控下的自由竞争机制。

法国的医院管理体制与这种由法国中央社会保障局所属的全国医疗保险体制相适应，

决定医院属于福利事业单位，在服务方式和各种制度上充分体现服务患者和方便患者的宗旨。

法国公立医院的治理结构是特有的监事会、院长、董事会三层治理结构，董事会是重要的博弈平台。

公立医院是具有独立法人地位的公共部门，由地方政府卫生主管部门、患者团体代表和专业资深人士构成的监事会代表医院的所有者，有权提名院长、审核并决策医院的重大事项。国家卫生主管部门对监事会提名的候选人进行任免和考核，任期 5 年，连任 2 届，该候选人必须具备医院管理学院学历，并通过全国淘汰制考试。执行董事会是医院的日常决策机构，一般由 9 ~ 15 人组成，除了法定成员外由院长提名。医院职工组成的各类医疗委员会在执行董事会中具有重要影响力。因此，执行董事会成为实际管理中的博弈平台，由院长代表地方政府和中央政府与医院内部职工进行谈判和决策。

2016 年法国调整了公立医院的内部治理权力构架，将原来的医院医疗委员会从专业咨询机构变成了决策机构，院长在医院专科发展与科室负责人任命等方面必须得到医院医疗委员会的支持，从而增强了医学专家的话语权。

医院内部结构和人事制度有利于这种治理结构的实施。法国医院内部实施大科制管理构架，科主任是终身雇佣合同，与国家公务员相当。这类医生可以离职，但医院不能解雇他们。他们收入高而且稳定，具有是否就职的选择权，但人数较少。科室主任的权限很大，有权雇佣普通医务人员。普通医务人员一般是短期合同，多点执业，具有很大自主性。

3. 德国医院“三长”职业化　德国是欧美发达国家中社会保障事业最完备的国家之一，政府对医院实行宏观管理，高度重视区域卫生规划，根据医学专科的特点、社会服务需求和经济结构的原则将医院划分为社区服务医院、跨社区服务医院、中心医院和特级医院四个层次。

德国医院领导体制的最大特点是设行政院长、医疗院长和护理院长“三驾马车式”结构，院长也都需要有医院管理教育背景或培训经历作为必备的任职条件。医院不设职能科室，三院长在各自秘书的协助下各司其职，其中行政院长主持全面工作，其任职资格要求是经济类、管理类或商业、法学高校毕业后经 2 年医院管理培训取得硕士学位者，必须拥有和医院管理专业相关的学历资格；医疗院长通常为具有管理能力的资深医生担任，还需经过经济学或社会学以及医院管理、卫生经济等硕士课程教育；护理院长要求通过医院管理强化教育一年。院长的任职由董事会在全院进行绩效考核后决定。

4. 澳大利亚医院管理队伍职业化　澳大利亚属英联邦国家，医疗卫生管理体制与英国的 NHS 比较相似，因此本章节将澳大利亚相关内容与欧洲国家一起进行阐述。澳大利亚一向推行多元化办医（办卫生）模式，政府通过医疗立法和医疗机构的区域规划及相关的司法程序来管理医院和其他医疗机构，即使对公立医院政府也不直接干预医院的人事聘用（包括院长的聘任）、财务预决算、业务运行和内部分配。

澳大利亚公立医院的治理结构典型模式是：医院由董事会管理，董事会由董事长、若干副董事长和董事组成，董事长由州或区域卫生部长任命。医院主要的行政官员有首席行政官、首席医务官、首席护理官、首席财务官，同时医院也有病区经理、项目经理、后勤经理等。医院日常运作则由首席执行官负责。首席执行官由董事会任命并直接向董事会负责，是医院的最高行政官员，医院内部管理部门和医疗业务部门对首席执行官负责。

澳大利亚医院院长是职业化的管理者。所有的院长都具有 MHA 或 MBA 学位。医院院长当中约有 10% 的人有医学背景。而一旦走上管理工作岗位，他们就专职从事管理工作，一般不再参加或从事临床医疗工作，将全部精力集中于医院的战略管理和发展工作。医院高层管理者必须是皇家医院管理学会的成员，而医院管理学会成员必须经过 MHA 或 MBA 的学习。

（三）亚洲国家医院管理队伍职业化

1. 日本医院管理队伍职业化　日本的医院主要包括日本国立医院、公立医院和民营医院三大类。在日本，医院院长和事务长在医院管理中发挥着重要作用。日本国立医院和公立医院的院长是通过上级主管部门的直接任命或者选举之后进行委托，民营医院则往往由理事会决策，外聘医学专家进行管理。《病院法》规定医院院长必须是高级医师，在选拔时偏向于知名专家和学科带头人，还要经过专业管理培训。院长不仅要精通医学知识，还需掌握管理学知识及医院运营模式，负责医疗工作在内的重大事务决策。医院事务长原则上归院长领导，在医院管理中扮演着协助院长处理非医疗工作、负责医院具体经营的重要角色，终身从事管理岗位。与院长任职要求有所不同，医院事务长一般具备经济学或管理学背景，任职前有管理工作经历，与其所负责的财务、人事等工作内容密不可分。日本医院的管理模式则更加注重院长医学专业与管理专业的结合，通过团队互补的方式实现管理效率最大化。日本的医院院长是医师出身，但同时也要配备非医学专业、精通管理的副院长或事务长，相互补充，各司其职。

日本医院管理人员的职业化着力于医学生阶段的培训引导和事务长队伍的职业规划。二战后日本学习美国医院管理模式，在医科大学开设医院管理课程。国家层面鼓励退休院长参与医院管理工作，医院管理学会定期举办院长论坛和培训班，促进院长职业化发展。事务长则是完全职业化，以终身从事管理工作为目标，不再担任院长或副院长职务。

2. 新加坡医院管理队伍职业化　新加坡医院的管理模式和我国类似，也是由行政管理人员和临床工作人员两部分组成，但主要负责人还是由纯行政管理人员担任。其中大多数拥有管理学的专业背景，而在各科室则配备除了业务负责人外的行政管理人员负责日常工作。

（四）对我国公立医院管理队伍职业化的启示

1. **国外医院管理队伍职业化的特点**　国外发达国家医院管理队伍的专业化与职业化水平较高，主要领导岗位或担任重要管理职务的医院管理人员具有四个特点：一是专业背景，一般具有管理学或经济、法学等相关专业背景，获MBA、MHA、MPA学位，可不具备临床医学背景。二是专业培训，如英国、德国等国家均要求管理队伍人员通过管理培训。三是专业经历，如美国要求医院院长一般具有十年以上管理经验。四是专业发展，院长走职业化发展道路，少有管理与专业“双肩挑”。

2. **构建中国特色公立医院职业化管理队伍**　管理队伍作为公立医院治理结构的重要组成部分，其专业化程度决定了管理效率的高低。因此，有必要推进公立医院的管理队伍职业化进程，这是建立现代治理体制的关键。应把完全由医学专家构成的管理队伍逐渐转为由管理专家与医学专家共同构成。具有深厚医学专业背景，又有丰富管理经验的复合型人才是当今公立医院管理层最需要的，但是在现实中这类人才数量很少。因此，医院应从具有医学背景的中青年医师中选拔具有管理意识的后备力量加以培养，也可以借鉴欧美发达国家经验，直接吸引职业管理者加入，在其坚持党的全面领导，积极贯彻落实国家医疗卫生工作方针政策的前提下，充分利用其丰富的管理技能来提高医院的整体运营效率。

3. **构建公立医院管理队伍职业化的法律体系**　规范的公立医院管理队伍职业化需要相关法律法规的健全。可以借鉴日本的公立医院管理队伍职业化经验，对公立医疗机构专门立法。通过制定和实施相关公立医院法律法规，完善医院法人治理结构，如健全董事会组成规则、明确董事会职责、加强监事会组织、充实监事会职权等，使公立医院的所有者、决策者、经营者及监督者的责权利能够明确并有所约束。将公立医院管理队伍职业化真正纳入法律框架内，严格按照法律要求规范运作，有助于提高公立医院的管理效率，推动公立医院高质量发展（表6-1）。

表6-1　各国医院管理队伍职业化特征的比较

国家	内部治理结构	主要管理人员任命	管理职能	医师性质
英国	董事会、院长、职能机构	董事会主席由卫生大臣直接任命	医师组织直接属于董事会管理，医院管理者领导医师以外的组织	医生受雇于医院
新加坡	董事会	董事会由政府的指定人员和其所有下属公司主席组成	医院总监（院长）全面管理医院	医生受雇于医院
澳大利亚	董事会	董事长由州卫生部长任命	医院日常运作由首席执行官负责	医生受雇于医院

续表

国家	内部治理结构	主要管理人员任命	管理职能	医师性质
法国	董事会、监事会、院长	卫生主管部门、患者团体代表及专业资深人士构成的监事会代表医院的所有者	执行董事会是医院的日常决策机构	科主任终身雇佣合同，普通医务人员短期合同
德国	董事会、行政、医疗、护理院长	行政院长由董事会在全院进行考核绩效后决定任命	行政院长是医院领导人和最高决策者	医生受雇于医院
美国	董事会、首席执行官（或院长）、医务人员	董事长及大部分董事由政府任命	首席执行官（院长）全面主持医院各项管理工作	医生多非医院雇员，遵守医师协会规章制度
日本	院长、事务长、临床、医技及管理部门	院长采用选举或任命产生，事务长由上级主管部门任命	院长负责院内重大事务，事务长负责除医疗工作之外具体事务	医生受雇于医院
中国	党委领导下的院长负责制	院党委书记、院长由行政部门任命	院党委发挥把方向、管大局、作决策、促改革、保落实的领导作用	医生受雇于医院

二、我国医院管理队伍职业化演变

医院领导班子成员是管理能力要求最高、职业化程度较高的医院管理人员，具有较好的代表性，因此本章节从医院领导班子成员的职业化进程来讨论我国医院管理队伍职业化的演变历程。中华人民共和国成立以来，我国医院管理队伍职业化建设大致可以分为“强调政治条件阶段”“强调熟悉业务阶段”，以及“职业化起步阶段”三个阶段，其中“强调政治条件阶段”着重关注医院管理人员的领导能力，特别是政治能力，强调完成各项任务；“强调熟悉业务阶段”着重关注业务管理，而非运营管理，强调医院管理人员具备较好的业务能力；“职业化起步阶段”则是着重关注医院全面管理，对医院管理人员的职业化提出更高要求。

第一阶段，强调政治条件阶段（中华人民共和国成立之初到改革开放前，即1949—1978年）。在干部任用上主要强调政治条件，主要领导职务由具有较为丰富的革命与建设工作经验的党员干部担任，强调讲政治、守规矩，对专业的要求相对不强。这一阶段对医院管理人员的要求是必须忠于职守、全心全意做好管理工作，各级管理人员属于专职干部。但是，这一阶段大多数医院管理人员的“知识”和“专业”水平较低，距离科学管理的要求相差较远，依靠的主要是经验。

第二阶段，强调熟悉业务阶段（改革开放到《中共中央 国务院关于卫生改革与发展的决定》颁布之前，即1978—1997年）。1978年以后，党中央提出干部队伍要按照“革命化、知识化、专业化、年轻化”的方针进行建设。在卫生系统干部任用上突出强调发展，要求懂医疗、具有较强的专业背景，具备一定的管理能力。当时实行的是技术职务与管理职务“双肩挑”的模式，使得大部分管理人员成了“一头沉”，他们大多仍以专业技术工作为主，把医院管理工作放在了次要位置，影响了卫生事业管理现代化、科学化、规范化的进展。

第三阶段，职业化起步阶段（1997 年至今），包括概念提出期、初步探索期、认识深化期、加速发展期等几个阶段。

1. **概念提出期**　1997 年《中共中央 国务院关于卫生改革与发展的决定》颁布，文件明确提出要高度重视卫生管理人才的培养，造就一批适应卫生事业发展的管理职业化队伍。这为加强医院管理队伍职业化建设指明了方向和目标，提出了更高的标准和要求。

2002 年，卫生部颁发了《中国 2001—2015 年卫生人力发展纲要》，明确提出要对卫生管理人员进行规范化的岗位培训，逐步实行持证上岗制度。加强卫生队伍中从事经营管理工作人员的培训，同时在卫生管理干部培训课程中，加大有关市场经济、经营管理的内容。允许和鼓励管理作为生产要素参与收益分配，组织专家研究探讨管理要素参与分配的办法。提倡管理创新，奖励卓有成效的管理人才。这标志着医院管理得到进一步重视，在强调职业化培训的基础上提出“管理作为生产要素参与收益分配”，对优秀管理者进行奖励。

2. **初步探索期**　随着医改的不断深入，2009 年国家启动了新一轮医改，医院管理人才建设得到进一步的重视，加强卫生管理人才队伍建设，促进形成职业化的医疗机构管理队伍。

2009 年 3 月《中共中央 国务院关于深化医药卫生体制改革的意见》要求“规范医院管理者的任职条件，逐步形成一支职业化、专业化的医疗机构管理队伍”。

随后 2009 年 12 月出台的《关于加强卫生人才队伍建设的意见》对推进医疗卫生机构管理人员职业化建设提出了更详细的要求，制定不同层次、不同类型医疗卫生机构管理人员的岗位职责规范，探索建立符合科学发展观和卫生行业特点的管理人员考核体系和评价标准。积极推动卫生管理岗位培训工作，逐步建立医疗卫生机构管理人员持证上岗制度。医疗卫生机构管理人员每 5 年参加一次为期 3 个月以上的管理岗位知识培训。卫生管理岗位培训证书应当作为医疗卫生机构管理人员竞聘上岗的重要依据。规范医院管理者的任职条件，逐步形成一支职业化、专业化的医疗机构管理队伍。高等学校要逐步完善卫生管理相关学科建设，实施卫生管理培训及学历教育。规范医疗卫生机构管理人员培养、选拔、聘用、考核，努力建设一支岗位职责明晰、考核规范、责权一致的职业化医疗卫生机构管理人员队伍。

2010 年 2 月《关于公立医院改革试点的指导意见》进一步指出，要“制定公立医院院长任职资格、选拔任用等方面的管理制度，推进职业化、专业化建设。建立以公益性为核心的公立医院绩效考核管理制度，探索建立医院院长激励约束机制”。

这些政策指导意见的出台标志着国家大力推进公立医院管理队伍建设的决心。近年来，公立医院“管办分离”的试点改革以及法人治理结构的探索实践已为院长职业化创造了有利条件。北京、上海、江苏等多地高校相继开设卫生事业管理相关专业，以培养“科班”出身的卫生事业管理人才为目标。

2016年10月，中共中央、国务院印发《“健康中国2030”规划纲要》，继续提出“推进卫生管理人员专业化、职业化”。

3. 认识深化期 医院管理队伍职业化，特别是院长职业化引起了决策者的重视。2017年，中共中央组织部和国家卫生计生委印发《公立医院领导人员管理暂行办法》，首次对公立医院领导人员选育管用各个环节作出具体详细的制度安排，体现强烈的“职业化”导向，标志着医院管理队伍职业化、专业化扑面而来，向医院管理队伍职业化迈出了重要的一步。《公立医院领导人员管理暂行办法》明确了公立医院领导人员任职条件和资格、选拔任用、聘任管理、任期和任期目标责任、考核评价、职业发展和激励保障、监督约束、退出机制等。要求医院管理者大多数时间、精力必须用于医院管理，不应该以专家门诊、查房手术、课题论文作为医院管理者收入主要来源，而应以管理绩效为基础，探索医院管理者年薪制或绩效薪酬制度。

2017年，国务院办公厅印发的《关于建立现代医院管理制度的指导意见》提出按照中央组织部公立医院领导人员管理有关规定，选拔任用公立医院领导人员。逐步取消公立医院的行政级别，各级卫生行政部门（含中医药管理部门）负责人一律不得兼任公立医院领导职务。建立以公益性为导向的考核评价机制，定期组织公立医院绩效考核以及院长年度和任期目标责任考核，考核结果与财政补助、医保支付、绩效工资总量以及院长薪酬、任免、奖惩等挂钩。

4. 加速发展期 2018年，中共中央办公厅印发《关于加强公立医院党的建设工作的意见》，要求党委书记和院长要具有胜任岗位职责所必需的专业知识和职业素养，熟悉医疗卫生行业发展情况和相关政策法规，有先进的医院管理理念和实践经验，符合深化医药卫生体制改革和健全现代医院管理制度需要，业界声誉好。推动落实公立医院领导人员任期制和任期目标责任制，完善领导人员交流制度。医院领导人员要确保把主要精力和时间用于医院管理，允许实行院长聘任制，推进职业化建设。

2021年国务院办公厅出台《关于推动公立医院高质量发展的意见》，文件要求以建立健全现代医院管理制度为目标，强化管理创新，发展方式从规模扩张转向提质增效，运行模式从粗放管理转向精细化管理，从发展方式、管理模式和资源配置上的转变实现公立医院高质量发展。这一转变的实施需要集约型的管理理念以及信息化的管理手段，对医院管理者的职业化水平提出了新的要求。

2022 年 8 月，国家卫生健康委制定的《“十四五”卫生健康人才发展规划》中指出，加快推进卫生管理队伍建设。研究制定医疗卫生机构各类管理岗位任职条件、培养培训、考核评价、激励约束等措施，探索建立基于德才素质、个人资历、工作实绩等的医疗卫生机构管理岗位职员等级晋升制度，鼓励各地根据需求探索设立卫生管理专业技术职称。加强卫生健康经济管理队伍建设，推动经济管理人员基础培训全覆盖，培养储备总会计师（表 6-2）。

表6-2　我国公立医院管理队伍职业化相关政策文件梳理

时间 / 年	颁布部门	文件名称	文件主要内容
1997	中共中央、国务院	《中共中央 国务院关于卫生改革与发展的决定》	高度重视卫生管理人才的培养，造就一批适应卫生事业发展的管理职业化队伍
2002	卫生部	《中国 2001—2015 年卫生人力发展纲要》	逐步实行持证上岗制度；加强管理人员培训，提倡管理创新，管理作为生产要素参与收益分配
2009	中共中央、国务院	《中共中央 国务院关于深化医药卫生体制改革的意见》	规范医院管理者的任职条件，逐步形成一支职业化、专业化的医疗机构管理队伍
2009	卫生部等六部门	《关于加强卫生人才队伍建设的意见》	制定岗位职责，建立考核评价标准；推动管理岗位培训，建立持证上岗制度；逐步完善卫生管理相关学科建设；建设岗位职责明晰、考核规范、责权一致的管理职业化人员队伍
2010	卫生部等五部门	《关于公立医院改革试点的指导意见》	制定院长任职资格、选拔任用等管理制度，推进职业化、专业化建设；建立以公益性为核心的绩效考核管理制度，探索建立医院院长激励约束机制
2016	中共中央、国务院	《“健康中国 2030”规划纲要》	推进卫生管理人员专业化、职业化
2017	中共中央组织部、国家卫生计生委	《公立医院领导人员管理暂行办法》	明确了公立医院领导人员任职条件和资格、选拔任用、聘任管理、任期和任期目标责任、考核评价、职业发展和激励保障、监督约束、退出机制
2017	国务院办公厅	《关于建立现代医院管理制度的指导意见》	按照规定选拔任用公立医院领导人员；建立以公益性为导向的考核评价机制，考核结果与院长薪酬、任免、奖惩等挂钩
2018	中共中央办公厅	《关于加强公立医院党的建设工作的意见》	党委书记和院长有先进的医院管理理念和实践经验；推动落实公立医院领导人员任期制和任期目标责任制，完善领导人员交流制度；医院领导人员要确保把主要精力和时间用于医院管理，允许实行院长聘任制，推进职业化建设
2021	国务院办公厅	《关于推动公立医院高质量发展的意见》	强化体系创新、技术创新、模式创新、管理创新，对医院管理者的职业化水平提出了新的要求
2022	国家卫生健康委	《“十四五”卫生健康人才发展规划》	研究制定医疗卫生机构各类管理岗位任职条件、培养培训、考核评价、激励约束等措施；探索设立卫生管理专业技术职称；加强卫生健康经济管理队伍建设

第三节　公立医院管理队伍职业化存在的问题

目前我国管理队伍职业化依然处于探索起步阶段，全社会对医院管理的重要性认识仍存在一定偏差，职业化相关的体制机制保障与欧美发达国家相比仍存在较大差距。我国公立医院管理队伍职业化进程中还存在不少藩篱，相关的人才培养、配置、晋升及考核体系等不够完善，导致我国医院管理队伍人才不足、管理水平普遍不高、职业观念不够等问题。因此，完整准确全面分析我国现阶段医院管理队伍职业化的现状、问题及原因，打破原来固有格局，这对于进一步有效推动职业化具有重要意义。

一、管理队伍职业化存在的问题

（一）对管理队伍职业化认识的问题

1. 对医院管理队伍职业化认识不到位

（1）社会对医院管理的重要性认识不到位：由于大型公立医院存在技术复杂性特征，容易形成医院内部运行“黑箱”，加之政府机构缺乏医疗相关人力资源，不能完全理解医院的内部运营情况，因此造成政府关心公立医院的静态成果较多，而较少重视医院内部运行机制、系统协调性等医院管理工作，认为专业技术才是立院之本，是医院知名度和经济效益的直接保证，认为管理工作可替代性强，不产生直接经济效益。目前政府较高关注医院综合排名、医疗业务量、重点学科数量、高层次人才水平、科教成绩等具体工作，而在现代医院竞争愈发激烈的时代医院管理的重要性是不言而喻的，仍将关注重点放在具体业务和技术方面，可能导致在医院人员任免、资源配置、政策制定等方面存在一定的“技术崇拜”。

（2）医疗行业对医院管理的专业性认识不到位：受传统观念影响，大部分公立医院仍存在“重临床、轻管理”的思想，对医院管理的专业性认识不到位，医院管理普遍被认为是一个“万金油”职业，不需要什么技术含量，任何人都可以从事。在公立医院这种提供医疗服务的专业机构中，卫生技术人员能有效满足广大人民群众的医疗卫生服务需求，被给予了更高的社会关注度和认同感。然而，多数人认为医生等技术人员的重要性高于管理人员，为卫生技术人员有序开展医疗服务工作提供重要保障的行政管理人员，日常工作复杂且烦琐，却被大多数人误解，认为管理工作技术含量低、工作压力小。虽然管理人员主要是处理医院临床治疗相关事务，管理相关决策是辅助性工作内容，但管理人员专业管理技能对医院的发展具有前瞻性帮助和核心决策导向作用。

（3）医院管理人员对医院管理的责任认识不到位：由于社会对医院管理人员的职业认

同感不高，医院管理人员认为自己的工作得不到足够尊重，对未来职业发展感到迷茫，导致其对自身职业的认识不清晰，产生职业倦怠，自我价值认同感降低。一项关于医院管理人员对所从事管理工作的态度的调查研究结果显示，医院管理人员对管理工作的认知不足、认同度不高、满意度水平不高，提示当前医院管理环境并不能进一步激发管理人员的工作热情。孟开等对 9 所大学附属医院职能部门工作人员进行调查结果显示，42.8% 的管理人员认为所在医院的管理队伍职业化基本完善。管理人员的职业认同感匮乏，最终严重削减了管理人员从事管理工作的积极性。

2. 现有的管理岗位职责不清晰　公立医院一直参照行政单位管理，按照办医主体的行政级别和办医规模，医院被标上“正厅级”“副厅级”“正处级”“正科级”的标识，干部任命也参照机关干部的标准、流程进行，管理岗位行政化，多看重行政级别，忽略对医院事业单位特殊性的考虑。因此，目前由于各方对医院管理的重要性认识不到位，管理岗位职责不清晰，导致在医院管理者的选拔过程中医疗技术水平高低成为主要标准，目前公立医院的院长多数是“医而优则仕”，从技术骨干和学科带头人中选拔人员充当中高层管理者。他们多有医学教育背景但缺乏系统的管理学知识，是临床方面的专家，但并非管理专家。在现有的医院管理人员选拔中，忽视了管理职责与管理能力的匹配情况，往往把临床操作技能作为最重要的选拔标准，默认临床技能操作能力越高的人员管理能力越强。

3. 管理岗位成为获取业务资源的途径　由于“医而优则仕”成为普遍现象，管理岗位成为技术专家的“奖励”，兼职管理岗位和业务工作的“双肩挑”情况较为常见。部分技术专家“热衷”于获得管理职务，但在真正兼职管理岗位后却“冷落”管理工作。纵观全国，一些医院管理者对权力敏感，对职责不敏感，对利益敏感，对责任不敏感。一方面，部分“双肩挑”人员利用管理岗位所附带的权力，在人力资源、学术资源、科研教学资源、薪酬分配、专业发展等各方面不断扩大个人专业资源，挤压其他人员或科室的发展空间。另一方面，这部分人员缺乏足够的时间精力从事管理岗位工作，甚至缺乏意愿。例如，某些临床科室主任利用管理岗位获取个人业务资源，导致其所在亚专科发展迅猛，而其他亚专科则发展缓慢；某些兼任临床科主任的院领导成员所在科室发展较好，但其他无院领导成员的科室则发展较慢；某些兼任临床主任的院领导班子成员以临床业务收入为主，不兼任临床主任的院领导班子成员则是固定年薪。因此，部分医院出现资源分配不均的现象，部分医院管理者把主要精力放在争取院士、学术任职、重大课题申报和专业业务发展上，离现代医院管理队伍职业化的要求还相差甚远。

（二）管理队伍结构问题

1. 医药护技专业的多，管理专业的少。在以往，部分临床专家进入医院管理层，也有部分医药护技人员转岗进入医院管理部门，另外还有部分新闻传播、计算机、中文专业人员从事医院管理工作。在一项针对 27 个省（自治区、直辖市）的 145 所三级医院 201 位院级领导的调查中发现，最终学历专业为医技护的有 138 人，管理专业的有 43 人，经济、法律相关专业的有 20 人，管理及相关专业的不到 30%。830 位中层干部中，管理、经济、法律和社会等非医疗专业毕业的人员也仅占到 36.5%。国内其他研究结果基本类似，呈现出医院管理人员专业以临床医学类为主（57% ~ 74%），而管理类较少（15% ~ 27%），同时存在少量其他专业人员。另外有调查研究显示，医院中高层管理人才多为临床技术人才兼任，初级管理人员则是由护理人员、技术工人为主。从以上研究来看，我国医院管理人员，特别是中高层管理干部呈现临床专业人员所占比重大的特征。医院专业管理者较少成为建设高素质职业化医院管理人才队伍的主要障碍，难以胜任现代医院的管理工作。

2. 靠岗位实践开展工作的多，靠管理知识指导实践的少。在 20 世纪 90 年代，国内部分高校陆续开设社会医学与卫生事业管理专业，经过 30 余年的发展，医院管理专业发展取得了一定成绩，为推动医院发展、提高医疗资源利用水平发挥了不可或缺的作用。但这部分有医院管理专业学历教育的人员数量较少，且大部分尚未成为中高层管理干部。因此，现实情况是医院管理队伍中多为临床专家兼职管理职务，而这部分专家缺乏系统的医院管理专业学历教育。虽然他们在进入管理岗位前参加过岗位培训、出国考察，或者拥有 MBA，但有调查显示绝大部分被调查者（93.5%）认为他们的管理知识和技能基本来源于工作经验。而近几年，无论是国家层面还是地区层面，医改新政层出不穷，出现一些管理人员对新名词、新要求“看不懂、跟不上”的现象。国家要求全国公立医院医疗费用平均增长幅度控制在 10% 以下，意味着医院发展方式必须从规模型扩张转为内涵增长，这必然对资源的配置要求和评价标准，尤其是成本管理的精细度提出更高要求，但实践中发现很多医院管理人员并未意识到这个变化。

3. 对临床医疗管理工作熟悉程度较高，对基层党建工作的熟悉程度较低。医院管理人员多来自临床医技等业务部门，对各项具体的临床业务较为熟悉，但由于缺乏党建的系统培训，对党建工作熟悉程度较低，对党建工作的认识更是存在误区，认为医院实行的是行政领导负责制，医院的发展建设主要以行政决策为主，错误地认为党建工作是软任务、软指标，是可抓可不抓的工作。在现实中有时看到党建工作逐步虚化和边缘化，难以与业务工作相辅相成，存在相脱离的“两张皮”现象。中国公立医院是党和政府的医院，是人民的医院，有着天然的政治属性，党组织是医院的政治核心，必须高度重视党建工作。另外，“党建围绕管理转，管理围绕业务转”，党建工作和管理融合，管理和业务融合，更好地推动业务工作。

（三）职业化的管理人才缺乏

1. 管理人员专业管理知识和能力不足。医院管理具有复杂性，强调理论基础与工作实践相结合，除了必要的管理学、医学知识外，管理人员还应该掌握社会学、法学、哲学等诸多方面的知识技能。但是公立医院管理层绝大多数为临床方面专家，部分人员“半路出家”担任管理职务后，普遍存在着知识结构单一，管理专业理论和技能欠缺，对成本控制和经营范围等方面不够了解，容易使得医院经营中投入与产出负相关，难以为医院的实际管理提供科学有效的决策和指引。再加上，当今医院管理对计算机技术的应用和医院信息化手段的要求越来越高，“经验式”的管理大概率导致医院管理的低效率、低水平，成为制约医院可持续发展的瓶颈之一。

2. 缺乏具有整体谋划思维、善于处理复杂问题的管理人员。医院管理是一项非常复杂且极具挑战的工作，对管理者有着非常高的要求。对于大型公立医院而言，好的管理者应当具备良好的战略思维，能够从全局和长远的角度思考问题、制定决策和规划行动，强调对整体情况的把握，关注长远目标和整体利益，而非仅仅关注眼前的局部问题。另外，随着时间的积累医院运行中会产生诸多复杂问题，好的管理者遇到问题“不躲着”“不绕着”，善于用智慧解决复杂问题。但大部分医院管理人员往往缺乏专业系统的管理相关知识和经验。面对医院运行中出现的问题，管理人员或者“有问题、没想法”或者“有想法、没办法”，结果通常都是采取经验式方法和手段，就事论事、保障基本运行。这可能导致管理人员对管理中所涉及的人力资源、行政管理、成本控制、优化管理等知识相对缺乏，致使实际决策时效用有限，医院管理精细程度和创新能力落后于其他头部医院。

3. 人才培养“随意性”，人才选择“随机性”，发展缺少“确定性”。由于政策导向、固有观念的影响，目前大部分医院在人才培养倾向于培养专业临床技术人员，形成了较好的技术人才梯队，但对管理人员培养缺乏计划性，不仅没有对管理人员制定明晰的职业发展规划，更没有形成管理人才梯队。目前仅有少数医院开展临床与管理复合型人才培养。另外由于“医而优则仕”普遍，技术专家（兼职管理工作）在管理团队中占比越来越高，严重影响挤压了专职管理人员的发展空间。因此，大部分医院存在管理后备力量不足的情况，管理队伍未能有效接替衔接，容易造成“新老交替”过程的不稳定现象，严重影响科室、医院的持续稳定发展。

二、管理队伍职业化存在问题的原因

（一）医院管理学科建设滞后

管理学是一门科学，也是一门艺术，对生产实践具有重要的指导作用。学界普遍认为医院管理作为管理学中的一门应用科学。与英美等国家相比，我国医院管理学起步较晚，且医院管理专业较少，尚未形成完整成熟的理论体系。目前国内医院管理理论滞后，呈现碎片化、点状化特点，医院管理的理论研究无法成为持续的热点，这导致从事医院管理的高校、机构、医院较少，因此相关研究也多为个例研究，尚未形成具有普适性的研究体系。另外，从事医院管理研究的研究力量彼此割裂，高校、机构、医院成为三个相对独立的研究力量，研究内容、研究方法等统一性、规范性不足，导致医院管理的专业性不足。因此，由于医院管理的理论体系滞后、研究力量薄弱、专业性不足等原因，导致医院管理学科建设整体滞后。

在20世纪90年代，国内部分高校陆续开设社会医学与卫生事业管理专业，经过30余年的发展，医院管理专业发展取得了一定成绩，为推动医院发展、提高医疗资源利用水平发挥了不可或缺的作用。但经过研究发现，截至2024年国内仅有44所高校开设了医院管理相关专业，而其中绝大多数为社会医学与卫生事业管理专业，仅有华中科技大学1所高校自主设置了医院管理专业。另外，医院管理相关专业招生规模仍处在较低水平，全国44所高校2024年度研究生招生规模仅为874人，且高校集中度过高，首都医科大学、中国人民大学、山东第二医科大学、安徽医科大学招生规模占比非常高，相当数量的高校招生数量在5人以下。由此可知，作为研究主体的高校对医院管理的重要性未得到充分认识，相关专业设置和招生数量存在严重不足，从事理论研究的专家和学生数量不足。

（二）医院管理职业化的制度不支撑

1. 职业化的路径和机制不明确 西方医院管理队伍职业化建设有完善的路径和制度。首先是完善的医院管理教育培训体系，如设置MHA、MBA和MPA等高级管理学位，为各类医院输送了大批高级管理人才。其次是一套适合自身的管理人员选拔聘用制度，如美国的私立医院中董事会与首席执行官的委托代理关系。最后是拥有与之匹配的相关配套制度，如绩效考评和薪酬制度等。目前，我国医院管理队伍职业化制度建设仍在探索起步阶段，相关制度还不够规范，不利于医院可持续发展。

（1）缺乏系统的法律法规：《公立医院领导人员管理暂行办法》首次为公立医院领导人员职业化建设提供了制度规范依据，是一个重要的探索。但它将改革对象限定为领导人员，占主体的中层和基层管理人员没有予以规范。此外，该办法的配套文件和实施细则缺失，如公立医院领导人员职业化培训办法、考核评价办法、交流制度、年薪制和退出安置办法等，还需要进一步完善。

（2）岗位职责不明晰：有调查发现，医院管理者认为“落实管理队伍具体职责”和“促进医院之间管理交流”项目内容是最迫切需要改善的，因为在现实中常常出现“什么都要管，却好像什么都管不了”尴尬情况，部门之间也存在相互推诿现象。这一现象直接反映出当前医院管理者的职责不明确，权利交错的问题，这将严重影响到医院的管理效率。管理人员的架构、部门间的配合协作、职业素养的提高进步等各方面都需要在职业化建设中重新整合、思考与定制。

2. 职业化评价激励机制不完善

（1）“对冲机制”下的职业化评价标准不明确，结果不确定：针对临床、管理的两套评价标准存在较大差异，对临床的评价标准是明确的、可预期的、可量化的，但对管理的评价标准是不明确的、不可预期的、不可量化的。在结果方面，临床的结果是短周期的、可预期的，但管理的结果是需要长周期的、不可预期的。而人的本性是追求确定性，更愿意用临床的确定性来对冲管理的不确定性，减少机会成本。从成绩、结果、周期来看，兼职管理的业务专家更愿意选择临床业务。

（2）未形成成熟完善的管理人员考核机制：医院管理人员的考核与临床科室存在明显不同，其难以从患者满意度、医疗事故发生率等客观明确指标进行评价，相关评估项目具有模糊性、潜在性的特征。另外，管理人员的考核指标侧重于“德、能、勤、绩”，缺乏管理质量、管理效率等评价维度。难以量化的考核指标往往会导致绩效考核可操作性不强，易带有个人感情色彩，考核结果可能过于片面，考核信度较低，容易产生较大误差，考核结果可能不能反映出实际工作情况。因此，针对管理人员的考核应该从以结果评价为主转为综合评价、结构评价和跨度评价，评价周期要符合医院的发展规律。

（3）管理人员的薪酬激励机制不健全，可能无法体现其价值：专职管理人员的薪酬待遇不合理也是阻碍专职化的一个重要因素，临床出身管理人员的薪酬基本由原先的医疗业务职称决定，与管理绩效无相关性，专家门诊、手术津贴等业务劳务是其主要薪酬来源。同级别的专技岗位人员薪酬要比同级别的管理岗位人员高 50% ~ 300%，甚至更多。因此，管理人员工作强度大、成绩波动大、收入偏低、荣誉有限，挫伤了管理人员的工作积极性和主动性，影响了管理队伍的稳定性。

（三）培养训练体系不成熟

目前，成为高素质管理人员真正的障碍是其专业化程度，而管理专业知识系统培训则是提高专业化水平的第一步。

1. 管理专业学历教育不完善　于医学院校卫生管理专业毕业生而言，他们虽然从专业背景上看来毕业于卫生事业管理，学习了管理学、经济学、法学、医学、心理学、统计学、逻辑学等内容，形成了专业上的“大杂烩”，但并未真正掌握管理的精髓，因此实际培养的医院管理人才与实际需求存在断层现象。此外，他们学到了很多理论知识，但在校学历侧重书本教育，缺乏将知识体系应用到实践当中的能力。相对临床专业学生而言，管理专业学生的实习时间相对较短，为期半年至一年，有的甚至在非医院等单位实习，所以当他们从事医院管理工作时，无法立即将储备的管理知识同现实工作中遇到的临床管理问题相结合，更难以运用综合能力决策问题。

2. 管理继续教育体系不成熟 管理者大多是从专业技术岗位转岗而来，缺乏现代医院管理所必备的知识，而管理培训是提高管理水平最重要的手段。但职业化培训体系存在诸多问题，未能规范化、科学化及制度化培养体系。一是培训缺乏系统性。管理培训的培养方式、时间及地点呈现出多样化特点，卫生主管部门、行业协会、大学甚至不少咨询企业都参与其中，由于组织者众多又缺乏管理，导致培训课程和学制设计五花八门，缺乏针对性和个体化。二是教育培训不能满足需求。无论是理论课还是实践课程都存在流于形式的问题，培训内容往往过于宏观，缺乏针对不同管理部门实际工作的指导性，难以解决实际工作中遇到的难题。三是目前医院管理者接受培训的愿望强烈，但更愿意接受短期培训，大部分管理人员参加相关培训还停留在获取继续教育学分证书等目标上。

第四节 公立医院管理队伍职业化的路径

医院管理队伍职业化是医院发展的必然趋势，其目的是希望通过系统、规范的培养提升管理人员素质、优化管理人员队伍、提高管理人才资源使用效率，从根本上提升医院管理水平，促进医院管理事业的健康发展。我国目前的社会经济实力和卫生事业整体发展情况与发达国家存在一定的差异，因此不能完全仿照国外的管理队伍职业化模式，应该摸索探析一整套符合我国国情的职业化路径。

一、总体要求

（一）提高思想观念，着力强化管理队伍职业化的理念

推进管理队伍职业化的理念深入人心是实现医院管理队伍职业化的首要条件。管理是一门科学，是一门复杂而系统的社会科学，无论是国家还是单位，事业还是企业，都需要科学管理。管理出效益，实现国家治理现代化、各项事业现代化、医院现代化，都是需要管理现代化的。国际成功的实践、我国的经验与教训都证明了管理的重要性。因此，从政府到全社会都需要高度重视并逐步形成崇尚管理科学、尊重管理人才、投身管理事业、学习管理知识的良好氛围。而医疗卫生事业，要适应当前的市场经济需求，就必须要建立与现代化体系相吻合的管理制度，从而促进医院管理队伍的职业化建设。

1. 职业化首先应当得到各级政府的高度重视 通过制订相关政策法规以进一步

地明确国内医院管理队伍的职责，大力树立“管理出人才，管理出效益”“医院管理人才是医院人才队伍建设中的重要组成部分”等观念，以此推进医院管理职业化进程，深入地理解管理队伍职业化建设的内涵，从中认识到管理队伍职业化建设的必要性和紧迫性，从而树立医院管理队伍职业化意识。同时必须消除类似“学而优则仕”“官本位”“外行人领导内行人”的错误认知观点。

2. 从院级层面开始实现管理队伍职业化　着力培养领导层的“职业化意识”，全面打造集懂管理、懂经济、懂人文于一体的专家。医院领导要自觉取舍，从繁重的临床学术研究中脱身出来，放眼到全院发展的高度，全身心投入到医院的管理工作之中。

3. 增强对管理岗位的职业尊重　目前，公立医院管理人员的职业认同感不高，主要是社会因素和个人因素共同作用的结果。为此，公立医院应当从以下几个方面增强对管理人员的职业认同感。一是应在社会上加大对医院管理人员工作重要性的宣传力度，通过医院官方公众号或者院内公示的方式，展示管理人员的日常工作，使社会认识到医院管理人员工作的专业性和复杂性，提高对这一职业的认知，逐步营造一个相互尊重，相互理解的良好社会环境。二是公立医院领导班子应给予职能部门管理人员更多的重视，认识到管理工作对医院可持续发展的重要性。制定管理人员职业化发展规范，根据岗位确定管理人员职业化标准，明确不同岗位应当承担的责任和义务，确定不同岗位所需的专业知识和技能，为管理人员提供制度保障。在全面加强医院管理方面的基础理论的同时，鼓励非管理专业背景的管理人员通过继续教育提升学历层次，从而更新管理理念，形成系统的管理学知识结构，适应公立医院发展的新要求。

（二）加强医院管理专业学科建设、管理研究及专业设置

医院管理专业的学历教育对于医院管理队伍职业化至关重要，能够一定规模地培养管理专业毕业生，为选拔优秀管理者奠定基础。截至2024年，我国研究生专业开设医院管理相关专业的仅有44所高校，其中10所高校设有医院管理研究方向，包括南京大学、南京医科大学、清华大学、首都医科大学、福建医科大学、河南大学、武汉大学、陆军军医大学、西南财经大学、华中科技大学。

因此要增加开设医院管理专业的高校数量，通过制定相关的教育政策，积极地在医科大学或综合性大学的医学院开设医院或卫生管理课程，鼓励符合要求、具有资质的高校向国务院学位委员会申报开设医院管理专业及其硕士、博士学位。或由国家卫生主管部门成立专门的医院管理学院，鼓励在条件成熟的基础上成立医院管理学院，设置相关本科生、硕士生、博士生的教育和培养体系。由医院管理学院及各综合性大学或医科大学的医院管理系共同搭建我国医院管理人员的培训体系。扩大招生规模，特别是增加在职生的招生名额。

有计划、成建制引进国际化、高水平的中青年教学、科研人才；组织校内外、国内外专家编写我国首套现代医院管理学系列教材；组织校内外、国内外专家开办现代医院管理学学报等中英文期刊；在现有基础上，集中全院资源开展前瞻性、高水平、高价值的科研课题；同时进一步加强与世界一流大学和国内外著名医院的交流与合作。

此外，要明确培养的目标和内容，让医院管理需求与医院管理类学生需求对接，制订有针对性的学习计划，确保学习的科学性与实践性相结合，以此建立完善的医院管理人员教育体系。医院可以加强与高校的沟通，将医院实际需要的管理人才标准与高校培养方向计划相结合，一方面提供系统、专业的理论培训，另一方面辅以医院的实习为实践活动。在高校设置专门的医院管理专业，为我国大部分医院储备管理人才，真正从科学、专业、高效等方面为医院提供管理队伍职业化人才。

（三）建立科学的管理人员选拔标准，严格执行管理人员准入制度

公立医院属于差额拨款事业单位，由于其公益性属性，在目前的体制机制下，医院的高层管理干部仍以组织任命为主。要规范医院管理人入选标准（院长要有准入制度，其他院领导要有一定门槛）。职业准入制度指的是所有从事某种职业的人员都必须具有某种资格。对于医院管理岗位，建立职业准入制度是尤为重要的。要根据具体岗位设定相应的人员入选标准，例如院党委书记、院长需要设置严格的准入制度，只有在管理能力、战略水平、政治素养各方面均完全符合标准的人员方可进入院党委书记、院长的考察范围。对于其他院领导班子成员，设置一定的准入门槛，需要基本符合相关要求。

医院在中层管理人员的选拔任用上鼓励采用公开选拔模式，采用综合素质测评替代以往组织任命，建立公平、公开、竞争淘汰、择优任用的人才选拔机制。而公开选拔的前提是医院需要对管理人员队伍的管理方向进行明确职责划分，确定不同岗位、职能的岗位要求和标准。制定管理人员岗位说明书，推进职业成长路径规划。根据岗位设置与岗位分析确定管理队伍职业化的标准，对不同层级的管理岗位的胜任素质进行分析，找准岗位主要的任务结构和关键要素，明确不同岗位的特点和要求，对必备的管理专业知识和专业技能作出规定，编写岗位说明书。对内确立部门内部的职业发展方向，对外建立不同部门间的发展通路，使每一位管理人员都能明确自己的发展上升通道，找到自己的职业成长路径。

（四）有序推进现有管理队伍的职业化转型，引进高水平专业化管理人才

形成“培养、转型、引进三结合”的格局。加快现有管理队伍的转型，强化管理人员的专业培训。目前，我国仍有很多医院的管理队伍是将管理和业务并肩担起的，可能导致其个人业务上不精，在管理方面做不好。因此，强化管理人员培训至关重要。在培训的过程中，要发挥医院党校、卫生健康委党校的培训阵地作用，特别是部分大型公立医院的党

校可作为培训基地，举办医院管理人员培训班，提升医院管理人员管理水平。对于有管理潜力的人员，应当通过强化专业培训，特别是继续教育等方式，提升现有的管理队伍的能力，从而使他们能够胜任管理岗位，并取得发展提高。对于重点人员进行“师带徒”培训，开展海外管理研修，全面提升管理能力，进行重点培养，做好人才储备。对于能力一般的人员，根据其能力、意愿进行分流，调整至合适岗位。

引进海外高水平专业化管理人才作为管理队伍职业化的补充举措。目前，国外已经培养出了一批成熟的医院管理人才，这对国内医院补充管理人才大有裨益。医院在引进优秀的医学人才时，可以根据实际情况考虑海外高水平管理人才。在重点岗位、重点部门可以考虑引进专门的管理人才，例如在领导班子、职能部门及部分重点临床科室引进一些专业的管理人才，专业管理人才能够充分发挥决策、引领作用，与其他业务管理人员做到彼此配合，将各自的长处和作用恰如其分地呈现出来，更好推动医院管理达到更高层次。

（五）建立健全完善的医院管理职称体系，调整职称晋升机制

医院管理人员队伍与其他专业医疗人员一样，需要有专业的管理职称体系。应当为管理人员提供可视化的发展方向。包括向上、左右式的发展途径供管理人员自行选择。向上的途径具体包括设置不同职级，例如：一级管理人员、二级管理人员、组长、主任等职级。确定各职级相应的职级要求、考核机制。真正使医院管理人员同医疗技术人员一样能被各方认可，使医院管理人员在工作中能更有激情和向上发展的动力。专业的管理职称体系一定程度上可以帮助稳定医院管理人员队伍，促进加快医院管理人员队伍向高素质、职业化发展的步伐。

职称晋升体系是衡量管理人员专业能力和水平的重要标准，是实现管理人员职业化发展的主要途径。当前，公立医院管理人员主要通过卫生事业管理研究专业职称评审实现职称晋升，但这一职称晋升系列考试难度大、专业性要求高，通过率偏低，严重挫伤员工工作积极性和进取心。为此，公立医院应调整职称晋升机制，畅通行政管理人员职业发展通道，拓宽成长空间，激发创造力。一方面，制定科学职称评价标准。对于会计、审计、工程技术类等涉及专业技术的管理岗位，职称晋升仍可采用原有职称评价标准；对于综合性的管理岗位，应根据工作岗位、专业背景和工作年限等明确职称评价标准，主要包括工作业务、管理水平、科研能力以及奖惩情况等。另一方面，创新职称评价机制，探索“双职称”制度，对于兼职临床业务工作的管理人员在保证临床业务工作和管理工作的情况下，可以尝试继续以临床专业职称晋升。

（六）健全绩效评价体系，调动管理人员工作积极性

绩效考核是公立医院实施绩效管理的重要环节，能有效助力公立医院提质增效，充分

激励员工不断提高工作效率，调动工作积极性。目前，公立医院管理人员工作任务复杂、量化难度大以及临时性工作任务多等，难以建立科学的绩效考核体系。同时，管理人员虽有绩效工资，但分配方式单一、收入平均且与实际工作业绩不挂钩，严重影响工作积极性。因此，公立医院应健全绩效考核体系，提高管理人员工作效率和工作能力。一方面，应编制管理人员岗位说明书，明确划分岗位职责，细化岗位指标，并依据岗位职责合理量化考核指标，将定性指标与定量指标相结合，提高绩效考核的科学性和可操作性。另一方面，应充分使用绩效考核结果，向行政管理人员及时反馈考核结果，促使其发现问题并予以改进，调整和优化职业发展规划。同时，考核结果应与管理人员职称晋升、薪酬福利与岗位调整等方面相匹配，使考核激励作用得到有效发挥。

（七）打破行政职务终身制，院领导班子、职能处室负责人、科主任实行任期制

2017 年印发的《公立医院领导人员管理暂行办法》明确要求医院管理者要实行任期制以及任期目标责任制，毫无疑问医院领导人员应当也必须实行任期制，打破行政职务终身制所带来的各种弊端。与此同时，也要关注职能处室负责人以及科主任的任期问题，长期占据行政职务可能会严重破坏人才梯队建设和亚专科发展，这是不利于科室发展的。因此，应该将任期制范围扩大至院领导班子、职能处室负责人和科主任，并严格执行。

二、院领导班子的职业化

（一）基本能力要求：政治素养、制度供给、协调能力及战略思维

现代医院管理人员应具备的素质包括政治思想素质和政策法治观念，敬业精神和奉献精神，全局意识和群众观念，创新进取意识和勇于接受新思想新观念，团队协作能力与目标意识，较强的执行力和计划性，全面的专业知识和相关知识，健康的身体和良好的心理素质。现代医院管理人员应具备的能力包括医疗管理能力，行政管理能力，卫生经济管理能力，公关和交际能力，学习与科研能力，应急处置能力，应用法律武器维护医院和医护人员合法权益的能力，外语和办公自动化能力。

领导班子的决策能力、执行能力至关重要，在进行实际管理工作中，管理人员的专业素质以及自身的专业知识是整个管理系统的重要组成部分。高层的管理者以及决策者同样是管理队伍建设的重中之重，医院的良好的决策能力以及制度的贯彻能力是保障管理队伍职业化的根本因素。因此，加强高层决策者和管理者的专业素养以及决策能力，对医院的管理队伍职业化建设有重要意义。

（二）优化医院领导班子构成：专业结构、年龄结构、性格结构、分工结构

根据编写的职位说明书，有针对性地充实、壮大医院管理人才队伍，引入医院管理、医疗社会管理、经济管理、营销管理、人力资源管理等方面的专业人员，强化管理科室力量。落实党委领导下的院长负责制，二级及以上的公立医院、市属及以上的公立医院、设党委的公立医院，应当实行党委书记、院长分设，其他公立医院根据规模大小等实际情况宜兼则兼、宜分则分。配齐配强医院党委书记，院长在医院党委领导下全面负责医疗、教学、科研、行政管理工作。推动院长“去行政化”，即取消院长的行政级别，探索实行院长聘任制管理，推进职业化建设。探索建立院长公开选拔机制，面向社会公开招聘院长（职业经理人），制定相关选拔标准和规范，建立合理的市场化选拔方式，调节、配置职业化院长，推动院长的自由流动及职业化发展。调整优化医院领导班子构成，有针对性地充实管理相关专业干部，提升领导班子整体管理能力和水平。

国外医院管理层中，不同专业的管理人员相互补充、相互协调，组成结构合理的专家团组，这是现代医院管理的明显特征。欧美国家的医院院长多为非医学专业出身，美国95%以上的医院院长毕业于公共卫生、法律、商学、经济学等专业，拥有大学本科学历并获得MBA、MHA或MPA的学位，但医师委员会主席须是资深的医学专家，他们之间合作共事，科学管理医院。

（三）主要时间用于管理岗位

目前院领导班子成员兼职科主任的现象较为普遍，这导致部分院领导班子成员仍以业务为重，将大部分的时间投入临床业务中，仅在“空闲”时间处理管理岗位的工作，这严重影响了医院管理工作的效率和质量。另外，由于院领导班子成员兼任科主任，其在全院的资源分配过程中可能产生倾向性，影响其他科室的正常发展。因此，对于院领导班子成员应不可兼任科主任，同时将80%的时间用于管理工作。

（四）完善管理职位的激励约束，优化年薪制政策

鼓励医院管理人员全职从事管理工作，把医院管理作为终身职业，加大正向激励力度。根据上级统一部署，开设卫生管理类职称，纳入卫生类专业技术职称主系列，畅通医务管理、行政管理、科研教育管理等管理类专业技术人员的职业上升通道。完善领导人员交流制度，对在同一岗位连续任职满10年且未达到退休年龄的院长，可以推动跨单位、跨地区交流，允许医院管理人员退休后到其他医疗卫生机构、医疗卫生行业组织中从事相关管理工作，避免其职业生涯过早结束。完善目标考核机制，推动薪酬制度改革。落实公立医院领导人员任期制和任期目标责任制，鼓励对公立医院主要负责人探索实行年薪制，

对医院和院长的考核要综合考虑医院服务评价、医院管理、医院持续发展、医院资产运营、公益性等方面，构建科学的公立医院绩效考核评价体系，注重突出办医方向、公益性职责履行、合理用药、费用控制、运行效率、医疗质量、社会满意度和党建工作等考核内容，引导医院切实强化管理工作，提高医院主要领导对管理工作、管理人员队伍的重视程度。对其他管理人员的考核，要健全完善内部绩效考核评价体系，综合考虑岗位工作量、服务质量、行为规范、技术能力、医德医风和患者满意度等因素，合理拉开分配差距，发挥好激励约束作用。

推行科学的管理岗位薪酬分配制度，医院管理人员队伍建设也需要遵循价值规律。在2017年初出台的《公立医院薪酬制度改革试点工作的指导意见》中也明确指出，“以增加知识价值为导向进行薪酬分配，体现技术劳务价值，实现收入分配的科学化和规范化”。因此，应对医院专职管理人员实施与岗位内容、管理知识水平、服务行为挂钩的岗位薪酬制度，相对提高管理人员的福利待遇。让水平高、能力强、成绩突出的管理人员收入完全可以高于同级的临床医师，这样才能留住优秀的管理人员。优化年薪制政策，强化考核的激励作用，年薪分为固定部分和绩效部分，固定部分不与考核挂钩，而绩效部分与考核挂钩，根据考核结果获得相应的绩效。

三、职能部门负责人的职业化

（一）基本能力要求：精通业务流程、掌握发展趋势、具备较好执行力

职能部门作为医院运行的中间环节，主要承担上传下达的职责，执行医院制定的各项政策，了解反馈科室的运行情况及存在的困难。因此，职能部门负责人应当精通所在部门的各项业务流程，对相关业务工作的发展趋势具有较好的认知，同时执行力强，能够不折不扣地完成医院既定方针政策。

（二）明晰岗位职责

医院运行资源组合的复杂程度不亚于企业，需要不同岗位分工合作、共同完成任务目标。目前，大部分医院行政管理岗位虽有岗位责任书，但只列举了岗位职责任务，没有进行科学详尽的描述，存在职责不清、分工不明、权力与责任分离的现象。要通过工作内容分析、岗位价值系数设定等方法，明确各个岗位的职责、工作强度以及岗位贡献度，明确基于胜任力模型的不同岗位和阶段下的能力要求，形成清晰、规范、细致的职位说明书，形成规范的岗位描述、清晰的职务要求、明确的领导与被领导关系、合理的工作量分配，为干部选配、干部培训培养提供依据。医院管理人员职位说明书应按照医院内设科室划

分，内容具体包括基本情况、任职资格、工作职责、工作内容、工作权限、工作内外部关系协调、能力要求，以及个性品质、工作特征、职业生涯发展意向等。

（三）完善的管理绩效考核体系，进行部门绩效二次分配

建立长效激励机制，将管理效能当成业务来考核，使管理人才能在管理岗位上实现自己的价值，从而吸引优秀人才；建立有效约束机制，从而让管理和学术业务人员各安其位，各专其事；建立灵活的岗位聘任制度，让具备出色业务能力和行政管理能力的优秀人才，能自由灵活在业务和管理岗位上根据条件转换，使他们自觉走向职业化道路，更好地提高医院综合管理水平。重要的是，开展职能部门绩效二次分配，职能部门负责人的绩效应与部门的发展情况结合起来，更好地激励负责人投入工作，推动部门发展。

（四）岗位能上能下，由身份管理向岗位管理转变

面对当下不断变化的新形势，医院管理人才队伍建设需要不断引进新的人才，以此不断保持医院在人才管理工作方面的活力。为此，要构建科学的人才流动机制。一是在关注和引进新鲜力量的同时也要对退出机制进行重视，对人才选拔工作进行严格把控，兼顾待岗、离职、调离以及问责四个方面构建一套权责有序的机制，将与岗位任职要求不匹配的员工进行适当的岗位调换，根据岗位要求安排具有胜任力的员工任职；二是针对医院内部竞争问题，须从医院的实际情况出发，对医院人才考核机制不断完善，营造健康的医院文化氛围，建立一套健康的竞争秩序，根据优胜劣汰的方式对人才管理队伍不断优化和更新，促使人才队伍整体积极向上发展；三是构建轮岗制度，推动管理岗位横向轮转，构建科学合理的管理人才内部流动机制。让医院管理人员对各科室的实际工作情况进行熟悉，进而不仅锻炼其综合能力，开阔其眼界，有助于他们树立全局意识和大局观念，整体提升医院人才队伍的建设水平。因此在人员选拔任用上，要打破行政职务终身制，实行能上能下、由身份管理向岗位管理转变。

四、科室负责人的职业化

（一）基本能力要求：学术引领强、管理能力优、政治觉悟高

关于科室负责人，其具有多重身份，是行政负责人、学科带头人、党建带头人。在科室负责人的基本能力要求中，首先需要的是优秀的学术引领能力。科室作为具体的业务部门，是医院发展的基本单元，科学发展至关重要，因此学术引领强是首要因素。另外，科室负责人作为行政负责人，有着很强的管理属性，因此需要做好科室的统筹管理工作，让科室资

源发展做到“1+1>2”。最后，科室负责人也多为党建带头人，必须具有良好的政治素养。

（二）开展复合型人才培养

医院管理是一门新兴的应用型交叉边缘学科，它涉及卫生管理学、医学基础、卫生经济学等诸多学科理论，也涉及计划、组织、协调等多类实际应用技能。越来越多的经验表明，无管理理论支撑的传统经验管理和不结合医院实际的教条式管理已不能适应现代医院管理。孟开对某医科大学 9 所附属医院的 799 名管理人员的调查发现，最受欢迎的两种医院管理人员职业发展模式是医学专业毕业生（54.6%）和卫生管理专业毕业生（33.1%）经过岗位锻炼，最终成为医院管理专家或职业化院长。可见复合型管理人才深受欢迎。鉴于我国医院管理的历史特点和现状，培养复合型医院管理人才，不宜完全斩断专技人员进入管理岗位通道。对拥有一定管理经验的专技人员，如果热爱并愿意从事医院管理工作，应持真诚欢迎的态度。要为两类人才制定符合专业特点的职业发展道路，运用岗位锻炼、轮转或轮岗、竞争上岗等手段，保证培养质量，以适应现代医院管理的需要。

（三）健全评价体系，形成标准的打分体系

科主任应是科室内评价综合得分最高的。建立健全科主任评价体系对于规范并推动科主任管理至关重要。不同于院领导和职能处室负责人以管理工作为主要考核内容，科主任同时承担业务和管理的双重岗位职责，其考核评价需要包括业务和管理两个板块。从临床业务量、医疗新技术、科研教学、人才数量等方面考核业务板块，从科室文化氛围、学科发展潜力、人才储备厚度等方面评价管理板块，最终形成科主任的综合评价成绩。科主任在具体某个方面可能并非完全领先，例如科主任并不一定是学术业务能力最强的，但一定是综合评价最高的。

（四）形成科室管理体系，发挥科务管理小组作用

为了保证科室的可持续发展，提高发展成绩的稳定性，需要构建科室管理人才体系，形成良好的管理人才储备，搭建包括科主任、执行主任、科副主任、医疗组组长的管理团队，全面加强科室的管理水平。

五、党务干部的职业化

（一）基本能力要求：政治觉悟高、党性观念强、善于团结同志、管理能力强

医院党委承担党建工作主体责任，党委书记是党建工作第一责任人，党政领导班子其

他党员成员要严格落实“一岗双责”。党务干部应具备良好的思想政治素质和职业道德，坚持党的基本理论、基本路线、基本方略，树牢“四个意识”，坚定“四个自信”，坚决做到“两个维护”，爱岗敬业，贯彻落实党的卫生与健康工作方针。党务干部要以身作则，通过自己的实际行动影响和带动周围的同志，形成积极向上的工作氛围。在遇到矛盾和冲突时，党务干部要积极介入，通过沟通和协商，寻求解决问题的最佳途径。党务干部须具备一定的领导力，能够带领党员和群众共同参与医院的建设和改革。在关键时刻能够作出正确的决策，引导团队克服困难。

（二）不同层级的党务干部在管理工作上的时间要求

医院党务干部包括院党委委员、医院党办主任及相关工作人员、科室“双带头人”及科室党支部委员。院党委委员多兼职临床业务工作，应投入满足党建工作要求的时间，确保党委领导下的院长负责制落地，全面加强党的建设。医院党办主任及相关工作人员应投入全部时间用于党建工作，全面提升党建工作的质量和水平。科室“双带头人”在完成业务指导的基础上，投入足够的时间用于党建工作，充分利用党建工作凝聚人心、团结团队，推进科室发展。作为基层党组织的主要执行者，科室党支部委员应当投入一半时间用于党建工作，增强基层党组织政治功能和组织功能。

（三）党务干部的职业发展

公立医院领导人员实行任期制，医院党办主任及相关工作人员、科室“双带头人”及科室党支部委员一般无任期。医院党务干部需要定期参与专业培训，以提升专业能力和职业素养。党务干部应有自我提升的意识，主动学习新的知识和技能，以适应职业发展的需求。这种自我提升没有固定的时间限制，但应成为党务干部职业生涯中的一项持续性活动。医院党务干部的职业化培训是一个长期的过程，需要定期进行以更新知识和技能。训练内容可能包括党的理论、政策法规、管理知识、领导力培养、心理健康、伦理道德等。党务干部的职业化发展需要通过职务职称“双线”晋升办法，实行职务（职称）评审单列计划、单设标准、单独评审。

（四）党务干部的待遇保障

医院党务干部的待遇保障通常遵循国家和地方的政策指导，同时也会参照医院自身的薪酬体系和管理制度。根据《关于加强公立医院党的建设工作的意见》等文件，专职党务工作人员应比照医院同级行政管理人员落实相关待遇，确保其得到与工作相匹配的待遇保障。例如，某大型公立医院为党务干部设定一定职级，党委书记职级等同于职能处室负责人职级，待遇也保持一致，在待遇保障方面为党务干部职业化提供保障。

第五节 案例分析

一、推进院领导班子管理职业化

（一）案例描述

2023年初，某大型公立医院按照市委组织部统一部署，选举产生了新一届领导班子，同步调整部分所属党委书记。为更好地胜任医院管理工作，某大型公立医院的院领导要求具有高级职称、博士学位、多年以上管理工作经验，以及相关管理专业的培训经历等。同时，医院也充分考虑部分院领导能够兼顾临床业务和医院管理工作，配齐了11位院领导班子成员和2位党委委员；并按照“院领导不得兼任临床科室负责人”的要求，所有相关院领导都主动辞去了所兼任的科主任职务。这些举措为院领导班子管理职业化提供了保障，确保了院领导班子在能力、结构方面的要求，且有足够的时间用于管理工作。

（二）案例分析

明确设定院领导班子成员的标准，在具备职称学历的基础上将管理经验的要求具象化，即“多年以上管理工作经验，以及相关管理专业的培训经历等”。医院严格落实“院领导不得兼任临床科室负责人”的要求，所有相关院领导都主动辞去了所兼任的科主任职务，这从制度安排上确保院领导班子成员主要时间和精力用于管理岗位。同时，为了兼顾部分院领导有部分时间从事临床业务，因此满额配齐班子成员。

（三）案例总结

《公立医院领导人员管理暂行办法》为选育管用公立医院院领导班子成员设定了指导思路和原则，但在进一步推进院领导班子管理职业化时，需要各地党委制定明确的选拔标准，同时从制度角度去设计制定相关标准，从能力上和时间上保障了医院领导班子的管理职业化。

二、推进职能部门管理职业化

（一）案例描述

1. 深化开展复合型人才培养工作，实行“双导师制”，培养管理与业务兼备的优秀青年专业复合型人才，四批次50名优秀青年脱颖而出，其中部分复合型人才赴全国院士团队学习。

2. 选派10余名优秀青年到国家卫生健康委和国家自然科学基金委实践锻炼，6名处级干部到南京大学相关处室挂职锻炼。

3. 通过院党委党校、专业培训班等形式，进一步提升管理人员的政治素质、大局意识、奉献精神、求实作风。

4. 完善南京大学中国医院改革发展研究院架构体系，由相关院领导和职能部门负责人兼任研究所或中心负责人，开展研究性思考、创造性工作。

5. 注重专业结构合理，每年招聘或引进部分历史、经济、政治、中文等专业人才，通过不同专业的思想交流，进一步开阔视野、激发创新思维。这些举措为职能部门管理职业化提供了保障，确保职能部门人员有能力胜任、管理结构合理，且形成了良好的人才储备。

（二）案例分析

为了避免人才培养“随意性”，人才选择“随机性”，发展缺少“确定性”，通过开展复合型人才培养、选派人才实践锻炼、加强培养等方式推进职能部门管理职业化。同时，通过引进社会学范畴的人才，丰富人才类型，形成专业结构多元化的管理人才格局。

（三）案例总结

职能部门作为医院重要的行政管理部门，其职业化进程对医院管理具有重要意义。加强人才培养、引进多元化的人才是推进职能部门管理职业化的重要途径。

三、推进临床科室管理职业化

（一）案例描述

1. 修改科主任管理办法，实行任期制，按照“老人老办法，新人新办法”，新任科主任连续任职最长不超过两个任期。

2. 对于科室暂时没有合适接班人的，采取科主任延迟卸任，根据学术任职、人才称号、课题、奖项等设定不同的延聘期限，保证了学科发展的稳定、科室环境的稳定、员工心理的稳定。

3. 对于有条件的科室设立执行主任，将执行主任作为科室行政主任和学科带头人的培养对象，在科主任的领导下落实科室各项基础管理工作。

4. 选聘临床科室助理，选拔 1985 年左右出生、已获得博士学位、副高职称、担任医疗组长的年轻骨干医师，参与科室相关管理工作，进行培养锻炼。通过不同层次临床科室管理人员的选拔、培养、使用、锻炼，为学科可持续发展奠定强有力的后备人才力量。医院还将出台“人才特区”政策，对重点培养对象给予各方面资源倾斜。这些举措为临床科室管理职业化提供了保障，构建了发展有序的科室管理人员梯度，确保科室接替有序和平稳发展。

（二）案例分析

在既往实践中，科主任多为“终身制”，为了更好建立分级管理机制、充分调动科主任工作的能动性，医院科主任实施岗位任期制；为了平稳过渡，实行“新人新办法、老人老办法”。同时，为了形成稳定有序的人才梯队，做好管理人才的储备，设立执行主任和科室助理，形成由科主任、执行主任、科副主任、医疗组组长组成的科室管理体系，发挥集体决策作用。

（三）案例总结

科室作为医院的业务、技术、科研、运营的基本单元，平稳有序、积极向上的发展态势至关重要。通过实行科主任任期制，结合“新人新办法、老人老办法”，有效地实现平稳过渡，调动科主任的工作积极性。同时通过形成科室管理人才培养梯度，确保科室的长期稳定发展。

第六节　展　望

一、创新医院管理模式

发达国家的医院基本是理事会领导下的院长负责制。其中，欧美国家，理事会通常对院长和医师团体实行两条线管理，医师团体与院长是协作式关系，院长直接管理副院长等管理人员，而不干预医师团体的具体医疗工作。而在日本，理事会到院长直至一般管理者和工作人员为直线式领导体制，建立有比较完备的运营决策体系、医疗决策体系、医护质量监控体系、学科人才体系等，从而完整地保障和提升医院整体的运营水平和运营能力。因此，在未来国内有条件的医院可从“理事会－监事会－管理层”管理架构和美国梅奥诊所“临床专家与专业管理人才搭档的双重管理模式”中学习经验，共同制定医院或部门的最高决策和共担责任。这样做，既可以让专家摆脱日常事务管理，专心于医疗业务和学科发展，消除“双肩挑”的负面影响；又可依托专业管理人员的特长优势，实现管理流程的顺畅与运转效率的提高。

二、医院转型成为一个管理大平台

在美国、法国等国家，医院的医生与非医生分为两条线管理，非医生人员受雇于医院，而医生多为非医院雇员。在美国医院中医务人员是独立自治力量，更多遵守医师协会规章制度而非医院的行政管理。他们绝大部分不是医院雇员，对诊疗过失和医疗事故负一定责任，参与医院管理和制订董事会决议。在法国医院中科主任是终身雇佣合同，有权雇佣普通医务人员。普通医务人员一般是短期合同，多点执业，具有很大自主性。在这种模式下，医院作为一个大的管理平台，向医生提供护理、检验检查、后勤等服务。医生专职从事业务工作，而管理人员专心从事医院运营管理工作。在管理大平台的模式下，可以采取立法监管、多方监管与专业监管相结合的方式加强医疗管理。政府注重加强立法监管，尤其重视非政府机构社团（第三方机构）在医疗卫生体系监管中的作用，在全国成立多种医疗委员会，例如执行委员会、协商委员会、感染控制委员会、医学记录委员会、病理组织鉴定质量管理委员会等。

三、构建更合理的绩效管理评价体系

借鉴发达国家的国家公立医院绩效管理评价体系，构建更加合理的评价体系。一是由政府倡导、行业协会组织，联合各级卫生机构，构建系统或组织机构的权威式绩效评价指标体系。评价指标向公平、质量、效果、成本效益等多维度方向发展，指标的选取向患者、公共责任和提高效率倾斜，不仅体现卫生机构的经济价值，更体现公立医院兼顾公平与效益的价值取向。由各专业背景成员构成的复合型评审团体，成为评审组成员新特点。二是被动评价转向自愿评价和强制评价相结合，建立良好的“政府－保险组织－评价组织－卫生机构”的相互制约机制。三是评价内容发生调整，评价焦点逐渐转移。质量评价、持续质量改进、全面质量管理、疾病诊断相关分组、卓越绩效管理等管理模式螺旋前进的过程中，医疗服务质量评价从质量评价发展到结构、过程和结果质量评价及持续性质量改进。

四、在出台相关法律的推动下，公立医院管理队伍职业化“两头率先开花”

一直以来党和政府高度重视保障人民健康，持续推进公立医院发展，陆续出台了建立现代医院管理制度、加强公立医院党的建设、推动公立医院高质量发展等系列文件。在这样的大背景下，在公立医院高质量发展的内在要求下，公立医院管理队伍职业化的进程不断加速。为了更好地保障职业化发展，国家相关部门可考虑出台公立医院管理职业化的相关法律，对职业化的要求、人员职责、评价体系提出标准规范。在全国公立医院持续推进现代医院管理制度建设的浪潮下，作为现代医院管理制度的核心内容，管理队伍职业化必然会在大型公立医院中率先开展；同时，由于社区医院的基础性和特殊性，管理队伍职业化对推动社区医院发展、保障患者基础医疗具有重要意义，管理队伍职业化也将在众多社区医院内开展探索实践。因此，管理队伍职业化将在全国公立医院中呈现“两头率先开花”的现象。

（本章执笔：蔡俊，穆耕林）

第七章

学科治理多元化

卫生体制改革的不断深入和健康中国战略的逐步实施，在全民医保、补偿改革、药品采购、综合监管等制度建设取得积极成效的同时，医疗卫生服务的不平衡与不充分问题日益凸显，主要体现为人民群众对健康和医疗日益增长的需求与医疗健康创新能力、技术能力、服务水平的矛盾日益突出。公立医院作为我国医疗卫生服务的主要提供者，承担着提升医疗技术水平、保障人民群众生命健康的主要职责。为了更好满足人民群众日益增长的医疗卫生服务需求，国务院办公厅于 2021 年 6 月发布《关于推动公立医院高质量发展的意见》，文件明确了公立医院高质量发展的总体要求，就是聚焦治理体系和治理能力现代化，坚持公立医院的主体地位和公益性，提供公平、可及、系统、持续的医疗服务，确保人民群众和医务人员的获得感和幸福感得到切实提升。

我国公立医院由政府举办，承担公益服务职能，向广大公众提供医疗保健服务，这一特点决定了其公益性。但是，我国公立医院被划分为公益二类事业单位，其经费由地方财政差额供给，随着医疗卫生体制的不断改革，以及现行的公立医院绩效政策，公立医院也具备一定的生产经营职能。综上所述，公立医院可以定义为“准经营者”。公立医院存在明确的委托代理关系。目前，多数学者的研究结论显示公立医院的委托代理关系主要在政府、公立医院管理者、医生三者之间，相应的研究也围绕其展开（图 7-1）。

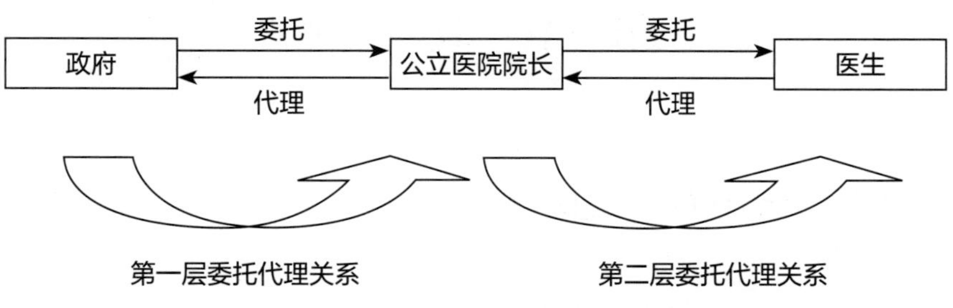

图7-1　学者公认的公立医院委托代理关系

自 20 世纪 80 年代起，世界发达国家的医院管理者逐渐达成共识：按医学知识体系划分每个分支学科，不断研究和创新该领域的理论和技术，能有效促进医疗水平的快速提高。当医院决定将其整体目标划分为不同的学科时，它实际上是将一部分权力和责任委托给了学科管理者。医院管理者（作为委托人）期望学科管理者（作为代理人）能够按照医院的总体目标和标准，以及各自学科的特点，提供高质量的医疗服务。随着时间的推移，各学科在其专业领域内不断积累经验，形成了一套相对独立的管理流程，这导致了学科与医院管理层之间的关系变得复杂，科室管理者与医务人员的关系也变得复杂，因此，学科治理应运而生。本文认为公立医院治理的委托代理关系应该增加学科管理层，形成公立医院内部“三级委托代理”关系（图 7-2）。学科强则医院强，学科作为公立医院的核心单元，是医院品牌、声誉地位的基石，是医院人才、绩效、补偿的基础，是医院医疗质量、业务管理的基本抓手，更是公立医院核心竞争力的体现。

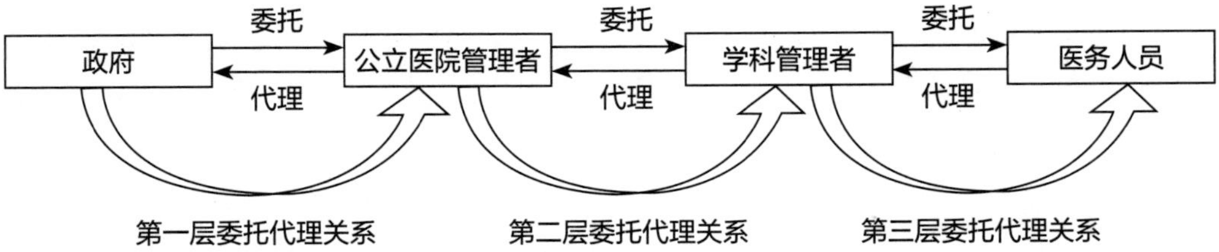

图7-2　本书提出的公立医院委托代理关系

本章着重探讨公立医院学科治理体制、机制及路径，阐述公立医院学科治理多元化的概念及内涵，基于多种管理理论分析公立医院学科治理存在的问题及原因，提出解决路径，并列举实证案例。希望通过学科治理打破委托代理关系带来的学科发展过度依赖科室管理者的现状，合理配置学科资源、提升学科的医疗技术质量、建立完善的人才培养机制等，逐步实现公立医院治理体系和治理能力现代化。

第一节　概　　述

一、公立医院学科治理的相关概念

（一）学科

学科是指在特定领域内，具有一定的研究对象、研究方法和理论体系的知识体系。在公立医院背景下，学科通常指的是医学的各个专业领域，如消化内科、普通外科、儿科等。

（二）学科管理

学科管理是指医院对其内部各个学科进行的组织、协调、规划和控制活动。这包括但不限于学科的建设、人才培养、技术引进、设备购置、质量控制等。学科管理的目的是确保学科的健康发展，提高医疗服务的质量和效率。

（三）学科治理

学科治理是学科管理的深化和拓展，不仅包括传统的管理活动，还涉及学科的战略定位、文化建设、交流与合作、社会责任等。学科治理更加注重学科的长远发展，强调学科的内外部环境的协调与整合，学科与医院整体战略的契合。学科治理的核心是解决学科在医疗质量、技术创新、人才培养等方面的问题，促进学科内部形成良好的生态发展环境，促使学科发展走出波浪式起伏的怪圈，走向螺旋式上升的通道，通过学科治理逐步实现公立医院治理体系和治理能力现代化。

二、公立医院学科治理多元化的概念

（一）学科治理多元化概念

学科治理多元化是指在公立医院治理体系中，通过医院领导层、科室管理者、医务人员以及其他利益相关者的共同参与，形成多维度、多层次的治理格局。它强调在学科发展过程中，充分考量和平衡不同主体的利益表达和权力交互，构建适应多元主体需求的制度体系。涵盖学科医疗、科研、教学和管理等多个方面，如注重提升临床诊疗能力，鼓励与支持临床与基础联合研究的紧密结合，强调科研成果的转化和应用，重视医务人员的系统培训与发展规划，强调医院领导层、科室管理者以及医务人员的协同合作。通过建立健全的决策机制、加强沟通与协调、完善激励机制等措施，促进不同主体之间的有效合作和共同发展。综上所述，学科治理多元化是一个全面、协调、可持续的治理过程，通过实现医疗、科研、教学和管理等多个方面的协同发展，推动公立医院的高质量发展，为患者和社会提供更加优质、高效的医疗服务。

（二）学科治理多元化内涵

公立医院学科治理多元化的内涵主要体现在治理内容的多元化，主要包含以下几个方面：

1. *医疗方面*　学科治理多元化注重提升临床诊疗能力，加强疾病预防和健康教育，以满足患者的全方位需求。通过优化医疗流程、引进先进诊疗技术、加强医疗质量管理等措施，不断提升医疗服务的质量和效率。同时，学科治理多元化还强调医疗安全与风险管理，通过完善医疗安全制度、加强医疗风险防范和应急处理能力，确保患者安全就医。

2. 科研方面 学科治理多元化鼓励医学研究，支持临床与基础研究的紧密结合。通过设立科研基金、搭建科研平台、加强科研团队建设等措施，推动科研人员开展高水平的医学研究，提升医院的科研实力和技术创新能力。同时，学科治理多元化还注重科研成果的转化和应用，通过加强产学研合作、推动技术转移等方式，将科研成果转化为实际的临床应用，为患者提供更好的治疗方案。

3. 教学方面 学科治理多元化重视医务人员的系统培训与发展规划。通过建立完善的培训体系、开展多样化的教学活动、加强与国际先进医疗机构的交流与合作等方式，提升医务人员的专业水平和综合素质。同时，学科治理多元化还注重教学资源的整合和优化，通过建设教学示范中心、推广在线教学等方式，提高教学效果和教学质量。

4. 管理方面 学科治理多元化强调医院领导层、科室管理者以及医务人员的协同合作。通过建立健全的决策机制、加强沟通与协调、完善激励机制等措施，促进不同主体之间的有效合作和共同发展。同时，学科治理多元化还注重管理制度的创新和完善，通过引入现代管理理念和方法、加强信息化建设等方式，提高医院的管理水平和运营效率。

此外，学科治理多元化还体现在治理主体多元化和治理方法多元化。治理主体多元化强调学科治理必须得到全员、全方位的参与，各层级管理者以及医务人员各司其职，形成有效的互动和合作，共同参与学科治理。学科治理方法多元化主要有建立完整的治理规章制度，包括质量控制、人才管理、科研激励等多个方面；实行决策民主化，推动决策过程的透明化和民主化，鼓励医务人员参与到决策中来，增加决策的广度和深度；做到科务管理全面公开，定期公开学科的各种决策事项和成果，接受学科内部及医院领导层的监督等。

三、公立医院学科治理多元化的意义

学科治理在公立医院学科发展中尤其重要，也是医院实现治理体系和治理能力现代化的关键环节，其重大意义主要有以下几点。

（一）促进公立医院各学科高质量发展

学科治理在推动学科高质量发展方面发挥着至关重要的作用。通过医院领导层、学科管理层以及医务人员的共同参与，学科治理形成了一种多元化、协作性的治理机制。这种机制不仅能够促进学科内部的协调与沟通，还能有效整合各类资源，提升学科的整体效能。

首先，学科治理强调公平公正的绩效评估和医疗资源分配制度。通过科学、合理的绩效评估体系，能够准确衡量医务人员的工作表现和贡献，从而为他们提供公正的评价和待遇。同时，医疗资源的合理分配能够确保学科发展的均衡性和可持续性，避免资源的浪费和短缺。

其次，学科治理注重为医务人员提供共同竞争的学习晋升机会和畅通的晋升赛道。这不仅能够激发医务人员的积极性和创造力，还能促进学科内部的人才流动和知识更新。通过不断学习和提升，医务人员能够不断提升自己的专业水平和综合素质，为学科的高质量发展提供有力的人才保障。

此外，学科治理还能够促进学科发展的稳定性。通过优化治理结构和提升治理能力，学科能够摆脱波浪式起伏的怪圈，实现螺旋式上升的通道。这种稳定的发展态势有利于学科长期积累和沉淀，形成独特的学科优势和特色，同时促进学科规模逐渐扩大、人才结构逐渐合理化和医疗技术水平逐渐提升。学科治理还能够有效解决各种矛盾和问题，为学科的健康发展创造良好的环境和条件。最终，通过学科治理的深入推进，公立医院治理体系和治理能力将逐步实现现代化。

（二）提高医院与学科委托代理有效性

医院管理层面通过学科治理，完善制度建设，同时完善信息沟通机制，使得学科间信息能够更加畅通和及时地传递，避免“信息孤岛”现象。一是可以共享资源，避免资源的浪费和重复投入，一些大型医疗设备或者特殊资源可以在全院范围内共享，提高资源利用效率，同时也可以为医院节省成本。二是协同治疗更加高效。学科治理可以促进不同科室之间的沟通和协作，使得患者能够得到更加全面和有效的治疗方案，不仅可以提高治疗效果，还可以提升医院整体的治疗水平。

基于三级委托代理关系，医院与学科管理者存在委托代理关系，通过学科治理，让学科建立科学的激励机制、监督机制、考核机制、约束机制，对代理人也就是学科管理者的行为进行有效的监督和约束。

1. 建立激励机制，鼓励代理人积极工作，提高工作效率和质量。

2. 形成规范化的管理流程，确保代理人在开展工作时遵循标准化的操作流程，减少工作失误，降低管理成本。

3. 强化对代理人的培训和教育，提高代理人的专业素质和管理能力，增强代理人的责任心和工作能力，使其能够更好地履行职责和义务，降低代理成本。

4. 通过定期评估和考核，可以确保代理人履行职责和义务，减少代理人的违规行为和浪费现象，降低代理成本，提高医院整体治理水平。

（三）助力公立医院综合治理能力提升

学科治理是医院治理的核心。通过实施有效的学科治理，建立和执行科学的管理制度和医疗流程，不仅提升了医疗服务的质量，还提高了工作效率。此外，制度化的激励和约束机制能够确保医疗人员专注于患者的实际需求，改善服务态度和治疗质量，提升医院在激烈的医疗市场中的竞争地位。此外，学科治理有助于医院管理层深入理解各个学科的特点和需求，从而更加精准地制定科室发展战略和规划，以及划分医院管理层、学科管理层的决策事项和权力，使学科能与医院保持高度一致，能够有效执行长期战略规划，促进医院整体治理能力提升。

第二节　公立医院学科治理的现状

我国公立医院在医疗服务体系中占据主导地位，学科建设是其发展的核心。随着国家医疗政策和市场的不断变化，我国公立医院的学科建设经历了从初步起步到快速发展的多个阶段。当前，公立医院学科治理正朝着科学化、专业化方向迈进，目标是全面提升医疗服务质量、科研创新能力和综合实力。下面将从公立医院主体的发展、科学管理的重要性、医疗服务质量的提升和学科评价体系的建立等方面，分析我国公立医院学科治理的现状及其发展趋势。

一、我国公立医院学科治理现状

在我国，公立医院是医疗服务体系的主力军，而学科建设则是公立医院发展的核心。我国医院学科发展随着国家建设的发展不断进步，按照各阶段的标准来划分，以成立国家医学中心为界限，共分为三个阶段：

1. 在20世纪70年代末至80年代中期，军队医院系统首先建立全军医学中心，而基层地方医院未参与医疗服务市场，学科能力未得到充分发展。

2. 在20世纪80年代中期，国家通过建立各专科医学中心，作为抓手，将医院的学科逐渐分化并融合，整个国家的医院学科建设进入快车道。

3. 从20世纪90年代开始，随着医疗市场的逐步开放，各综合公立医院的竞争逐步增加。各医院根据自身的情况，逐步建立各自的优势学科，并逐步形成优势学科群，不断提升各自的科研教学能力，逐步提高创新能力，整合自身发展优势，形成各自不同的核心竞争力，逐步提升综合实力。

这一现象主要体现在以下几个方面：

1. 公立医院主体的发展　国家医学中心、国家区域医疗中心、省级区域医疗中心、城市医疗集团和县域医疗共同体共同构建了公立医院高质量发展的新体系。在这个体系中，国家医学中心被视为领头羊和排头兵，负责重大疾病攻关、高层次人才培养、高水平创新研究和成果转化。国家区域医疗中心及省级区域医疗中心以“X+1”方式遴选学科发展均衡、诊疗能力强、紧密对接的公立医院以及特色突出的重点专科，构筑解决危重疑难疾病的区域医疗中心。城市组建市级医院牵头的网格化紧密型医疗集团，强调诊治、健康管理、护理康复一体化的连续服务和慢性病防治为主的重点专科。农村区域以县级医院为龙头，发展县域医共体，做强县级医院，补齐服务短板，提高县域就诊率。综上所述，公立医院的学科建设及规划需要根据自身定位进行，这也对其学科治理提出了新的需求。

2. 科学管理的重要性　公立医院高质量发展强调了科学管理的重要性。为了实现规划和强化权责清晰的现代治理，各级医院需要加强顶层设计，并严格按照区域健康行政要求和医疗机构设置规划对医院规模进行刚性约束。面对多院区、一体化、同质化管理的新局面，为确保多院区的规范治理，需积极探索有效的重组方式，并建立一套多院区一体化的治理体系。这一过程需以医院为主导，并鼓励学科治理的共同参与，以确保整个体系的稳定与高效运作。

中国人民解放军总医院在学科建设中，坚持突出重点、兼顾一般、整体推进的原则，着眼研究型医院对学科建设提出的新要求，按照“研究型科室－优势学科群－研究型医院”的建设思路，开创了医院学科建设的崭新局面，增强了医院的核心竞争力。为了学科建设和人才培养等需要，四川大学华西医院分别成立了不同模式的医疗中心，分为紧密型和松散型两种。原第三军医大学第一附属医院（现为陆军军医大学第一附属医院，对外称“西南医院”）提出创建“生态型”学科发展模式：通过分与合，根据环境变化进行有机整合、合理布局、动态调整，实现各要素协调发展，发挥最大生产力的一种组合方式。原第二军医大学长海医院（现为海军军医大学第一附属医院，对外称“上海长海医院”）李静提出打造优势学科群，提升核心竞争力。南京军区南京总医院杨国斌等人提出了以诊疗链为纽带的专病诊疗模式，构建多学科合作的虚拟学科，为患者提供“一站式”就诊平台，促进了人才培养和学科建设。上海交通大学医学院附属仁济医院的谷茜等人通过研究发现三甲综合医院可通过进一步聚焦疑难重症诊疗、加强科研尤其是临床研究、优化人员配置、合理配备医用设备等方面助力学科建设。

3. 对医疗服务质量的重视　目前公众和医院对国家公立医院绩效考核和各类排行榜的关注日益加深，例如中国医院排行榜、中国医院科技量值榜以及医院信息化建设排行榜等。这些排行榜通过评估医院服务质量、技术水平、学科建设、信息化建设水平等方面，为公立医院提供了重要的参考和借鉴，同时也将外部评价体系的评价指标及评价结果引入了医院学科的内部治理之中。在此背景下，患者的需求和反馈也得到日益关注，进一步强化了医患沟通并且提高了医院对患者满意度的重视程度，使得患者参与医院学科治理的特点日益凸显。

4. 学科评价体系逐步建立 学科建设指标评价体系是一种定量评价学科实力的重要方法，可作为衡量医院学科建设工作的重要手段。我国开展科学系统的评价的时间较欧美国家迟，但近年来，尤其是新医改以来，科学系统的评价吸引了越来越多研究者的目光和兴趣，主要涉及项目评价，并且对于全院整体医疗的学科评价也逐步开展。

目前国内学科评价主要有以下几个方面：

1. 鉴定评价 也称为结果评价、验收评价，由领导小组和专家小组组成，按照具体的审核或评价标准，评价具体学科在一定时间范围内所开展的工作以及取得的成绩，比如国家、各省市开展的国家重点专科（学科）、省市重点专科等。

2. 水平评价 是指对同一类别的学科进行同等标准的评判，并进行成绩排序。近年来一些研究机构的学科排行榜、医院影响力排行榜属于此类。

3. 择优评价 是指在鉴定、水平评价的基础上进行的，明显体现主管部门的政策导向，吸引力强、竞争激烈，同时具备激励作用，比如国家医疗中心、区域医疗中心、研究所的选拔、各类诊疗中心的竞争等。

华中科技大学同济医学院附属协和医院的丁宁等人通过建立学科评估体系，从学科建设关键要素入手，优化学科布局，完善运行机制，培育学术梯队，科学有效地推进医院学科建设。上海交通大学医学院附属仁济医院的徐维维等人研究发现通过学科评价，对多学科交叉整合创新，推动临床医疗科技创新成果转化，增强了自主创新能力和核心竞争力。原南京军区福州总医院的鲜荣华等人研究认为学科评价具有推广学科品牌的重要意义，主要策略应该是加强人才、平台、技术、诚信建设，验证评价体系的正确性。首都医科大学附属北京胸科医院的弭凤玲等人发现通过强化学科规划和学科评价可以促进学科建设良性循环，加快学科规划的实现有助于准确进行学科定位和学科规划的修订。叶锋等人研究认为应以精细化管理理念贯穿于整个学科评估过程，做到评估指标尽可能细化、量化。茅建华认为学科建设评估对于找准学科发展定位、凝聚学科发展方向、增强学科发展动力、优化学科资源配置有重要作用。

目前，公立医院的学科治理现状正朝着更加科学化、专业化的方向发展，旨在提高医疗服务质量、提升患者满意度、加强人才团队建设及推动科研创新发展。医院学科管理已不再局限于单一的方面，如医疗质量或研究水平等，而是追求多因素、多要素共同进步的结果。因此，公立医院学科建设需要从以往的单维度单层次学科管理向多维度多层次共建的学科治理转变。各级医院都认识到学科建设的重要性，但如何高效开展仍值得关注和探索。

二、国外医院学科治理现状

美欧等一些西方发达国家的医疗卫生技术始终占据全球领先地位，丰富的医疗卫生资源供给、健全的卫生服务保障体系、全面蓬勃发展的医、教、研水准等是这些国家医疗卫生技术较为领先的重要原因，其学科治理经验值得学习与研究。

1. 学科细分与专业化　在众多国家，医院的学科范畴进行了深入细分，专业化程度较高。以美国梅奥诊所的心血管中心为例，该中心在心血管外科领域设置了多个专科，如成人先天性心脏病、主动脉中心、体外膜肺氧合（extracorporeal membrane oxygenation，ECMO）项目、心脏移植项目、肥厚型心肌病门诊、马方综合征与胸主动脉门诊等。这种精细化划分可以更好地满足患者的医疗需求，使医生能够提供更专业的医疗服务。

2. 跨学科合作　目前国外学科多从学科之间的交叉和融合来分析学科的发展，如 K. Gavroglu 提出随着科技的迅猛发展，学科间的交叉、渗透、融合、整合趋势日益凸显。医生们时常跨越学科界限，共同治疗复杂病例或合作开展研究项目。这种跨学科合作有助于提高医疗质量和效率，提高不同学科之间的诊断效率及交流沟通。例如，定期的多学科协作会议可以使外科系统、内科系统、医技平台科室及研究团队围绕某一特定疾病进行跨学科交流与合作，共同为患者提供更全面、更有效的医疗服务。

3. 医疗质量评估　国外医院的学科评价始于评价研究，在评价研究领域，西方国家起步较早，迄今已有超过 100 年的历史，其评价主要运用于教育、医疗卫生和生态环境等方面。经过文献研究，国外对于医院学科建设的评价体系研究较少，通常使用的方法包括结果评价、过程评价以及结构评价，通常分维度、多角度，以患者为中心进行各类评价。

美国医院的学科评价主要通过第三方评估机构完成，其中，具有较大影响力的评价机构是中学后教育鉴定委员会（Council on Postsecondary Accreditation，COPA）下设的专业鉴定团体委员会。它作为具有全国性质的非官方评价机构，学科评价工作偏向于有效指标体系发展，比如疾病诊断相关分组（DRG）治疗，偏向于疾病的主要诊断、患者年龄、手术与否、有无并发症等四个方面，确保使得评价的结果直接或者间接具备一定的可比性。

英国的经验是先进行学科预评价，通过后建立学科，整个过程通常利用临床评价与医疗评价。临床评价只针对医院各学科的临床医疗工作，包括医院的医疗工作、护理工作、医技科室工作、医疗质量等方面；医疗评价则涵盖医师参加的诊疗活动，包括疾病诊断、治疗、检查、方案抉择和疾病的最终转归。在一定程度上，还包括患者的卫生费用评估和医疗效率评估。最新研究显示，英国在对医院学科进行评价时，加入道德标准指标，提高患者满意度的权重，评价结果从患者角度审视医疗服务质量，偏向于评价医疗符合程度以及药物、高值耗材等使用的合理性。

法国的医院学科治理模式基于政府主导的社会保障体系，旨在为全体公民提供质量可靠的医疗服务。医院管理体系充分体现了服务患者和方便患者的宗旨，同时保障医疗资源的合理利用。医院管理团队由院长和行政主管组成，院长负责医院的整体运营和管理，而行政主管则负责具体的行政事务。医院管理注重医疗质量和安全，引入各种质量控制和安全管理机制。此外，医院还设有多个委员会和科室，协助院长发挥协调、咨询、监督作用，以确保医院的正常运营和医疗服务的质量。整体而言，法国的医院管理模式是以社会福利为导向，政府直接参与和监管的社会福利型模式。

日本医院的管理模式则体现政府导向型市场经济的特征，强调财产私有、契约化和风险自担的原则。医院实行由院长、副院长领导下的科室部长制，涵盖诊疗、事务、护理等部门。院长通常由资深医师担任，全面负责医院的战略和发展方向，副院长协助管理诊疗和科研工作，事务部长负责医院日常运营，护理部长则管理护理系统。医院的人事制度严格，医护人员需通过专业考试和评审，实行终身教育和激励机制。医院由国家统一实施评价，评价标准的制定和后续的调整由专业委员协会执行，具备较强的执行力与可比性，规范性较强。

新加坡医院的学科管理模式结合了政府宏观调控、市场经济运作和企业化管理，以提供高效优质的医疗服务。科室由科主任负责全面管理，设有综合科室、专科科室和辅助科室，并实行病房分级管理和护士包干制。保健储蓄、医疗保险和医疗福利基金为医疗保障提供支持。医院通过“重组计划”实行企业化管理，由董事会委派行政总监全权负责。政府鼓励医院培养全科医师，并提供继续教育与培训。科研方面，政府和医院提供充足的经费支持，鼓励临床研究和国际合作。医院通过严格的服务标准、定期患者满意度调查和绩效评估，确保医疗服务的高质量。整体模式强调以患者为中心，不断提升服务水平和效率。

三、国内外医院学科治理经验启示

从上述分析中我们可以清晰地认识到，精细化管理和跨学科合作已经成为当前国内外学科治理领域的关键影响因素。在学科治理过程中，团队协作和整体性治疗经验也受到了广泛的关注。这些经验和启示对于我国公立医院的学科治理工作具有重要的借鉴意义。

首先，公立医院应当注重对学科进行整体规划和协调。医疗服务体系需要面对医院如何优化学科布局的问题，这就要求医院在学科布局中需要权衡考虑传统优势学科和新需求、新技术所需要的新兴学科之间的关系，根据医院的功能定位及区域内其他医院布局，选择能够促进医院发展的学科布局策略。公立医院应当根据医疗市场需求、患者需求以及医院自身的实际情况，对各学科进行合理的布局和资源配置。例如，对于当地疾病谱、一些常见病、多发病，发展其相关学科，确保患者能够得到及时、有效的治疗；对于一些高难度、高风险的手术，则需要集中优势资源，通过建设专业化的专科科室，提高手术的成功率和患者的治愈率。

其次，公立医院需要加大力度引进和培养高水平的学科人才，尤其是学科管理人才。通过人才的引进和培养，提高学科的管理水平和创新能力，推动学科的持续发展。同时，重视对年轻医师的培训和培养，提高其技术水平和专业素养，为医院的可持续发展提供强有力的人才保障。另外，当医院在面临居民多病共患和以疾病治疗为中心的需求较多时，会进一步考验医院如何通过创新用人制度、人才分类与评价机制等策略实现医院团队的建设，同时还要以疾病为中心组建科研团队，人才团队的建设不仅涉及医院内部人员，还会涉及其他医院的不同类型人员。

此外，公立医院应主动推动开放协作体系的建立。院内集中资源，实现院内资源平台化，如集中院内科研平台、各类检验平台、重症资源平台等。除了院内平台之外，公立医院在当前新时代要求背景下还需要考虑如何与不同类型医院及高校、企业之间积极开放合作的问题。公立医院还应当注重培养医生的团队协作精神。通过加强医生之间的交流和合作，可以打破学科之间的壁垒。

最后，公立医院还需要进一步优化和完善自身学科评价体系。由于医院定位及自身发展背景不尽相同，各医院的学科评价体系也具有一定差异。在评估学科发展时，不仅要关注短期的经济效益，更要重视学科的长期稳健发展和整体社会效益，同时将科研和教学的投入及成果产出纳入评价体系，以促进学科的全面发展和提升医院的综合竞争力。

总之，公立医院应当注重加强学科的整体规划和协调，实现资源的优化配置，提高医院的运营效率和服务质量。同时，强化各学科之间的协作配合，培养医生的团队协作精神，为患者提供更全面、更连续的医疗服务。

第三节　公立医院学科治理存在的问题

医院临床学科是医院最重要、最核心的组成单元，也是直接为患者提供诊疗服务的第一线、最前沿。临床学科的治理水平和运行状态，不仅直接影响着医疗服务质量和患者就医体验，还关系到员工发展、学科建设乃至医院整体的运行效率。根据前述内容提出的公立医院内部三层委托代理关系，公立医院每个学科都专注于某一特定专业领域，当医院领导层决定将医疗服务划归给不同学科提供时，实际上将权力和责任委托给了学科管理者，医院领导层就与学科管理者形成了委托代理关系。医院管理者（作为委托人）期望学科管理者（作为代理人）能够按照医院的总体目标，结合各自学科优势和特点，为人民群众提供高质量的医疗服务。

一、学科治理存在的问题

委托代理理论认为，由于委托人和代理人之间存在信息不对称，从事具体事务而拥有信息优势的代理人有可能为了个人利益作出违背委托人利益的事情，这就是“委托代理问题”。具体到公立医院学科治理中，其内部的委托代理问题更为突出，主要表现为以下几个方面。

（一）学科代理人权力过度集中

1. **代理人权力内涵** 20 世纪 80 年代初，我国医疗质量和服务水平亟待提高，公立医院的管理水平普遍较低，于是开始进行医疗卫生体制改革，旨在引入现代化管理方法和技术，提高医院的运营效率和管理水平。通过学习苏联医院对科室管理的经验，我国公立医院大力推行科主任负责制。科主任负责制是指科室全部工作，包括医疗、教学、科研、预防等医疗护理业务工作，以及全部的行政管理工作（对本科工作人员及本科患者两方面的组织管理工作）统由科主任负责，科主任是全科行政业务方面的最高领导者。随着科主任负责制的逐步实施，科室管理和决策基本上以科主任的个人管理和个人决策为主，科室管理者也就是学科管理者的权力逐渐丰富和壮大。学科管理者也就是代理人的权力主要体现在如下几个方面：

（1）行政管理权

1）规章制度的执行：科主任不仅需要了解医院的各项规章制度和技术操作常规，更重要的是保证在其管理的科室内得到严格执行，确保工作的标准化和规范化。

2）风险管理和医疗纠纷处理责任：科主任需要对科室内的每一起医疗事故或风险事件负责，及时制定和执行应急预案，妥善处理医疗纠纷，确保患者的权益得到维护，同时维护医院的声誉。

（2）业务管理权

1）资源分配权：科主任决定科室内的床位分配、医疗技术的使用、学术交流的机会等资源的分配。

2）医师手术权限：根据医生的经验和能力，科主任决定其进行手术的权限，并对其进行监督和指导。

3）诊疗质量和患者安全管理：科主任要确保医院的医疗质量和患者安全得到严格监

控和保证。

4）学术与技术的推进：组织科室内人员进行学术学习，引进新的医疗技术和疗法，组织科研工作，提高医疗水平。临床病例的讨论与会诊：科主任参与病例讨论和会诊，确保病患得到最好的医疗建议。

（3）用人管理权

1）人员招聘：科室主任负责组织和实施科室的招聘工作，包括确定招聘需求、参与面试评审、选择合适的候选人等。

2）人员引进：对于特定的技术或管理岗位，科室主任可提出引进外部人才的建议，以补充团队的能力或引入新的思维和技能。

3）人员培养：科室人才培养计划，包括安排内部培训、推荐参加外部进修或研修等，以提升团队整体的专业技能和服务水平。

4）升、调、奖、惩建议：人员升职、调岗以及对优秀员工的奖励和对违规员工的惩罚等。

5）职称晋升：科室主任参与科室人员的职称评定工作，推荐符合条件的员工职称晋升。

（4）绩效分配权：科室主任对科室人员在核心制度、责任状指标及科研教学活动等医疗活动开展情况的绩效具有分配权。通常根据各医疗组和员工对医疗活动的贡献，制定绩效考核和分配方案，决定科室员工的绩效分配比例。

2. 代理人权力逐渐个人化　科主任负责制在公立医院改革中，确实为提高卫生服务供给效率、集中团队力量、提高医疗技术水平，并且把控医疗服务质量发挥了不可或缺的作用。但随着时间的推移，学科逐渐发展壮大，特别是当科室管理者成为学科的核心，形成一个相对封闭的利益团体时，内部人控制产生，导致学科某些资源如设备、床位、绩效分配以及晋升机会等偏向特定个体或人群，形成一个围绕学科管理者的利益网络，逐渐形成“医院权力科室化、科室权力主任化、主任权力个人化”局面，主要表现有：

（1）绩效分配的随意性：当权力过于集中在科主任或某些关键人物手中，他们可能会根据自己的利益和偏好，而非整个团队或医院的最佳利益，来进行绩效分配。这可能导致绩效奖金向个人或某些特定团队集中，而不是按照实际工作量和贡献进行公平分配。

（2）医疗资源的随意性：科室权力过于集中可能导致医疗资源（如医疗技术、床位、手术室等）的分配存在偏见和不公平。例如，某个科室可能会优先获得更多的床位或先进的医疗技术，而不是基于真正的需求来进行分配。

（3）用人计划的随意性：在用人计划方面，当主任或关键管理者掌握过大的权力时，可能导致招聘和晋升的决策基于关系或偏见，而不是真正的能力和经验。此外，“风险承担向周围扩散”，当出现问题或冲突时，责任可能会被转嫁到其他员工或部门，而不是由真正的决策者承担。

（4）设备采购的随意性：过度集中的权力可能导致设备采购的决策受到某些人的私人利益的影响，而不是基于医院的真实需求、性价比或技术标准。

（二）学科管理民主决策落实困难

随着医改的不断推进，临床科室内部的改革也逐渐深入，学科的治理面临许多新情况、新课题，科室管理者尤其是科主任掌握一些资源和权力时，如大型医疗设备和医用耗材的采购、新技术及新药品的引进、员工奖金分配方案、人员聘用、毕业生的分配、科研成果的署名、职称晋升等，人财物的决策权导致学科内部出现以科主任为首“小团体”或“派系”，再加上制度建设与监督体系存在一些不足，科室民主管理可能容易流于形式。主要表现为：一是在科室建设、发展、员工工作量和效益分配等重要决策过程中，科室的决策容易缺乏公平性、规范性和科学性，可能形成以科主任为团体的“一言堂”的现象；二是长期的权力带来的利益可能会导致负责人会规避和排斥民主制度的监督，不从工作实际出发，而是侥幸行事，甚至触碰和越过底线；三是科室成员可能会碍于科主任的权力，采取不作为态度，导致他们的合法权益可能无法得到公正和公平的对待，长时间容易导致医务人员离职现象加剧。人员流动性高不仅增加了招聘和培训的成本，还可能导致学科内部经验和专业知识的流失。

（三）学科运行偏离医院整体目标

在公立医院的学科治理中，医院与学科的委托代理关系中，学科管理者作为代理人，当学科管理者过分追求自身及科室的利益时，容易忽视了医院的公益性和患者的最佳利益。这种偏离可能导致以下问题：

1. 在追求经济效益的压力下，医务人员可能推荐过度医疗或不必要的检查，以增加科室的收入，这不仅增加了患者的经济负担，还可能对患者健康造成不必要的风险。

2. 为了追求更高的经济回报，一些社会效益高但经济效益较低的项目可能被忽略，如对慢性病的管理、预防医学项目等，从而削弱了医院作为公益机构的角色。

3. 在以利益为导向的环境中，医务人员可能更注重业绩而非服务质量，这可能导致医疗失误的增加，患者满意度下降，甚至损害医院的整体声誉。

4. 当科室内部重视利益时，可能导致团队成员间因利益引发恶性竞争，带来矛盾和冲突，损害团队合作精神和工作氛围，从而影响科室的整体效率和发展。

（四）影响医院整体实力提升

在公立医院中，管理层（委托人）与各学科（代理人）之间存在一种“委托代理”关系，理想情况下，这种关系应当促进资源的有效利用和医院整体利益的最大化。然而，当各个学科更多地关注自身利益如自身资源获取和地位提升时，往往容易忽略了医院的整体利益，此时这种委托代理关系就发生了偏离。不良竞争态势可能会导致学科间关系封闭和紧张，学科不愿意分享重要的信息和技术，这可能会严重阻碍医院内部各学科的协同合作，从而影响了创新的产生。此外，在处理复杂的疑难危重症病例时，多学科合作尤为重要，当学科间合作受阻时，多学科联合的医疗效果受到限制，可能导致患者治疗方案和治疗效果不佳。医院整体实力的提升依赖于内部各部分的协调和共同进步，学科间合作的阻碍限制了医院作为一个整体的发展，影响了医院在技术、服务质量和患者护理方面的进步，以及医院整体实力的提升。

二、学科治理问题的原因分析

（一）委托人与代理人目标不一致

在医院内部，医院领导层作为最上层委托人，既要强调公立医院的公益性，又要保障医院整体运行和持续发展，委托人的目标就是在保障医院经济效益的前提下最大化体现公益性。然而，目前许多学科管理者作为代理人，可能更多地追求个人利益的最大化。在各自的效用模型中，学科收入最大化不完全等于医院的社会效益最大化，医院社会效益的最大化并不等于学科收入的最大化。因此，学科在实现医院整体目标的过程中，容易忽略公立医院的公益性。在没有一定制度的约束下，学科管理者容易产生逐利行为，在追求自身利益的驱动下，其理性的选择可能会倾向于提供更增加直观收入的服务或者过度提供服务，给患者带来损害，同时影响医院的社会效益。这可能与公立医院领导层强调公益性和保障运行的目标相矛盾。

（二）委托人与代理人信息不一致

众多委托代理关系中，信息的不对称性是导致委托代理问题的一个重要原因，公立医院更是如此。医院领导层作为委托人，为了确保医院的公益性和整体运行，更加关注医院整体的信息以求确保目标的实现。此外大型公立医院是一个技术密集型、人才密集型、劳动密集型和风险密集型组织，医院领导层不一定拥有全面的专业技术知识，对各个学科或者学科内部医务人员的具体工作内容不能完全掌握，容易形成学科内部运行“黑箱”。作为代理人的学科管理者，对于学科的具体管理、科室运作、人才状况等信息的获取具有得天独厚的条件，在缺乏医院制度约束的情况下，代理人可能会利用自己的信息优势，损害委托人的整体目标的实现。

（三）委托人与代理人责任不一致

公立医院的领导层受政府委托，需要对医院的全面运营负责，其职责是全面的，需要考虑医院的长远发展、公益性及整体形象。学科管理者虽然在一定程度上也关心医院的整体利益和发展，但他们承担的责任往往更为具体和局限，主要集中在科室层面，更局限于本科室的运作和成效，主要关注点通常是科室的内部目标，如科室绩效、个人职业发展、学术地位等，这可能导致他们在决策时偏向于那些看似有利于科室发展的方案，但实际上可能与医院整体利益不符。当科室管理者的决策出现失误时，如过度治疗或不必要的医疗检查，直接影响的是患者和科室，但最终这些决策的广泛后果，例如医院声誉的损害或财务损失，却需要由医院领导层来承担。这种责任上的不对等，使得科室管理者可能在决策时冒更大的风险。

（四）多重因素导致学科内部人控制

公立医院的学科管理者在学科以及医院两个组织中的位置十分关键，不仅是医疗团队的领导，还是医疗技术的专家以及与其他部门和外部机构的沟通桥梁。学科管理者具有多重身份，一是行政上的上下级关系，学科管理者作为管理者需要领导和管理团队，对员工进行评估、调动和培训，确保整个团队的高效运作。二是学业上的师生关系，在医疗领域，尤其是公立医院，学科管理者通常也是资深的医生或专家，他们经常担任教学和指导的角色。对于年轻的医生和医学生，学科管理者是他们的导师和榜样，负责传授医疗知识和技能。三是工作上的同事关系，与其他同级的医生或管理人员，学科管理者存在同事的关系，需要共同协作，解决学科或医院面临的各种问题。这种多元角色可能导致一系列的学科治理挑战：

1. *行政权力老板化*　科室管理者如果过度强调管理权威和控制，可能逐渐转变为类似企业老板的角色，这种转变可能损害医疗团队的合作精神，造成团队内部的士气低落和凝聚力减弱。这种权力集中的老板化趋势可能导致决策过程缺乏民主，忽视了团队成员的专业意见和贡献，从而引发内部矛盾和冲突。

2. *师生关系资源化*　在师生关系中，学科管理者理应传授知识和技能，然而，如果管理者过于重视个人权威，可能会使得关系僵化，变成严格的上下级制度。这种老板化的导师角色可能限制了医生和医学生的创新精神和批判性思维，降低了医疗教育的质量，并抑制了医学领域的创新动力。

3. *内部人控制和“近亲繁殖”*　在团队构建和人员选拔过程中，科室管理者可能偏向于选择与自己有私人关系的人选，这种基于私人关系而非专业能力的选拔方式，不仅可能损害团队的整体效能，而且还可能导致团队缺乏多样性和创新性。这种“近亲繁殖”

现象削弱了团队的开放性和学术活力，可能引起团队其他成员的不满和团队内部的矛盾，影响学科的健康发展。

综上所述，公立医院的医疗服务分类使得学科管理者获得了更多的权力和责任，旨在提高医疗服务的质量。受经济体制改革的影响，公立医院逐渐走向市场化和民营化，公立医院和学科这一“委托代理”的管理模式产生了多种问题，包括资源配置的偏差、学科间的恶性竞争以及医疗服务的质量偏见。这导致了学科管理模式的转变，从而可能产生权力集中、文化偏离和远离公益的现象。学科管理者在这一过程中成为关键角色，其多重的身份可能导致了如权威感压制创新、内部人选策略影响创新等问题。尤其在20世纪80年代后，科主任等学科管理者的权力得到了明显的增强，这在一定程度上影响了医院的公平性、公信力和公益性。因此，学科治理在公立医院治理中尤其重要并迫在眉睫，因为有效的学科治理能够保证资源得到合理分配、确保学科间的和谐合作，并维护医疗服务的公平性和公益性。

第四节　公立医院学科治理多元化路径

随着社会发展和科技进步，公立医院面临着日益增长的医疗需求和不断变化的治疗技术，学科的深化分工使得医疗服务逐渐向学科化方向发展。然而，如何确保这一趋势中的资源得到合理分配、学科间能够高效合作，并维持医疗的公平性与质量，已成为一大挑战。这使得公立医院学科治理逐渐浮上台面，成为决策者和管理者关注的焦点，现代化的学科治理措施不仅关乎医疗服务的质量和效率，更涉及医院的公益性、公信力与持续发展。因此，从加强学科干部与人才队伍建设，实施学科“双带头人”工程，建立科务管理小组制度，强化学科内部建设等方面出发，探讨并建立一套学科治理措施尤为重要。

一、提升学科治理多元化意识

（一）强化学科治理多元化理念

学科治理共享理念强调医院内部各学科之间的资源共享、信息共享和治疗理念共享。通过建立共享平台和制定共享机制，各学科可以相互学习、相互支持，共同提高医疗服务水平。同时，共享理念还可以促进学科间的交流和合作，消除学科隔阂，提高医院整体服务效率。

（二）重视学科治理多主体参与

学科治理不是某个部门或某个人的事情，而是需要全员参与的过程。医院领导、管理层和一线医护人员都应该参与到学科治理中来，共同商讨学科发展方向、资源配置和医疗服务流程等问题。通过全员参与，可以增强员工的归属感和责任感，提高医院的凝聚力和向心力。

（三）深化各学科间开放合作

开放合作是现代医院学科治理的重要特征之一。医院需要积极与其他医疗机构、科研机构和企业开展合作，共享资源、技术和经验，推动医疗技术的创新和发展。同时，医院还应该加强与患者及其家属的沟通合作，了解患者需求，提供更加个性化和人性化的医疗服务。

（四）确保学科治理协调发展

学科治理协调发展是指医院内部各学科之间能够相互协调、相互促进，实现整体发展。医院应该根据各学科的特点和发展需求，制定合理的资源配置方案和医疗服务流程，确保各学科协调发展。同时，医院还应该加强学科间的交流和合作，消除学科隔阂，促进学科交叉融合，提高医院整体服务水平和竞争力。

总之，提升医院多层级学科治理意识是实现现代化学科治理的关键。通过认识学科治理共享理念、重视学科治理全员参与、强调学科治理开放合作和确保学科治理协调发展等方面的努力，公立医院可以建立一套现代化的学科治理措施，提高医疗服务的质量和效率，增强医院的公益性、公信力和持续发展能力。

二、开展“双带头人”培育工程

2018 年 6 月，中共中央办公厅印发的《关于加强公立医院党的建设工作的意见》中强调，加强党对公立医院的全面领导，把党的领导融入医院临床科室基层治理的各个环节，从加强基层干部和人才队伍建设角度出发，在公立医院学科实施“双带头人”工程，为推进临床科室治理能力提升提供了可行的路径。

（一）以学科为载体建立党支部

将支部建在学科上，就是在医院内部的每个学科中成立党的基层组织，这些组织在学科治理中发挥重要的领导作用。有助于确保党的卫生健康方针政策在医院内部得到更好的贯彻落实，同时也有助于加强公立医院党的建设，推动全面从严治党向基层延伸。

1. 通过将支部建在学科上，公立医院可以更好地实现党的领导和医院管理的有机统一，党支部可以发挥战斗堡垒作用，带领党员和群众一起贯彻落实党的卫生健康方针政策，推动学科的全面发展。同时，党支部还可以通过组织党员学习、讨论党的卫生健康方针政策，提高党员的思想认识和业务水平，为学科建设提供坚实的思想保障和组织保障。

2. 党支部还可以发挥协调作用，协调学科内部的各种关系，促进学科发展与党建工作的深度融合。例如，党支部可以协调医生与护士、临床与行政等部门之间的关系，推动学科内部的团队合作和资源共享。此外，党支部还可以通过组织开展志愿服务、社会公益等活动，推动医院履行社会责任，提高社会声誉和影响力。

3. 提高临床科室治理能力。党支部作为学科建设的领导核心，可以引导临床科室遵守医疗规范和行业标准，提高医疗质量和安全水平。同时，党支部还可以通过组织开展业务培训、学术交流等活动，提高临床科室的学术水平和专业素养。此外，党支部还可以加强对临床科室的监督和管理，推动临床科室的规范化、标准化建设。

（二）实施“双带头人”培育工程

实施党建、学科“双带头人”培育工程，旨在加强公立医院党的建设和学科发展。通过将支部建在学科上，由临床科室负责人中的党员担任党支部书记，可以提升党支部书记中临床科室负责人的比例，并积极吸纳非党员临床科室负责人入党，提高临床科室负责人中党员比例。

1. **选拔优秀的临床科室负责人担任党支部书记**　通过考察其思想政治素质、组织领导能力和业务水平等方面的表现，选拔出具有代表性的临床科室负责人担任党支部书记，带领学科发展。

2. **加强对党支部书记的培训和培养**　通过组织开展党性教育、业务培训和学术交流等活动，提高党支部书记的综合素质和领导能力，使其更好地发挥带头作用。

3. **吸纳优秀的非党员临床科室负责人入党**　通过加强对党的理论和卫生健康方针政策的学习和宣传，吸引更多的非党员临床科室负责人加入党组织，提高临床科室负责人中党员的比例。

通过实施党建、学科“双带头人”培育工程，可以促进公立医院党的建设和学科发展的深度融合，提高临床科室治理能力，推动公立医院改革发展。同时，还可以增强党在医院工作中的影响力，为人民群众提供更加优质、高效的医疗服务。

三、建立科务管理民主制度

民主管理是现代医院管理制度建立的核心要素，是加强医院管理、规范医疗行为、提高工作效率和水平的有效途径。长期以来在大型公立医院的临床科室治理中存在一系列的挑战，导致科室民主管理、民主参与意识薄弱，凝聚力不强。另一方面，大型公立医院同时承担人才培养和科学研究任务，多年来在临床科室逐渐形成了普遍存在的师生关系。科室主任作为指导教师和资深专家，掌握大量资源，下级医生多数情况下习惯于服从指挥，科室管理常常以科主任个体决策为主。因此，建立民主管理制度成为确保科室成员知情权和参与权，落实科室集体决策的重要举措。

（一）建立科务管理小组决策体系

医院党委强化党建引领，临床学科成立“科务管理小组”，小组对学科工作具有最高决策权，小组成员原则上由 3 ~ 11 人组成，主要由学科带头人、科室主任及副主任、党总支书记、护士长（技师长）、职工代表等组成，根据不同学科情况可包含病区负责人、带组医生或组长、党员代表等。明确科务管理小组工作原则：一是坚持民主集中制原则，坚持集体领导制度，坚持个人服从组织、少数服从多数，列入议事范围的事项以会议表决形式体现集体意志；二是坚持集体决策原则，会议必须由三分之二及以上成员到会方可召开，会议表决事项以赞成人数超过应到会人数的三分之二为通过；三是坚持充分酝酿原则，科务管理小组会议召开前应充分酝酿，重要事项研究前应向参与会议的联系院领导、所属党委书记汇报和沟通；四是坚持共同遵守原则，对会议所形成的决定，科务管理小组成员必须带头遵守执行；会议中对个别问题难以形成统一意见的，可以向联系院领导请示报告，沟通协商解决。

（二）完善科务管理小组运行机制

明确科务管理小组职责范围及科室“三重一大”事项的主要内容。其中职责范围主要有科室医疗、教学、科研和行政管理等日常工作，如加强医疗质量控制，落实医疗质量安全，调配科室人员工作安排，开展科室业务培训，管理科室日常药品、耗材使用，科室医德医风建设等。

“三重一大”事项主要有：一是重要工作安排，如贯彻执行党和国家的路线方针政策，贯彻落实省市委及卫生行政主管部门重大决策，贯彻落实意识形态责任制；落实院党委、院行政的重要决定及部署的重要工作和重点任务；制定科室发展规划、工作计划和总结等；研究科室管理规范的制定、修改和废止；研究科室国家相关考核及评审的指标，分析科室声誉排行榜情况并提出具体措施，科室各级医学中心、区域医疗中心、临床重点学科（专科）的建设，科室新技术的发展，医疗安全管理与医疗事故、纠纷的处置，科室科技创新等工作。二是重要工作事项，如科室人员招聘，人才引进及培养，外出进修及对外援助人员安排；科室医疗组设置及组长聘任；人员职称聘任、评优评先、奖励处罚等；科室绩效分配，专项资金管理；科室引进药品、耗材、设备以及医疗数据安全等。三是重大项目安排，如科室各级各类重点项目申报及建设，年度经费预算安排，科室基建、空间资源等。四是大额资金使用，如大额资产及相关设备的购买。

科室民主管理及决策的形式：一是科主任办公会，主要研究科室日常工作安排，参加人员有科室行政主任、副主任、助理、科务管理小组主任等行政班子成员，根据情况可邀请相关人员列席。二是科务管理小组会议，主要研究科室“三重一大”相关事项，由科务管理小组成员参会，根据情况可邀请相关人员列席。

会议召开原则上每月召开一次，如遇紧急、重大事项应根据需要及时召开；会议必须由三分之二及以上成员到会方可召开，会议表决事项以赞成人数超过应到会人数的三分之二为通过；会议应有专人记录，如涉及重大设备采购、重要荣誉评审、绩效分配方案调整等应上报医院并抄送职能部门。

（三）落实科务管理小组监督机制

1. 医院层级成立评估小组，由联系院领导及相关职能部门负责人组成，对科室落实民主原则与科学决策的情况进行评估，如会议规范、决策满意度等，并将评估结果与科室基础管理考核、科室综合考核进行挂钩。

2. 强化科务管理公开，议定事项应第一时间或在三个工作日内公开，采用科务会、早交班会议等多种形式，特殊情况下，可采用其他形式告知科室人员。

3. 畅通反馈通道，科室成员对管理小组议定事项存在不同意见的，可当面与科务管理小组主任或临时负责人进行沟通，也可书面提出意见与建议。如得不到合理解释或调整回应，可向所属党委或纪律监督室反映，纪律监督室根据反映问题的严重程度，分类办理，必要时向联系院领导汇报，由联系院领导协调解决。重大事项提交院长办公会、院党委会审议。

四、专科细化与综合中心并行

（一）学科内按亚专业进行细分

当某一学科在国内外的影响力和地位逐渐提高，尤其在某一特定领域取得快速发展时，应当考虑对该领域进行专科细化。专科细化的优势主要体现在以下几个方面：

1. **资源集中**　专科细化后，医院将集中优势资源，包括专门针对某一疾病的专家、技术和设备，从而能够更快速、更有效地为患者提供服务。这不仅能为患者提供更为精确和个性化的治疗方案，也有助于提高治疗效果。

2. **促进医学教育发展** 专科细化可以为医学生提供更为细化和深入的学习领域，使他们在某一特定领域得到深入的训练和学习，从而培养出更为专业的医生。这不仅有助于提高医生的个人技能水平，也有助于提升整个医学专业的整体水平。

3. **提高医院运行效率和综合影响力** 专科细化往往能够在平均住院日、工作效率等方面表现出优势，从而提高医院整体运行效率。同时，专科化的医疗中心往往在业界具有更高的地位和影响力，从而能够提升医院综合影响力。

（二）多学科成立综合医学中心

随着医学模式的不断进步，人们对疾病的整体认识逐渐加深，相应的诊疗模式也发生了改变。多学科交叉诊疗已经成为现代医疗的潮流。因此，公立医院应当积极响应这一趋势，设立以疾病种类为导向的综合医疗中心。这种以疾病为导向的综合医疗中心模式具有以下优点：

1. **提高医疗资源利用效率** 通过集中资源，公立医院能够为相对弱势的学科提供更好的发展机会和平台，为它们提供更多的支持与合作机会。这不仅能够提高医疗资源的利用效率，更能够满足患者的多样化需求，提高治疗效果。

2. **提供更高效便捷的医疗服务** 在综合医疗中心模式下，患者只需在综合医疗中心内接受全面的诊断和治疗，无须在不同科室之间来回奔波，降低了他们的就医成本和心理负担。

3. **提升患者就医体验和满意度** 以疾病为导向的综合医疗中心模式更符合患者的就医习惯。它能够为患者提供全面的诊断和治疗，使他们在同一医疗中心就能得到一站式的医疗服务。这不仅能够提高患者的看病就医体验和满意度，也能够更好地满足他们的医疗需求。

综上所述，公立医院设立以疾病为导向的综合医疗中心，既符合现代医疗的发展趋势，又能提高医疗资源的利用效率，满足患者的多样化需求并提高治疗效果。同时，这种模式也更好地满足了患者的就医习惯，为他们提供了更高效、更便捷的医疗服务。因此，公立医院应当积极推进综合医疗中心的设立与发展，为人民群众提供更高质量的医疗服务。

五、强化学科内医疗组的管理

医疗组是学科内部的重要组织单元，是医院的基本医疗责任单位。医疗组的医疗质量、医疗效率、医疗安全和规范服务能力是医院整体医疗水平的具体表现。加强医疗组规范管理，明晰责任划分，规范医疗组长的工作职责、考核方案和任免程序，逐步推行医疗组绩效单独核算，提升医疗组诊疗质量和效率是完善学科治理多元化的重要抓手。

（一）细化医疗组设置要求

1. 明确医疗组的组建条件，包括对人员规模、专业背景、技术水平等进行合理配置。如人员规模可以根据实际需要进行动态调整；专业背景即医疗组的成员应具备相关的专业背景和技能，能够满足患者多元化的医疗需求；技术水平即医疗组的成员应具备较高的技术水平，能够提供高质量的医疗服务。

2. 规定医疗组的组建程序

（1）提出申请：有意创建医疗组的科室或个人需要向医院管理层提交书面申请，说明组建的理由、目的和计划。

（2）提交审核材料：申请者需要提交关于医疗组组建的相关材料，包括人员组成、专业背景、技术水平等详细信息，以及拟承担的医疗任务和职责等。

（3）接受评审：医院管理层会组织专家对申请材料进行评审，评估医疗组的组建是否符合医院的发展战略和目标。

（4）批准：经过评审后，医院管理层会根据评审结果决定是否批准组建医疗组，并公布审批结果。

3. 确定医疗组的主要任务和职责，如诊疗、手术、护理等。

（1）诊疗：医疗组应承担患者的诊疗任务，包括诊断、治疗和随访等工作。

（2）手术：医疗组可以负责各类手术操作，如常规手术、微创手术等。

（3）护理：医疗组应提供全面的护理服务，包括基础护理、专科护理等。

（4）其他任务：根据医院的需要和学科发展状况，医疗组还可以承担其他任务，如教学、科研等。

4. 设定医疗组的组织结构和管理体制，确保医疗组的正常运行和有效管理。组织结构：医疗组应设立组长、副组长、秘书等职位，以确保医疗组的正常运行和有效管理。组长一般由具有丰富临床经验和行政管理能力的医生担任。副组长和秘书则负责协助组长处理日常事务。管理体制：医疗组应建立完善的管理体制，包括工作计划、工作流程、规章制度等，以确保医疗服务的质量和安全。管理体制应注重对医疗风险的防范和应对措施的制定。协作与沟通：医疗组之间以及与其他科室之间应保持良好的协作与沟通机制，以提高工作效率和服务质量。这可以通过定期召开会议、建立信息共享平台等方式实现。绩效评估与激励：医院应建立完善的绩效评估与激励机制，对医疗组及其成员进行客观、公正的评价和激励。绩效评估应综合考虑工作量、质量、患者满意度等因素，并以此为依据对医疗组进行奖励或惩罚。同时，医院应提供培训和发展机会，以激励医疗组不断进步和提高医疗服务水平。

（二）明确组长的任免条件

1. 具备相关学科背景和临床经验 组长需要具备与所负责的医疗组相关的学科背景和临床经验。这包括但不限于医学知识、技能和经验，以及相关学科的深入了解和认识。具备相关学科背景和临床经验的组长能够更好地理解患者的需求，更准确地诊断疾病，并提供更有效的治疗方案。

2. 具备较强的组织、协调和管理能力 组长需要具备出色的组织、协调和管理能力。这包括合理分配工作任务，协调医疗组内成员之间的工作，确保医疗工作的顺利进行。此外，组长还需要具备一定的人力资源管理能力，如招聘、培训、考核等，以帮助提升医疗组整体水平。

3. 熟悉医疗组的运行机制和管理制度 组长需要充分了解医疗组的运行机制和管理制度，包括诊疗流程、手术操作规程、护理规范等。此外，组长还需要熟悉医院的相关政策和法规，确保医疗组的工作符合医院的管理要求和规章制度。

4. 具有良好的沟通能力和服务意识 组长需要具备良好的沟通能力和服务意识，以便更好地与患者沟通交流，了解患者的需求和意见反馈。同时，组长还需要具备良好的团队合作精神和服务意识，以促进医疗组内部的协作和配合，提高医疗服务质量。

（三）划分组长的责权范围

1. 组织医疗组的日常运行和管理 组长负责组织和协调医疗组的日常运行，包括人员排班、诊疗计划的制定和实施、医疗资源的分配等。同时，组长还需要制定医疗组内部的管理制度和工作流程，确保医疗组的各项工作有序进行。

2. 负责医疗组的诊疗质量、安全和效率管理 组长需要负责确保医疗组的诊疗质量和安全，制定并执行诊疗规范和安全标准。此外，组长还需要关注医疗效率的提升，通过优化工作流程、提高工作效率等方式提高医疗组的整体绩效。

3. 协调医疗组与其他科室的协作和沟通 组长需要积极协调医疗组与其他科室之间的协作和沟通，包括手术配合、会诊请求、患者转诊等。通过加强与其他科室的协作，可以提高医疗组的综合实力和服务质量。

4. 监督医疗组的绩效评估和考核管理 组长需要负责监督医疗组的绩效评估和考核管理，确保各项评估和考核工作的公正、客观和有效。这包括制定绩效评估标准和指标体系、组织定期考核、反馈考核结果等。通过绩效评估和考核管理，可以激励医疗组成员不断进步，提高整体绩效。

（四）加强医疗组考核管理

1. **制定详细的考核标准和指标体系** 医院应建立完善的考核标准和指标体系，以评估医疗组的工作质量和效率。这些标准应结合医疗组的实际情况和医院的发展战略，包括诊疗质量、安全指标、工作效率、患者满意度等多个方面。同时，考核标准应具有可操作性和可量化性，以便于评估和比较。

2. **定期进行考核评估和反馈** 医院应定期对医疗组进行考核评估，包括定期检查工作记录、查看医疗质量数据、患者满意度调查等。评估结果应及时向医疗组进行反馈，以便于医疗组了解自己的工作表现和需要改进的方面。

3. **根据考核结果进行奖惩和激励** 医院应根据考核结果对医疗组进行奖惩和激励。对于表现优秀的医疗组，可以给予相应的奖励，如奖金、晋升机会等，以激励其继续保持良好的工作表现。对于表现不佳的医疗组，可以给予相应的惩罚，如警告、限期整改等，以督促其改进工作。

4. **鼓励医疗组之间的竞争和合作** 医院应鼓励医疗组之间的竞争和合作，以推动医疗水平的整体提升。通过组织定期的交流会、研讨会等活动，让不同医疗组之间分享经验和最佳实践，以便相互学习和借鉴。同时，医院可以设立一些奖项，表彰在医疗质量和效率方面表现突出的医疗组，以激励其他医疗组努力提升自己的工作表现。

六、学科及人员发展实行多赛道

（一）学科发展分赛道

1. **着力亚专科建设** 亚专科建设是公立医院学科发展的重要趋势，也是学科精细化发展的重要体现。在公立医院中，一些综合性的大科室，可以进一步细分为更专业化的亚专科，通过亚专科的建设，可以提高医生的专业技能水平，提高疾病诊断和治疗的精准度，为患者提供更优质、更高效的医疗服务。具体而言，亚专科建设可以从以下几个方面展开。

（1）亚专科划分：根据学科发展的需要，将综合性大科室细分为若干个亚专科。亚专科的划分需要考虑学科的发展趋势、市场需求、医生专业特长等因素。例如，心血管内科可以细分为冠心病亚专科、心律失常亚专科、高血压亚专科等。

（2）亚专科团队建设：建立亚专科团队是亚专科建设的关键。每个亚专科团队应该由一名亚专科主任领导，并配备相应的医疗团队和护理团队。亚专科主任应该具备较高的专业水平和丰富的临床经验，能够带领团队开展亚专科的诊疗和研究工作。

（3）亚专科诊疗流程：建立完善的亚专科诊疗流程是提高医疗服务质量的重要措施。每个亚专科团队应该根据学科特点和患者需求，制定相应的诊疗流程和操作规范。例如，冠心病亚专科可以制定急性心肌梗死急救流程、冠心病介入治疗操作规范等。

2. 发展专项技术 发展专项技术是公立医院学科发展的重要方向，也是提高医疗服务水平的重要手段。通过引进和掌握先进的医疗技术，可以使得医院在某些特定领域具备更高的专业性和技术实力，为患者提供更优质、更高效的医疗服务。具体而言，专项技术的引进和发展可以包括以下几个方面。

（1）微创手术：微创手术是一种通过微小切口或自然腔道进行手术的技术，具有创伤小、疼痛轻、恢复快等优点。公立医院可以引进各种微创手术技术，如腹腔镜手术、胸腔镜手术、宫腔镜手术等，以提高手术的质量和效率。

（2）介入治疗：介入治疗是一种通过血管或非血管途径对疾病进行治疗的技术，如血管介入治疗、神经介入治疗、消化介入治疗等。公立医院可以引进各种介入治疗技术，以提高对疾病的诊断和治疗能力。

（3）精准医疗：精准医疗是一种基于个体基因组信息、生活习惯等因素进行疾病预防和治疗的技术。公立医院可以引进精准医疗技术，如基因检测、个性化用药、细胞治疗等，以提高对疾病的预防和治疗水平。

（4）数字化医疗技术：数字化医疗技术是指利用信息技术和通信技术进行医疗活动的一种技术，如远程医疗、电子病历、医学影像等。公立医院可以引进和发展数字化医疗技术，提高医疗服务的效率和质量。

3. 深入专病方向 专病方向是公立医院学科发展的另一个重要领域。针对一些常见病、多发病，公立医院可以集中优势资源，开展专病方向的深入研究，以提升对特定疾病的诊疗水平和治疗效果。具体而言，专病方向的研究和发展可以包括以下几个方面。

（1）早期诊断：早期诊断是提高疾病治疗效果的关键。公立医院可以针对常见肿瘤，如肺癌、胃癌等，开展早期诊断研究。通过深入研究肿瘤的发病机制和早期表现，开发更准确、更快速的诊断方法，提高早期诊断的准确性和效率。

（2）分子生物学研究：分子生物学研究是揭示疾病发生发展机制的关键。公立医院可以针对常见肿瘤或其他疾病，开展分子生物学研究。通过深入研究疾病的基因组学、蛋白质组学等方面，发现新的治疗靶点和治疗策略，为疾病的预防和治疗提供科学依据。

（3）综合治疗：综合治疗是提高疾病治疗效果的重要手段。公立医院可以针对常见肿瘤或其他疾病，开展综合治疗研究。通过深入研究各种治疗手段的优缺点和结合方式，制定更科学、更有效的综合治疗方案，提高疾病的治疗效果和患者的生活质量。

（4）专病临床研究：专病临床研究是验证新的治疗策略和方法的必要途径。公立医院可以针对常见肿瘤或其他疾病，开展专病临床研究。通过深入研究疾病的临床特征、病程演变等方面，验证新的治疗策略和方法的有效性和安全性，为疾病的规范化治疗提供依据。

（二）人员晋升分赛道

1. **行政管理**　行政管理岗位在公立医院学科治理中起着重要的作用，除了日常的行政管理工作外，行政管理岗位还需要参与医院的战略规划、资源配置等方面的工作。学科建立完善的行政管理体制，可设置科主任、执行主任、科副主任、主任助理，提高行政管理岗位的职责和权力，以保证医院的各项决策能够得到有效执行。

2. **教学管理**　教学管理岗位在公立医院的医学教育和培训中扮演着关键的角色，该岗位需要负责医学生的理论教学、实习安排、进修医生培训等工作，学科应当建立完善的教学管理体系，可设置教研室主任、副主任、教学老师、教学秘书，通过教学质量评估、教学奖励等方式，提高教学质量和效果。

3. **科研管理**　科研管理岗位在公立医院的科研工作中发挥着核心的作用，设置研究所所长、副所长、科研骨干、科研秘书。该岗位需要策划科研项目、组织科研团队、推动科研成果转化等工作。公立医院应当加强科研管理人员的培养和引进，通过科研项目资助、科研成果奖励等方式，提高医院的科研能力和水平。

七、对学科进行科学评估及反馈

（一）制定科学的学科评估体系

制定科学的学科评估体系是至关重要的，它不仅可以帮助我们了解学科的真实水平，还可以识别其优势和不足之处，为学科未来的发展和改进提供指导和支持。在构建学科评估体系时，需要充分考虑以下关键因素：

1. **评估目的应该明确**　这意味着评估体系制定者需要清晰地定义其希望通过评估实现的目标和目的。只有目标明确，才能有针对性地制定评估计划和标准。

2. **评估标准应可操作**　这些标准应该明确指出评估体系制定者希望评估对象达到的各项指标，以便评估对象能够理解并按照这些标准进行改进。同时，这些标准也应该能够量化或具体化，以便评估体系制定者能够准确地评估每个学科的表现。

3. **评估方法应该科学合理**　这包括选择适当的评估工具和方法，确保评估体系制定者收集到的数据是可靠和有效的。同时，还应该根据学科的特点和实际情况，选择最合适的评估方法，以确保评估结果准确可靠。

4. **评估流程应该公正透明**　这意味着评估体系制定者应该让所有参与者都能够了

解整个评估过程，包括评估目的、标准、方法等细节。这有助于增加评估的公正性和透明度，让参与者确信整个过程是公正的。

这样的评估体系不仅可以提高学科发展水平，还可以促进学科的可持续发展，为医生和患者提供更好的医疗环境和质量。同时，它还可以帮助我们更好地了解学科之间的差异和特点，为未来的跨学科合作和发展提供有价值的参考。

（二）注重学科评估结果的应用

学科评估结果具有极高的参考价值，它们在帮助管理者深入理解各学科的现状及存在的问题方面起着关键作用。这些评估结果可以为管理者明确学科未来的发展方向提供强有力的指导，让其了解哪些学科领域需要加强，哪些学科需要改进，以及哪些学科领域的研究和实践需要进一步深入。这些信息对于优化学科结构、提高学科医疗质量具有重要的指导意义。

通过学科评估结果，管理者可以得知哪些学科领域需要加强，例如在医疗技术、科研水平、医学教育等方面。这些信息有助于管理者制定针对性的改进措施，提高学科的整体实力。此外，学科评估结果还能让管理者了解哪些学科需要改进，例如在医疗组建设、核心医疗技术、科研方向等方面。这些信息有助于管理者完善学科建设，提高教学质量和科研水平。

更为重要的是，学科评估结果还能提供哪些学科领域的研究和实践需要进一步深入的信息。这些信息有助于医院管理者及研究者把握学术前沿，开展创新性的研究工作，推动学科的不断发展。

（三）建立通畅的沟通反馈机制

为了确保沟通反馈机制的通畅，医院需要制订明确的沟通计划和流程，包括确定沟通的时间、方式、参与人员等。同时，还需要建立有效的信息传递渠道，确保信息能够及时、准确地传达给相关人员。

通过及时、有效的沟通反馈机制，可以促进学科评估各方之间的信息共享和协同合作。这不仅可以提高学科评估的效率和质量，还可以加强各方之间的信任和合作关系。

此外，反馈机制还包括对评估结果进行定期审查和调整。这可以帮助管理者及时发现问题并采取相应的改进措施，确保改进措施的有效性和实施效果。定期审查有助于管理者不断完善学科评估体系，提高学科建设与发展的水平。

（四）提出切实有效的改进措施

针对医院学科评估中发现的问题和不足之处，医院应该提出具有可操作性的改进措施。这些措施不仅包括对学科本身进行改进，例如提高医疗质量、加强科研能力、优化病患诊疗流程等，而且还包括对学科评估体系的完善、对学科评估结果的应用等方面的改进。医院应该采取具体的、切实的措施来改善学科建设，例如通过定期的医疗质量审查来不断优化诊疗方案，通过开展科研项目来增强学科的科研实力，以及通过对学科评估体系进行细化、量化和标准化来提高评估结果的准确性和可操作性。通过这些切实有效的改进措施的实施，医院可以逐步完善学科建设，提高学科的教学和科研水平，从而更好地为广大患者服务。

八、对学科实施全方位多项监督

（一）建立院内临床学科民主管理巡查制度

在院纪委牵头下，成立巡查领导小组，由纪检、财务、医务、质管、教育、科技、医保、人事、采购等相关部门参与，形成多部门协同的巡查机制。制定详实的巡查工作方案，明确工作流程与评价标准。通过组织科主任和党支部书记开展述职述廉，其他班子成员作补充发言，结合全科人员测评、个别谈话等形式，全面了解学科运行状况和廉政建设情况。巡查结束后，形成综合报告，提交党委会议研究，明确问题清单及整改措施，并将整改落实情况纳入评先评优、职务晋升、奖惩等工作的重要依据，确保巡查工作落地见效，推动民主管理走深走实。

（二）夯实院内临床学科监督队伍建设

1. **制定监督体系**　通过体系建设明确纪检组织架构、职责权限。配备完备的纪检队伍，如二级党委设置纪委书记，在党总支和党支部配备纪检委员，构建全覆盖监督网络，确保监督触角延伸至各个层级和领域。

2. **配强纪检队伍**　严格选拔政治素质高、业务能力强的纪检干部，注重年龄、学历和职称结构，确保纪检干部队伍的年轻化、专业化，提升整体监督能力。此外，鼓励纪检干部之间的交流与合作，促进信息共享和经验交流。

3. **持续提高监督队伍的整体素质**　每年举办纪检委员培训班，针对纪检工作的新形势、新任务和新要求，开展专题培训。加强纪检干部在法律法规、政策文件、医疗业务等方面的学习，鼓励纪检干部参加学术交流、研讨会等活动，拓宽视野、增长见识。

（三）日常监督与专项监督结合

1. **日常监督**

（1）建立党员干部廉政档案，为每位党员干部建立详细的廉政档案，包含职能部门干部、临床科室负责人、病区负责人、各党务干部、科研机构教学机构负责人等，登记其个人事项及廉政工作表现，为评价和监督提供有力依据。

（2）排查重点岗位廉洁风险，针对关键岗位如掌握关键资源、决策权力以及敏感环节（资金流动、合同审批签订）等，定期开展廉洁风险排查，及时发现潜在的违规行为和廉洁风险，从而防止权力滥用和腐败现象的发生，确保权力在阳光下运行。

（3）加强对医务人员的医德医风考评，确保医疗服务质量，提升患者满意度。尤其是在节假日期间，加强作风建设，确保党员干部廉洁自律，维护良好的工作秩序。

2. 专项监督

（1）试剂耗材的专项监督管理，搭建耗材供应管理配送（supply processing distri-bution, SPD）模式，高值医用耗材可实现唯一码正反向全程溯源，向上可追溯到具体的供货商、生产商，向下可追溯到目前存放地点、使用患者，对耗材使用量居前的医生，下发工作函，要求作出书面说明，及时谈话提醒，实现以信息技术手段为依托有效防控廉洁风险。同时可根据术式、病例组合指数（case mix index, CMI）、疾病诊断相关分组（DRG）编码规则，以及前期使用均量形成参数，设定不同等级的预警，提醒管理人员及时关注可能存在的问题。

（2）对外合作工作专项监督，围绕安全生产、研究生招聘、社会化及外院委培住院医师招录、高级职称评审、技术工人等级聘任、科研项目院内评审、临床研究专项资金项目重大项目评审、新药引进、预算设备申购、科主任基金管理等院内工作开展监督。

（四）全时段全覆盖全流程监督

1. 全时段监督　年度填报廉政廉洁档案，如实填报本人及其近亲属经商办企业情况；30 天即时报告，年度集中报告后新产生的经商办企业情况要及时报告。

2. 全覆盖监督　覆盖医院党务、行政、医疗、护理、医技、教学、科研和引进的高层次人才共计“6+1”类干部。

3. 全流程监督　“凡提必核”，纪律监督室按照每年不少于 20% 的比例进行抽查。执行相关规定的情况，作为提拔、交流、转任重要职务、后备干部考察等工作的重要参考依据。责任追究：对违反本规定的，给予岗位变动、组织处理或者纪律处分；涉嫌违法的，移送有关机关处理。

第五节　案例分析

近年来，科技的不断进步以及公众对健康需求的日益增长，促使骨科领域中的运动医学与成人重建外科在医疗界迅速崛起。作为骨科领域的一个重要分支，运动医学与成人重建外科致力于探究运动与骨骼、肌肉、关节之间的相互作用，并执行包括人工关节置换在内的高难度手术。随着社会老龄化的加剧，该领域逐渐成为医院不可或缺的专科之一。为了适应这一发展，某三级甲等医院特别设立了运动医学与成人重建外科部门，并致力于推动该专科的精细化发展，旨在集中医疗资源、提升医疗服务水平、优化患者的就医体验。

一、专科的精细化与资源整合

运动医学与成人重建外科的精细化有助于集中医疗资源，提供更为精确的诊疗服务。例如，运动医学方面医生能够依据不同患者个体需求，制定出个性化的治疗方案；成人重建外科则涵盖关节重建与修复等多个领域，为患者提供全面的治疗方案。

为了应对这一发展趋势，医院建立了运动医学及成人重建外科，同时整合了骨科、影像科等相关科室的资源，成立了骨科医学中心，构建了一个综合性的诊疗平台。这种整合模式减少了患者在不同科室之间转移的不便，提升了诊断和治疗的效率与连贯性。通过信息化手段，患者可以在一个中心接受多学科的综合诊疗服务，从而获得更加精确和个性化的治疗建议。

二、提升医疗效率与患者满意度

运动医学与成人重建外科的精细化与整合不仅提升了医院的整体运行效率，也增强了医院在行业中的地位。精细化的治疗水平和综合医疗服务吸引了更多患者前来就诊，提升了医院的知名度和影响力。同时，这种以疾病为导向的综合医疗中心模式也显著提高了患者的满意度和信任度，减少了患者的治疗不连贯问题，增强了医患之间的信任。

三、建立高水平的临床研究体系

为了进一步提升运动医学与成人重建外科的学科水平，医院成立了临床研究管理委员会和管理中心，全面推进临床研究体系的建设。通过设立专项资金项目，支持院内研究者自主发起的临床研究，建立国际水准的药物和器械临床试验中心，规范化研究型病房和支撑体系。

同时，医院积极推动伦理审查和科学评价机制的完善，快速、科学地开展学术和伦理审查。通过组建专业的临床研究助理团队和医学统计分析中心，医院培养了一支高水平的临床研究队伍，推动临床研究的规范化与国际化发展。

运动医学与成人重建外科的成立与精细化发展，是医院提高医疗水平的重要举措。通过专科的精细化、资源整合和临床研究体系的建立，医院不仅提高了医疗服务的质量和效率，还显著提升了患者的就医体验。这样的发展模式符合现代医学发展的趋势，为患者提供了更为精准、综合的诊疗服务，同时也推动了医学技术的创新与进步。

第六节　展　　望

公立医院高质量发展的总体要求：经过 5 年的努力，聚焦能力现代化，实现发展方式从规模扩张向质量效益转型；通过服务人文化和管理信息化，在管理模式上从粗放管理向精细管理跃进；强调模式整合和创新激励，在资源配置上从物质要素向人力资源发展转变。使公立医院坚持公益性和主体地位、提供公平可及系统持续的医疗服务，让人民群众和医务人员的获得感和幸福感得到理想实现。

公立医院高质量发展的新体系，由国家医学高峰、省级医疗高地、城市医疗集团和县域医疗共同体所构建。其中国家医学高峰就是重大疾病攻关、高层次人才培养、高水平创新研究和成果转化的国家医学中心和国家临床研究中心，是公立医院主体的领头羊和排头兵；省级医疗高地以“N+X”方式遴选学科发展均衡、诊疗能力强、紧密对接国家医学中心的公立医院以及特色突出的重点专科，构筑解决危重疑难疾病的区域医疗中心；城市组建市级医院牵头的网格化紧密型医疗集团，强调诊治、健康管理、护理康复一体化的连续服务和慢性病防治为主的重点专科；农村以县级医院为龙头，发展县域医共体，做强县级医院，补齐服务短板，提高县域就诊率。

公立医院高质量发展，坚持公益性和主体地位、强化制度创新、模式创新、提高人民群众和医务人员获得感和幸福感的目标明确后，发展新体系的宏图已绘就，无论是医学技术创新，还是临床诊疗能力提高，无论是人才培养，还是质量保证，学科治理都是其必然的载体和基石。学科在制度、质量、流程、运营、文化等治理上不断探索和创新，以适应公立医院高质量发展的新形势和新体系。本书认为，未来学科治理多元化主要达到以下几个目标：

一、学科治理形成多元主体良性互动

良好的学科治理并非学科管理者单一控制，而是由符合学科共同体成员价值取向和共

同体认知的多元治理主体构成。当学科治理主体单一化且缺少与其他主体的互动交流时，学科则往往沦为少数人技术控制、资源控制以及学术霸权的工具。多元主体共同参与学科治理并进行互动对话，形成开放、多元、动态的多元主体协作治理机制，畅通全体成员价值诉求的对话渠道，形成共同体协商共议的治理共识，以保障学科治理行为的正当性与有效性。

二、学科治理制度的不断重塑与创新

公立医院的发展逻辑根植于现代社会的运转逻辑，同时也在催生新的社会逻辑。学科是医院发展与提升的根基，良好的学科治理不仅需要以知识生产创新为驱动，也需要治理制度的不断重塑和创新。因此，需要结合社会发展的外部需求和知识生产的内部动因，打破传统学科壁垒重塑学科文化，形成跨学科交互对话机制，构建多元化和开放型的学科治理理念，鼓励学科交叉和多样化发展，实现跨学科知识生产传播与社会转化应用的有效衔接。

三、学科治理权力重心向组织底层下移

公立医院学科治理借助于高度专业的学科组织来运行，基于组织内全体成员的自治能力和契约精神，完成知识生成体系的进化与更新，逐步形成了合意协商秩序，排斥行政权力的过度干预，倡导基层学科组织积极主动地参与治理过程，共商决策，实现学科治理重心下移。在合意治理机制下突破组织短板因素，建立学科资源公共化理念，共同履行治理责任，参与到学科发展规划、资源整合配置和跨学科交互等治理过程中，实现学科治理组织的实体化及共同决策的战略目标。

四、学科治理形成公平包容的生态环境

公立医院学科主要活动为医疗、教学、科研等行为，其治理的最终目标是实现学科知识生产与发展体系的完善，而其知识生产与发展过程中的价值理念与思想规范，构成了学科文化的基本内涵。学科文化能够构筑阻止行政权力过度渗透的“文化防火墙”，指引学科治理的发展方向。培育以公平、公正、包容的文化为主导的学科治理生态环境，强化组织内成员对治理活动的价值认同和归属感，为其治理行为赋能，形成共同的文化价值取向和奋斗目标，实现学科治理能力现代化。

五、学科治理形成体现价值的绩效体系

公立医院高质量发展，在政府政策、医疗保险制度的保障下，通过以DRG和区域点数法总额预算和按病种分值付费（diagnosis-intervention packet，DIP）等医保支付改革和优化医疗服务比价等补偿机制改革，逐步达到服务收入占医疗收入60%。积极推进以岗位工作量为核心的岗位聘任和薪酬激励制度，切实落实“应该允许公立医院突破现行事业单位工资调控水平，允许医疗收入主要用于人员奖励”，摒弃学科收入挂钩的薪酬分配，积极探索以学科发展水平、服务能力和难度复杂要素为绩效考核和分配导向的薪酬调整机制，充分调动广大医务人员推动公立医院高质量发展的积极性和创造性。

六、学科治理助力公立医院公益性效能

保证医疗质量、提高服务能力是公立医院提高人民群众获得感的基石，也是医院学科治理的宗旨。在公立医院高质量发展的新体系下，传统的以职能科室为主的扁平化质量管理将被以学科为基础的树形管理所替代。不同公立医院的各个学科根据自己的战略定位，制定与国际先进水平同步，适应我国国情和当地条件的诊疗常规，明确学科带头人或医疗组组长是医疗质量第一负责人。从基础质量管理、环节质量管理向终末质量管理和持续改进转变。在学科人才培养、学科评估激励、医疗资源配置上，始终把质量保证和持续改进作为学科治理的第一要务，助力公立医院实现公益性效能最大化。

（本章执笔：周爱平，韩莹莹，穆耕林）

第八章

服务能力现代化

在当今社会，医疗服务的能力和水平已经成为衡量一个国家现代化程度的重要标志之一。作为中国医疗体系的重要组成部分，公立医院在提升医疗服务能力方面发挥着至关重要的作用。而实现医疗服务能力现代化，更是公立医院治理工作的重要目标。

本章将深入探讨公立医院，尤其是大型公立医院如何实现医疗服务能力现代化。首先，本章将介绍医疗服务能力相关的概念和内涵，阐述其在公立医院治理中的重要地位和作用。其次，回顾医疗服务能力发展的历史演变过程，并分析其在不同时期的特征。最后，通过与发达国家的对比，分析我国公立医院在医疗服务能力方面的不足，并提出实现医疗服务能力现代化的具体措施及建议，为公立医院的治理工作提供指导和借鉴。本章也将介绍一些公立医院提升医疗服务能力的成功案例，如“通过互联网医院创新医疗服务模式”“多措并举，提升‘一老、一小和孕产妇’就医体验”，这些案例将为读者提供宝贵的经验和启示，展示实现医疗服务能力现代化的可能性和成果。

希望通过阅读本章，读者能够更加全面地了解公立医院，尤其是大型公立医院治理工作的重要性和必要性，为实现医疗服务能力现代化贡献自己的智慧和力量。

第一节　概　　述

一、医疗服务能力的概念

医疗服务是指卫生技术人员遵照执业技术规范提供的照护生命、诊治疾病的健康促进服务，以及为实现这些服务提供的药品、医疗器械、救助运输、病房住宿等。照护生命主要是指对生命由孕育到衰亡的自然进程的关照、护卫，如孕期保健、分娩支持、临终关怀、预防保健等；诊治疾病主要是指对人体在受到病因损害后，进行识别，并对出现的功能紊乱或损伤进行调整，以求改善功能、恢复健康的过程。

在不同语境下，医疗服务的范围有所不同。狭义的医疗服务主要是指医务人员提供的诊治疾病的服务，也可称为临床医疗服务；传统上医疗服务主要是在医院内提供的诊疗、预防、康复等，是从患者就诊，与医院建立服务关系开始，直至其治疗终结，痊愈出院或死亡的全过程；现代医疗服务在加强院内医疗服务的同时，重视延伸到院外开展社会医疗服务，包括出院后随访、家庭病床、公众健康教育、疾病普查、社会医疗救助和对口支援、医疗下乡等。

关于医疗服务能力，目前并没有明确的官方定义，结合上文，可理解为医院或医疗机构在提供医疗服务过程中所具备的专业技术、设备、诊疗环境以及服务水平等。这个概念涵盖了医院的资源配置、技术人员的专业水平、工作效率与效果、医疗诊治能力以及医疗技术水平等多个方面。对于公立医院，尤其是大型公立医院，应提供现代医疗服务，在加强院内医疗服务的同时，积极开展社会医疗服务。

二、公立医院医疗服务能力现代化的内涵

公立医院是我国医疗体系的主体，其医疗服务能力现代化是指在我国公立医院现有体制特点下通过创新和改革，提升医疗服务的效率和质量，使其适应现代社会的发展需求，满足人民群众日益增长的医疗卫生服务需求。其内涵主要体现在以下几个方面：

1. **医疗技术的现代化**　医疗技术是医疗服务的核心。高水平的医疗技术能够提高疾病的诊断准确率和治疗效果，减少并发症和死亡率，为患者提供更好的医疗体验。同时，医疗技术的不断创新和发展也是推动医院医疗服务水平不断提升的重要动力。

2. **医疗服务模式的现代化**　医疗服务模式是指医院内部管理和运营的方式，包括医疗服务流程、医疗资源配置、医护人员角色和职责等方面的安排，是医疗服务能力的重要内容。现代化的医疗服务模式能够优化医疗资源的配置，优化医疗服务流程，提高医疗服务的质量和效率，满足患者的多元化需求。

3. **医疗服务体系的现代化**　相对于医疗服务模式，医疗服务体系是更广泛的概念，通常指的是包括多个医疗服务提供者、患者、资源、规则和互动在内的医疗服务生态系统。医疗服务体系描述了医疗服务提供者如何与其他组织、机构和个体相互作用，以实现医疗服务的整体提供和管理。一个完善的医疗服务体系能够确保患者得到及时、全面、系统的诊疗服务，同时能够提高医疗服务的协同性和整合性，实现医院内医疗资源利用最大化。

在大型公立医院中，医疗技术、医疗服务模式、医疗服务体系的提升和优化，不仅能够提高患者的满意度和信任度，还能够增强医院的综合实力和竞争力，为医院的可持续发展提供有力支撑。因此，这些因素被认为是大型公立医院医疗服务能力的核心。

三、公立医院医疗服务能力现代化的重要性和必要性

公立医院追求和实现医疗服务能力现代化是为了顺应世界卫生领域的发展趋势。随着全球人口老龄化的加剧和慢性疾病的增加，医疗保健需求不断增加，同时对医疗服务的质量和效率也提出了更高的要求。在这个背景下，国际医疗保健机构和发达国家都在积极推动医疗服务的现代化和升级，以提高医疗服务的效率和质量。中国的公立医院作为国家医疗卫生服务体系的重要组成部分，需要与国际接轨，提高自身的医疗服务能力，以更好地满足国内患者的需求，并在国际医疗卫生领域中具备更强的竞争力。

公立医院追求和实现医疗服务能力现代化是为了响应国家的战略部署和政策要求。随着中国经济的快速发展和社会转型，国家对医疗卫生事业的重视程度不断提高。政府提出了健康中国战略和医疗改革等一系列政策措施，旨在提高全民健康水平，优化医疗卫生服务体系，推动医疗卫生事业的可持续发展。在这个背景下，公立医院作为国家医疗卫生服务体系的重要支撑力量，需要积极响应国家的战略部署和政策要求，通过现代化建设提高自身的医疗服务能力，以更好地服务人民群众，推动国家医疗卫生事业的快速发展。

公立医院追求和实现医疗服务能力现代化是为了提高自身的竞争力和适应患者需求的变化。随着经济的发展和医疗卫生事业的改革深化，公立医院面临着日益激烈的竞争压力。同时，随着人民生活水平的提高和健康观念的转变，患者对医疗服务的需求也发生了很大的变化。在此背景下，公立医院需要通过提高自身的医疗服务能力，以更好地适应患者需求的变化，提高自身的竞争力和综合实力。

第二节 医疗服务能力的发展历程

一、医疗技术的发展历程

（一）原始医学阶段

这是人类医学发展的最初阶段，主要基于人们的经验和传统。这个阶段的医学知识主要来源于对自然界和生活的观察和体验，人们尝试使用各种天然物质来治疗疾病。由于缺乏对疾病的科学认识，很多疾病被归因于鬼神或恶魔的侵扰，因此治疗方法也主要是通过祈祷、驱魔等方式来进行。

（二）古代医学阶段

这个阶段的特点是医学知识开始有一定的系统性和理论性。人们开始通过观察症状和体征来诊断疾病，并尝试使用一些天然物质来治疗疾病。同时，古代医学也开始形成了一些理论体系，如《黄帝内经》《难经》等，这些理论对后来的医学发展产生了重要影响。

（三）近代医学阶段

随着科学技术的发展，医学也开始进入一个新的阶段。这个阶段的代表性技术包括解剖学、生理学、病理学等基础医学学科的发展，以及临床医学的兴起。人们开始对疾病进行科学的分类和研究，并尝试使用各种药物和治疗方法来治疗疾病。这个阶段的特征是医学知识逐渐科学化和专业化，医生开始接受专业化的培训和教育。

（四）现代医学阶段

该阶段医疗技术以高科技应用为核心，深度融合自动化与智能化技术，引领医疗领域进入全新的时代。

借助先进的医学影像设备，如X线和磁共振成像，医生得以细致观察人体内部器官的结构与功能，从而在诊断疾病时达到更高的准确性和速度。

随着计算机科学和信息技术的飞速发展，医疗设备和技术呈现出鲜明的自动化和智能化趋势。例如，遥测心电图、心电图全自动分析装置等自动化设备的广泛应用，医疗过程变得更为高效和精确。同时，人工智能在医疗领域的应用也日益广泛，尤其在医学影像的自动分析和诊断方面，展现出巨大的潜力和价值。

现代医学更加注重个体差异和精准治疗，通过深入检测和分析个体的基因组、蛋白质组等生物标志物，医生能够更为准确地评估患者的疾病风险，并制定出个性化的治疗方案。这种精准化的治疗方式显著提高了治疗效果，有效减少副作用，并显著改善患者的生活质量。

预防和健康管理在现代医学中的地位日益提升。通过广泛开展健康教育、疫苗接种和定期体检等活动，人们日益重视健康和自我保健能力，从而有效预防和控制疾病的发生和发展。

此外，现代医学还呈现出全球化和社会化的趋势。国际上的医疗合作和信息共享使得医疗技术和资源的交流变得更为便捷。同时，医疗服务提供过程中更加注重患者的需求和体验，医生和患者之间的沟通和互动更为密切，这为提升医疗服务质量、增进医患关系提供了有力支持。

总体来说，人类医疗技术的发展历程是一个不断探索和进步的过程。每个阶段都有其时代性的特点和代表性技术，但同时也存在一些问题和不足之处。未来随着科技的不断发展和社会需求的不断变化，人类医疗技术将继续向着更加专业化和科学化的方向发展。

二、医疗服务模式的发展历程

医疗服务模式主要指的是医疗机构为患者提供医疗服务的方式，包括服务理念、服务流程、服务内容、服务质量控制等方面的制度安排。医疗服务模式的发展进程与医疗技术的进步、社会经济的变化以及人们健康需求的发展密切相关。从不同的视角，医疗服务模式的发展历程可以分为不同的阶段。

（一）基于时间顺序的演变过程

医疗服务模式的发展大致可以分为传统医疗服务模式、当代医疗服务模式以及综合医疗服务模式三个进程。

1. **传统医疗服务模式**　这种模式主要是在古代医疗阶段，人们主要依靠经验积累的医疗知识，通过观察和尝试来积累医疗经验。在这个阶段，医生主要依靠自己的经验和技能来诊断和治疗疾病，医疗服务模式相对较为简单和原始。

2. **当代医疗服务模式**　随着科学技术的不断发展和社会的不断进步，现代医疗服务模式逐渐形成。这种模式主要是以疾病为中心，以医院为基础，以医生为主体，以药物治疗为主要手段，以病房为主要形式。这种模式的特点是医生拥有较为系统和科学的医学知识，医疗服务的质量和效率较高，但同时也存在一些问题，如医疗资源不均、医疗质量差异大等。

3. **综合医疗服务模式**　随着社会的发展和科技的进步，医疗服务模式也在不断创新和改善。综合医疗服务模式是一种新型的医疗服务模式，它强调以患者为中心，以医院为基础，以多学科团队为主要力量，以预防、治疗、康复为一体，为患者提供全面、连续、有效的医疗服务。这种模式的特点是强调患者的主体地位，注重医疗服务的整体性和系统性，同时注重预防和治疗相结合。

（二）基于医疗服务场所的固定性

根据医疗服务场所的固定性，医疗服务模式可以大致分为以下三个主要阶段：

1. **传统医疗服务模式阶段**　在这个阶段，医疗服务主要在固定的医疗机构场所进行，如医院、诊所等。患者需要亲自前往医疗机构，医生在固定的诊疗室内为患者提供医疗服务。这种模式的特点是场所固定，医疗服务流程较为简单。

2. **社区医疗服务模式阶段**　随着城市化和人口老龄化的加速，社区医疗服务逐渐兴起。在这个阶段，医疗服务不仅在医疗机构进行，还延伸到社区、家庭等场所。社区医疗服务模式的特点是医生走出医院，深入社区和家庭，为患者提供更加便捷和个性化的服务。

3. 移动医疗服务模式阶段 随着移动互联网技术的发展，移动医疗服务逐渐兴起。在这个阶段，医疗服务不再局限于固定的医疗机构场所，而是通过移动设备、可穿戴设备等在任何时间、任何地点都可以提供服务。移动医疗服务模式的特点是便捷、高效、个性化，能够满足人们日益增长的医疗需求。

（三）基于患者就医意愿的主动性

根据患者就医的意愿，医疗服务模式大致可分为以下三个主要阶段：

1. 被动医疗服务模式阶段 在这个阶段，医疗服务的主要形式是患者主动寻求医疗服务，医生根据患者的疾病症状进行治疗和管理。这种模式的特点是患者处于被动地位，医生主导医疗服务的过程。

2. 被动与主动相结合的医疗服务模式阶段 随着健康管理理念的普及和医疗服务技术的发展，医疗服务模式逐渐从被动向被动与主动相结合转变。在这个阶段，医疗服务不仅包括疾病的治疗，还增加了健康管理的服务，如定期健康检查、健康咨询等。这种模式的特点是医疗服务更加注重预防和保健，医生与患者之间的关系也更加紧密。

3. 主动预防的医疗服务模式阶段 随着人们对预防和保健的重视程度不断提高，医疗服务模式逐渐从被动与主动相结合转变为以主动预防为主的模式。在这个阶段，医疗服务更加注重预防和保健，包括定期健康检查、健康咨询、健康干预等。医生与患者之间的关系更加紧密，医疗服务更加个性化、精准化和智能化。

总之，医疗服务模式的发展是一个不断演进的过程，随着医疗技术的进步和社会经济的发展，相信医疗服务模式还将继续创新和完善，以更好地满足人们日益增长的医疗需求。

三、医疗服务体系的发展历程

（一）医疗服务体系的构成

我国医疗卫生体系包括四大体系：医疗卫生服务体系、公共卫生服务体系、健康教育体系和医疗保障体系。医疗卫生服务体系是指医院、诊所等医疗机构，提供诊断、治疗和康复服务。公共卫生服务体系包括疾病预防控制、卫生监督、环境卫生、食品药品监管等。健康教育体系则是指普及健康知识，提高公众的健康素养和自我保健能力。医疗保障体系则是指建立医疗保险、医疗救助等制度，提高人民的医疗保障水平，保障人民健康权益。这四大体系相辅相成，配套建设，协调发展，旨在提高人民的健康水平。在本书本章仅研究讨论医疗卫生服务体系中最重要的角色——医院。

根据医院的功能和服务内容，医院可以分为综合医院、专科医院、社区医院、康复医院等。其中，综合医院提供全面的医疗服务，包括内科、外科、妇产科、儿科等多个科室；专科医院则专注于某一种或几种疾病的治疗和预防，如肿瘤医院、心血管病医院等；社区医院和康复医院则分别面向社区居民和康复期的患者提供医疗服务。

根据医院的经营目的和经济性质，可以分为营利性医疗机构和非营利性医疗机构。营利性医疗机构是指以营利为目的，自主经营、自负盈亏的医疗机构；非营利性医疗机构则不以营利为目的，为社会提供公益性医疗服务。

根据医院的投资和融资方式，可以分为公立医疗机构和私立医疗机构。公立医疗机构是指由政府投资建设，为社会提供公益性医疗服务的机构；私立医疗机构则是由私人或企业投资建设的医疗机构。

根据医院的规模、功能、技术水平等因素，可以将医院分为三级十等。医院分为一、二、三级，每级又分为甲、乙、丙三等，其中三级医院增设特等级别。具体来说，一级医院是直接向一定人口的社区提供预防、医疗、保健、康复服务的基层医院、卫生院；二级医院是向多个社区提供综合医疗卫生服务和承担一定教学、科研任务的地区性医院；三级医院是跨地区、省、市及面向全国的医院，向几个地区提供高水平专科性医疗卫生服务和执行高等教育、科研任务的区域性以上的医院。

根据医院的隶属关系，可以分为卫生部门所属医疗机构、医学院校附属医院、军队医院、国有企业 / 事业单位职工医院、非公立医疗机构等。

根据医院的产权属性，可以分为全民所有制医院、集体所有制医院、股份制医院、私立医院等。

综上，医院的类型多种多样，根据不同的分类方式可以划分为不同的类型。不同类型的医院在功能、经营目的、投资方式、规模、技术水平等方面存在差异，从而满足不同患者的医疗需求。

（二）中国西医的诞生与发展

中国的西医诞生可以追溯到 19 世纪中叶，西医逐渐进入中国。在此之前，中国主要依赖传统的中医进行疾病治疗。

1. *初始传入*　1835 年，广州开设了第一家西医诊所，名为“眼科医局”，这标志着西医正式进入中国市场。随后，上海、北京等地也相继开设了西医诊所和医院。

2. *教会医院的建立*　在 19 世纪后期和 20 世纪早期，许多西方传教士来到中国，他们不仅传播宗教，还建立了许多教会医院。这些医院为中国培养了一批早期的西医人才，并推动了西医在中国的传播和发展。

3. 医学教育的兴起 20世纪初，中国开始建立自己的医学教育机构，如私立北平协和医学院（现北京协和医学院）等。这些学校引进西方医学教育体系，培养了大量的西医人才，为中国的西医发展奠定了基础。

4. 抗日战争时期的艰难发展 在抗日战争期间，中国的医疗事业遭受了严重打击，许多医院和诊所被摧毁，医学教育和研究也受到了很大影响。然而，在这个时期，中国的西医人才仍然坚持为伤员和病患提供治疗，为抗战胜利作出了贡献。

5. 1949年后的快速发展 1949年后，中国政府高度重视医疗卫生事业的发展，大力推广西医，加强医学教育和研究。同时，也积极引进国外的先进医疗技术和设备，推动了中国西医的快速发展。

如今，西医已经成为中国医疗卫生事业的重要组成部分，以其科学、系统、规范的理论体系和诊疗手段，在现代医学中占据着主导地位。同时，中医作为中国传统医学的代表，拥有悠久的历史和深厚的文化底蕴，亦有独特的优势和特色，它们相互补充、协调发展，共同为维护和增进人民健康作出了重要贡献。

（三）中国中医的蓬勃发展

中医，作为中国传统文化的瑰宝，不仅是中国医疗服务体系的重要支柱，更是中华民族智慧的结晶。自古以来，中医以其独特的理论体系和丰富的实践经验，守护着中华民族的健康与生命。

中医的历史可以追溯到数千年前，那时，我们的祖先就开始通过观察自然、体悟生命，逐渐形成了中医的理论基础。“阴阳五行”“脏腑经络”“气血津液”等概念，构成了中医独特的理论体系，为疾病的预防和治疗提供了有力的理论支撑。

几千年来，中医以其独特的诊疗方法，如“望、闻、问、切”四诊，针灸、推拿、中药等治疗手段，治愈了无数的中国人民。中医不仅关注疾病本身，更重视人体的整体健康和平衡，追求“天人合一”的和谐状态。这种以人为本、以和为贵的治疗理念，使中医在医学领域独树一帜。

随着现代社会的快速发展，国家对中医的重视程度也日益提高。政府不仅加大了对中医的投入力度，还出台了一系列政策，推动中医的弘扬与发展。例如，设立中医药专项资金，支持中医药科研创新；加强中医药人才培养，提高中医药队伍的整体素质；推广中医药文化，让更多的人了解和认识中医。

如今，中医已经走向世界，成为国际医学交流的重要领域。越来越多的国家开始重视中医的价值，并引进中医技术和理念。中医以其独特的优势，为世界人民的健康事业作出了积极的贡献。

展望未来，我们有理由相信，中医将在新的历史时期焕发出更加绚丽的光彩，为人类的健康事业作出更大的贡献。

第三节　公立医院医疗服务能力存在的问题

一、医疗技术方面

在深入探讨公立医院，尤其是大型公立医院现代化治理的议题中，医疗技术方面的问题显得尤为重要。基于对当前医疗环境的深入剖析，现将医疗服务技术层面存在的问题整理如下。

（一）医疗技术发展的不均衡现象显著

在大型公立医院中，资源分配呈现出明显的不均衡态势。

1. 在学科之间，内科、普通外科等基础科室通常资源丰富，而心脏外科、神经外科等高危疾病科室则因资金和技术支持不足而发展滞后。这种不均衡不仅限制了高风险病患获得最佳治疗的机会，也制约了医院服务的全面性和竞争力。例如，根据中国医院协会的报告，心脏手术的成功率在设备和技术先进的医院中比在设备落后的医院高出 30% 以上，凸显了资源分配问题对医疗服务能力的重要影响。

2. 这种现象在科室内部同样存在。科室内部技术发展的不平衡问题十分严重。某些亚专科在发展过程中采取粗放式增长策略，过度占用其他亚专科的资源，形成了一种“挤出效应”，阻碍了其他亚专科的正常发展。科室负责人对特定技术的偏好以及历史沿袭的技术路径依赖等因素，也进一步加剧了这种不平衡现象。由上可见，资源分配的科学性和合理性不足已成为制约医疗技术发展和应用的关键因素。

（二）医疗技术引进和扩散的内在动力不足

繁重的日常医疗任务使得医生难以有足够的时间和精力去学习和掌握新技术，医生学习动力不足。同时，医院缺乏系统的技术更新机制，以及受医院运营能力、财务水平和财政补贴等因素影响的设备更新能力不足，也限制了新技术的引进和应用。

此外，疾病诊断相关分组付费制度在医疗体系中的实施，对新技术的发展也产生了一定影响。这一制度，旨在通过精细化的疾病分组与费用控制，优化医疗资源的配置。这种标准化、规范化的支付方式，对于提高医疗服务的透明度和可比较性具有积极意义，然而，这同时也意味着对于新技术的引入和应用，医院需要承担更高的成本，而这些成本可能无法完全通过 DRG 付费得到补偿。这就导致了一个问题的出现：新技术需求与临床支付不足并存，医院在引入这些新技术时面临着巨大的经济压力。

医疗技术扩散不足也是当前医疗领域面临的一大问题。当前西医体系下，虽然临床技术的规范化培训得到了重视，但与中医团体式“传帮带”人才培养模式相比，仍显得不足。这种规范化的培训方式往往注重标准化和统一性，却在一定程度上忽略了个性化和灵活性的培养。同时，知识保守心理也是导致医疗技术扩散不足的一个重要原因，一些资深医生可能出于对自身技术的保护和对新知识的抵触，不愿意将自己的经验和知识传授给年轻医生，这种保守心理不仅阻碍了医疗技术的传承和发展，也限制了年轻医生的成长和进步。此外，年轻医生过早固定亚专业也是导致技术扩散不足的一个因素。在一些医疗机构中，年轻医生往往过早地被固定在某个亚专业领域，缺乏对其他医疗技术的了解和掌握，这种局限性不仅限制了他们的职业发展，也影响了整个医疗团队的技术水平和协作能力。

（三）医疗技术临床能力评估方法不合理

医疗技术能力评估方法有待优化，这是当前医疗领域亟待解决的重要问题。当前对医生的评价体系过于强调科研成果，而忽视了临床技术能力的评价，导致医疗人才的使用和培养无法实现最优配置。这一现象的存在，使得临床专家的技术能力和丰富经验无法得到充分认可和发挥，进而影响了医疗服务的整体质量和水平。

真正的科研文章应该源于临床实践，反映医疗技术的前沿进展和实际需求。然而，在现有的评估体系下，科研成果往往成为评价医疗人才的主要标准，而临床技术能力的评价则相对薄弱。这种失衡的评价导向，不仅偏离了医疗立院的初衷，也限制了医疗技术能力的持续提升和创新。

（四）医疗技术安全与质量控制监管不足

医疗技术安全与质量控制监管不足是当前医疗发展面临的重大挑战之一。随着医疗技术的持续进步和更新换代，新技术与新设备的不断涌现为医疗服务提供了更多可能性，但同时也带来了更高的安全和质量要求。

然而，当前对于新技术和新设备的监管却显得捉襟见肘。一些医疗机构虽然引进了新技术，但由于缺乏系统性的培训、健全有效的监管机制以及规范的操作流程，新技术和新设备在应用过程中往往存在着使用不规范、操作随意的现象，导致这些技术的使用效果不尽如人意，甚至可能带来潜在的安全隐患。这不仅增大了医疗风险，可能导致医疗事故频发，更在无形中削弱了患者对医疗服务的信任度，对医疗行业的声誉造成了不良影响。

（五）对医疗技术研发创新与转化的配套支持和监管不足

在当前的医疗领域，技术创新与转化能力已成为制约我国医疗技术发展速度和水平的关键因素。令人遗憾的是，目前国内部分重大医疗装备、新技术、创新源和生产材料仍然依赖于欧美进口。

1. 在科研投入方面，尽管国内的大型公立医院已经有一定的科研基础，但与一些国际顶尖医院相比，投入仍显不足。这导致我国医院在一些关键医疗技术的研发和创新上缺乏足够的动力和资源支持，难以取得突破性的进展。

2. 国内医院的某些科研活动在一定程度上缺乏组织性、道德性、质量性和价值性。一些科研项目可能缺乏明确的目标和规划，导致研究过程缺乏系统性和连贯性。同时，部分科研人员在追求科研成果的过程中，可能忽视了科研的道德和伦理要求，甚至存在学术不端行为。此外，科研的质量和价值也是需要重视的问题，有些科研项目虽然投入了大量的人力、物力和财力，但最终成果却难以在临床实践中发挥实际作用，甚至可能对患者造成潜在的危害。

3. 创新机制的完善程度仍有待提高。创新机制的建立需要医院内部各部门的协同合作，形成有效的创新生态系统。然而，目前我国医院在创新机制的构建上还存在一些障碍，如部门之间的壁垒、沟通不畅等问题，这影响了创新成果的产出和转化效率。

4. 技术转化和应用方面也存在不足。尽管国内医院取得了一些创新成果，但在将这些成果转化为实际应用方面还存在一定的困难。这主要是由于技术转化流程的复杂性、资金缺乏以及市场需求不明确等因素所致。同时，也有部分原因在于某些研究者对新技术评奖的过度关注，而忽视了技术转化的实际价值和市场需求。其可能更看重的是科研成果的荣誉和奖项，而非其在实际医疗中的应用效果。

此外，人才队伍建设也是影响国内医院技术创新与转化能力的一个重要因素。缺乏高水平的科研人才和技术转化人才，使得我国医院技术创新和转化方面难以取得显著进展。

这些问题不仅限制了医疗技术的自主创新能力，更使得国内医疗机构在面临复杂疾病和临床挑战时，难以迅速获得有效的技术支持和解决方案。同时，由于创新成果难以快速转化为临床应用，患者往往无法及时享受到新技术带来的治疗效果和生活质量的提升。

（六）头部医院特色医疗技术差异性不突出

三级综合性医院的核心使命在于促进各医疗学科的均衡与高质量并进，旨在为民众提供全方位、高品质的医疗服务。但是，在医疗体系中的领先型医院，即头部大型医院，则需在保持广泛服务覆盖的基础上，积极探索并发展具有鲜明特色与差异化竞争优势的医疗领域，以引领医疗技术创新与服务模式升级，实现更高层次的专业化、规范化和高端化发展目标。

头部医院在提供日常性、基础性医疗服务方面表现卓越，为广大患者带来了全面而优质的医疗体验。然而，在规模扩张和服务范围广泛化的过程中，其往往容易忽视对特色化和差异化服务的精耕细作。这种倾向导致了许多医院在医疗技术领域缺乏独特的亮点和创新点，难以在激烈的市场竞争中形成自身独特的竞争优势。

医疗技术的差异性和特色化发展是医院提升核心竞争力的关键。通过不断探索和研发具有独特性的医疗技术，医院不仅能够吸引更多患者前来就诊，还能够进一步提升自身的品牌影响力和市场地位。然而，由于资金短缺、人才匮乏以及政策限制等多重因素的制约，头部医院在医疗技术差异性发展方面进展缓慢，难以取得实质性的突破。因此，头部医院迫切需要加强在医疗技术差异性发展方面的努力。只有通过不断努力和创新，这些医院才能在激烈的市场竞争中脱颖而出，为我国的医疗事业作出更大的贡献。

综上，大型公立医院在医疗技术方面存在的问题涉及资源分配、技术引进与扩散、能力评估、安全与质量控制，以及创新与转化等多个方面。解决这些问题需要医院管理者深入剖析现状，制定针对性的策略和措施，推动医疗技术的持续进步和现代化治理的实现。

二、医疗服务模式方面

在医疗服务模式的各个环节中，近年来全国大型三级综合医院已经取得了长足进步，但仍存在一些亟待解决的问题。这些问题涉及门诊服务、住院服务、手术服务、医技平台科室支撑以及主动健康等多个方面，对患者的就医体验和医院的运营效率产生影响。

（一）门诊医疗服务模式下资源配置不合理

门诊服务作为患者就医的首要环节，其服务质量和效率直接影响患者的就医体验。然而，目前大型三级综合医院在门诊服务方面仍存在一些不足。

1. 全科门诊占比过低 以香港大学深圳医院为例，该医院采用了一种值得借鉴的模式，即大约 80% 的新患者首先接受全科门诊的初步筛查。这种模式下，患者通过全科医生的初步评估，仅在确认需要专科治疗时才会被转诊至相应的专科门诊。这种流程不仅有效地利用了医疗资源，实现了患者的初步筛查和分流，也提升了医疗服务的效率和患者满意度。

然而，在大多数医院中这种模式并未得到广泛采纳。在很多医院中，专科门诊仍占据主导地位，医疗资源过度集中于专科，在一定程度上造成了资源浪费。同时，这也使得患者可能难以获得及时有效的初诊服务，因为他们往往需要经历复杂的挂号、等待和转诊流程，才能找到适合自己的专科医生。

大多数医院的这种资源配置模式进一步加剧了患者向大医院集中的现象。大医院的医疗资源相对丰富，吸引了大量患者前来就诊，基层医院由于医疗资源有限，难以满足患者的需求，导致患者流失严重。这不仅增加了大医院的负担，也影响了国家分级诊疗政策的实施。

2. 高级专家门诊资源未定位于疑难重症　在当前的医疗服务模式中，高级专家、一般专家、普通门诊的资源分配存在不合理之处。高级专家资源稀缺，其专业知识和经验本应服务于那些疑难杂症的患者，但在实际操作中，他们却常常被分配处理一些常规疾病。

这种资源错配首先影响了医疗服务的质量。高级专家的时间和精力被常规疾病所占据，导致他们难以有足够的时间和精力去深入研究和处理疑难杂症。而对于那些真正需要高级专家诊治的患者来说，他们可能因为资源分配的不合理而难以获得及时有效的治疗。

其次，这种资源错配也损害了医院的声誉和患者的信任。患者往往因为信任医院和高级专家的专业能力而选择就医，但如果他们发现高级专家只有较少时间用于处理疑难杂症，而是被常规疾病所占用，他们可能会对医院的医疗水平和服务质量产生怀疑，从而影响医院的声誉和患者的信任度。

3. 多学科诊疗模式（multi-disciplinary team，MDT）门诊开设不足　在当前的医疗服务中，专病门诊与联合门诊的配置结构比例亦需得到合理的调整。联合门诊作为一种能够集中多科室力量，为患者提供一站式服务的医疗模式，其优势在于能够减少患者在不同科室之间的奔波，提高医疗服务效率和质量。然而，在实际配置中，联合门诊的比例往往偏低，未能充分发挥其在提升医疗服务效率和质量方面的作用。

这种配置结构的不合理主要源于医院对专病门诊与联合门诊功能的认识不够深入。一些医院过于依赖传统的专病门诊模式，认为每个科室应独立运作，而忽视了联合门诊在整合医疗资源、提高服务效率方面的潜力。此外，一些医院在资源配置上也存在偏见，往往将更多的资源投入到专病门诊的建设中，而忽视了联合门诊的发展。

4. 医技等平台科室门诊服务能力未充分释放　平台科室，如医学影像科、检验科、病理科等，作为医疗服务中的基础支撑，其在疾病诊断、治疗及预后评估等方面发挥着至关重要的作用。然而，在实际操作中，平台科室医生的门诊比例普遍偏低，有的医院甚至未给医技科室提供门诊服务的平台，这导致其在医疗服务中的作用未能得到充分发挥。

平台科室医生门诊比例低的问题，首先影响了医疗服务的连贯性和协调性。在患者就诊过程中，往往需要经历多个科室的检查和治疗，如果平台科室的门诊比例不足，将导致患者在多个科室之间的转诊和等待时间增加，从而影响医疗服务的效率和体验。其次，这种结构比例的不合理还可能导致医疗资源的浪费。平台科室的门诊比例低，意味着这些科室的资源和能力未能得到充分利用。一些原本可以在平台科室完成的检查和治疗，可能因为患者无法及时就诊而被迫延迟或转诊至其他科室，这不仅增加了医疗成本，还可能影响患者的治疗效果。

5. 未充分利用预约挂号的优势 在当前的医疗服务中，挂号方式的选择直接影响到患者的就医体验和医疗资源的利用效率。然而，当前许多医院仍依赖于现场挂号，这种传统的挂号方式导致患者在就诊前需要长时间排队等候，不仅耗时费力，还严重影响了患者的就医体验。

与此同时，预约挂号制度虽已逐步推广，但在整体挂号中所占的比例仍然偏低，未能充分发挥其优势。预约挂号制度可以有效避免患者现场排队的困扰，让患者能够根据自己的时间安排选择合适的就诊时间，从而提高就医效率。此外，预约挂号还能够使医院更好地掌握患者的就诊需求，为医疗资源的合理调配提供有力支持。

6. 就医流程不畅影响门诊效率 在当前的医疗服务模式中，门诊资源的分配与利用还面临诸多挑战，这些挑战直接影响了医疗服务的质量与效率。如门诊诊疗流程的不完善问题。患者往往需要经历多次往返医院进行检查和复诊，这不仅增加了就医成本，也削弱了医疗服务的连续性，导致患者就医体验不佳。门诊空间安排不合理也是亟待解决的问题。不合理的空间资源分配和就诊流线可能导致患者就医过程中的混乱和不便，进而影响医疗秩序和整体医疗服务的效率。此外，智能化支撑不足是当前门诊资源分配与利用面临的又一挑战。尽管信息技术不断发展，但智能化应用在门诊的普及程度仍然不够，如电子病历、在线预约挂号、智能导诊等系统的应用不足，限制了医疗服务的便捷性和效率。这些问题亟待管理者去思考解决，从而进一步提高医疗服务的质量与效率。

（二）住院服务模式下质量与效率管理机制不完善

住院服务作为提供连续性治疗的关键环节，其质量与效率直接影响着患者的康复效果与医疗体验。然而，通过深入调研与分析发现住院服务还存在以下主要问题：

1. 床位资源分配及统筹管理不合理 在住院服务中，床位资源的管理与使用问题是亟待解决的首要挑战。目前，公立医院的床位分配存在明显的失衡现象。未能有效平衡重点学科与普通科室之间的需求，这导致了一些高病例组合指数（case mix index，CMI）科室床位紧张，患者需长时间等待入院治疗，而另一些科室则出现床位空置，资源浪费。

此外，床位有效使用率不足也是一个不容忽视的问题。围手术期管理不善、住院检查流程烦琐耗时等因素，导致患者住院时间延长，床位周转效率低下。这不仅影响了医院的整体运营效率，也增加了患者的经济负担和影响了患者的就医体验。

更为关键的是，床位统筹管理不足，缺乏灵活性和动态调整机制。医院未能根据疾病季节性变化、工作人员动态变化以及患者需求变化等因素，对床位资源进行合理调配，"全院一张床"管理。这导致了在高峰期床位资源紧张，而在低谷期则出现床位空置，无法充分利用现有资源。

2. 急诊与住院服务流程衔接不畅通　在现代医疗服务中，急诊与住院服务之间的顺畅衔接对于保障患者生命安全、提高医疗效率至关重要。然而，当前这两大服务环节之间的衔接却存在着瓶颈，亟待解决。

首先，问题在于急诊患者转入住院治疗的流程不畅。在突发病情或紧急状况下，患者往往需要在最短时间内接受有效的医疗干预和住院治疗。然而，现实中急诊患者常常面临着烦琐的转院手续和长时间的等待。这不仅增加了患者的焦虑和痛苦，还可能因为延误最佳治疗时机而影响治疗效果。这种流程不畅的根源在于急诊与住院服务之间的信息沟通不畅、协调机制不完善以及资源分配不合理。

其次，六大中心（如胸痛中心、卒中中心等）作为专门应对特定急性疾病的救治平台，在医疗服务中具有举足轻重的地位。然而，这些中心的建设却普遍存在着不健全的问题。人员配置不足、设备配备落后、管理制度不完善等因素导致这些中心在应对急救任务时显得力不从心。这种不健全不仅体现在硬件设施和软件服务上，更在于整个医疗服务对于急救流程缺乏足够的重视和投入。

急诊与住院服务流程衔接不畅的问题，不仅严重影响了患者的及时救治和生命安全，也降低了医疗服务的整体效率和满意度。

3. 医疗质量与安全监管不足　在住院服务的众多环节中，医疗质量与安全管理无疑是其中的核心和基石。然而，当前住院服务在医疗质量与安全的监督管理方面却存在一些短板和不足，较为典型的即医疗核心制度的落实不够到位。医疗核心制度是确保医疗服务质量和安全的重要保障，但在实际操作中，一些制度往往被忽视或执行不力。例如，临床工作任务繁重，进修、实习、研究生等教育培训对象常常被作为生产要素使用，他们的临床经验和技能水平可能不足以胜任复杂的医疗任务，这无疑增加了医疗风险。其次，会诊质量参差不齐。会诊是医疗服务中不可或缺的一环，但当前会诊质量却存在较大问题。一些医生在会诊时缺乏深入的分析和讨论，甚至依赖私人关系来调动会诊资源，可能导致会诊结果不准确、不及时，影响患者的治疗效果。再者，三级查房制度不健全、重大疾病重大手术的讨论不足等问题也时有发生。三级查房制度是确保患者得到及时、准确诊疗的关键制度之一，但在一些医院中，这一制度并没有得到有效执行，导致患者病情被忽视或延误治疗。同时，在重大疾病和重大手术的讨论中，一些医院缺乏充分的讨论和准备，可能导致手术方案不合理、手术风险增加。

4. 学科融合与协作发展不足　在住院服务中，学科发展与协作问题日益凸显，成为制约医院整体发展的关键因素。这些问题不仅影响了患者的治疗效果和就医体验，也阻碍了医院向更高水平迈进的步伐。

（1）学科发展分工过细，综合性不够。当前，许多医院的学科设置过于细化，导致学科之间的交叉和融合不足。与国际先进医疗中心相比，这种过于细化的分工模式限制了医生在多个学科领域的深入学习和实践，也限制了医院在复杂病例治疗中的综合能力。

（2）多学科协作不够紧密。对于许多复杂病例，往往需要多个学科的医生共同参与诊断和治疗。然而，在现实中，医院内部各科室之间的协作并不顺畅。由于学科之间的壁垒和信息沟通不畅，医生之间难以形成有效的合作机制，可能导致治疗方案的制定和执行存在延误，影响患者的治疗效果。

（3）科室间的不团结和“抢患者”现象也时有发生。一些医院中，不同科室之间的利益关系存在冲突，导致医生在接诊患者时存在私心，甚至出现“抢患者”的情况。这种现象不仅破坏了医院的团结氛围，也影响了医院的整体形象和发展。

5. 日间医疗推进程度不够 日间医疗是指在24h内完成住院全流程诊疗服务的医疗服务模式，它属于住院服务的组成部分。这一模式旨在为患者提供快捷、高效的医疗服务，同时降低医疗成本，提高医疗资源利用效率。日间医疗的具体形式包括日间病房、日间治疗中心等，推行的医疗服务种类多样，如日间手术、日间化疗等。日间医疗作为一种高效、便捷的医疗服务模式，本应在医疗服务中占据重要地位，但由于多种原因，其在实际操作中的比重仍然较低，这无疑是一种资源的浪费和患者利益的损失。

（1）对日间医疗的认识不足是导致其被忽视的主要原因之一。许多医疗机构和医务人员对日间医疗的了解不够深入，甚至存在误解，认为其只适用于一些简单的治疗或检查，对于复杂病情则无法胜任。这种观念限制了日间医疗在医疗体系中的发展和应用。

（2）资源配置不合理也是影响日间医疗发展的重要因素。由于医疗资源的紧张和分配不均，一些医疗机构在资源配置上更倾向于传统住院治疗，导致日间医疗所需的场地、设备、人员等资源无法得到充分保障。这种资源配置的不合理使得日间医疗难以得到充分的发展和应用。

（3）日间医疗的发展还受到一些制度和管理方面的限制。例如，一些医疗机构在日间医疗的管理和流程上缺乏规范化和标准化，导致治疗过程中容易出现问题或纠纷。同时，部分地区医保政策对于日间医疗的支持也不足，使得患者在接受日间治疗时需要承担较高的费用。

（三）手术服务模式下资源配置利用不足，医疗质量安全待提高

手术服务，作为大型三级综合医院不可或缺的核心业务，其运行效率和服务质量对于医院的声誉及患者满意度具有决定性影响。然而，在当前的医疗环境中，手术服务面临着

一系列复杂而亟待解决的问题。

1. 手术资源紧张与配置不当　手术资源紧张是制约手术服务发展的首要因素。手术台数量不足、手术医生短缺等现象普遍存在，这不仅直接影响了手术的及时性和质量，也导致患者等待时间延长，就医体验感下降。因此，如何合理配置和有效利用手术资源，成为提高手术服务效率的关键。

2. 手术流程优化不足　手术流程的优化是提高手术服务效率的重要环节。目前，一些医院的手术流程设计不够合理，转场效率低下，导致患者从入院到手术完成的时间过长。这不仅增加了患者的心理负担，还可能对手术效果产生不利影响。因此，手术流程的优化显得尤为迫切。

3. 手术室结构不合理与新型手术方式发展受限　手术室结构不合理也限制了手术服务的发展。当前，复合手术、日间手术等新型手术方式在医院的开展比例偏低，这制约了手术服务的多样化发展。这种结构上的限制不仅影响了手术技术的创新和应用，也限制了医院在手术服务领域的竞争力。

4. 耗材管理有漏洞　在手术服务中，耗材管理的问题不容忽视。部分医院在手术耗材的管理上存在明显漏洞，这些漏洞可能导致耗材的浪费和成本的增加，进而对手术服务的经济效益产生负面影响。同时，廉洁从医风险管控的不足也是当前手术服务面临的一大挑战。这种风险管控的不足可能引发一系列与耗材相关的廉洁问题，影响医院的声誉和患者的信任。

5. 手术安全管理与患者知情告知不足　手术知情告知的充分性和准确性不足，使得患者的权益无法得到充分保障，同时也增加了医疗纠纷的风险。此外，非计划二次手术等安全管理问题的存在，不仅增加了患者的痛苦和经济负担，还可能对医院的声誉造成负面影响。这些问题都凸显了手术服务在安全管理和患者知情权保障方面的不足。

6. 手术适应证把控不严　手术适应证的选择应遵循科学、合理、安全的原则。在手术服务中，手术适应证的把控是确保患者得到最佳治疗效果的关键。然而，目前部分医院在手术适应证的选择上存在把控不严的问题。这种不严谨的把控可能导致患者接受不必要的手术风险，同时也可能浪费医疗资源。例如，某些非主流手术方式的应用范围过于宽泛，可能并不符合患者的具体病情和需求，进而影响了手术效果和患者的健康。

医疗服务是一个综合性的服务，其不仅包含了门诊服务、住院服务和手术服务，也囊括了药品供应、医疗器械供应、医学影像诊断、实验室检验等一系列支持性服务，还包括预防保健等其他服务。当然，在这些服务中我国医院还或多或少存在一些问题，需要深入剖析现状，制定针对性的策略和措施，推动医疗服务模式的持续进步和现代化治理的实现，为提升患者的健康水平和生活质量提供坚实的保障。

三、医疗服务体系方面

在此部分，本书明确地将研究范围聚焦于公立医院自身内部的医疗服务体系构建与运营，特别是针对国内三级综合公立医院，尤其是大型三甲医院。这一研究范围旨在深入剖析这些医院在提供医疗服务过程中，其内部体系架构、服务流程、资源配置、质量管理等方面存在的具体问题与挑战，以期为公立医院现代化治理提供针对性的改进建议与实践指导。

（一）主院区内医疗服务体系不健全

1. 学科体系不健全成为制约医疗服务质量提升的重要因素。传统技术未能及时迭代更新，导致无法有效满足患者日益增长的医疗需求。高水平专家的过度集中，使得部分科室的发展受限，难以形成均衡的学科布局。同时，医疗设备的更新缓慢，也直接影响了诊疗的准确性和效率。

2. 全生命周期的医疗服务体系尚未完善。儿科、老年病科等重要科室的建设被忽视，导致医疗服务在关键环节上出现缺口。这些科室的缺失，不仅影响了患者的就医体验，也限制了医院在医疗服务领域的全面发展。

3. 医疗服务体系在个性化与多样化方面也存在不足。特需诊疗体系、国际医疗诊疗体系等特色服务的缺失，使得医院在满足患者多样化需求方面显得力不从心。随着医疗市场的不断发展，患者对医疗服务的个性化需求越来越高，医院需要更加注重这方面的建设。

4. 在应对疫情等突发公共卫生事件时，应急管理体系的薄弱环节亟待加强。当前，部分医院的应急管理体系尚未完善，存在诸多薄弱环节，如预案制定不全面、应急物资储备不足、应急演练不到位等。这些问题一旦爆发，将给医院带来极大的挑战。

（二）一院多区模式下管理创新不足

随着城市的不断扩张与居民日益增长的健康需求，众多医院纷纷响应，积极拓展分院区，以优化医疗服务布局，满足百姓就医需求，越来越多的医院开始了一院多区的运营模式。然而，这种一院多区的实施并非一帆风顺，较多医院直接单纯拷贝了本部主院区的管理模式，未能因地制宜，根据分院区的实际情况有特色地、有差异化地发展，这给医院管理和服务质量带来了诸多挑战和困境。

1. 资源的分散利用成为一院多区模式下的一大问题。不同院区之间由于地理位置、历史发展、政策支持等因素，导致资源配置不均衡。一些院区可能因资源过剩而闲置，而另一些院区则因资源紧张而无法满足患者需求。这种资源分配的不合理不仅浪费了宝贵的医疗资源，还可能导致医疗服务的效率低下。

2. 多院区之间的协同机制不健全，给医疗服务带来了一系列负面影响。由于各院区之间的信息系统、管理制度、诊疗流程等存在差异，导致信息共享不畅，患者信息难以跨院区流通。这不仅增加了患者的就医成本和时间成本，还可能影响患者的诊疗效果。同时，诊疗流程的不统一也导致患者在不同院区的就诊体验存在较大差异，影响了患者的就医满意度。

3. 品牌建设的不统一也是一院多区模式下需要面对的问题。各院区在服务质量、医疗技术、患者口碑等方面存在差异，可能导致医院整体形象的受损。缺乏统一的文化建设和品牌宣传策略，使得患者难以对医院形成统一的认知和评价。

（三）医疗集团成员融合效能不够

在医疗服务体系中，头部大型三级综合医院往往是医院集团的发起者和领军者。医院集团承载着提升医疗质量、优化资源配置和推动科研创新等重任，但随着其规模的不断扩大和成员医院的增加，医院集团管理面临着多重挑战。

1. 管理体制的不完善是医院集团管理面临的首要挑战。由于各成员医院在历史背景、发展水平、地域文化等方面存在差异，导致医院集团内部的管理标准难以统一。这种不统一的管理标准不仅影响了医院集团的整体运营效率，还可能导致各医院之间出现管理混乱的情况。

2. 决策机制的不透明也成为医院集团管理的一大难题。在集团管理中，决策过程往往涉及多个医院和多个部门，如果决策过程缺乏透明度和规范性，就可能导致决策效率低下、决策失误等问题。这不仅影响了医院集团的运营效率，还可能对医疗服务质量产生负面影响。

资源整合方面，医院集团内部资源的分散状态也是一大挑战。科研、教学等资源在集团内部各医院之间的分散，使得医院集团难以形成科研和教学优势，从而制约了其在相关领域的发展。

协同发展不足同样是医院集团管理中的一个重要问题。由于各医院之间的定位、特色、优势等存在差异，导致在协同发展过程中难以形成有效的合作机制。这不仅影响了医院集团内部各医院之间的合作，还可能影响医院集团的整体竞争力和服务水平。

3. 在应对突发公共卫生事件时，医院集团也面临着协同能力的考验。如何确保各医院在应对突发公共卫生事件时能够迅速响应、有效配合，成为医院集团管理的一大挑战。如果医院集团内各医院的协同能力不足，就可能影响其对突发公共卫生事件的应对效果，从而对公众健康产生影响。

（四）医共体建设紧密度不高

在深化医药卫生体制改革、推动医疗资源均衡布局的背景下，医共体作为区域医疗卫生服务体系的创新模式，旨在通过资源整合、服务协同，提升基层医疗服务能力，实现分级诊疗和医疗卫生服务的连续性与高效性。然而，医共体在构建与运营过程中，亦面临着一系列复杂而深刻的挑战与问题，亟待深入剖析与解决。

1. **政策引导与制度保障不足** 医共体的成功实施离不开强有力的政策引导与完善的制度保障。当前，部分地区在推进医共体建设时，存在政策制定滞后、执行力度不够、配套措施不完善等问题。这导致医共体在资源配置、利益分配、绩效考核等方面缺乏明确的指导和规范，影响了其整体运行效率和成员单位的积极性。此外，医共体内外部的政策环境差异（如医保支付制度、财政补助政策等）也可能加剧资源分配的不均衡，制约医共体的协调发展。

2. **资源整合深度与广度有限** 医共体的核心在于资源的有效整合与共享。然而，在实际操作中，资源整合的深度与广度往往受到限制。一方面，由于历史原因和行政壁垒，不同医疗机构之间的信息系统、医疗设备、人力资源等难以实现无缝对接和高效利用。另一方面，部分医疗机构在加入医共体后，仍保留原有的管理模式和运营机制，可能导致资源整合停留在表面，未能形成真正的协同效应。此外，基层医疗机构在人才、技术、设备等方面的短板，也限制了医共体整体服务能力的提升。

3. **服务协同机制不健全** 医共体的有效运行依赖于完善的服务协同机制。然而，当前医共体在服务协同方面仍存在诸多不足。一是信息共享机制不完善，导致患者信息在医共体内各成员单位之间流通不畅，影响诊疗效率和连续性。二是转诊机制不顺畅，患者在不同层级医疗机构之间的转诊流程复杂、耗时较长，影响了就医体验。三是专科与全科协作不紧密，专科医生对基层医疗机构的支持不足，基层医生在诊疗过程中的困惑难以得到及时解决。这些问题都制约了医共体服务协同能力的提升。

4. **绩效考核与激励机制不健全也是重要原因** 绩效考核与激励机制是医共体持续发展的动力源泉。然而，当前医共体在绩效考核与激励机制方面尚不完善。一是绩效考核体系不科学，未能充分反映医共体的整体运行效果和成员单位的贡献度。二是激励机制不健全，导致成员单位在参与医共体建设时缺乏足够的动力和积极性。这些问题不仅影响了医共体的整体运行效率，还可能引发成员单位之间的利益冲突和矛盾。

5. **患者信任与参与度不足** 患者作为医疗服务的直接受益者，其信任与参与度对医共体的成功至关重要。然而，当前医共体在患者信任与参与度方面仍存在不足。一是患者对医共体的认知度不高，对其服务模式和优势缺乏了解。二是患者在就医过程中，往往面临信息不对称、选择权受限等问题，影响其就医体验和满意度。三是患者参与医共体建设的渠道不畅，难以有效表达自己的需求和意见。这些问题都制约了医共体在提升患者就医体验和满意度方面的作用发挥。

以上是站在头部大型三级综合性医院的角度，从垂直管理的角度，由点及面进行的一些问题探讨。当然，这只是一种医疗服务体系的分类。医疗服务体系还包括全生命周期的医疗服务体系、常规医疗＋疫情防控管理的医疗服务体系、疾病治疗＋主动健康的医疗服务体系等，从不同的视角审视还会有不同的问题，在此不一一赘述。

第四节　公立医院医疗服务能力现代化的路径

一、医疗技术方面

在医疗服务领域，大型三级综合公立医院承载着引领医疗技术进步、保障人民健康的重要使命。针对当前医院在医疗技术方面存在的问题，本书提出以下实施路径，旨在推动医疗服务技术的现代化，提高医疗服务质量和效率。

（一）重视薄弱科室发展，推动学科均衡进步

三级综合公立医院在不同学科间的资源分配常常不均衡。例如，基础科室（内科和普通外科）因患者基数大、治疗常规而资源充足，而心脏外科、神经外科等高危疾病科室则因专业性强、设备成本高昂和技术要求极高而常面临资源短缺的问题。为解决这一问题，医院管理层需对内部资源进行重新分配，特别是向薄弱科室倾斜，如增加对高危科室的投资，提供更多的技术和设备支持。此外，通过引入外部资金如政府补贴、社会捐赠等方式，为这些科室的发展提供更多的可能性。同时，也可以通过激励措施如绩效奖金、科研项目支持等方式，鼓励医生和科研人员在这些领域进行深入研究和技术创新。三级综合性医院的核心使命在于促进各医疗学科的均衡与高质量并进，旨在为民众提供全方位、高品质的医疗服务，故而我们要积极推动各学科均衡进步，也要在保持广泛服务覆盖的基础上，积极探索并发展具有鲜明特色与差异化竞争优势的医疗领域，以引领医疗技术创新与服务模式升级，实现更高层次的专业化、规范化和高端化发展目标。

（二）破除制度束缚，持续引进先进技术

落后的制度和理念是制约医院发展的主要障碍之一。医院需要建立开放、灵活的管理

模式，与国际先进医疗机构建立合作关系，引进先进的医疗技术和设备。例如，可以通过建立国际合作项目，定期派遣医生出国交流学习，引进国外先进的治疗方法和管理理念。同时，医院应通过建立专项基金支持技术学习和推广活动，如设立医生进修基金、购买先进设备基金等，确保技术快速应用到临床实践中。此外，医院还应改变过度依赖传统诊疗技术的现状，大力推广和应用新技术，如腹腔镜技术、机器人手术、精准医疗等，提高诊疗效率和安全性。

目前，国内自贸区施行了较优厚的生物医药产业方面的优惠政策。医院可以积极响应自贸区政策，优先采购和使用通过自贸区渠道引进的新技术、新设备、新药品和新耗材。这不仅可以缩短新技术的临床应用周期，还可以降低成本，提高诊疗效率。医院还可以利用自贸区政策，与国外医疗机构建立更为紧密的合作关系，共同进行医疗技术的研发和创新，推动医疗技术的快速进步和普及。

（三）加强临床医生的职业培训，优化临床能力评价机制

医生是医院医疗技术创新和服务质量的核心力量。为了激发医生的积极性和创新能力，医院应该重视医生的教育培训和职业发展，应积极探索并实践多元化的评价体系，促进其在科研、教学及临床等多个领域的均衡与卓越发展。

1. **构建多维度职称晋升体系** 打破传统单一依赖科研成果的晋升模式，建立涵盖临床技能、教学质量、患者满意度、团队协作及领导力等多维度的评价体系。通过设立临床专家、教学名师、科研骨干等多样化的职称类别，为临床医生提供多条并行的职业成长通道，鼓励医生根据自身兴趣与专长选择适合的发展路径。

2. **强化临床技能培训与认证** 加大对临床医生实践技能的培养力度，定期举办高级临床技能培训班、病例讨论会及模拟手术演练等，确保医生在临床实践中能够不断精进技艺。同时，建立临床技能认证体系，对达到一定水平的医生给予官方认可，作为职称晋升的重要依据。

3. **促进医学教育创新发展** 支持医生参与医学教育工作，设立教学奖励机制，表彰在教学工作中表现突出的教师。鼓励医生结合临床实践，开发创新性的教学课程与教材，提升医学教育质量。同时，为医生提供国内外学术交流机会，拓宽其国际视野，促进医学知识的交流与传播。

4. **实施师徒传承与激励机制** 深化师徒制度，通过资深医生与年轻医生结对帮扶，实现临床技能与科研经验的传承。设立“师徒共成长”项目，对在带教过程中取得显著成效的师徒团队给予表彰与奖励，激发双方的教学与学习热情。

5. **开展多样化表彰与评选活动** 如“手术大师”评选、优秀临床案例分享会等，通过这些活动展示医生在临床实践中的卓越成就与创新精神，增强医生的职业荣誉感与归

属感。同时，这些活动也为医生提供了展示自我、交流学习的平台，促进了医院内部的良性竞争与共同进步。

（四）健全新技术监管制度，确保医疗安全

新技术的引进和应用虽然可以提高诊疗效率和精准度，但也伴随着潜在的安全风险。因此，医院需建立一套科学严格的伦理、技术安全评估和监控体系，确保每一项新技术的引进都经过严格的合法性、安全性评估和风险管理。医院应建立专门的技术评估委员会，由临床、科研、管理等多个部门的专家组成，定期对新引进的技术进行评估和审查。此外，医院还应加强对医护人员的培训，确保他们能够熟练掌握新技术的操作流程和安全注意事项，通过模拟训练、定期考核等方式，提高全体员工的安全意识和操作技能。

（五）加强资源配置与监管，推进自主技术创新与成果转化

针对国内大型三级综合公立医院在医疗技术研发创新与转化方面存在的不足，以下是一套站在医院立场上的改进方法，旨在实现医疗技术的现代化：

1. *加大科研投入与优化资源配置*　医院应设立专门的科研基金，增加对医疗技术研发的预算投入，并确保科研资金的稳定增长，同时积极争取政府科研项目资助、社会捐赠以及与企业合作研发资金，形成多元化的科研资金来源。建立科研项目评估机制，确保关键领域和重点项目获得足够的资源支持，同时推动科研资源的共享与跨科室合作，最大程度优化资源配置。

2. *提升科研活动的组织性、道德性、质量性和价值性*　医院应建立健全科研管理制度，明确科研目标和规划，加强科研项目的质量控制和成果管理。定期开展科研伦理培训，提高科研人员的伦理意识和道德素质，建立健全科研诚信体系。鼓励科研人员开展具有实际应用价值的科研项目，加强与临床科室的合作，确保科研成果能够迅速转化为临床应用。

3. *完善创新机制与促进跨部门协作*　打破部门壁垒，加强医院内部各部门的沟通与协作，推动跨部门、跨学科的科研团队合作，形成创新生态系统。建立创新激励机制，设立科研成果奖励制度，鼓励医护人员参与科研创新活动，并将其纳入职称晋升和绩效考核的重要指标中。

4. *优化技术转化与应用流程*　优化技术转化流程，减少不必要的环节和审批程序，提高转化效率，设立专门的技术转化部门或机构，负责科研成果的转化和推广工作。积极与医药企业、医疗器械企业等产业界合作伙伴进行对接，共同推动科研成果的市场化和产业化，推动产学研深度融合。同时，注重市场调研和需求分析，确保科研成果符合市场需求。

5. 加强人才队伍建设与培养高水平人才 通过提供优厚的待遇和良好的工作环境，吸引国内外高端医疗科研人才来医院工作。同时，加强与高校、科研院所的合作，共同培养医疗科研人才。另一方面加大对本土医疗科研人才的培养力度，设立专项培训计划和实践机会，鼓励医护人员参与科研活动，提升其科研能力和水平。

6. 加强监管与评估，确保科研活动的规范性和有效性 加强对医疗科研活动的监管力度，确保科研活动的规范性和合法性。建立健全科研项目评估机制，对科研成果进行定期评估和跟踪管理。对产学研合作项目进行有效监管和评估，确保合作项目的顺利实施和成果产出。

（六）寻求差异化发展之路，形成独特竞争优势

基本上，头部大型三级公立医院均承载着其独有的技术瑰宝并占据着专业高地，同时其精准定位自身发展坐标并敏锐捕捉市场需求，是构筑核心竞争力的关键所在。以某医院为例，其在腔镜技术领域独领风骚，不仅拥有泌尿外科的尖端机器人系统，还广泛覆盖胸腔镜、腹腔镜、关节镜、消化内镜、神经内镜、耳内镜等多元化高精尖设备，构建了全方位、深层次的腔镜技术矩阵。为持续巩固并拓展这一技术优势，医院应高瞻远瞩，加大战略投资力度，壮大科研精英团队，深化与国际前沿科研机构的战略合作，共同探索医学科技的无人之境，加速科研成果向临床实践的转化步伐，实现医疗技术的迭代升级与创新突破。同时，医院应匠心独运，通过设立特色鲜明、技术领先的科室集群与专病诊疗中心，将技术优势精准对接市场需求，为患者提供定制化、高效能的医疗服务方案。此举不仅将吸引更广泛的患者群体慕名而来，还可以显著提升医院品牌影响力与市场份额，助力医院在医疗行业的蓝海中乘风破浪，领航前行。

此外，还可以通过深化专业领域的技术研究，或是开发特色诊疗服务来实现。例如，可以专注于发展老年病学、遗传疾病诊治等高端医疗服务，或者在儿科、妇产科等领域提供特色化、个性化的医疗服务。通过这些差异化的服务，医院不仅能够吸引特定的患者群体，还能在竞争激烈的市场中占据一席之地。

二、医疗服务模式方面

（一）优化门诊医疗资源配置

1. 增加全科门诊比例 为了提升门诊服务的整体效率和患者体验，首先需要对全科门诊与专科门诊的结构进行优化。包括：

（1）增设全科门诊诊室：在门诊增设更多的全科门诊诊室，以满足日益增长的患者需

求。同时，加强全科医生的招聘和培训，确保他们能够胜任初步筛查和分流的任务。

（2）强化患者教育：通过宣传册、海报、官方网站等多种渠道，向患者普及全科门诊与专科门诊的功能和区别，引导他们根据自身情况合理选择就诊科室。同时，强化导诊台功能建设，由专业导诊人员为患者提供咨询服务，帮助他们准确挂号。

2. 合理分配高级专家资源 高级专家资源是医院的宝贵财富，需要得到合理的利用。医院可以采取以下措施来确保高级专家资源得到最大化利用：

（1）推行专家门诊预约制度：建立专家门诊预约系统，让患者可以通过在线或电话或其他多途径预约方式提前安排就诊时间。通过预约制度，确保高级专家的门诊时间主要用于处理疑难杂症，避免常规疾病的占用。

（2）设立专家会诊中心：针对需要多学科会诊的疑难病例，设立专门的会诊中心。中心内配备高级专家团队，通过集中会诊的方式，为患者制定个性化的治疗方案。这样不仅可以提高诊疗效率和质量，还可以减轻患者的经济负担。

3. 根据临床需求设置充分的联合门诊 增设联合门诊服务，鼓励多科室联合开展门诊服务，为患者提供一站式的诊疗服务，确保患者在一个诊室内就能得到全面的诊断和治疗。

推广多学科诊疗模式（multi-disciplinary team，MDT），对于复杂疾病，通过多学科团队协作，制定个性化的治疗方案，为患者提供最优的治疗方案，提高治疗效果和患者满意度。

4. 为医技等平台科室提供充足的门诊资源 医技等平台科室在门诊服务中发挥着重要作用，需要得到合理地配置和利用。

（1）提高平台科室门诊比例：增加平台科室医生的门诊比例，确保患者能够及时获得必要的检查和诊断服务。同时，加强平台科室与临床科室之间的协作，确保患者在不同科室之间的转诊和协调顺畅。

（2）强化平台科室建设：加大对平台科室的投入力度，提高设备配置和技术水平。通过引进先进的检查设备和技术手段，提高诊断的准确性和效率。

5. 进一步推广预约挂号制度 加强预约挂号的宣传和推广力度，提高患者对预约挂号的知晓率和接受度。同时，完善预约挂号系统，提高系统的稳定性和易用性。

（1）限制现场挂号数量：逐步减少现场挂号的数量，鼓励患者通过预约挂号系统提前安排就诊时间。对于特殊情况无法预约的患者，可以设置现场挂号窗口进行处理。

（2）建立智能导诊系统：利用人工智能技术，建立智能导诊系统。通过该系统，患者可以根据自身症状选择合适的科室和医生进行挂号。同时，系统还可以根据医生的排班情况和患者的就诊需求进行智能匹配，提高挂号效率。

6. 优化门诊就医流程 为优化门诊流程，医院可以引入精益管理方法，重新设计和优化患者流程，减少患者在挂号、候诊、诊疗及支付等各环节的等待时间。例如，实施一站式服务，集成挂号、咨询、收费及药品发放等功能，减少患者走动和等待时间。同时，通过信息技术优化资源调度，如智能排班系统和实时数据分析，确保资源的最优配置，提升服务质量和患者满意度。

在提升门诊服务信息化水平方面，可以大力推广自助服务设备，在门诊区域设置自助挂号、缴费、打印报告等设备，减少患者排队等候时间，提高就诊效率。可以利用互联网+技术，通过开发移动应用或网站，提供在线咨询、预约挂号、查询报告等服务，患者可以随时随地与医生进行在线交流，获取专业的医疗咨询和建议。同时，患者还可以在线预约挂号、查询报告等，提高就诊的便捷性和满意度。

此外，针对门诊环境，医院应该优化门诊空间布局，提高环境适应性和舒适性。改善导诊系统和明确标识，简化患者就诊路径。增加适老化设计，如设置优先窗口、休息区和无障碍设施，提高老年人及行动不便者的就医体验。

（二）提升住院服务效率与质量

1. 优化床位资源管理与使用 根据疾病季节性变化、患者需求变化等因素，动态调整各科室床位数量，确保高 CMI 科室在高峰期有足够的床位资源，同时避免低峰期床位空置。

加强围手术期管理，优化术前准备流程，减少不必要的检查和等待时间，加快床位周转效率。

引入床位预约系统，让患者可以提前预约床位，减少现场等待时间，提高患者满意度。

2. 改善急诊与住院服务流程衔接 对于需要紧急住院的患者，设立快速通道，简化转院手续，确保患者能在最短时间内接受治疗。加强急诊与住院部门的信息沟通，建立信息共享平台，确保急诊患者信息能够迅速传达给住院部门，便于快速安排住院。加大投入完善六大中心建设，提升六大中心的人员配置、设备配备和管理水平，确保其在应对急救任务时能够迅速、有效地发挥作用。

3. 加强医疗质量与安全监管 通过培训、监督等方式，强化医疗核心制度落实，确保医疗核心制度得到严格执行，降低医疗风险。

建立会诊质量评估机制，对会诊结果进行定期评估，确保会诊结果准确、及时，提高会诊质量。完善三级查房制度，加强对三级查房制度执行情况的监督，确保患者得到及时、准确的诊疗。在 DRG 付费制度下，建立合理的激励机制，鼓励医生在提高医疗质量的同时注重成本控制。

4. 以脏器为中心以疾病为链条大力推进多学科协作 通过建立以脏器为中心、

以疾病为链条的医学中心，如心血管中心、癌症中心等，集中相关学科资源，提供集成化服务。推广MDT模式，提升疾病管理效率，改善患者预后。根据科室功能和业务特点，将功能相近的科室进行整合和重组，优化科室空间布局，实现空间分布一体化，为患者提供更加便捷、高效的医疗服务。同时，根据学科特点和实际情况，将相近学科整合为党总支，明确党总支的职责和任务，通过组织党员活动、开展主题教育等方式加强党员之间的交流与联系，发挥党总支在学科发展中的引领作用，推动学科持续进步，真正做到党务与业务的融合。

5. **大力推广日间医疗**　通过宣传、教育等方式，提高患者和医生对日间医疗的认识，鼓励患者选择日间治疗。根据医院实际情况和患者需求，合理规划和分配日间医疗所需的场地、设备和人员等资源，建立日间医疗专用区域或中心，提高治疗效率和患者体验。制定日间医疗的管理规范和操作流程，确保治疗过程的安全、规范和有效，加强日间医疗的质量控制和评估工作，确保治疗效果和患者满意度。同时，加强与医保部门沟通协调，争取将更多符合条件的日间医疗项目纳入医保支付范围，减轻患者经济负担。

（三）优化手术资源配置与利用，提升医疗质量与安全

1. **优化手术资源配置，加强资源合理使用**　为解决手术资源紧张和配置不当的问题，首先需要增加手术台数量和扩充手术团队。这可以通过投资新的手术室设施和招聘更多的手术专业人员来实现。同时，医院应考虑引入灵活的工作排班制度，以充分利用现有手术室资源，缓解手术排队压力。

医院可采用先进的手术室管理系统，该系统能够实时监控手术室状态，优化手术室分配和调度。通过实时数据分析，系统能预测手术时长，自动调整手术安排，减少手术室空闲时间和等待时间。此外，实施严格的手术需求评估程序，确保手术资源分配给真正需要的病例，避免资源浪费。

2. **手术流程和结构优化**　为提升手术流程效率，医院需要设计和实施一套标准化的手术流程管理方案。这包括从患者入院到手术前准备、手术进行以及术后恢复的每一步都进行标准操作程序（standard operating procedure，SOP）的制定和优化。通过对这些流程的精细管理，可以显著减少患者的等待时间和手术室的空闲时间，提高手术室的利用率。

同时，医院应引入跨学科团队协作，特别是在复杂手术中，多个相关科室的专家应共同参与手术计划的制定，确保手术方案的科学性和安全性。此外，对于复合手术室和日间手术室，应增加投资，改善设施，以支持新技术手术的发展，如微创手术等，这些手术往往恢复更快，对手术室的依赖性较小。

3. **规范手术耗材管理，降低廉政风险**　优化手术材料管理办法，通过实施中

央采购系统来减少成本和避免浪费。中央采购系统能够根据历史使用数据和预测分析，自动调整库存水平，确保必要的手术材料和设备始终可用，同时降低过度存储和过期风险。

为了加强廉洁从医，医院需要制定严格的监督和透明机制。引入第三方审计和评估，定期检查手术耗材使用和采购过程，确保所有过程遵循公正和透明的原则。此外，建立医务人员的伦理培训程序，定期对所有手术室工作人员进行廉洁从医的教育和培训，提高其职业道德标准。

4. 建立健全手术安全管理体系，强化患者知情同意 建立和完善手术安全管理体系，包括但不限于加强手术前的风险评估，确保每位患者在接受手术前都能得到详细的风险说明和预期效果讲解。实行手术安全检查清单，手术前必须由手术团队共同完成检查，确保手术的每一步骤都经过严格验证。

提高患者知情同意的质量，确保患者完全理解其将要接受的手术程序及其潜在风险和预期效果。通过使用易于理解的语言和视觉辅助工具来帮助患者更好地理解复杂的医疗信息。此外，增设患者咨询服务，为患者提供决策支持，尊重和维护患者的自主权。

三、医疗服务体系方面

（一）建立健全主院区医疗服务体系

如前所述，学科体系不健全是制约医疗服务质量与水平提升的重要因素。部分医院全生命周期的医疗服务体系尚未完善，儿科、老年病科等重要科室的建设被忽视，导致医疗服务在关键环节上出现缺口。这些科室的缺失，不仅影响了患者的就医体验，也限制了医院在医疗服务领域的全面发展。再者，医疗服务体系在个性化与多样化方面也存在不足。特需诊疗体系、国际医疗诊疗体系等特色服务的缺失，使得医院在满足患者多样化需求方面显得力不从心。随着医疗市场的不断发展，患者对医疗服务的个性化需求越来越高，医院需要更加注重这方面的建设。

1. 建立和完善学科发展体系 为响应社会需求和医疗发展趋势，医院应根据地区卫生需求和疾病流行趋势合理规划科室设置和服务功能。例如，成立专门的儿童医疗中心，引入相关科室的专家，增强人员配置，提升服务水平。医院可以通过与国内外著名医疗机构建立合作关系，引进先进的医疗技术和管理经验，定期组织专家来院交流和培训，提高医护人员的专业技能和科研能力。

2. 发展特色化和国际化诊疗体系 针对高端市场和国际患者，医院应发展特需诊疗和国际诊疗服务，如建立国际门诊部，提供多语言服务，采用国际通行的诊疗标准。

此外，可以设立专门的医疗服务套餐，针对不同疾病提供个性化、全方位的诊疗解决方案，增强医院的市场竞争力和品牌影响力。

3. 完善应急管理体系　建立健全应急管理体系，包括应急预案的制定、应急物资的储备、应急培训的常态化等。医院应针对不同类型的突发事件（如自然灾害、传染病疫情、大规模伤亡事故等）制定详细的应对策略和流程，定期组织演练，确保在紧急情况下能够迅速有效地响应，最大限度地减少对患者和医院运营的影响。

（二）因地制宜推动一院多区的创新性发展

“一院多区”的发展策略，不应简单地复制本部模式，以免陷入缺乏特色的困境。医院应当秉持实事求是的原则，采取差别化的对待方式，深入考量各分院区的实际情况。在此基础上，可以针对性地发展相关特色技术，实现管理上的创新与突破，以确保“一院多区”战略的可持续发展与独特竞争力。

1. 从“强专科大综合”向“强专科优综合”转变　重点发展具有竞争力和特色的专科，同时保持综合性服务的优质水平。通过加强专科建设和提高科研能力，提高特定疾病的治疗效果和患者满意度。同时，优化内部资源配置，将高水平的医疗资源向需求更大的区域倾斜，实现资源的最优化配置。

2. 实行科主任“责任一体化模式”　确立科主任作为主院区及分院区科室医疗质量、学科发展和科室运行的第一责任人，实行医疗、教学、科研、绩效考核的一体化管理。通过建立明确的职责和奖惩机制，激励各院区和科室的主动性和创新性，促进医院整体的高质量发展。

3. 统一资源管理和信息系统　通过建立统一的医疗信息系统，实现患者信息、医疗资源和行政管理的全面互联互通。这不仅可以提高运营效率，降低管理成本，还能通过数据分析支持医院的战略决策，提升服务质量和患者满意度。

（三）强化医疗集团内部融合

在推进医疗集团建设的过程中，我们必须认识到，各成员单位之间存在着显著的差异性，因此“一院一策”成为必然的选择。每个医院的介入程度和合作模式都不尽相同，有的实现了全面托管，有的则在专科层次上展开了深度合作，还有的仅仅提供技术支撑或进行政治性帮扶。面对这样的多样性，应当充分尊重各医院的客观实际和独特需求。

在技术支撑方面，管理者应将其作为核心策略，为各医院提供必要的技术援助和升级方案。同时，管理输出也是不可或缺的一环，但应作为辅助手段，旨在帮助医院优化管理流程、提升运营效率。而在人才培养及教学活动方面，虽然其重要性不容忽视，但相较于技术支撑和管理输出，其优先级应适当后置。

通过医疗集团，可以实施统一的管理标准和质量控制系统，确保各成员医院在服务质量和医疗安全上达到高标准。同时，通过设立中央决策委员会，加强战略规划和资源配置，可以提高集团内部决策的科学性和前瞻性。也可以建立统一的人才培养和外派机制，通过定期的进修和培训，提高医务人员的专业技能和管理能力。但是“一院一策”是必须坚守的原则，它要求管理者在充分尊重医院实际的基础上，灵活调整合作策略，多为医院提供有益的建议，而非强加决策。通过这样的方式，才能确保医疗集团的健康发展，实现各成员单位的共同繁荣。

（四）增强医共体建设紧密度

1. 加强政策理解与内部制度优化 深入研究政策导向：医院应设立专门的政策研究小组，不仅关注宏观政策的发布，还需深入分析政策背后的逻辑与趋势，结合医院实际情况，制定前瞻性的发展战略。同时，定期举办政策解读研讨会，邀请行业专家与院内管理层共同探讨，确保医院发展路径与政策导向紧密契合。

（1）完善内部管理制度：在资源配置方面，建立基于大数据分析的资源优化配置模型，动态调整医疗资源分布，确保资源高效利用。利益分配上，采用多元化激励机制，如利润共享、项目合作等模式，激发各成员单位的积极性。绩效考核体系则需兼顾公平与效率，引入第三方评估机制，确保考核结果客观公正。

（2）强化沟通协调：构建多层次的沟通渠道，包括定期与政府部门的联席会议、与医共体内其他成员单位的交流论坛，以及面向公众的咨询热线等，确保信息畅通无阻。同时，积极参与政策制定过程，为政府提供决策参考，争取更多有利于医共体发展的政策环境。

2. 深化资源整合与共享 推动信息化建设：建设统一的医疗信息平台，实现医疗数据的标准化、集成化和智能化管理。利用云计算、大数据、人工智能等技术，提升医疗服务的智能化水平，如智能导诊、远程监控、精准医疗等。同时，加强信息安全保障，确保患者隐私与数据安全。

（1）优化资源配置：根据医共体内各成员单位的实际情况和患者需求，实施差异化资源配置策略。例如，在医疗资源相对匮乏的基层医疗机构，重点投入基础医疗设备和人员培训；在专科领域，则加强高精尖医疗技术的引进和研发。此外，推动医疗资源的跨区域流动，实现资源的高效利用。

（2）建立协作机制：建立常态化的协作机制，如定期召开医共体联席会议、开展联合科研项目、实施双向转诊制度等。通过这些机制，促进医疗人员之间的技术交流与合作，提升整体医疗服务水平。同时，加强学科建设与人才培养，打造一批具有影响力的重点学科和专家团队。

3. 健全服务协同机制　完善信息共享平台：建设集患者信息、诊疗记录、检查结果于一体的综合信息平台，实现医共体内各成员单位之间信息的无缝对接。通过信息平台，患者可以方便地查询自己的诊疗信息，医生则可以快速获取患者的全面资料，提高诊疗效率和准确性。

（1）优化转诊流程：建立标准化的转诊制度和流程，明确转诊标准和程序，减少不必要的转诊环节。通过信息平台实现转诊信息的快速传递和处理，缩短患者等待时间。同时，加强专科与全科的沟通与协作，确保转诊过程的无缝衔接和患者治疗的连续性。

（2）强化基层支持：实施“专家下沉”计划，选派优秀专家到基层医疗机构坐诊、带教和开展讲座，提升基层医生的诊疗水平和能力。同时，建立远程会诊系统，使基层医生在遇到疑难病例时能够迅速获得专家的指导和支持。此外，加强基层医疗机构的硬件设施建设，改善就医环境。

4. 完善绩效考核与激励机制　构建科学考核体系：采用先进管理工具，从多个维度构建绩效考核指标体系。确保考核指标既反映医院的整体运营效果，又兼顾各科室和个人的工作贡献。同时，引入患者满意度评价作为重要考核指标之一，体现以患者为中心的服务理念。

建立激励机制：根据绩效考核结果实施差异化激励政策。对于表现突出的科室和个人给予物质奖励和精神表彰；对于在医共体建设中作出重要贡献的科室和个人则给予更多的发展机会和资源支持。此外，建立长效激励机制如股权激励等，将医院的发展与医务人员的个人利益紧密捆绑在一起。

5. 提升患者信任与参与度　加强宣传引导：通过媒体宣传、公益活动等多种形式向公众普及医共体的概念、优势和服务模式。邀请患者代表参与医院开放日活动，亲身体验医共体带来的便利和实惠。同时加强健康教育宣传提高患者的健康素养和自我管理能力。

（1）优化就医流程：引入智能化管理系统优化就医流程如在线预约挂号、自助缴费、检查结果推送等，减少患者等待时间提高就医效率。同时加强医患沟通，建立和谐的医患关系，保障患者的知情权和选择权，提高患者满意度。

（2）建立患者反馈机制：设立患者服务中心负责收集和处理患者的意见和建议。通过问卷调查、电话回访、社交媒体互动等方式及时了解患者的需求和反馈。对于患者提出的问题和建议进行认真分析和整改，不断提升医疗服务质量。同时开展患者满意度调查，定期评估医院在医共体建设中的成效和不足，为持续改进提供依据（图 8-1）。

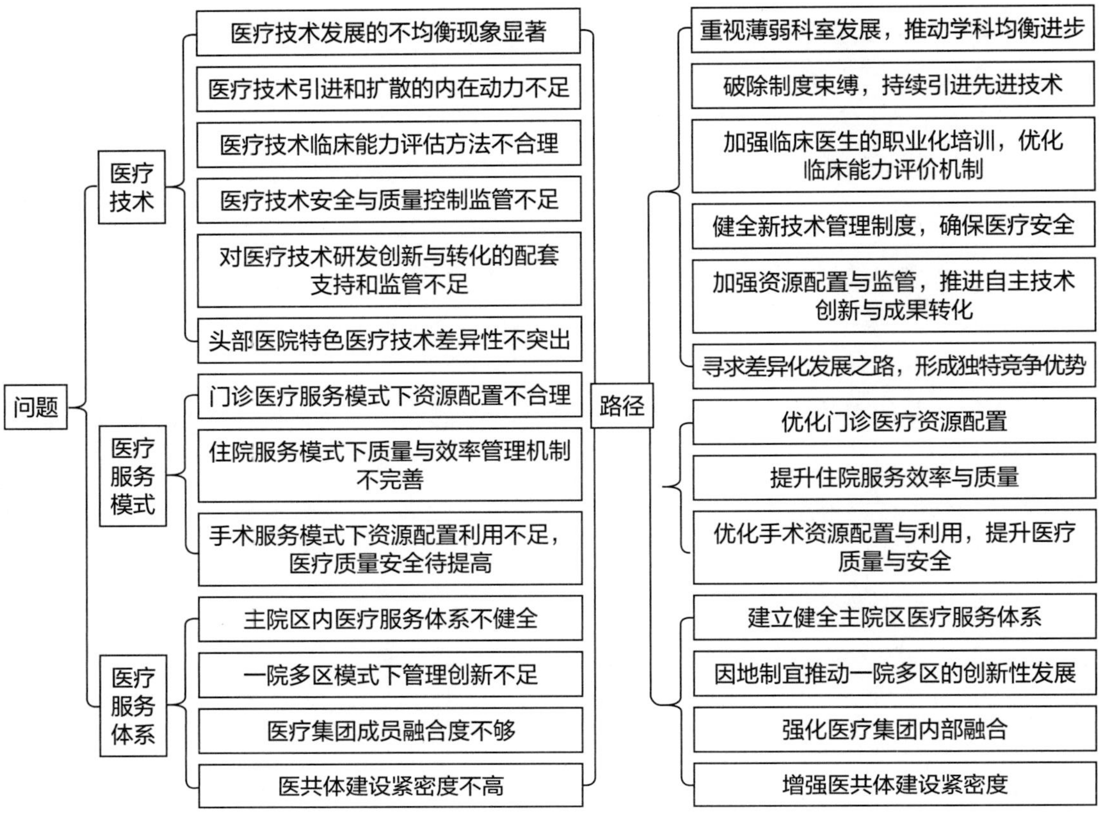

图8-1　医疗服务相关要素存在的问题及现代化路径

四、医疗服务伦理规范化

伦理植根于中国五千年历史文化的血脉中。早在唐朝，先贤孙思邈在《大医精诚》中写道："凡大医治病，必当安神定志，无欲无求，先发大慈恻隐之心，誓愿普救含灵之苦。若有疾厄来求救者，不得问其贵贱贫富，长幼妍媸，怨亲善友，华夷愚智，普同一等，皆如至亲之想。"蔡元培《中国伦理学史》中云，"吾国夙重伦理学，而至今顾尚无伦理学史。迩际伦理界怀疑时代之托始，异方学说之分道而输入者，如槃如烛，几有互相冲突之势。苟不得吾族固有之思想系统以相为衡准，则益将旁皇于歧路。"

没有医学伦理作为医疗的基础，任何现代医学科学将是无用的，甚至是有害的。医疗伦理在医疗技术、医疗服务模式、医疗服务体系的发展与进步中扮演着非常重要的角色。只有遵循医学伦理，才能确保医疗服务的质量和安全，提高患者的满意度和信任度，推动医疗事业的发展和进步。在此，本书特地将医疗伦理作为一项非常重要的内容专门叙述，从临床医疗和临床研究两个视角，以当前医疗服务领域中存在的伦理问题为切入点，着力推进伦理规范化建设，为实现医疗服务能力的现代化贡献力量。

（一）临床医疗中的伦理问题

1. 混淆临床实践与试验研究　临床医疗中，混淆临床实践与试验研究的事件时有发生。有的假借创新性医疗新技术为名，违规使用某些未经试验证实其安全性和有效性的所谓新技术，并收取患者高额费用。也有假借临床研究为名，在临床无限制开展某些医疗技术，违反了研究方案既定的受试者入组人数要求。这既增加了受试者的风险，违背了伦理，也触犯了相关法规。

故而，2021年9月，国家卫生健康委正式发布《医疗卫生机构开展研究者发起的临床研究管理办法》（试行），明确规定“不得以临床研究为名开展超范围的临床诊疗或群体性疾病预防控制活动”。

2. 技术滥用及超范围应用　现在正快速发展的达·芬奇机器人，适用于后腹膜复杂手术，如在前列腺手术中，能够发现普通手术不易发现的微小血管和神经，具有更高的安全性、稳定性和精确性；在狭小的盆腔空间进行切除、缝合等精细操作也更灵活。但机器人手术时不会像人类思考得那么全面，尤其令大众关注的是，其使用价格较高。由于机器人的使用成本更高，产生的医疗费用也更高，因此并不适用于普通手术。曾有研究者研究发现，医疗从业者的利益冲突会影响其对手术机器人使用的倾向性和对治疗效果的判断。

有荷兰学者从“可供性”（affordances）的角度探索了这种新的手术设备手术机器人在荷兰的快速应用。“可供性”既强调了技术的功能性——技术本身的属性，也强调了用户本身的主体性——用户可以自主决定是否使用等，因而可以将人与技术置于更完整的视野中进行分析。在该理论框架内，人与技术并不是孤立存在的，而是密切相关的，人类相关实践的达成以人与技术的互动为基础。手术机器人这一新兴技术给人类社会带来了获益。但不当使用，会增加社会和个人的负担。在医保资源紧张的今天，尤其应引起重视。

3. 非价值性社会资源消耗　近年来，人们越来越关注“过度治疗”的问题，即患者接受不必要的检查和治疗，对患者几乎没有好处，还可能使其面临伤害的风险。自1960年以来，广泛的卫生经济学研究提供了明确的证据，证明医生并不是患者的完美代理人，而且在某些情况下，他们提供不必要的医疗服务有不正当的动机，有证据表明存在供应商以及各种形式的经济激励对临床实践的影响。行为经济学证据为临床实践可能偏离“循证”方法提供了丰富的见解，医疗保健中的委托代理关系提供了进一步推动过度消费的力量。归根结底，这是医疗伦理中利益冲突（conflict of interest，COI）的一个具体体现。

针对以上临床医疗中的伦理问题，公立医院可以从以下几个方面进行系统性治理：

（1）成立专门的医疗技术临床应用伦理审查委员会。该机构应具备完善的管理制度和运行机制，制定全面的管理流程，就医疗技术临床应用进行规范的伦理审查。这不同于临床研究的伦理审查，首先要明确拟实施技术具有确定的有效性和安全性，技术主要实施人员具有相应执业资格，本单位有相应的设备及团队。医院的医务管理部门需定期对技术的实施情况进行评价，以决定该项技术可否纳入临床常规诊疗项目。

（2）增加临床伦理咨询专业人员。这是大型公立医院现代管理理念的体现，也是社会进步的象征。临床伦理咨询，最早出现于20世纪上半叶，90年代起逐渐引起重视。有数据表明美国每年约有29 000人进行伦理咨询。美国生命伦理学与人文科学协会在《临床伦理咨询师的核心胜任力》报告中对临床伦理问题的界定是："在患者疗护中产生的关乎价值的不确定性问题或道德冲突难题"。临床道德冲突难题主要包括：医疗决策利弊权衡的不确定性问题，不同文化观念或宗教信仰的价值冲突问题，医患之间或患方之间对于开始治疗、继续或终止医疗干预的决定分歧问题，医疗决策受外在道德压力影响的问题，复杂的医疗环境（医疗卫生体制、经济制度、卫生法规、公众舆论等）引发的伦理问题等。

（3）提高临床伦理咨询专业人员的专业水平。著名生命伦理学家Engellaardt指出，从事临床伦理咨询的人员应重视以下几点要求：充分了解其特定司法管辖区的适用法律和公共政策，以及任何适用的医疗机构标准操作规程；充分认识到现实中医院的伦理顾问所运用的伦理只不过是被特定司法管辖区法律和公共政策所确立的伦理，且应诚实地向咨询者披露这一点；应了解法律和公共政策的"灰色地带"，知晓如何在不违反法律和公共政策的情况下有效地与咨询者讨论这些灰色地带，借以推进达成咨询者的目标；了解如何与持不同意见的人合作，以便在法律和公共政策规定的限制范围内实现咨询者的目标；对于受雇于宗教附属医院从事临床伦理咨询的人员来说，需要有相关宗教的规范的专业知识能力；鉴于临床伦理咨询以服务为导向的特点，从事临床伦理咨询的人员应认识到，他们是服务提供者，其特定角色和能力是由咨询者定义的，咨询者决定了咨询活动的使命和环境，其并不具有独立于医疗机构的职业操守、历史和品格，就如同受雇于医院或律师事务所执业的医生和律师一样。

（4）重视并强化医务社工的角色。在我国，针对医院的社会服务工作尚不发达，一些志愿者仅仅是从事导医服务，缺乏与有需求的患者及家属深度交流和帮助，而在美国等发达国家，尤其在肿瘤医疗中心，一旦患者被诊断为恶性肿瘤，医院将配备一名护士和一名社工，全程为患者及其家庭提供支持。2023年9月4日，《健康报》报道了"南京鼓楼医院的医务社工，让医疗服务更有温度"。作为部省共建的全国公立医院高质量发展试点医院和江苏省高水平医院建设单位，南京鼓楼医院推动了一系列改革实践，传承人文理念，驱动服务创新。医院引进了专业社会工作人才和第三方社会工作服务机构，建立医务社会工作服务示范病区，整合医务社工、医护人员、志愿者和社会资源，建立了临床专科社工制度，共同推动医务社会工作服务规范化、专业化运行。

（二）临床研究中的伦理问题

随着我国改革开放的步伐不断迈进，我国的经济实力、科技实力已居世界前列，但近年来存在国际同行与公众对我国科研团体不信任的现象。如何改变这一现状？有学者指出，“成为世界科技强国，不仅要站在科学技术的制高点而且要立于伦理道德的制高点”“应当把加强科技伦理研究和提高伦理研究能力，参与国际伦理议题讨论和国际伦理规则制定纳入建设世界科技强国的重要内容，并及早在战略层面上加以布局，以改变长期以来伦理研究严重滞后科技发展的局面”。

现代西方科研伦理着重于尊重受试者的自主决定权、善行、无伤害及公平原则，即所谓伦理四原则的“原则主义”，但仅仅满足于这四个原则，并不能完全解决我国研究伦理的实际问题。基于我国文化传统和现实社会制度以及民众基础，我国的研究伦理发展应有其自身的特点。现代化伦理，应当是西方原则主义与中国传统伦理的结合，推动中华优秀传统伦理创造性转化、创新性发展，并结合历史发展和时代条件赋予其新的内涵。

总体而言，在涉及人的生物医学研究伦理方面，中国医疗机构存在以下几种比较普遍的问题：

1. 对于形式的关注大于对受试者的实质保护　大多数医疗机构伦理委员会能够认真审查知情同意书，但对于知情同意书的签署过程，以及受试者是否真正理解相关内容，并无监督和管理措施。

2. 未重视弱势群体的额外保护　研究者常因工作的便利，选择纳入其患者开展研究，例如重症监护患者、儿童患者等，而并未考虑弱势群体保护原则，未考虑这些研究是否可以在非弱势人群中开展。仅仅因工作上的便利，便招募本部门的患者开展研究。

3. 跟踪审查流于形式　临床研究项目在获得伦理委员会审查批准后，还须接受伦理委员会的持续监督。我国的新药临床试验经过数十年的不断发展，在规范性上已逐渐步入正轨。但对于普通的，以非注册为目的的临床研究，则在遵守国家法律法规、规章以及国际指南方面不尽如人意，甚至出现招募入组的受试者大大超过研究方案计划人数的情况。在试验品安全性未得出可靠结论时，超预期纳入受试者，将有额外人员遭受不必要的风险。

针对以上临床研究中的伦理问题，公立医院可以从以下几个方面进行综合治理：

（1）建立完整的受试者保护体系，在完成闭环式管理的基础上，实现伦理治理。

（2）建立科研门诊制度。如南京鼓楼医院建立了科研门诊制度，对于研究方案的设计，以及涉及研究伦理的问题，每周安排专人负责辅导及解答，协助研究者在研究方案设计的初始阶段，就重视研究的科学性和伦理合理性，使研究更具社会价值和科学价值。

（3）建设临床研究管理中心，对全院涉及临床的研究进行管理。无论是以注册为目的的新药、医疗器械临床试验，还是以非注册为目的的研究者发起的临床研究（investigator initiated trials，IIT）、政府资助的涉及人的生物医学研究，均实行立项管理，并设专岗负责监督管理伦理委员会的工作，对临床研究全程跟踪管理，关注受试者的风险与权益。

总之，研究应具有科学价值和社会价值，使受试者的风险最小化，受试者的风险与其参加研究的预期获益（如有）以及可以合理预期产生的知识的重要性相比应是合理的。

伦理治理的核心在于建立完整的结构体系，高效运行，并获得机构内部及社会认可，且能不断自我完善，自我革新，提升质量。伦理治理不仅仅是在形式和程序上的考量，更多的是对患者及受试者保护能力的考量，特别是随着患者及受试者保护体系的不断完善，能力建设的迫切性日益摆在我们面前。为此，应当把加强科技伦理研究、提高伦理研究能力、参与国际伦理议题讨论和国际伦理规则制定，纳入公立医院高质量发展的重要内容，并及早在战略层面上加以布局，以改变长期以来伦理研究严重滞后科技发展的局面。

第五节 案例分析

一、互联网医院创新医疗服务模式

（一）案例呈现

1. 建设目标 基于临床医技平台、医生工作台、护士工作站、患者服务平台、临床辅助平台，医、教、研平台，医疗大数据平台，医院运营平台等医院信息平台建立智慧医院。依托互联网信息技术，构建线上线下一体化信息平台，整合不同地域患者以及不同层级健康机构的医疗需求，常态化开展跨地域、跨机构的远程诊断与会诊，创新性开展远程手术与治疗，增加互联网诊疗服务辐射半径与辐射影响力，超越公立医院现有服务时间和空间的限制，实现优质医疗资源的高效配置。

2. 发展历程 某大型医院互联网医院因疫情而催生，诞生于2020年1月25日，院党委立足于公立医院高质量发展的战略需要，提出搭平台、建框架、出政策、打基础、重内涵、谋发展的细化要求，近一年内相继建成了远程会诊中心、患者服务中心、运营中心、直播中心、药品快递驿站、互联网体验厅和某大型公立医院云诊室等系列配套设施，更新了软件平台，相继推出了21项线上诊疗服务项目，初步建成省内有影响力的互联网诊疗平台。

3. 服务功能　为提升医疗卫生信息化水平，为群众打造优质的就医环境，全面实施“互联网＋医疗健康”的惠民服务，让数据多跑路，让患者少跑路，该医院上线了互联网医院，堪称江苏省综合医院中功能最全、最便捷的“一站式互联网医院”。

（1）智慧医疗

1）完善咨询复诊院内病案资料共享：通过与院内系统对接，患者可通过互联网医院平台在线查看病历、医嘱、检验检查报告等信息，不用来回往返医院，带给患者更便捷的就医体验。医生在接诊过程中可在线查看患者资料，便于医生详细掌握患者病情，为患者当次诊疗提供就诊依据，提高接诊效率。

2）健康体检：通过互联网医院实现体检项目预约服务。

3）药品快递到家：患者可以通过互联网医院线上复诊开立药品，线上支付药费和快递费，坐等药品快递到家，需要支持冷链配送。

4）在线医保支付：拥有南京市医保的患者可以通过互联网医院在线复诊开药，实时医保结算。

（2）智慧服务

1）手术排班查询：外科医生可及时查询本科室手术排班，提升工作效率。

2）出入院服务功能：为减少患者在出入院结算环节的奔波及排队等候时间，互联网医院可以进行出入院结算，查询住院费用及每日清单，改善住院患者体验。

3）电子发票功能：患者可以实现线上诊疗、药品配送等互联网＋医疗服务收费的电子票据查看和下载。

4）病案寄送服务：实现住院病历线上预约及邮寄到家服务，满足患者医保报销、复诊等住院病历的复制需求，减少其奔波和等候。

5）门诊缴费功能：方便门诊患者自助缴费，减少收费窗口排队拥挤和等待时间。

6）在线客服功能：支持患者通过在线图片、文字方式与互联网医院客服线上进行沟通交流，及时改善患者线上就诊的体验。

4. 具体举措

（1）互联网医院管理

1）人员：成立多部门共同推进的领导机构——互联网医院工作领导小组。

2）制度：为推动互联网医院持续健康发展，规范互联网医院管理及诊疗行为，发挥远程医疗服务积极作用，提高医疗服务效率，保证医疗质量和医疗安全，制定了《互联网医院管理办法》《互联网医院部分诊疗服务项目绩效方案》等10项管理制度。

（2）互联网医院服务

1）线上服务：患者端微信小程序、医生端APP、微信公众号及视频号等网络应用平台。

2）线下配套设施：设置在钢琴厅的远程医疗服务中心、线上诊室、网络直播中心、远程会诊中心等。

3）医疗服务：挂号、体检预约、专家咨询、在线复诊、送药到家、用药咨询、报告查询、网络直播健康教育、病案复印和互联网＋护理服务等20余项医疗服务。

5. 效果评价

（1）平台用户规模：该院互联网医院平台2020年末注册用户为14.9万人，2021年新增用户为56.7万人，同比增长3.8倍，每月新增近8万人。平台注册用户总数目前已经突破100万人，增量居全省首位。

为了核实注册用户的真实性，该院通过多种方法验证：①身份证合规验证；②数据重复性验证；③电话抽样验证等。结果证实真实有效用户占比为97%。通过互联网行为数据抓取证实，其中41%有线上业务操作。

用户分析结果：从性别看，女性用户居多，占比达57%。从年龄看，40岁以下的用户占比达70%。从地域看，江苏省以外的用户占比为48.42%，南京市以外地区用户占比达81.55%，反映出外地患者对互联网诊疗服务的需求更明显。今后将对用户在互联网医院平台的功能使用类别、使用频度、问题反馈等情况细化分析，基于用户行为指导精准运营。

（2）线上服务项目：该院以云诊室为核心针对传统线下诊疗服务进行流程再造，相继上线预约挂号、健康咨询、线上复诊、报告查询等21项互联网智慧健康服务，实现了患者诊疗缴查全流程覆盖，每天登录平台的用户数超过15 000人次。

6. 创新性及亮点

（1）线上服务丰富便捷：该院以云诊室为核心针对传统线下诊疗服务进行流程再造，相继上线20余项互联网智慧健康服务，实现了患者诊疗缴查全流程覆盖。

（2）远程诊断持续增长，远程治疗成为常规：借助国家5G信息化建设，通过远程医疗体系建设，提供远程会诊及远程MDT会诊，实现优质医疗资源共享，助力分级诊疗形成。作为“南京市远程医学会诊中心”，该院接入不同层级的医疗机构60个，涵盖了医联体成员、社区医疗机构及对口帮扶医院等单位。2021年完成远程影像诊断等会诊3 723例，同比增长43%，常规开展了远程放射治疗协作，实现了该院优质医疗资源的异地有效配置。远程治疗开始成为医联体内的常规协作模式，后续还要促进远程心电监测、远程病理诊断、远程MDT会诊等工作的开展。

（3）整合线上服务，促进线下引流：互联网医院平台统一了该院健康体检、检验检查、处方送药、缴费发票、报告查询等在线服务入口，诊疗全程均能为患者提供有效帮助。随着注册人数和服务应用的增长，经互联网医院入口的直接收入较2020年增长了41倍，成为该院发展的新引擎之一。此外，通过面对全新患者的健康咨询服务也实现了线下引流，全年共有 5 941 次咨询与门诊引流相关，171 次咨询与住院引流相关，为科室线下诊疗工作的开始也作出了贡献。

（4）医保脱卡支付：依托于卫生健康委建设的服务平台——“我的南京平台”，增设互联网医院入口，实现挂号、医药、医技项目脱卡医保结算，实现某大型公立医院线上线下一体化发展。

（5）互联网 + 护理：依托互联网医院优势护理资源，实现线上预约、线下护理服务，提升患者就医后专业医疗体验。

（6）加强制度建设，健全监管措施：作为该院诊疗工作的组成部分，互联网医院工作也需要加强监管，在运行过程中不断解决问题。陆续完成了 10 项工作制度和管理规定的制定。

7. 未来规划

（1）医联体建设：将联动社区、养老中心对口帮扶，医养结合，为老人提供社区检测、互联网医院问诊的诊疗流程，同时打通合作药房，满足患者小病不出门，大病有依靠的就医场景。依托该院医联体机构，通过互联网协作平台构建跨机构、跨地域的慢病联盟，提高基层医疗机构互联网医疗水平，最大程度地缩小地方差异，解决乡镇患者就医难的民生问题。

（2）物联网建设：基于云计算、物联网、5G 网络及人工智能等创新技术，应用于互联网 + 慢病管理、远程健康管理、远程教育、远程手术指导等。基于智能网络技术重塑诊疗服务流程，实现线上线下诊疗功能的无缝对接，组建常见慢病的线上管理团队，灵活配置多学科专家为患者提供全程慢病管理服务，覆盖体检筛查、线上问诊、药品快递、医保支付、健康宣教、智能随访等诊疗全流程。

（3）远程诊疗平台建设：逐步建成多层次远程会诊平台，通过技术升级实现专用网络与互联网的融合，推动区域内线上临床协作。根据不同医疗机构及患者的临床需求，采用远程医学会诊专网、远程影像诊断专网、远程病理诊断专网、互联网远程会诊平台、互联网远程手术等不同层次和专业类型的远程诊疗平台。

（4）开展互联网药事服务：完善互联网药事服务项目，开展互联网审核处方、不良反应随访、个体化用药指导等服务，实施“互联网 + 中医药健康服务”，以中医药理论为指导、互联网为依托、融入现代健康管理理念的中医药健康服务模式形成并加快发展，推进智能中医药诊疗示范工程建设。

（5）互联网教育平台建设：创建远程教育平台，开展基于新媒体的各种层次健康教育培训，依托该院现有的互联网医院及远程会诊平台，通过线上查房、多学科讨论等开展以病例为基础的远程教育培训活动。

（二）案例分析

该大型医院互联网医院于2020年1月取得互联网医院运营牌照，该院以运营为核心、以技术为支撑，打造智慧管理、智慧医疗、智慧服务三位一体新型智慧健康医疗服务新模式。立足于公立医院高质量发展的战略需要，提出搭平台、建框架、出政策、打基础、重内涵、谋发展的细化要求。

1. **智慧管理** 成立领导小组及工作组，制定互联网医院管理办法和绩效方案，激励医生参与互联网诊疗，打造数字化的医疗质量评价促进中心、运营管理监测系统，开展全方位的评价。

2. **智慧医疗** 信息驱动智慧医疗，实现专病化集约化诊治。构建全生命周期专病主题数据库，实现在重大专病的主动识别、分类和预判基础上提供个性化诊疗策略。通过远程医疗实时影像会诊、5G手术机器人等新型医疗装备，提供上下联动的区域＋互联网的患者健康服务。

3. **智慧服务** 将信息技术贯穿院前、院中和院后各个诊疗环节，囊括挂缴查、健康教育、云诊室等20余项医疗核心和周边服务项目。目前上线科室45个，医生1 000余名，远程诊疗2 000余次，触达200余城市，月服务用户突破10万，好评率达99.7%，增量居全省首位，初步建成省内有影响力的互联网诊疗平台。

（三）案例启示

互联网医院作为一种新的医疗服务模式，给患者带来了便捷性、可及性、信息透明化和医疗服务效率与质量提升等诸多好处。因此，应该大力推广互联网医院，让更多的人享受到这种新兴医疗服务模式带来的便利和益处。同时，医院管理者也需要加强互联网医院的监管和规范，确保医疗服务的质量和安全，让互联网医院成为推动医疗事业发展的重要力量。

二、多措并举，提升“一老、一小和孕产妇”就医体验

（一）案例呈现

某大型医院门诊部全面贯彻落实党的二十大精神，将“以患者为中心”的服务理念贯穿于医疗服务各环节，聚焦“一老、一小和孕产妇”等重点人群的健康需求，多措并举，推动就医流程更便捷、服务更高效、环境更舒适，着力解决患者“急、难、愁、盼”问题，不断增强人民群众就医获得感、幸福感。

1. 优化流程，创新服务，让就医更便捷

（1）首开诊间支付服务：医院于2023年在南京地区率先实现诊间支付，切实“让患者少跑腿，让信息多跑路”。患者在诊室完成诊疗后只需在诊室出示医保电子凭证或付款码便可直接进行支付，有效缩短了患者候诊时间。自4月中旬试点运行以来，医院已在中医科、康复医学科、皮肤科、耳鼻咽喉头颈外科、医美中心、肿瘤日间化疗科实现诊间支付，共计产生近3 500笔诊间支付订单，其中6月份日平均结算135笔。

（2）优化自助服务功能：医院以患者需求为中心，持续优化自助服务。①医院现已开通超声检查互联网医院小程序自助预约功能，增加预约途径，减少患者跑动与排队；②妇产科门诊手术室取消人工排队，增设报到叫号机。

（3）设有助老服务窗口：医院在门诊开设助老服务窗口，优先为老年患者提供挂号、缴费、分诊、采血、取药等服务，如在抽血处设立了采血爱心窗口，为75岁以上老年人提供优先抽血服务。

2. 以人为本，关注需求，让就医更温暖

（1）开设门诊“一站式服务中心”：为了更好服务广大患者，医院在钢琴厅设有门诊“一站式服务中心”，为患者提供导诊、健康咨询、轮椅平车免费借用、志愿者帮助、测量血压等服务，并对突发病情变化的无陪护老年患者提供全程协诊。

（2）增设温馨母婴室：医院一以贯之重视孕产妇的健康需求，除在妇产科门诊区设有母婴室，进一步拓展服务范围，还在入门口处增设母婴室，方便群众24h使用。

（3）建立“门诊服务巡视工作制”：医院在门诊人流量较大的区域设有“门诊服务巡视班组”，提供引导和咨询服务，加强高峰时期的疏导，并采取巡视点结合走动式服务模式，以点及面地主动帮助周围患者解决就诊问题，提供贴心服务，及时发现识别突发状况的患者。

（4）提供多种便民服务：门诊设计“助老服务徽章”，并制作了助老服务手册，方便老年患者就诊。医院在抽血窗口专为做糖耐量试验的老年人设立了糖水冲泡点。在门诊处新增自助血压测量区，提供全自动电子血压计供有需要的患者自助测量，日均测量血压者达1 000余人次。门诊“一站式服务中心”及各诊区均免费提供水杯、便民盒。

（5）不断优化就诊环境，加强适老改造：门诊部重视对自助设备的适老改造，自助设备页面更清，字体更大，方便老年患者辨识和使用。

营造舒适就诊环境。医院通过摆放绿植、安装噪声敏感装置、设置专用沟通室、动态调整电子设备音量、调整磨地机器工作时间等措施，加强噪音综合管理，打造门诊静音文化，给患者营造舒适的就诊环境。

（二）案例分析

该医院门诊部积极贯彻党的二十大精神，坚持“以患者为中心”，通过优化就医流程、创新服务模式，重点关注“一老、一小和孕产妇”的健康需求。通过多项便民措施，提高了就医效率，提升了患者就医体验，营造了更舒适、更温暖的就医环境。

（三）案例启示

我国公立医院应深化“以患者为中心”的服务理念，通过优化流程、创新服务，提高就医效率，关注特殊人群需求，营造舒适就医环境，不断提升患者就医获得感和满意度。

第六节 展 望

本章“医疗服务能力现代化”提出了一个重要议题：如何通过治理创新和科技进步推动医疗服务能力的现代化，以满足人民群众日益增长的医疗需求。我们要认识到，中国医疗服务能力的现代化是与中国特有的保障体系及公立医院发展特色紧密相连的现代化进程。这一过程以医疗服务模式的创新为核心，医疗技术的持续进步为支撑，同时融入了独特的医疗服务体系作为其发展背景。这不仅体现了中国式现代化的独特魅力，更展示了中国在医疗服务领域追求卓越、引领未来的坚定决心。

在未来的发展中，大型公立医院的服务能力现代化将成为医院持续进步和创新的重要驱动力。随着科技的飞速发展和医疗理念的不断更新，可以预见，我国医疗服务能力将达到一个前所未有的高度，并且在多个方向上取得显著进展。未来的大型公立医院将能够以更高的效率、更优质的服务，满足人民群众日益增长的健康需求，实现医院治理体系和治理能力现代化，为推动健康中国建设作出更大的贡献。

（本章执笔：薛缪群，吴静，穆耕林）

第九章

运营管理精益化

本章节主要是对公立医院运营管理精益化进行专题研究。运营管理精益化是公立医院治理体系和治理能力现代化的重要构建目标之一。现阶段，在国家公立医院高质量发展以及公立医院绩效考核大背景下，公立医院如何通过实现精益化的运营管理，进一步提升医院整体运营水平与运营效能，维持公益性、调动积极性、保障可持续性，确保医院日常运营节能高效，促进医院实现高质量发展，是医院治理研究的重要课题。本章节将从公立医院运营管理精益化的概念内涵解析出发，总结归纳国内外医院运营管理精益化的演进历程与政策导向，多维度深入剖析我国公立医院运营管理精益化面临的现状问题，并给出公立医院运营管理精益化的具体实施路径（图 9-1）。

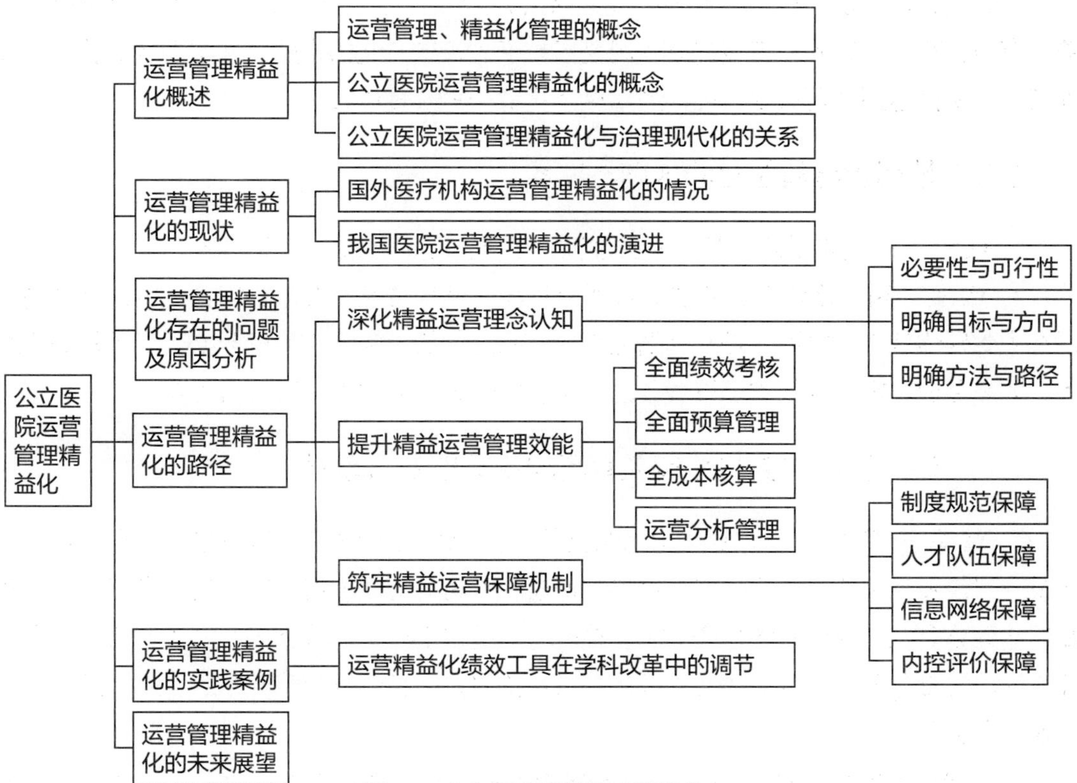

图9-1　公立医院运营管理精益化

第一节 概　　述

一、运营管理的概念

运营管理是指针对单位运营过程中的各个环节进行有效管理，以提高效率、降低成本、提供良好的产品和服务。运营管理包括生产、供应链、质量、人力资源管理等方面。在运营管理中，需要进行数据和信息的收集和分析，以实现管理决策的科学性。同时，还需要不断优化和改进运营管理流程，以适应市场变化和提高竞争力。运营管理的目标是实现单位的长期发展，通过高效的运营管理，单位能够提高客户满意度，降本增效，并实现单位的可持续发展。

二、精益化管理的概念

（一）精益化管理的概念界定

“精”在《辞海》里的解释为精准，周密，专一，与“粗”相对；“益”的解释为公益，有用，有益。因此，精益化管理就是组织通过采取一定的措施，来实现精准管理、降本增效，从而达到经营效果与社会效益最优化的一种管理模式。

（二）精细化与精益化的区别与联系

1. 区别　精细化强调细节，注重过程；精益化强调效益，注重结果。

2. 联系　精细化管理是精益化管理的基础，没有精细就谈不到精益；精益化又是对精细化管理的延伸和发展，是在精细化管理基础上的战略提升和管理升级，不再拘泥于细节，而是更加追求单位整体经济效益的提高、社会公益的体现与可持续发展。

（三）运营管理精益化与精益管理理论的区别与联系

1. 精益管理理论　经济学上的精益管理理论是由麻省理工学院首先提出，其在一项名为“国际汽车计划”的研究项目中，通过大量调查对比发现，丰田的生产组织、管理方式是最适合现代制造业的生产方式，故称之为精益生产。随着精益生产拓展到整个产品价值流，精益管理也不再限于生产管理，而是拓展到研发、设计、技术、供应、设备、销售等各个层面。

2. 运营管理精益化　本章所述的运营管理精益化是在经济学精益管理理论的基础

上延伸发展而来，主要立足于探讨公立医院在运营方面的精益化管理举措。公立医院的运营管理精益化，主要是以单位业财融合为基础，通过综合运用多种运营管理手段方式，引导推动单位内部各项经济、业务活动协同高效发展，以更加充分地体现公立医院的公益性社会属性与精益化运营效果。

三、公立医院运营管理精益化的概念

（一）公立医院运营管理精益化的概念界定

公立医院运营管理精益化，是指充分理解并运用单位财务管理的导向性作用，以全面预算管理为主线，以全成本管理和绩效管理为抓手，以公立医院绩效考核与高质量试点指标体系为目标，对与单位医疗价值创造领域密切相关的核心资源及各类资产，进行详细计划、有效组织、政策引导及全程调控，以帮助医院实现内部人、财、物资源的精益管理与有效调配，实现科、教、研协同全面发展的新格局，实现投入产出效益的最优化，医疗服务价值的最大化，使公立医院公益性属性得到最充分彰显的公立医院运营管理模式。

（二）公立医院运营管理精益化的内涵框架（表9-1）

表9-1　公立医院运营管理精益化的内涵框架

<table>
<tr><td>特征</td><td>精准性、公益性、导向性、经济性、效果性</td></tr>
<tr><td>目标</td><td>一是维持公益性、调动积极性、保障可持续性；
二是促进医院实现高质量发展目标，病例组合指数值力争达到2.0，四级手术比例达到60%，医疗技术服务收入比例达到60%，人员支出比例达到60%、薪酬中固定部分比例达到60%；
三是确保医院日常运行节约高效</td></tr>
<tr><td>抓手</td><td>公立医院绩效考核与高质量试点考核指标体系、全面预算管理、全成本核算、运营分析管理体系等</td></tr>
<tr><td>对象</td><td>单位学科建设、人才培养、履职考核、科研创新、业财融合等各方面</td></tr>
<tr><td rowspan="2">资产</td><td>有形资产：固定资产包括建筑医疗用房、医疗设备、行政资产、信息资产；
非固定资产包括现金、银行存款、应收账款、存货、长期投资等</td></tr>
<tr><td>无形资产：狭义指专利著作、版权、土地使用权、商誉、应用软件等；
广义指人才资产、技术资产、团队资产、体系资产、文化资产、品牌资产、标准资产、制度资产、管理资产、数据资产等</td></tr>
<tr><td>过程</td><td>详细计划、有效组织、政策引导、贯彻落实、全程调控；
合理配置单位各项核心资源</td></tr>
</table>

续表

效果	实现医院内部人、财、物资源的精益管理与有效调配； 实现单位科、教、研协同全面发展的新格局； 实现单位投入产出效益的最优化； 实现医疗服务价值的最大化； 实现公立医院公益属性最充分彰显

（三）公立医院运营管理精益化的基本特征

1. **精准性** 在运营管理过程中，公立医院运用现代管理理念、管理工具、管理方法、管理技术，将基于人的经验管理与基于制度和标准的循证管理相结合，进一步提升医院管理的精益化、信息化、规范化和科学化水平。借助信息化手段，将医院管理的基础精准到科室、精准到诊疗组、精准到每个医务人员和重点病种，科学评价绩效，引导医院回归功能定位，激发降低成本、提高效率的内生动力，使有限的医疗资源发挥最大的社会效益。

2. **公益性** 公立医院是政府举办的医疗机构，公益性是其基本属性。公立医院作为政府建立的向人民群众提供基本医疗服务的社会机构，是党和政府保护人民健康权益的直接体现，因此它的基本属性就是公益性。公立医院的公益性，是体现社会公平的重要内容。现代社会的公平，最基本的是个人教育与发展机会的公平，而个人的健康直接关系到发展的能力。坚持公立医院的公益性，尽量减少人民群众因病致贫，因病致困的现象，对于保障人民安居乐业，个人充分发展，社会稳定和谐有着十分重要的意义。

3. **导向性** 公立医院运营管理不应局限于传统财务管理的内涵定义，而应更多聚焦于运营管理对于推动、引导医院的医疗服务、持续经营、创新发展等各个维度所能起到的启动、导向和调控作用，以及其协调医院公益性与效益性双重属性，实现医院社会效益与经济效益全面提高的价值目标。精益化的医院运营管理，能够通过有效的资源配置、规范有序的管理机制和及时识别管理风险等方式，对公立医院在学科发展、人才培养、履职考核、科研创新和分配制度等方面起到重要的导向作用。

4. **经济性** 尽管公益性是公立医院的基本属性，但维持医院的合理收入水平仍然是公立医院需要面对的现实问题。通过开展精益化的运营管理，能够帮助医院建立起完整明确的资源取得、使用与效率评价机制，能够有效减少运营过程中的损失与浪费，促进公立医院合理配置资源、提高作业效率。通过重点关注各类业务活动的内涵经济效益，能够进一步促进医院收支平衡，缓解医院经济运行压力，实现公立医院的良性运营与可持续发展。

5. **效果性** 精益化的运营管理能够满足内部成本控制、医疗服务定价、绩效评价等特定成本信息需求，促进管理模式从粗放式向精细化、规范化转变，优化资源配置、提高运营效率，保障公立医院健康、可持续发展，更好地满足人民群众的基本医疗卫生服务需求。通过运营管理精益化达到提供优质高效医疗卫生服务、缓解居民就医困难、促进公众健康和生活质量提高等效果，为建设健康中国提供有力支撑。

四、公立医院运营管理精益化与治理现代化的关系

（一）公立医院治理现代化的构建目标之一是实现公立医院运营管理的精益化

治理现代化是建立健全现代医院管理制度的核心要求。在公立医院高质量发展进程中，需要兼顾自身发展与向外辐射，加快推进新的运行机制和治理机制形成，全面提升医疗服务水平、健康供给质量和综合管理效率。当下，随着国内公立医院发展规模的逐年扩大，医疗、教学、科研、预防等日常业务活动日益繁重；人、财、物等资源的配置活动愈加复杂；预算管理、成本管理、收支核算管理、绩效管理等经济活动日常管理也日益庞杂。同时，由于医疗卫生体制改革及疾病诊断相关分组（DRG）医保支付的持续推进，医院的经济运行压力逐年增大。因此，公立医院在构建治理现代化时，一项重要目标就是实现公立医院运营管理的精益化。通过精益化运营管理，能够加快补齐医院内部运营短板，加快优质医疗资源的重新整合与均衡布局，使公立医院的发展方式逐步由规模扩张型向提质增效型转变，运行模式由粗放管理向精细管理转变。增强医院的综合实力和竞争力，从而缓解医院的经济运行压力，提升经营管理效能，最终实现公立医院的协调、可持续、高质量发展。

（二）公立医院运营管理精益化有助于进一步提升医院治理现代化水平

同时，提高医院运营管理精细化水平也是推动公立医院高质量发展，提升医院治理现代化的必由之路。公立医院秉持着服务人民健康，充分发挥公益性社会属性的核心理念，同时亦肩负着参与市场经济，自负盈亏、自主经营的市场化属性，因此更需要医院管理层合理结合医院实际运营情况，进一步明确运营管理的目标定位与作用导向，选择合适的运营策略，全面加强医院运营管理。从而达到有效提升资源投入产出效率与医院整体运营效能水平的目标，帮助医院科学合理配置人、财、物、技术等各项核心资源，最终有力推动医院治理目标的实现。因此，医院运营管理精益化顺应了中国式现代化发展的客观要求，通过不断深化改革向更深层次、更细领域发展转变，促使传统公立医院治理体系不断完善，治理机制逐步健全，最终帮助提升医院的综合治理效能。

第二节 公立医院运营管理精益化的现状

一、国外医疗机构运营管理精益化的情况

（一）实践探索

现代管理学起源于西方国家，运营要做到精益化，不仅要精细全面，而且要保证收益、公益、效益，这是一种复杂的思维系统，而不仅仅是一些工具的简单组合。在欧美等国家，医疗保障体系、国民保健运行机制、公共医疗服务对精细化管理核心把控较精准，医疗机构实施运营管理的时间相对较早，医院运营管理组织职责任务清晰，岗位设置明确，制度、流程、机制相对完善。在宏观方面，经济体制和模式对医院的运营管理体系具有举足轻重的影响，美国实行的是市场经济模式，新加坡推行的是政府宏观调控的市场经济模式，澳大利亚采用自由市场经济模式，德国实行的是“社会市场经济模式”，包括市场经济、社会福利和国家政策干预。在微观方面，美国的医疗机构从关注患者、注重价值、持续改善这几方面进行精益管理；德国从 DRG 支付改革入手，建立了全方位的精细化管理体系；新加坡医疗机构立足于人本理念、文化建设和政策工具；澳大利亚的医院运营管理的实际动作一般有三个层次。下文选择了四个具有代表性的国家，对其医疗机构精益化管理的主要特点进行概述。

1. 美国医疗机构　在美国，政府注重在宏观层面对医疗市场的监督和规范，只对公立医院进行间接管理，更趋扁平化、标准化。公立医院作为独立的医疗机构拥有足够的自主权，实行的是董事会领导下的院长负责制。建立以患者为中心的疾病管理多学科诊疗模式（multi-disciplinary team，MDT）、以个案病例为中心的资源管理模式和基于数据循证的决策支撑体系。美国最佳医院评价采用的是“结构－过程－结果”模型进行评价，采用加权指数法计算综合指数值，强调均衡结构、过程、结果三个维度进行综合评价。在这个体系中，医生和医院各司其职，共同推动了医院运营运转效率的提升。

以美国泰德康医疗集团为例，2000 年前后，医院管理团队就开始系统研究精益管理思想，创造性地加以修改，并运用到医疗管理体系中来。经过多年的精益管理实践，总结出精益管理的一整套步骤与经验。

（1）关注患者，促进良好的协作：关注患者即改变以往以医院利益或员工方便为出发点的惯有思维，围绕患者设计医疗服务。泰德康组建了一个包括医、护、药、技和行政人员等在内的精益改善小组，以精益理念为指导，从患者角度定义价值，全面梳理了住院患者的服务流程，打破了医务人员的分工界限，创造出“协同医疗”模式。该模式下，所有

参与患者服务的医务人员都能充分地沟通协作，同时直接面对患者，减少了医疗沟通误差，使诊疗过程顺畅高效。

（2）注重价值，减少无谓的浪费：精益理论认为价值是一种顾客愿意买单的产品或服务，一切没有价值的都是浪费。泰德康总结了医疗机构的8种浪费，包括质量缺陷等待、不必要的走动、不必要的运输、过量负荷、重复作业、库存、未被利用的员工能力。精益最重要的工具是价值流图，价值流图是识别价值和浪费的最佳工具。泰德康为治疗效果组建了精益医疗改善小组，综合运用了“5W”价值流图现场改善等工具，准确识别了抢救过程中的价值与浪费，重新设计了新的标准治疗作业程序，使患者预约诊疗更便捷，让长期经营不善的全科门诊扭亏为盈。

（3）持续改善，形成规范的系统：泰德康认为，将关注患者、注重价值、缩短治疗时间等原则整合运用，便能逐渐形成规范理性、浪费少、运营效率高的系统，但最关键是要坚持持续改善。持续改善是解决该项目后续评估和维护改善成果无人问津的唯一办法，快速改善戴明环（plan do check action，PDCA；又称PCAD循环）成为维护精益改进项目成果、促进形成良好习惯的永续动力。医院始终鼓励一线员工组建团队实施快速改善周，以此持续推进精益改善。

2. **德国医疗机构**　德国医院将医院精益化管理定位为一种管理理念，作为临床科室和行政部门的沟通桥梁，贯穿于整个医院体系的结构、过程和结果，以及质量管理的三大维度。2003年，德国借鉴美国和澳大利亚的DRG支付方式，探索适合其自身的德国疾病诊断相关分组（the German DRG，G-DRG）收付费制度，随后构建了精细化DRG管理体系。G-DRG支付体系的整体设计实行了自上而下的高度统一原则，实现了DRG编码全国统一、权重系数全国统一、基础付费标准各州统一。DRG系统几乎覆盖所有患者和所有病种，编码体系采用内外科分离的方式，取得了不错的医疗管理效果。从整体实施效果来看，德国的平均医疗质量与美国相当，但费用支出仅为美国的一半，是探索实施DRG，促进运营管理的成功范例。

（1）G-DRG支付方式改革催生运营管理精益化：2003年德国实施统一的G-DRG支付系统，直接影响医疗服务和医院营收。德国对同一DRG组实施相同的支付标准，实现“同病同酬”，支付方式的改变将原来按项目付费时由支付方承担的风险部分转移到医疗服务提供方，医院转向成本效益最大化。德国医院建立了一套基于DRG的精益化管理体系：通过卫生经济学、管理学与医学的深度融合，实现多学科交叉互动，并对医疗服务流程、过程和结果质量进行监控，促使医疗服务透明化，并充分激励优质服务管理和成本优化。

（2）运营管理精益化助推医疗质量优化：DRG标杆管理将过去科室管理的颗粒度精益化到DRG病组管理，明确了医院战略定位，帮助医院确定发展的优势和劣势，以便提升质量和效率。德国医院成功应用了基于DRG数据的标准化临床路径管理，保证医疗质量的同时控制医疗成本。临床路径突破了临床科室、行政部门之间的孤岛思维，转向由医生、护士和医疗技术专家组成的跨学科团队的合作。医院通过利用精益化管理工具，为决策者提供了战略定位和问题解决的工具库，在医疗质量、临床路径、流程优化等领域提供有力支持，实现管理目标。

3. 新加坡医疗机构 新加坡医疗机构的运营管理模式中，可供参考和学习的方面主要集中于其精细化的运营政策及医院文化建设与人文关怀方面。

（1）采用精细化的运营政策工具：新加坡公立医院在国家卫生方针政策指导下从事医疗服务，但医院经营方式是在公司法的规定下进行运作和管理。政府对价格、床位以及昂贵仪器设备的购置等有控制权，新加坡卫生部对医院集团进行直接监督管理。新加坡的公立医院属于有收入上限控制的自负盈亏，新加坡政府为公立医院设定了单个患者日均费用上限，医院收入总额除以患者总数的平均值不得超过该上限，否则就会减少政府津贴。新加坡政府还鼓励公立与私立医院展开一定程度的市场竞争，激励公立医院控制成本的同时提高服务和运营管理水平。为了避免机构之间过度竞争带来服务成本上涨，政府又将公立医院组建成两个规模相似的医院集团，在集团内部实现医疗资源和患者信息的共享，建立住院服务与非住院服务的转诊机制，实现纵向一体化，提高医院管理和运营的效率，在保持一定竞争性的同时加强了资源的利用和医疗服务的连续性。

（2）加强人文建设和个性化服务：新加坡医疗集团通过多种方式定期对医务工作者进行培训与教育，促进其形成健康积极的价值理念，不断提升个人职业技能水平。同时，医院制定严谨合理的激励制度体系，真正将人、财、物等各种资源综合利用，发挥最大效能，提升医院的运营效益，提高核心竞争力。新加坡实行全国统一的医疗保健制度，根据诊疗的不同消费层次人群和相对特殊的社会群体进行合理的诊疗定位，制定不同档次的治疗方案和价格体系。极具人性化的患者服务措施，不仅减少患者就诊压力，缩短患者等待时间，也能够减少医务人员的工作量，提高医院的运营效率。

4. 澳大利亚医疗机构 澳大利亚医疗机构的运营管理模式中，比较显著的在于其对于医院管理模式及医生考核方面的制度设立。

（1）多层级的医院管理模式：澳大利亚一向推行多元化办医模式，政府通过医疗立法和医疗机构的区域规划及相关的司法程序来管理，不直接干预医院的人事聘用、财务预决算、业务运行和内部分配。其医院运营管理的实际动作一般有三个层次：一是宏观管理监督层，即董事会；二是院内事务决策层，即院长；三是执行层，即医疗、护理、总务三大部门及其下属的有关部门、科室。董事会一般每个月召开一次例会，其职能包括招聘任命院长，审查批准医院的年度工作计划、财务预决算，审批大型设备的添置、更新和基建项目计划，评价医院的运行状况及院长的工作业绩，沟通医院与社会各界的联系，争取和接受社会各界对医院的捐助。董事会也不干预医院的正常工作运行，医院内部的管理实行院长负责制，院长招聘任命医疗部、护理部和总务部的主任，三大部门都是垂直领导，所属人员的聘用、注册、培训、考核、晋升、工资福利等都由各部主任决定，划定的经费也单独核算，各部包干。

（2）精细化的医生考核方式：澳大利亚对医生的工作考核非常细致，医院根据医生的服务情况给医生付工资。医生每个工作日所完成的工作内容细化至每个操作，每个操作都有一定“价格”，这个表格上记载的医生工作量既是医院给医生付薪的依据，又是医院向政府医疗保险部门或私营保险公司取得费用的依据，同时也反映该医生的服务的记录。这减少了信息困扰，为医院的整体效益和管理提供了重要的支撑。

（二）经验启示

为了提升医院绩效与运营效率，国外一些医疗机构采取了一系列精益化管理方法，其在运营管理中的宝贵实践经验对医院管理的启示主要可概括为以下几个方面。

1. 组织保障是精益化运营的前提　重视运营管理的顶层设计与人员培养，确保运营管理人才队伍的高质量与可持续性，将管理责任具体化、明确化，工作内容科学量化，做到人人都管理、处处有管理、事事见管理，保障精益改善延续。

2. 信息系统是精益化运营的支撑　实现各部门各管理系统互联互通、数据共享。加强“业财融合”能力的建设，重视医院成本管理与医疗质量的优化，确保医院运营管理的效益性与效果性。

3. 文化建设是精益化运营的基石　制定文化建设规划，从宏观上规划医院文化的目标和方向，全面塑造形象文化、行为文化、价值文化。从局部精益实践到构建整体精益文化。重视医院标准化管理流程建设与激励考评，建立科学的激励约束，不定期开展运营情况检查、进行分析评价，动态掌握运营管理工作进展，确保医院管理举措的普适性与规范性。

4. 品牌服务是精益化运营的保障　切实以患者为导向，加强人性化服务举措，重视医院文化建设与患者的人文关怀，确保医院功能定位的公益性与人本性。提升品牌营销能力，利用品牌建设带动现代医院管理制度的落实，提升医院竞争力、实现可持续性发展。

5. 模式体系是精细化运营的核心　积极探索与支付方式改革配套的运营模式，创新技术应用，提升改革效能。医保管理部门应建立与公立医院的协商机制，充分发挥医保支付的指挥棒作用。制定相配套的绩效考核方案，内外联动提高公立医院运营绩效。加大对医保支付的监管力度，完善监督考核制度体系。

二、我国医院运营管理精益化的演进

（一）制度演进

中华人民共和国成立后，我国医疗改革进程及公立医院运营管理制度的发展演进，初步可分为：福利化时期、市场化探索时期、市场化改良时期、体系化改革时期、健康化战略时期几个阶段（表9-2）。

表9-2 医疗改革与运营管理演进历程表

阶段	政策导向	阶段特点
福利化时期（1949年中华人民共和国成立后—20世纪80年代）	相关政策：爱国卫生运动、城乡医疗保障制度、三级卫生网络体系等 政策导向：构建与传统社会主义福利观相适应的卫生体系，保障群众就医。但该阶段医疗卫生水平较低，缺医少药现象严重	全民福利化，但医疗卫生水平较低
市场化探索时期（20世纪80年代—2000年）	政策导向：伴随着改革开放及市场经济的发展，我国医疗体制改革进入新阶段。政府减少财政补偿，医院自负盈亏。逐步建立了城镇职工基本社会医疗保险 在该时期，一些先进地区开始尝试引入精益化管理理念，探索提高医疗服务效率和质量的途径	初步进入市场化时期，开始引入精益化管理理念
市场化改良时期（2000—2009年）	相关政策：卫生部“七五”计划 政策导向：政府为缓解“看病难，看病贵”问题，通过实施综合性医改框架构建，推进全民医保，重构公共卫生体系等多项举措，试图进一步改善民生福祉 该阶段明确提出了医疗服务改革的目标，要求医疗机构采取精益化管理方法，提升服务效率和质量。但除少数的典型代表外，大多数公立医院的运营管理依然处于起步阶段，许多医院高层尚未对医院运营管理的重要性产生足够认识	市场化改革深水区，医疗矛盾凸显，首次明确提出医疗机构应采取精益化管理方法
体系化改革时期（2009—2015年）	相关政策1：2009年3月，发布《中共中央国务院关于深化医药卫生体制改革的意见》，随后又发布了《医药卫生体制改革近期重点实施方案（2009—2011年）》 政策导向：标志着新一轮医改工作正式启动，两份文件确定了新医改的主要基调，目的是建立公平有效的卫生服务体系，改变过去市场化为主的管理手段，强调政府在医疗卫生领域的责任和职能。明确医改的重心是完善医保、医药、医疗和公共卫生（以下简称“公卫”）四个体系，目标是到2020年建立起覆盖全民的公平有效的医疗卫生体系 相关政策2：2012年3月，国务院发布《“十二五”期间深化医药卫生体制改革规划暨实施方案的通知》 政策导向：对“十二五”期间的卫生事业发展作出新的规划，阶段目标是“看病难，看病贵问题得到有效缓解”。 该阶段的特征是更加注重多个领域的协同改革，增强医保、医药、医疗和公卫的联动效应，政策内涵和内容都更加丰富	新一轮医改工作启动，更加重视体系化建设与多领域联动，明确提出要推进医疗机构运营管理精益化改革

续表

<table>
<tr><th>阶段</th><th>政策导向</th><th>阶段特点</th></tr>
<tr><td rowspan="6">健康化战略时期（2016 年至今）</td><td>相关政策 1：2016 年，党中央提出健康中国战略，之后出台《“健康中国 2030”规划纲要》《健康中国行动（2019—2030 年）》等
政策导向：卫生政策问题的认定被提到了前所未有的高度，“健康”取代了“医疗卫生”成为卫生政策的主要价值理念，强调关口前移，重视疾病预防和风险控制，公共卫生的重要性被凸显出来</td><td rowspan="6">医改进入攻坚期，突出健康化、高质量发展理念，进一步细化医院运营精益化管理要求，并引入相关考核指标体系</td></tr>
<tr><td>相关政策 2：2018 年国务院办公厅发布《关于促进“互联网 + 医疗健康”发展的意见》
政策导向：伴随着信息时代和大数据时代的来临，2016 年以来，我国卫生政策多次提到“远程医疗”“信息平台”。将互联网技术运用到医疗健康中，形成全新的健康服务模式，满足人们日益增长的卫生健康需求</td></tr>
<tr><td>相关政策 3：2019 年，国务院办公厅出台《关于加强三级公立医院绩效考核工作的意见》
政策导向：强调通过绩效考核，推动三级公立医院在发展方式上由规模扩张型转向质量效益型，在管理模式上由粗放的行政化管理转向全方位的绩效管理
国家三级公立医院绩效考核指标体系由医疗质量、运营效率、持续发展、满意度评价 4 个维度构成，运营效率维度主要就是考评医院的精益化管理水平。政策的实施倒逼医院充分发挥绩效考核的“指挥棒”作用，进一步助推医院运营管理精益化</td></tr>
<tr><td>相关政策 4：2020 年 6 月，国家卫生健康委、国家中医药管理局发布《关于开展“公立医疗机构经济管理年”活动的通知》
政策导向：明确提出，深化医改进入深水区和攻坚期，公立医疗机构进入了高质量发展的机遇期。为更好地满足人民群众日益增长的医疗服务需求，推动公立医疗机构加快补齐内部管理短板和弱项，推进高质量发展，促进发展模式由规模扩张型向质量效益型转变、管理模式从粗放式向精细化转变</td></tr>
<tr><td>相关政策 5：2020 年 12 月，国家卫生健康委、国家中医药局出台《关于加强公立医院运营管理的指导意见》
政策导向：提出坚持公益性、整体性、融合性、成本效率、适应性的基本原则，构建运营管理组织体系，明确运营管理重点任务，加大组织保障力度</td></tr>
<tr><td>相关政策 6：2021 年 6 月，国务院办公厅出台《关于推动公立医院高质量发展的意见》
政策导向：明确提出，“健全运营管理体系，整合医疗、教学、科研等业务系统和人、财、物等资源系统，建立医院运营管理决策支持系统，推动医院运营管理的科学化、规范化、精细化。”文件中对于公立医院如何进行精益化管理，实现高质量发展，提出了具体明确的要求和意见</td></tr>
<tr><td colspan="3">小结：近年来，随着我国医疗体制改革的不断深入推进，特别是健康中国战略实施以来，精益化管理在越来越多的医疗机构中得到广泛认知及实践探索，并不断细化完善，取得了一定成效</td></tr>
</table>

（二）发展现状

1. 一般性大型医院 这里讨论的大型医院是指核定床位数在1 000张以上的公立医院，该类医院的员工一般在2 000人以上，其出院人数在两三万及以上，手术量在1万以上，这类医院相较于头部医院有其运营管理的优劣，但总体来说，我国各大型医院都已迈入运营管理精益化的道路。在对运营管理精益化成功案例的初步了解和运营管理精益化的吸引下，各大型医院也在努力借鉴并构建适合自己医院的运营管理精益化道路。其运营管理的精益化虽比不上头部医院的创新成果，但基于一定的发展历程和资源集中度，也在运营管理精益化道路上各有成绩，对于探索的经验有了一定的积累，运营管理精益化也有了一定的效果和益处，主要体现在以下方面。

（1）工作小组助力运营：初步建立起工作小组助力运营精益化。医院围绕运营管理成立多个工作专班，根据运营管理工作任务，设立工作小组，建立责任清单，全面助推医院“降本增效、运营重构、高质量发展”目标落地。医院优化组织领导体系，健全工作运行机制。及时调整三级公立医院绩效考核工作领导小组，成立运营管理部和运营管理领导小组，实行数据分层分级管理模式。

（2）预算内控一体迈进：总体上，向预算内控一体化建设精益化初步迈进。医院开始建立组织保障体系，紧扣资源配置核心，将医院发展目标分解成预算目标，结合各项指标精准配置资源。按照“强内控、防风险、促合规”的总要求，构建“以风险为导向，以制度、流程为保障，以监督评价为指引”的规范化内部控制体系。实现监督关口前移，规范权力运行，逐步形成“业、财、控”三融合的内控管理机制。

（3）全成本精益总目标：医院公布全成本精细化管控目标，开展专项分析，对目标进行把握和预设。将绩效颗粒度细化，为精细化管理奠定基础。优化职能相近、业务范围雷同的组织结构。立志发挥运营管理的监督、分析与评价功能，试图建立全成本控制机制，提升医院发展新效能。规范大型医用设备的使用与管理，加强感控能力建设和行政后勤管理。并以服务患者为中心理念，开设日间病房，让群众享受全方位的优质医疗服务，最终达到实现全成本精益化管控的总体目标。

（4）信息化手段助力：各大型医院开始逐渐意识到信息化的重要性，给予信息化手段更高的关注度。认为信息系统能够为医院管理、临床医疗和服务提供包括决策支持类在内的信息技术支撑。为此，医院通过一系列的信息化的手段，助力医院精细化运营。例如，医院基于精细化的急诊急救大平台系统，接收院前患者信息，信息共享，提前预分诊、可视化音视频、远程会诊、MDT会商，指导院前处置。医院基于精细化的智慧慢病管理，自主研发慢病管理信息平台，完善全周期服务架构、县乡村三位一体、双向转诊、用药指导、随访指导、复诊提醒、健康宣教等功能，各项数据指标持续优化。

（5）数字化复合型团队：由于医院的特殊性，对于智慧化助推医院精细化运营，首先从“财务（信息）团队”到“交叉团队”培养具有财务、经管、统计、信息、临床专业背景的多专业、复合型绩效运营团队、信息中心团队。其次，从“现场监管”到“智能预警”，通过数据自动预警、自动分析，发挥数字驱动作用。再次，从“掏钱买单”到“共同开发”，软件版本融入自身需求和科室管理思维，软件升级融入信息科和使用科室的真知灼见。最后，从“单项说明”到“数据证明”要用数据引导，以数据说话，凭数据让人信服。

我国各大型医院通过多年的探索，已初步形成了较为有效的运营管理精益化雏形和发展态势，为未来的精益化管理打下了一定基础，建立了良好的运营管理整体框架，并树立了初步的精益化管理目标。

2. 头部医院　这里讨论的头部医院是指我国国内具有领头效应的大型三甲公立医院，头部医院的床位一般在三四千张及以上，员工近万人。作为体量和实力并存的医院，其优质资源更为集中全面，运营管理精益化水平也更加前端和完善。不仅体现在互联网医院运营在头部医院中更加普遍和功能完善，也体现在服务内容从单项割裂到多项融合，逐渐迈向医疗核心。并且该类医院已经迈入运营管理精益化的创新阶段，开始开创更有效更符合自己的独特性管理模式。总结国内头部大型三甲医院在运营管理精益化上的创新管理现状，有如下共同之处。

（1）权责分明的民主管理机制：设立医管分开、全员参与的管理机制。医疗技术谁来管比较容易回答，但医疗资源谁来管，大部分医院可能未必清楚。因此，明确医疗技术和资源管理的职责，同时把减少资源浪费、提高资源效能的管理目标落实到每位员工的实际工作中，全体员工合力才是可持续性发展的原动力。

（2）互相信任的医管平等关系：建立医管之间互相信任的基石。医院职能部门与临床建立互信平等的关系，才能推进管理的深化。简单的绩效考核不能解决信任的问题，正确的解决方法是用科学的、公平的、合理的方法让职能部门和临床部门在统一的“数据频道”上交流和沟通，一起分析出问题根源，从甲乙关系转变为互相信任的“战友关系”。

（3）“追因溯源”的系统管理体制：现代管理学之父 Peter F. Drucker 曾说过，医疗机构是目前世界上最复杂的管理机构，没有之一。医疗问题的产生既有人为因素，也有系统因素。基于瑞士奶酪模型理论，医院管理中，80% 的诱发问题源于潜在的系统设置错误。所以，问题出现后，简单地归咎于人，不是解决问题的好方法。目前国内医疗行业十分缺乏复合型的管理分析师。当问题出现的时候，国内部分医院对于问题的根源是什么分析不足，容易采用政策来解决，但只有找到根本原因，制定系统性的解决方案与管理体制，才能从根本上防止同样的问题再次出现。

（4）数字信息的技术运营机制：利用信息化和大数据手段建立高效的数字信息运营机制。几十年前信息化水平还不足以支撑各大医院的管理需求，只能投入大量的人力解决管理精细到每个病例的驱动难题。随着科技的发展和大数据时代的来临，医院精细化管理已可以充分利用信息技术和数据科学等技术手段，建立以数据循证为基石的科学决策体系，以成本为抓手、收益为目标，为运营管理提供决策支撑。在信息数据化时代，医院做好数据应用，可以最小成本获得最大收益。

（5）绩效考核的深度精益把控：更加注重细节把控，将绩效考核管理体系评价精益化进行到更深层次。综合绩效考核的有效性决定了医院的运营效率，医院通过岗位设置管理、强调院科两级目标责任制管理、加强信息化管理的“三项管理”，推动临床科室绩效考核体系的运行。医院借助先进的医疗技术和设备，推广四级手术、微创手术和介入治疗技术，提高医疗诊疗水平，提高手术的精准度和安全性。充分利用现代化信息技术，推进医院智能化、信息化建设，实现医院各项工作的智能化、数字化、自动化，不断探索医疗服务新模式，推进智慧医疗，提高医院工作效率和服务质量。

（三）现状总结

可以看出，现阶段，国内各大医院在政府相关政策要求及医院自身发展需求的推动下，开始尝试运用运营管理这一有力抓手，先后开展了涉及医院多方面、多领域、多层次的运营管理有益实践，这也为我国公立医院运营管理精益化的探索进程提供了一定的宝贵经验。

2022 年我国各类别医院医疗指标平均值的汇总情况中（表 9-3），一般性大型医院数据选自于国家卫生健康委员会发布的《2022 年我国卫生健康事业发展统计公报》中的数据，摘取了三甲大型医院的数据；头部医院则参考了医疗资料最丰富的北京、上海、广州、南京、武汉和郑州的卫生健康委员会发布的《2022 年卫生健康事业发展统计公报》中三甲医院数据平均数。

表9-3　2022年各类别医院医疗指标平均值汇总表

指标名称	一般性大型医院	头部医院
病床使用率 /%	79.80	81.08
出院者平均住院日 /d	8.4	8.3
医师日均负担诊疗人次 / 人次	6.7	7.5
医师日均担负住院床日 /d	2.00	2.05
次均门诊费用 / 元	381.6	426.2
人均住院费用 / 元	13 711.4	16 938.6

我国不同类型的医院的运营效率和效果均有不同（表 9-3），这一方面受到资源和环境的客观限制，也反映了我国医疗资源不均的现状。但就近些年的发展来看，各医院都在努力探索适合本院发展的运营管理方法，这也有利于我国公立医院运营管理精益化的快速发展。但目前，我国公立医院对于运营管理，特别是财务管理工作的理解与实践大多仍局限于后端服务与被动记录的认知上，采取的相应工作策略也大多仅满足于服务医院的前端业务。如实且被动记录单位的运营成果，而未能将财务及运营管理的作用的认知上升到主动引导单位各项业财活动，在现阶段战略定位下，可能并未能充分发挥出单位运营管理精益化对于单位治理体系与整体发展的重要引领性作用，下文将重点研究和论述，医院运营管理精益化存在的问题，以及在单位治理中充分发挥运营管理精益化的引领性与导向性作用的具体实施路径。

第三节　公立医院运营管理精益化存在的问题

一、运营管理精益化存在的问题

（一）绩效管理未能高效支撑

1. *绩效考核体系未能全覆盖*　目前多数公立医院并没有建立起多维完善的绩效考核体系，绩效相关工作的开展缺乏严格的规章制度规范和指导。公立医院的绩效管理体系应该包括临床体系、医技平台体系、后勤体系、机关管理职能部门体系，目前大多数公立医院在绩效考核体系的构建上，更多聚焦于临床方面，对于其他支撑公立医院运营的后勤和机关等部门的考核体系精细化程度不够。

临床的绩效考核主要是以分值量化对医务人员的工作进行考核评价，这种考核方式在各个科室中的统一应用，忽视了对不同科室、不同工种工作差异性的考虑，无法有效平衡绩效考核与医务人员及医院之间的发展关系。各科室在专业、病种、承担的社会职责等方面不同，但在绩效考核政策上没有得到充分的支持和激励。例如重症医学科，能够体现医院的学科水平和重症患者救治能力，作为医院高质量发展的兜底和支撑，医院在绩效方案的制定上应该予以一定的倾斜。

医技平台科室的绩效考核不能简单地一概而论，不同平台科室存在一定的差异性，例如平台科室根据资产性质可以分为重资产的和轻资产的平台科室；根据诊断结果可以分为主观经验类科室（超声科和病理科）和技术支撑类科室（影像科、检验科）。不同性质的平台科室绩效考核方案应差异化。

行政后勤部门和机关管理职能部门由于工作性质、工作量不易量化等原因，一般采用平均绩效形式，每月确定行政后勤绩效基数，根据个人职称、行政级别确定绩效分配系数。这种平均绩效分配方式基于一定的数据和信息，但考核方式单一，没有细化的标准，考核内容笼统，不能完全反映行政后勤人员实际工作业绩和工作表现，无法调动工作积极性和科室运作效率，缺乏科学性和激励性。

随着公立医院运营管理工作逐渐多样化、精细化，管理要求不断提高，大部分公立医院尚未形成一套与之配套的完整的考核指标体系。

2. 绩效考核指标可比性不强 目前，公立医院的绩效管理工作尚未完全覆盖，许多重要的绩效指标难以量化，例如医疗质量、服务态度、患者满意度、医疗资源合理配置、医疗技术创新等。相同的绩效指标在不同科室的应用中，没有足够的可比性。一些评价指标，如平均住院日、出院人数，以及不同科室之间的工作强度和技术难度，都存在着较大差异。这样就无法客观、合理地进行评估，也难以实现预期的激励目的，最终导致公立医院在开展绩效考核相关工作时受到限制，各项考核的开展更加被动化，致使绩效考核工作滞留不前。

3. 绩效考核公益性导向不足 绩效管理的目的是实现医院战略目标和运行目标，平衡好战略目标和运行目标之间的关系。但目前公立医院的绩效管理尚未形成成熟完善的制度体系，绩效工具的调控导向程度不足，难以支撑运营管理的精益化。

公立医院的战略目标应服从于国家政策导向，特别是在引领新趋势方面，应以满足重大疾病临床需求为导向。公立医院应面向生命科学、生物医药科技前沿，加强基础和临床研究，开展关键核心技术攻关，推动科技成果转化。医院作为一个整体，不但有赚钱的收益科室，还有需要承担公益性的科室。如果简单按照收支结余提成，收益科室绩效较高，公益性科室由于收入量较小绩效相对较低，将导致收益科室与公益性科室分配关系失调。由于绩效方案的导向性与调节性不足，将导致公立医院在学科发展上难以借助绩效考核工具对相应的科室进行绩效倾斜，难以激活医院发展内生力，为医院发展找到新的发力点。

一些医院在运行方面，绩效考核方法可能单一片面，在评价的广度、远度和细致度上过于粗放，缺乏合理的绩效激励政策，难以调动医院人员的工作积极性，可能也无法客观评价工作人员的实际贡献。例如，部分医院绩效方案制定过程中，没有区分周末门诊和节假日门诊与正常工作日开设的门诊；急诊、著名专家门诊与普通门诊；普通手术与三级、四级手术；对于积极参与援藏援疆、抗洪救灾和疫情防控等重大的政治性任务的人员，缺乏一定的绩效上浮。

（二）预算管理尚未全面管控

1. 预算管理深度不足　预算管理深度不足主要是由于全员参与度与落实度不够。

（1）预算全员参与度不够：医疗机构具有专业性强的特点，部门设置多，无论是临床科室、医技科室、医辅科室，还是职能部门的工作人员，都直接或间接地参与医院的经营活动。现阶段部分医院管理者重业务轻管理，特别是对于预算管理不够重视。部分公立医院在编制预算时，没有认真分析影响费用发生的各项因素，而是在上年度的基础上增加一定比例得出预算，导致预算精准度不够，实际执行时就会产生较大的偏差。长期以来多数医院仍未形成全员参与预算管理的工作理念，在预算管理环节未形成全员配合的预算工作体系。现行的预算编制大多集中于财务收支预算，预算工作主要是由财务部门进行，其他部门很少甚至不参与，各部门之间缺乏沟通，导致全面预算管理工作无法实现全员参与、全过程开展，全面预算管理职能得不到充分发挥。

（2）预算落实度不够：预算是完成工程计划的保障和条件，但医院预算管理组织架构普遍较为落后，没有建立起先进的预算管理体系。一方面，在预算编制环节，全面预算需要预测工作量，了解各个学科的发展思路、工作计划、建设基础，汇总认证执行调研，再进行汇总，若是预算编制措施不够科学，则无法确保所有项目合理，无法将预算目标层层落实到各预算责任单元，也就无法落实考核、问责，形成闭环管理，不利于医院预算目标的实现。另一方面，医院财务部门的预算人员大多只是通过表格形式对预算的编制和执行情况进行人工归集汇总，无法对预算落实情况做到实时反馈和有效监督，导致不能及时发现预算执行过程中的问题。由于执行数据获取不易，统计整理工作耗时较长，一般只有在年终时才会进行比较全面的预算执行情况分析，预算分析落后于实际情况，预算管理不能真正发挥其全面统领和控制管理的作用，导致预算的精准度不够，财务管理和业务管理缺少紧密联系，从而导致预算和实际业务脱节。

2. 预算管理刚性不强　公立医院虽然实施了相关的预算控制措施，但执行力度普遍不足，很多医院的执行率只有 60% 左右，与政府预算执行率相比相差甚远。仅仅是对比预算额与实际额，精准度不够，对其中产生差异的实质性原因缺乏深入的研究和分析，预算管理的事前控制与事后控制发挥不了效用，导致超出预算的情况发生。除此之外，外部环境的变化与国家政策的调整对预算工作有一定的影响作用。随着外部环境的变化与国家政策的调整，公立医院的经营管理方案会发生相应改变，从而不利于预算管理的权威性，影响预算管理工作。究其原因，有以下几点：

（1）预算是由工作计划决定的，其也会约束工作计划的完成，而在预算编制时，对于大项目和重大任务不够精准，工作计划性不够严肃。

（2）对于小项目和小工程，可能会受到客观因素的影响，例如由于业务不熟悉、工作态度不积极、能力不足等原因，导致项目完成不了，部分预算编制形同虚设。

（3）预算制定在党委会研究后，与职代会召开的时间差距较大，职工的监督也就形同虚设，导致职代会的监督作用无法得到充分发挥。

（4）全面预算管理的普及宣传力度和解读力度不够，导致全面预算的透明度不够，员工的监督强度大大减弱，因而公立医院可能缺乏对预算执行的全面监控，可能导致得到的财务数据不真实，财务分析结果没有效用。

3. 预算管理信息化水平不高 预算管理是一项全员性、全方位、全过程的整合性管理系统，包括预算编制、执行、控制、考评等一系列管理活动。预算是将科室业务和医疗工作目标串联的业财融合工具，公立医院需要有一套财务智慧化信息系统，实现预算对业务活动全流程、实时化的监管评价。

为满足不同业务的需要，医院先后建立了众多信息系统。但各信息系统普遍孤立服务于各业务部门，不同系统之间缺少统一的数据接口，导致信息难以共享和同步。大量的信息碎片，促使从前期预算启动一直到最终的预算决算，都无法在执行过程中获取全面的动态评价以及反馈信息。

预算信息化是对预算领域的信息化改革，能够为全面预算管理各流程环节的高效运作提供有力的技术、数据支持。目前，多数公立医院预算信息化发展较为缓慢，在一定程度上阻碍了全面预算管理工作的推进。数据处理仍然采用传统方式，以表格来登记、汇总预算数据，既难以在短时间内找出异常数据，也容易出现工作失误，影响工作效率效益。会计信息系统不完善，与医院其他系统之间有明显的"系统边界"，数据无法进行共享互通，从而加大了工作难度。财务系统应设有专门的预算管理信息系统，全面预算执行情况应该是实时动态的。目前多数公立医院的财务智慧化信息化程度不够，缺少能够贯穿预算的编制、执行、调整和考核分析，形成工作闭环的预算信息系统。

（三）成本管理缺乏精细把控

1. 成本核算原则不清 新颁布的政府会计准则制度对公立医院的成本核算提出了更高的要求，不同于以往简单的成本数据报送，现在要求各公立医院完善并形成自己的成本核算办法，加强医院的成本核算管理。但由于没有出台统一的成本核算办法，所以各医院在成本核算体系的转变中遇到了各类问题。首要就是成本核算原则的确定问题，这决定了公立医院成本核算的基础，也对未来医院成本管控有着关键性的影响。公立医院普遍缺乏全面的成本核算体系，无法了解医院成本的构成并进行分析改善，可能使得公立医院难以客观、准确地评价各项目、各科室的成本，直接影响医院成本管控的效率和资源配置的有效性。另外，成本分配不准确也是成本核算原则中的一大问题，部分公立医院很难正确地将一些成本定量归属到科室以及项目中去，这在一定程度上影响了成本报告以及成本分析中数据的准确性和科学性，难以为医院整体的战略决策系统提供可靠的成本数据体系依据。

缺乏统一、规范的成本核算管理办法。在实践中，往往存在缺乏医院低值耗材与高值耗材统一、规范的成本核算管理办法，无法合理量化耗材使用量，并合理划分成本归属，形成规范化的计量方法以及量化依据。另外，医院在以往的耗材采购中，较多倾向于选择价格较贵、质量较好的进口产品，但随着近年来国产耗材的不断创新发展，现阶段国产耗材的性价比优势更为突出，但医院却没有适时作出合理的评估与采购结构调整，导致耗材成本居高不下。

缺乏科学、合理的公共成本分摊机制。与医院公共服务相关的成本难以清晰地划分核算分类及标准，包括公共服务中能源消耗、设备保养、水电气费用以及公共服务人员的成本等，其中公共服务人员的费用又需要与绩效挂钩，所以难以简单制定核算标准，也难以量化到确切的科室以及病区，还需要医院根据实际情况作出正确的判断。

2. 成本管控意识不强　目前，大部分公立医院的管理者对于成本管控的意识不强，认为公立医院的长期发展主要依靠传统的硬件实力，需要在医疗业务和科研能力方面埋头苦干，甚至将控制成本与医疗质量挂钩，而并未把成本管理以及体制机制改革放在重要的考虑位置上，这导致医院的成本管理能力与现阶段的发展规模及势头不相匹配，从而在运营过程中难以对成本做到精益管理，导致资源利用率低下，造成医院资源不对等的矛盾状况。

职能部门管理人员对于成本管控的意识不足。公立医院的成本管理中不仅包括人力、物力成本还包括采购机制等一系列的管理内容。以采购机制为例，一个好的采购机制可以科学、准确地掌握医疗物资的价格涨跌、成本把控以及适时切换性价比更高的供应商，及时反映市场的变化，有利于进一步把控成本的管理，维持成本的有效性，将医院成本一直把控在最有效率的状态，体现资源利用的高效性，利于解决中饱私囊的问题，避免在采购中作出个人利益大于医院利益的选择从而伤害医院的整体利益。而现阶段，医院耗材管理往往缺乏统一有效扎口，这使得医院的采购系统处于零散状态，无法发挥最大的成本管控效用。各部门人员各自为政，影响医院整体工作效率，也间接影响了对于采购成本的掌控。

临床医务人员对于成本的管控意识也不足。公立医院的成本管控不只是财务人员的工作，还需要医院内部各方面的合作与配合。而大部分的临床医务人员只是做好自己的工作而不愿意参与成本核算的工作，导致医院的成本在临床路径医疗方案和上下转诊方面难以实现效率的提升以及资源的合理利用。例如：头部医院主要定位于疑难危重症的治疗，对于康复治疗需要进行上下转诊来匹配到合理的医疗资源，如果头部医院过多接收了康复治疗，那么就会导致床位资源的浪费，床位成本大于收入，从而造成医院的亏损，影响到整体医疗服务的合理分配，所以上下转诊以及临床医疗方案都与成本的管控息息相关。在改善医疗服务、提高患者满意度的目标指引下，2015年国务院提出要将双向转诊制度进行完善和改进，一方面，提高医务人员对于上下转诊的知晓程度，对于临床医务人员来说，能够更好地加强成本意识，从而将医疗资源效率提升。另一方面，解决患者对于向下转诊的担忧问题，打消非理性因素决策的怀疑，也避免了可能产生的医患矛盾，更完善临床转诊的体系制度，在提高患者的满意度的情况下，将成本管控的实施效率提升。但就现实情况来说，向下转诊难的原因还是由于传统观念中对于高医疗水平医院的单一信任。但其实除疑难杂症之外的普通病例，在头部医院之外的医院也能得到很好的治疗，这就需要提高群众对于基层医疗的认知和信任。

3. 运营成本统筹不够 现阶段，许多公立医院的综合运营理念还较为单一，只是被动开展满足公益性要求的基本医疗服务，而主动统筹公益性与效益性的意识和行动还不足，忽视价值增值服务的开展。医院医疗服务价格无法充分体现市场变化、医院等级差异、医疗风险以及医务人员的医疗技术服务价值。而以特需医疗为代表的价值增值服务，由于其肩负为医院创收的任务，并不回避经济效益，在一定程度上，比起普通病房，能够更大程度覆盖医疗服务产生的医用卫生材料成本、人工成本、固定资产折旧各类成本费用。部分公立医院在持续改善线下医疗服务的同时，未能充分运用、发展互联网、大数据等信息技术，拓展线上服务空间，为患者提供在线便捷高效的服务，树立成本综合运营理念，拓宽医院收入渠道。

（四）运营分析有待多元统筹

1. 运营分析体系不完善 目前，我国公立医院大多尚没有开展规律性的运营分析工作，也没有建立起系统化制度化运营分析机制，未能充分认识到运营分析对于医院治理与医疗管理的重要导向性作用。而在已先期探索开展运营分析的头部医院中，现有的运营分析体系仍不够完善。

一方面，公立医院经济运营分析报告体系缺乏完整的分析框架。如专科经营评价指标以财务指标为主，忽视了非财务指标，导致医院管理者决策行为短期化，影响医院运营的可持续发展。公立医院的经济运营活动极为复杂，在设置分析的指标体系时，应该包含社会效益指标与经济效益指标、横向指标与纵向指标、财务指标与非财务指标、医院总体指标与科室运营相关指标。

另一方面，医院经济运营分析缺乏明确的组织架构。主要依靠财务人员完成医院经济运营分析，其对业务流程缺乏了解，导致其在进行经济运营分析时对业务动因的认识不足，常常出现错误归因，制定的分析指标与业务工作脱节。同时各个职能部门对于运营分析的参与度不够，认为运营分析工作只是财务部门的事情。职能部门受“管理半径”限制，经济运营分析范围难以延伸拓展，部门之间协同作用难以发挥，导致经济运营分析融合度不够。临床业务部门缺乏有效的渠道及时反馈工作中存在的问题，也无法及时将业务数据和信息交给财务部门进行分析和解读，财务目标和业务目标彼此背离，导致经济运营分析业财融合度“大打折扣”。同时，一些经济运营分析报告结构逻辑缺乏层次，信息呈现较为平面，分析表现形式不够直观，结果可视化不够。

2. 运营队伍和制度不健全 目前我国公立医院专科运营助理大多是兼职。管理上受到医院运营管理部、本职科室、临床科室的多重监督与考核，存在多头管理、组织结构松散现象，对于运营助理的工作内容和工作方法缺少相应的管理办法。

同时，运营助理和临床的关系互动不够。运营助理除了按质按量完成日常运营工作外，还需深入临床一线，分析调研甚至协调解决临床科室运营问题，有时精力不足或繁忙，运营助理与临床科室的业务交流、运营管理融合的深度就不够，难以满足临床运营管理的实际需要。

此外，公立医院运营助理的工作对于后勤、机关、平台等部门的覆盖面不够。目前运营分析仅仅将压力传导到了临床工作，传导到医院其他管理部门的不够。例如当床位使用率较低时，不能只盯着临床处罚，还需要问责医务处；当用电不够科学造成耗费能源时，不能只扣除承包物业公司的绩效，对于总务处也要进行相应的绩效扣减。

3. 运营分析结果运用不足 运营分析是医院经济管理的重要组成部分，通过进行全面有效的可运营分析，可以整合医院各种财务数据、业务数据，总结医院经济运行的特点；凸显整个运营做得比较好的板块，具体是谁作出的贡献；同时也能够发现运营的薄弱点问题并提出改进意见，有效为医院管理层的决策提供量化参考指标，促进医疗卫生资源的合理配置、有效使用。

但是目前部分公立医院对于运营分析结果的运用还存在以下问题：

（1）运营分析规划过程中容易走极端。要么动辄运用态势分析法（strengths weaknesses opportunities threats，SWOT analysis）、波士顿矩阵、Michael E. Porter 的五力模型等“大词”，却难以与日常落地业务衔接；要么没有逻辑且不耐烦于细致的分析过程，数据很少且不愿多维度深挖数据，坚信经验和直觉。

（2）对运营责任主体的压力传导不足，未能充分调动其积极性。运营分析的结果只停留在专科层面，没有针对更加精细化的亚专科甚至病区进行分析，导致分析结果较为笼统，压力未能传导到末级，从而无法从根本上调动全员积极性，深入解决学科发展过程中存在的问题。

（3）对重点发展科室的调节力度不足。针对不同的科室应该进行差异化的运营分析，例如对开展四级手术或运用其他新技术的科室，缺乏足够的支撑。

（4）运营结果分析的对比性和连贯性不够。往往就某一季度的数据解读，缺乏进行同比和环比的分析。

（5）与绩效改革的联动不够，未能通过运营分析同步联动绩效考核改革，从而推动各医疗组等末级单元的创新与发展。

二、问题原因分析

随着经济的迅速发展、医疗保障的不断完善，医疗服务需求进一步释放，对医疗的供给和服务能力提出了新的要求。再加之医疗卫生行业间竞争的日益加剧以及行业监管要求的不断提升，从宏观、中观、微观层面来看，大型公立医院运营管理均面临着不容忽视的挑战，公立医院精细化管理成为必然趋势。

（一）财政保障职能未能充分发挥

1. 财政保障性投入不足 已有政策性规定未能充分落实。例如，对于财政规定的基本医疗服务补助、医药价格综合改革补助、医疗设备专项补助、离退休人员提租补贴等财政补贴政策，在实际执行中并未充分在某些公立医院落实到位，存在一定的财政补助资金缺口。

对医院的持续性发展支持不足。对于公立医院现实需求缺乏合理规划与充足投入，财政保障性职能未能充分发挥。公立医院是我国医疗服务供给的主体，也是整个医疗卫生公益性的核心所在。现阶段，虽然政府对我国医疗健康领域的投资逐年提高，但对公立医院的财政经费支持仍普遍不足。2020 年，全国三级公立医院财政补助收入占总收入的比例为 13.15%，二级公立医院的财政拨款收入占总收入的比例为 22.02%。与发达国家相比，中国的卫生和医疗资源配置仍相对紧缺。同时，随着我国公立医院高质量发展试点工作的推进，国家对公立医院高质量发展提出了一个“2”、四个“60%”的目标。而上述目标的实现，离不开更多资源与经费向公立医院的投入与倾斜，除医院自身的持续造血能力外，更需要政府财政补偿的进一步落实与加码。

2. 财政补偿存在区域性结构性失衡 由于各地经济发展水平、财政能力差距较大，优质医疗资源主要集中在经济发达省份和省会城市，而中西部地区和非省会城市三级公立医院的医疗服务水平相对较弱，导致财政补偿出现区域性失衡。同时，由于社会经济的发展和人口结构的不断变化，政府也会根据实际情况对不同领域的医疗卫生投资进行不断调整和优化。虽然从总额上看，每年投入在医疗卫生领域的绝对数额较大，但具体到各个医疗卫生领域以及不同层级公立医院时，由于投入机制等综合因素的影响，往往出现各领域间的结构性失衡问题。

（二）医保支付方式改革存在多重挑战

1. 集中带量采购带来资金压力　医疗机构作为采购结算的主体，是集采工作的“最后一公里”。带量采购的常态化，倒逼医院需要寻找更为强劲的精细化运营引擎。作为一种新的药品采购模式，药品集采开展时间短，目前仍处于不断调整优化阶段。国家药品集采的主要政策措施之一是保证回款，降低交易成本，缩短药款在医院的周转时间。因此，随着集采药品的采购金额占比快速增长，医院将面临较大的资金压力。虽然医保采用了约定采购金额预付资金这一创新支付方式，但在实际工作中，集采药品资金并未单独列支，而是由各地医保部门从医保统筹基金支付，核算难度大，流程时间长，资金到账时间延迟。此外，中选药品实际采购量超过约定采购量后的继续预付，尚无政策细则明确其数据统计周期和来源，继续预付政策无法落实。对于集采药品医保资金结余留用这一激励措施，结余留用资金从医院所在地医保部门统筹基金中支付，只能针对本地参保患者，而大型三级甲等医院的外地患者比例较高，导致医院能获得的结余留用资金大幅缩水，削弱了该激励措施的作用。

2. DRG 支付方式压缩运营空间　在 DRG 制度下，医院常常面临严格的费用控制要求，运营空间被进一步压缩，从而容易出现费用转嫁、分解住院、推诿患者、医疗质量下降等一系列相关问题。DRG/ 按病种分值付费（diagnosis-intervention packet，DIP）打包支付确定了病组（种）的既定支付额度，在床位和诊疗资源有限的情况下，一些医院可能因为患者病种较为复杂需要更多资源，难以覆盖高额医疗成本，出现以病组（种）“结余率”为标准挑选轻症入院、推诿重症患者，甚至向异地就医推诿等行为。同时，部分医疗机构为了获得更多支付结余或减少超支，还可能会出现费用转嫁行为，常见的费用转嫁包括将住院费用向门诊和自费部分转嫁，以及引导患者或家属到院外自费购药等。此外，某些医疗机构为避免实际费用超过打包额度或为了获得更多结余额度，可能通过分解住院来降低次均费用，或者分解高额收费来规避监管，从而获得两次及两次以上 DRG/DIP 结算，这类行为常见于疑难危重症等资源消耗较高的病组（种）或者伴有合并症或并发症的病例。更重要的是，一些医疗机构在应对 DRG/DIP 付费过程中，由于过度控费还容易出现忽视医疗服务质量、缩减医疗投入和不规范的诊疗等相关问题。

（三）医疗服务价格体系亟须调整完善

1. 基本医疗服务概念尚未理清　基本医疗卫生服务，是指维护人体健康所必需、与经济社会发展水平相适应、公民可获得的，采用适宜药物、技术、设备提供的疾病预防、诊断、治疗、护理和康复等的基本医疗服务。推进医疗改革首先要区分基本医疗服务和非基本医疗服务，这是改革的根本。医疗改革的原则应是保基本、强基层、建机制。改革应该采取渐进的方式，从基层开始，以下促上。如果不区分基本和非基本医疗服务，眉毛胡子一把抓，对于医疗医改这样全员性、复杂性的综合性改革工程而言，将易导致医保基金击穿，医疗供需失衡，“三医”联动失效等连锁问题的发生，不利于改革的平稳顺利进行。

2. 医疗服务价格存在扭曲 医疗服务价格是医改的重要内容，也是医疗卫生资源配置的枢纽，是调整医疗服务供给方、支付方以及患者之间关系的关键性杠杆。因此，深化医疗服务价格改革，必须系统协同推进。2009 年新医改以来，随着药品耗材零差率政策的实施，各地医疗服务价格得到一些调整，但整体上医疗服务价格扭曲的格局并可能没有得到实质性改善。随着药品和耗材集中招标采购和零差率销售，药品和耗材价格降低，医疗服务价格未能联动调整，改革措施难以形成合力。医疗服务作为公益性和福利性的事业，若片面强调群众的承受能力，医疗服务价格一直处于较低水平，特别是反映医疗技术劳务的部分因素一直被忽略，则不利于体现医务人员的技术劳务价值。同时，医疗服务价格政策结构也存在一定问题，部分医疗机构收入结构存在一些不合理，如药品、检查检验、医用耗材收入占比高，而医疗服务部分占比较低，尤其是医疗技术劳务价格普遍偏低，成本核算中仅考虑设备折旧等硬性成本，而忽略医师诊断等柔性成本的支出。

3. 医疗服务价格形成与调整机制不畅 医疗服务是具有公益属性的特殊服务，与普通的商品和服务存在根本差别，不能完全由市场决定，也不能不考虑政府干预价格可能存在的弊端。虽然经济的发展是波动的，但不能由经济的波动来代替医疗服务价格的变化。由于医疗服务成本是刚性的，相应的医疗服务价格也应该是规律、稳定、刚性的。医疗服务价格的形成与调整机制体现的是医疗服务本身的规律，其基础是医疗服务过程中人力资源的消耗以及技术劳务的价值，而不应与药品销售收入等外部因素相挂钩，二者是相互独立的过程，分别反映着不同的运行规律。

一些地区将药品集中采购中挤出的价格“水分”以平移的方式挪到医疗服务价格中，以此作为对医院运行和医生劳动的补偿，这种做法表面上看似实现了对医疗收入的结构调整，实际上扼杀了改革重塑医疗服务价格机制的机会。医疗服务价格改革的核心不是涨价降价，而是理顺价格形成与调整机制、恢复价格杠杆功能、推动医疗服务高质量发展。而药品集中采购降药价、挤水分，给医疗服务价格改革提供了宝贵的窗口与转圜空间。此前，医疗服务价格类似于行政事业性收费，可能未充分反映医疗服务的供求关系。在新的价格形成机制中，需要政府进一步简政放权，简化价格调整审批机制；开展医疗技术成本研究，制定科学的成本核算原则；需要适当区别设立基础与特需医疗服务定价机制；研究制定分层级医疗技术人员人力成本价值核算原则。医疗服务的价格需要既反映人民群众的需求，又能够兼容技术创新的趋势，最终实现医疗资源有效配置的目标。

（四）“三医”未实现联动发展

“三医”是指医保、医疗、医药。医保属于政府民生性保障领域，受现实政策约束较多；医疗是市场经济下的公益性服务，属半产业半事业模式；而医药主要是受市场经济调控的经营性实体，属全产业模式。“三医”各方分属领域不同，运营模式不同，职责权限不同，却又相互关联，互为促进（图 9-2）。如何实现“三医”联动协同发展，是摆在医改课题面前的一大重要难题。

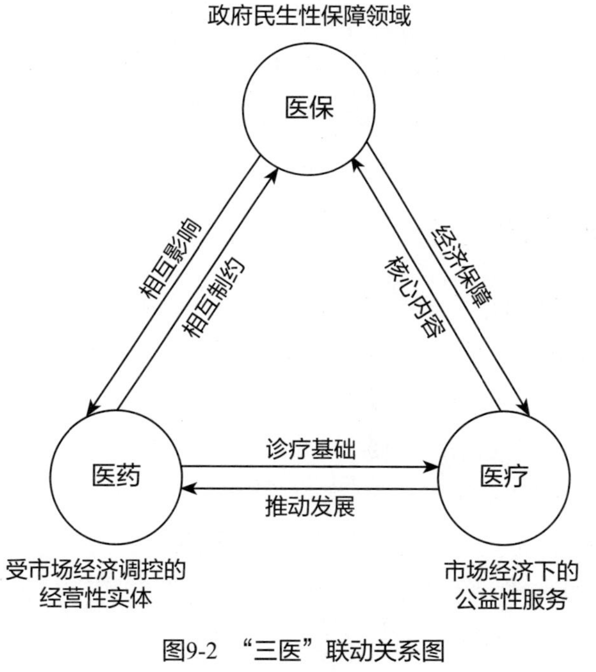

图9-2　“三医”联动关系图

现阶段，“三医”联而不动的真正问题在于“三医”联动的改革发展机制尚不健全。一方面，医疗卫生主管部门的改革未能充分跟上医改步伐。在政策制定与执行过程中，可能存在脱节导致政策效果打折扣、管理体制和运行机制尚未完全适应医改的新要求、资源分配不均等问题，进而导致部分改革措施难以落地等问题。另一方面，公立医院的改革也未能跟上医改的步伐。医院长期以来形成的惯性思维和传统管理模式限制了其创新活力，难以全面跟上医改的快速节奏，特别是难以迅速适应医保支付方式改革带来的新变化，可能导致改革难以深入推进。

“三医”未实现联动发展，主要是由于缺乏有效的跨部门协调机制来统筹推进，部分政策上的不明确导致了政出多门、行政碎片化等问题。尽管宏观层面已经形成了推进“三医”联动的共识，但在具体操作层面，各部门、各利益相关方之间仍然存在认识上的差异分歧，以及行动上的交叉重叠。例如，医疗机构可能同时承担医疗服务提供和医保费用控制的双重职责，而医保部门则在支付费用时又需要监管医疗机构的诊疗行为。这种“一手托两家”的现象可能使得部门之间难以形成有效的联动机制。再加上政策法规的修订往往涉及多个部门和利益群体，制定政策时往往易于从自身角度出发，可能缺乏对其他部门政策的考虑和衔接，多部门难以在短时间内达成一致，现有的政策法规可能难以适应快速变化的医疗需求和市场环境，严重影响“三医”联动的推进效果。改革各方应充分意识到，“医改”是指医药卫生体制改革，而不仅仅是公立医院改革。因此，为实现医药卫生体制的整体改革发展，实现“三医”协同联动，关键在于实现医改链条上五个核心环节的紧密配合与协同作用，包括：医疗质控、公立医院改革、医药改革、医保改革以及公共卫生体系建设。应充分认识到上述五大环节的改革必须协同推进，并配合相应的体制机制调整措施，各部门互相协调、一体化运行，才能真正实现“三医”联动的协同与发展。

（五）运营管理缺乏完备保障体系

1. 缺乏健全的运营管理制度体系 目前，我国公立医院改革还处于试点阶段。国家确定 17 个试点城市、各省确定试点单位，积极探索管办分开、政事分开、医药分开、法人治理结构、补偿机制、内部管理机制等方面的改革。医院改革在微观层面推进明显，但在宏观层面举步艰难。宏观层面主要研究解决的问题是，如何建立一套符合我国国情的政府举办和治理公立医院的制度安排，即公立医院改革的顶层设计问题，而目前我国公立医院的改革试点仍缺乏理论指导、理论抽象和系统性研究，宏观综合治理缺乏，顶层设计亟待加强。要将公立医院改革有效推进，就必须要加强顶层设计，具备“宏观把握”和“战略思维”；同时构建一套系统、全面的运营管理制度体系，充分发挥运营管理在医院业财融合中的重要作用。

2. 缺乏专业的运营管理人才队伍 首先，缺乏专业的高校人才培养机制。现阶段，我国高等教育中较少开设医院运营管理相关对口专业，缺乏培养符合医院实际需要的复合型运营管理专业人才。理论与学术界对于医院运营管理的理论体系与教学方案的研究和讨论还不足，医院运营管理缺乏先天优势。

其次，对于医院现有从业人员的主动培养也不足。人员背景往往局限于财务人员或科室助理，运营管理体系构建也往往采取财务部门兼职运营的模式。但事实上，单一的人员专业背景，会导致运营人员无法全面兼顾业务、财务、管理等多重运营分析工作，而只是对数据进行机械式的比较分析，则可能会出现违背医疗管理规律，与实际不符的分析结果，从而造成经济运行与医疗业务管理的脱节。例如，在DRG支付背景下，公立医院普遍缺乏了解DRG支付政策的综合性人才。DRG支付管理既需要具有临床医学、财务管理、数据处理、病案编码、公共卫生管理等各个专业背景人才的高效协同，又需要具有医学知识、财务知识、编码及医保政策知识的复合型管理人才。综合性人才的缺乏从而导致DRG付费真正实施时，部分医院部门茫然无措，无力应对，DRG精益化管理更是无从谈起。

3. 缺乏高效的运营管理信息系统 医院精益化管理需要一个与其业务流程紧密相连、高度匹配、业财融合的智慧化信息系统来支持管理和决策。但现阶段，许多医院在信息系统建设的过程中没有充分考虑到财务与业务的实际建设需求与交互难点，院内信息系统仍处在条块化、割裂化、独立化的初级阶段。导致信息管理与实际业财相脱节，从而易造成信息孤岛、流程僵化、系统闲置的管理现状。因此，我国公立医院亟须一套一体化、智慧化、统一化的，助力于业财融合的综合运营管理信息系统。通过该系统，进一步实现业务与财务的深度融合与实时交互，搭建业财综合运营管理与分析平台，帮助单位实现业财深度融合，实现各类数据信息的交互融通与多维分析，甚至全国各类别医院间的运营可比。真正做到运营管理事前预测、事中控制、事后反馈，从而为医院管理决策提供更加全面、可靠的数据支持，帮助医院优化资源配置与精益化管理。

4. 缺乏科学的运营内部控制规范 一方面，公立医院内部控制大多仍局限于财务领域。公立医院的管理层大多出身于临床一线，对内控的重要性认识不足。而内控工作的牵头部门主要为财务部门。内控的工作任务和工作环境大多围绕着财务相关活动展开，难以贯穿医院所有的运营活动。另一方面，内部控制建设需要大量的人力、物力和财力支持。在资源有限的情况下，如何合理配置成为一个难题。并且，传统内控更多关注流程控制和事后监督控制，而很少将目光投向运营活动的事前风险控制方面。

第四节 公立医院运营管理精益化的路径

本节针对现阶段公立医院运营管理中的现存问题进行逐一探究，并给出公立医院运营管理精益化的实施路径，具体归纳为“三个明确 – 四大抓手 – 四项保障”。

一、深化精益运营理念认知

（一）明确运营管理精益化的必要性与可行性

1. 运营管理精益化的必要性 运营管理精益化是新医改背景下医院可持续发展的必然选择。随着国家医改政策的逐步深化，从基层医疗机构改革到县级公立医院再到城市公立医院改革的步步探索，医院的生存环境已经发生了重大变化，公立医院面临的市场压力和国家宏观政策约束导致医院的运行形势日益严峻。同时，伴随着人民生活水平的提高和健康意识的增强，人们对医疗服务的要求也日益提高。传统的医院管理方式已不再适应新形势下医院高质量发展的要求，医院必须从自身突破，向精益化管理要效益，寻求发展的新思路。

在医院发展的关键点上，运用精益化手段进行运营战略设计是医院管理寻求突破创新的重要切入点。医院的运营管理包含医院运营的各个环节，是提升医院管理效能和治理水平的重要途径和手段。医院需要从战略设计层面来思考医院的发展路线，战略的制定需要运用精益化思想从内部管理上提升效益，规模的扩大更需要精益化的设计和对医院各项资源的合理规划与分配。公立医院唯有在坚持公益性，提升临床服务水平的基础上，进一步注重运营管理的效率性，确保医院的资源得到有效配置，充分调动员工积极性，才能确保医院的可持续良性发展，从而实现社会效益和服务效能的最大化。

2. 运营管理精益化的可行性 新医改政策是医院运营管理走向精益化的催化剂，政策导向对于医院的运营管理精益化起着至关重要的促进作用。首先，现阶段的政策导向为医院提供了一个相对稳定的发展环境，使医院在经营过程中能够有序、高效地运作。其次，政策导向进一步引导了医院管理方式的转变，将各类资源进行优化配置，进一步提高生产效率和管理水平。最后，政策导向助力医院提升核心力，通过以患者为中心、优化流程、降低成本，可以提升服务质量、提高工作效率、降低运营成本，实现精益化管理，为患者提供更好的医疗服务体验。医院运营管理精益化是医改的重要目标，也是打造优质医疗体系的关键一环。只有全面推进精益化管理，才能为广大患者提供更好的医疗服务，推动我国医疗卫生事业迈上新的台阶。

另外，随着智慧医疗的日趋成熟，信息化技术手段也为运营管理精益化提供了新的实现路径。医院中各种复杂的运行模式以及运营数据都离不开信息系统的统一调控。建立完善的信息系统，可以为医院治理提供准确的数据支撑，为医院管理提供全面的数据分析，从而进一步加强医院的管理能力和水平，充分优化医院的资源分配。进而提高医疗服务效果，促进医院增收节支，达到良性发展的目的。同时医院通过完善的信息系统，还可以充分发挥医院运营管理的精益化管理作用，充分提高信息利用率及工作效率，从而促进医院的运营管理工作更加细致深入地开展，为全面提升医院的管理水平和治理能力提供助力。

（二）明确运营管理精益化的目标与方向

1. **坚持公益性，立足精益运营长远发展**　医院要实现健康可持续发展，不能只追求短期的经济效益，更要着眼于长远利益规划，立足全局并为医院的长期生存和长远发展确定目标。公立医院首先应坚持公益性，以社会效益为先，经济效益与社会效益相统一，服务于国家和群众需要。医院运营管理的首要问题是在资源利用最小化的同时，为患者提供最优的技术服务，并实现医院的长远发展。在医院运营管理中，既要制定策略实现短期目标，更要建立长效运营机制，并贯彻落实到医院运营管理的全过程中，形成科学合理的运营管理模式。运营管理要有前瞻性、针对性、长效性，着眼于从根本上解决问题，打造具备核心竞争力的医院发展模式同时，不断优化改良，形成强大的生命力，使医院能够长久地取得良好的经济效益和社会效益，勇立潮头。

2. **关注效益性，实施精益运营战略思路**　医院战略是在不断变化的环境中，医院为获取或提升竞争优势制定的目标，及通过对不同资源的利用和配置、调整所创造价值的路径。在医院战略的制定中，必须明确医院在某一时期应该作出的清晰而明确的选择，针对医院发展的实际状况抓住切入点和关键点，注重取舍，关注医院运营效能。医院的运营管理涉及多个方面，如财务管理、物流管理、后勤管理、应急管理、科研教学管理等，可以说医院是最复杂困难的“企业管理”。医院精益化战略的设计也要统筹医院多方面的管理功能，发挥综合效益。由于医院管理的复杂性和多样性，在精益化战略目标的制定上，要立足于公立医院的本质和医院精益管理的目的，对医院进行全面分析，明确建立以兼顾效益性与公益性为主要目标的精益化战略规划。立足于精益化运营管理理论，最终达到降低运营成本、提高运营效益、提升医院价值的目标，让员工在医院这个平台上实现人生价值，也促进医院实现最佳的经济与社会效益。

3. **统筹多方面，形成精益运营管理合力**　公立医院在运营管理过程中需要打破职级界限，推动管理部门改革，助推工作机制、工作方式、服务意识转变，成立运营管理委员会或者牵头部门，制定清晰明确的管理目标，促使各部门在工作中依据医院整体管理目标开展工作。首先，医院需要依据国家卫生健康委等相关部门提出的政策要求，对运营管理目标进行科学制定，包括优化医疗资源配置、健全财务管理系统、提高风险管控能力、完善绩效考核、提高信息化水平、科研与业务共同发展等；其次，推动医院运营管理从院级层面向科室层面延伸，依据医院具体情况将管理目标下放至各科室部门，助力科室转型发展，有效控制科室成本、促进学科的发展，加强跨部门间协作和资源的整合，提升科室运营效能，保证运营管理目标能够为医院整体发展提供正确的方向，进一步推动医疗卫生体系建设，助力公立医院高质量发展。

（三）明确运营管理精益化的方法

1. *以精益管理理论为指导* 运营精益化管理必须坚持以精益管理理论为指导，充分发挥理论优势，针对医院具体问题，建立理论模型，充分运用理论指导，制定切实可行的策略，打破传统管理模式的束缚，在管理过程中注重理论与医院实际的结合，最大限度发挥理论指导价值，形成具有医院特色的不断改善的精益化运营管理模式。

2. *以提升运营效益为目标* 医院开展精益化管理的短期目标是通过运营管理责任制的实施、运营作业流程优化的推行等，解决医院运营过程中存在的问题，从而提升医院整体效益水平。长期目标是医院建立长效运营机制，并贯彻落实于单位运营管理全过程，形成科学合理的运营管理新机制。运营管理应具备前瞻性、针对性，着眼于从根本上解决问题，打造具有医院特色与核心竞争力的运营管理模式，循序渐进，不断优化改良，以形成强大的竞争力，实现医院的长远发展。医院开展精益化管理，要统筹谋划，兼顾短期利益与长期利益，做长远规划，既要确保短期使用效果，更要保证精益化运营管理模式的长久建立、行稳致远。

3. *以全面精益管理为抓手* 只有方案精准定位、目标明确、简洁易行，才有助于精益化运营管理的成功实施。在培养员工形成精益管理思想的基础上，应将方案中的具体措施落实在工作实践中，由点及面，点面俱到，进而升华为全面精益化运营管理综合实施方案。同时，面对新医改时代背景，医院精益管理还要运用好预算、成本、绩效、运营分析四大管理工具，通过提高医院精益化管理水平，全面实现医院综合能力的有效提升。

二、提升精益运营管理效能

实现公立医院运营管理精益化，应主要从预算、成本、绩效、运营分析四方面入手，充分认识这四方面在公立医院运营管理中的重要抓手作用，充分理解它们之间的协同循环关系。通过立足医院战略目标与管理实际，协调组织四大抓手工具，全面提升公立医院运营管理水平。预算、成本、绩效、运营分析四大工具与医院战略目标间具有循环关系（图 9-3）。

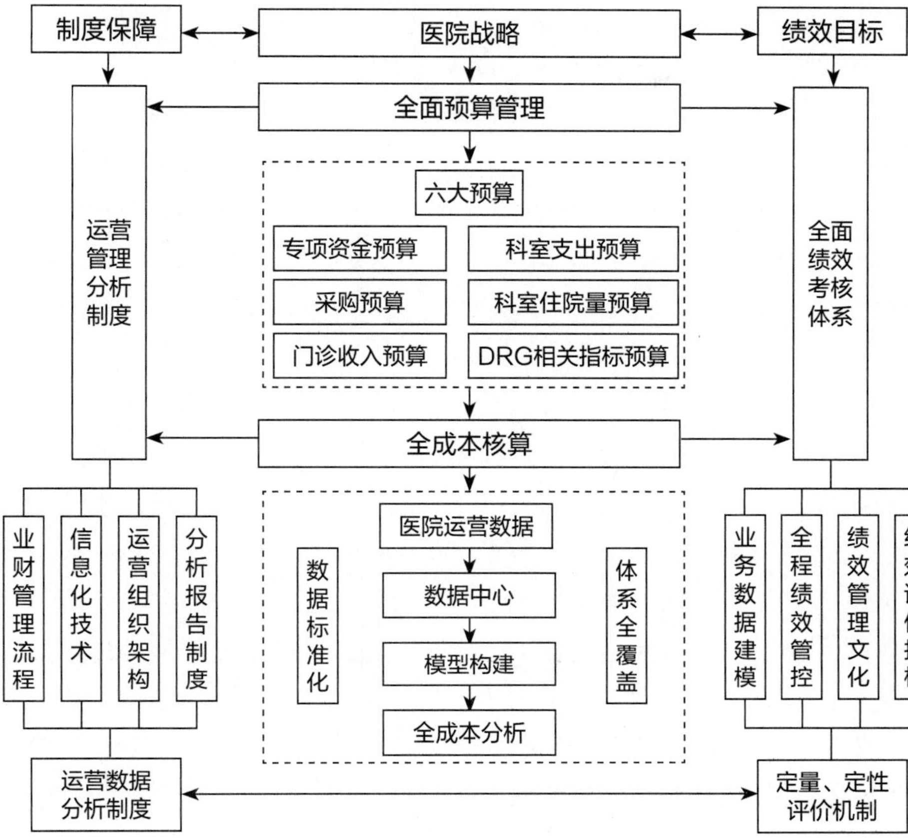

图9-3　四大工具循环关系图

（一）发挥绩效指挥调控作用，激发医院内生动能

绩效管理具有一定特点及原则（表9-4）。

表9-4　绩效管理的特点原则及做法

绩效管理的特点	（1）调动积极性 （2）体现导向性 （3）发挥支撑性
绩效管理的原则	（1）客观公正原则 （2）科学评价原则 （3）简便易行原则 （4）效果导向原则 （5）分类分层相结合原则
绩效管理的具体做法	（1）绩效手段鼓励运营增量 （2）绩效制度助力运营提质 （3）绩效工具促进运营降本 （4）绩效政策赋能运营增效

1. 绩效管理的特点

（1）调动积极性：合理的绩效考核与激励制度能够调动医护人员的积极性。医院绩效管理意在加强医院绩效与强调对员工干预的结合，通过将员工个人目标与医院战略目标结合，进一步挖掘员工的工作潜力，努力提高员工的工作绩效，激发员工工作的积极性与创造性。同时，把绩效管理与激励机制有机地结合起来，建立一个多维交叉的人员激励体系来实现各种激励手段的结合，以满足不同员工的需要，如物质激励手段，包括工资、奖金和各种津贴福利等；精神激励手段，包括有计划的工作轮换、工作表彰、工作目标设定等。

例如：医院通过合理调整门诊绩效激励政策，能够很大程度地调动医生开诊（尤其是非工作日开诊）的积极性。从工作量、门诊时段、医师资质经验三个方面进行考量。为提升门诊服务能力，加大周末门诊、节假日门诊奖励力度；为提高门诊诊断水平，鼓励高级职称医师出门诊，区别普通门诊、专家门诊设置不同的门诊项目绩效点值，更有针对性地保障每一位医护人员工作的积极性。

（2）体现导向性：在“国考”指挥棒的指引下，医院要根据自身基础与发展战略，制定符合自身发展路径的绩效政策。实践中，医院可将“国考”指标分解融入日常管理，开展重点指标监控通报，明确考核对象，将监控结果与学科发展评价、重点专科申报等挂钩。通过建立科学合理的绩效考核体系，医院可以明确地传达出对医护人员的行为期望及高质量发展目标。公立医院“国考”绩效考核指标通常包括患者满意度、医疗质量、工作效率、持续发展等多个方面，旨在全面评估公立医院医疗运营表现。医院可从“精”和“益”的维度对指标进行划分，以便更好把握“国考”几项指标的导向性作用（表 9-5）。通过充分理解并运用绩效管理手段，分类引导医院各部门及员工根据各维度指标不断地改进自身行为，充分发挥主观能动性，提高工作绩效，全面提高医院的运行质量与服务水平。

例如：对于属于“精”的绩效指标，可根据医院管理需要，适时调整病房效率奖金核算指标，包括平均住院日、出院人数、病例组合指数（case mix index，CMI）值，同时辅以平均住院日目标值、CMI 目标值加以考核校正，真实反映科室运行质效，客观评价医务人员实际贡献，以激励科室加快病床周转，提高科室运行效率。

对于属于“益”的绩效指标，可鼓励科室通过提高医疗技术水平，收治疑难病患，提高医疗质量。调整结构，以开展疑难复杂手术、微创手术为导向；通过优化选择收治病种，使之更加符合自身功能定位；引进发展创新技术，关注学科前沿方向；通过持续完善病案首页，努力提升数据质量。为提高医疗业务工作内涵质量，医院在临床科室绩效分配中，也应将疑难危重风险作为调控因子，调整相应基本工作量后进行绩效分配，如：区分不同手术级别、三四级手术量的占比、普通门诊和专家门诊，根据不同业务类型的疑难危重风险程度制定不同的分配标准，充分发挥绩效分配的导向作用。

表9-5　公立医院绩效考核中的“精益”指标

绩效指标	一级指标	二级指标	三级指标
体现“精”的指标	医疗质量	功能定位	门诊人次数与出院人次数之比 下转患者人次数［门（急）诊、住院］ 日间手术占择期手术比例 出院患者手术占比 出院患者微创手术占比 出院患者四级手术比例 特需医疗服务占比
		质量安全	手术患者并发症发生率 Ⅰ类切口手术部位感染率 单病种质量控制 大型医用设备检查阳性率 大型医用设备维修保养及质量控制管理 通过国家室间质量评价的临床检验项目数 低风险组病例死亡率 优质护理服务病房覆盖率
		合理用药	点评处方占处方总数的比例 抗菌药物使用强度［限定日剂量（defined daily dose，DDD）］ 门诊患者基本药物处方占比 住院患者基本药物使用率 基本药物采购品种数占比 国家组织药品集中采购中标药品使用比例
		服务流程	门诊患者平均预约诊疗率 门诊患者预约后平均等待时间 电子病历应用功能水平分级
	运营效率	资源效率	每名执业医师日均住院工作负担 每百张病床药师人数
		收支结构	门诊收入占医疗收入比例 门诊收入中来自医保基金的比例 住院收入占医疗收入比例 住院收入中来自医保基金的比例 医疗服务收入占医疗收入比例 辅助用药收入占比 人员支出占业务支出比重 万元收入能耗支出 收支结余 资产负债率
		费用控制	医疗收入增幅 门诊次均费用增幅 门诊次均药品费用增幅 住院次均费用增幅 住院次均药品费用增幅
		经济管理	全面预算管理 规范设立总会计师

续表

绩效指标	一级指标	二级指标	三级指标
体现“益”的指标	持续发展	人员结构	卫生技术人员职称结构 麻醉、儿科、重症、病理、中医医师占比 医护比
		人才培养	医院接受其他医院（尤其是对口支援医院、医联体内医院）进修并返回原医院独立工作人数占比 医院住院医师首次参加医师资格考试通过率 医院承担培养医学人才的工作成效
		学科建设	每百名卫生技术人员科研项目经费 每百名卫生技术人员科研成果转化金额
		信用建设	公共信用综合评价等级
	满意度	患者满意度	门诊患者满意度 住院患者满意度
		医务满意度	医务人员满意度

（3）发挥支撑性：公立医院绩效管理为学科发展提供了必要的资源保障，促进不同学科间公平合理发展。在一些医院中常常存在一些欠公平现象，有些科室相对来说获取经济能力较强，绩效分配较高，有些科室的难度以及工作量不亚于其他科室，但获取经济能力较低，其绩效分配也较低。因此绩效分配不能简单根据科室收支结余的多寡而定，要处理好不同学科不同专业之间的差异性，综合考虑科室影响力、医疗保供需要等多方面因素的影响。通过绩效管理达到相对的公平，可以更有效地调动医务人员的工作积极性，确保学科的高质量发展。

例如：对于案例医院风湿免疫科、儿科、妇产科等重点专科，科室内晋升压力大，获取医疗市场价值的能力相对较弱，但实际上并不代表这些科室的医疗水平低。当这些学科出现医疗价格与医疗价值相分离时，绩效工具需要及时起到支撑作用，助力医院相关科室的发展。

此外，绩效管理还可以促进医院内部的资源优化配置。通过调整不同科室的绩效考核权重，医院可以引导更多的资源和关注投入到体现医院疑难危重症水平的关键领域中，从而推动这些学科的发展。这种资源的倾斜不仅有助于提升医院的专业水平，还能进一步增强医院的核心竞争力。

例如：案例医院重症医学科是医院中技术最密集、风险最高的科室之一，对医护人员的专业素养和技术水平要求极高。由于重症医学科需要大量设备和耗材却面临零加成的政策，通过提高绩效补贴激励医护人员，提高医疗服务质量，以及优化资源配置，绩效补贴作为重症医学科发展的兜底，在学科支撑方面起着非常重要的作用。

2. 绩效管理的原则

（1）客观公正原则：在实施绩效考核时，一定要注意考核标准要客观，组织评价要客观，考核结果与待遇挂钩要客观。同时要公开各个岗位和各项工作的考核标准，在实施考核时对所有的员工做到一视同仁。

（2）科学评价原则：即指从考核标准的确定到考核结果的运用过程设计要符合客观规律，正确运用现代化科技手段，准确地评价各级各类员工的行为表现。

（3）简便易行原则：考核标准简便、易操作，一是有利于员工明确标准，确定努力方向；二是便于管理人员实施考核；三是可以投入较少的精力，达到比较好的考核效果。

（4）效果导向原则：绩效效果是指员工经过主观努力，为社会作出并得到承认的劳动成果，完成工作的数量、质量与效益等。在实施考核中，只有以绩效效果为导向，才能引导员工把工作的重点放在提高工作质量和效率、努力创造良好的社会效益和经济效益上来，从而保证医院目标的实现。

（5）分类分层相结合原则：医院有医、药、护、技、管理等不同职称类别，各类别中又有高、中、初职称之分，在绩效考核中要对不同类型和不同能级的人员制定不同的考核标准和考核办法，这样才能合理地选拔、使用和评价各类人才。

3. 绩效管理的具体做法

（1）绩效手段鼓励运营增量：增量不是盲目地增加患者人次，而是要结合医院功能定位、医保付费政策及外部绩效考核，有重点地增加学科建设患者数量。通过增量梯度绩效引导，调动医务人员的积极性。通过绩效考核为公立医院建立正确价值导向，切实考虑老百姓的就医感受，不仅要让他们看上病，还要看好病，更要满意地看病。进一步缩短患者就医时间，缓解因术前检查占用床位资源等导致床位紧缺的问题。以绩效指标为指引，明确工作目标，促进医疗质量、医疗水平稳步提升；以绩效考核为手段持续改进，促进临床科室做好服务；以技术创新为引领，提高患者满意度，从而最终实现医院运营增量目标。

例如：案例医院针对非工作日手术及工作日延长工作时间手术，制定专项绩效管理办法，在核定正常工作时间基准手术量的基础上，给予非工作日开展的手术以及工作日延长工作时间开展的手术增量绩效激励。在一定程度上鼓励医务人员适当地加班，延续医疗服务的时长，能够为患者提供更多医疗服务便利。

（2）绩效制度助力运营提质：医院的核心竞争力是质量，绩效需要从单一经济收入维度激励，向医疗服务质量要效益，绩效激励前移，实施质控绩效管理，旨在提高医院医疗服务能力。合理的考核制度应限制以经济利益为目的的管理行为，以科室和个人产生的劳动价值对医院和社会的贡献来进行考核，这些贡献不仅是经济效益，不单纯追求“量”，而是追求“质”，不是“多收多得”，而是“优劳优得”，这需要通过很多核心要素的指标来实现。

例如：案例医院执行医师制度，医疗总护士长负责制度，医疗风险金制度，医疗价格标准体系等；鼓励医务人员收治相对复杂的病种，外科在强调手术量的同时更注重手术的病种结构，内科在统计住院患者总量的同时更要关注收治的疑难病种，从而真正体现三级甲等医院的技术水准和员工的劳动价值。

（3）绩效工具促进运营降本：医院执行严格有序的绩效考核措施，有利于运营成本的合理管控，解决当前医院经营管理中效能不足的问题。医疗行业作为与民生紧密相关的行业，在药物成本与耗材成本方面消耗量巨大。因此药物与医疗耗材的质量不容忽视。想要实现运营管理精益化，降低运营成本，必须综合考虑医院的经营行为，在保障医疗安全的基础上通过强化绩效管理的方式合理合法地减轻成本负担。大型公立医院的绩效管理，需要从收入驱动“增收”激励为主导，向成本控制“增效”为主导激励转型；从事后的成本核算，向事前精准的成本管控转型；从粗放的科室成本核算，向精准的项目成本和病种成本核算转型。

例如：案例医院调整耗材使用比例高的骨科、心血管科、眼科等科室绩效分配指标，降低耗材对科室的影响因素，平衡和稳定科室及专家队伍。为了有效减少低值耗材（如：纱布等）的浪费现象，将科室或者个人节约的部分作为奖金发放，通过绩效正向引导，激励医务人员自觉提高技术水平，将评价和激励融合，使用工作量评价替代经济核算手段。以强化成本控制为手段，建立符合医院发展阶段和医改要求的综合绩效改革评价与分配方案，不仅减少了临床医用耗材的不合理使用现象，还在减少医患纠纷的同时，减轻了患者就医负担和医保基金压力。

（4）绩效政策赋能运营增效：增效的含义包括效率提升、效果提高、效益增加，通过增量、提质、降本，激励医务人员积极性提高，让员工分享增效带来的成果，员工的待遇切实提高。

例如：案例医院通过制定平台科室超工作量绩效核算方案，提升平台科室运行效率。为调动医技科室医务人员工作积极性，提高检查检验预约完成率，缩短患者检查检验等待时间，制定落实医学影像科、超声医学科、病理科、核医学科等多个医技科室超工作量绩效核算方案，根据科室实际具备的人员、设备、场地等条件，设定饱和工作量（基准工作量），对超过基准工作量部分赋予绩效单价，进行绩效激励，助力医院整体运行效率的提升。

同时，将绩效与“创收”脱钩，避免过度医疗（如肺结节、甲状腺结节、黑痣等）和轻病重治的现象，减轻患者的医疗开支，保障医疗效果。切断医务人员收入分配与科室经济收入的直接挂钩关系，切断医务人员收入分配与处方、检查、耗材等收入的直接挂钩关系。同时对均次费用、药占比、耗占比三项指标进行长期监测和考核，指标不达标的进行绩效扣除，对控制得当的科室进行绩效奖励。只有切断“创收”与绩效挂钩这只“隐形”的手，医生的诊疗行为才可能不受利益驱动，大大降低“大开检查”“大开药品”的发生概率，从而进一步保证医疗效果。

另外，多院区的建立，也能够共享医疗资源，降低运营成本，提高管理效率，进一步提升医院的盈余空间。为了拉动其他院区的发展，实现医疗资源的均衡，可以通过绩效工具发挥作用。例如，案例医院对于到其他院区工作的医护人员提供餐补和交通补贴，提高20% 的绩效补贴，提早下班时间等，通过绩效手段鼓励医院资源的下沉、扩散和扩容。

总之，医改新时代，倒逼医院运营管理模式转变，绩效指挥棒的作用越来越明显，“增量、提质、降本、增效”成为医院精益绩效管理之道。

（二）开展全面预算管理工作，强化医院运营核心环节

全面预算管理具有一定的特点及原则（表 9-6）。

表9-6　全面预算管理的特点原则及做法

全面预算管理的特点	（1）计划性 （2）高效性 （3）可执行性
全面预算管理的原则	（1）完整性原则 （2）量入为出原则 （3）保证重点原则 （4）归口管理原则 （5）统一性原则
全面预算管理的具体做法	（1）规范预算制度编制过程 （2）发挥预算执行强制效能 （3）推动预算信息系统纵深发展

1. 全面预算管理的特点

（1）计划性：全面预算管理通过对医院运营的规划、分析和数量化的系统编制，使医院目标得以具体化。预算管理作为一种工具手段，把规划细化为一个个具体化指标，落实到一个点或一个面。医院中长期发展战略是规划医院发展方向、确定医院未来较长一段时间发展目标的重要依据，但是中长期发展战略过于笼统，缺乏可操作性，属于战略性的整体部署。而医院实施全面预算之后，可以将中长期战略目标层层分解为短期目标加以实现。在预算年度内通过严格执行预算、控制预算以及考核预算，从而在保证短期目标实现的基础上，有计划地逐步实现长期战略目标。

（2）高效性：全面预算管理将整个医院的经济控制指标分解为无数个成本责任中心，

把指标落实到具体的环节和责任人身上，源头控制，责任到人。通过事前、事中、事后控制，能够确保高效率的实现目标。医院实施的全面预算管理涵盖多方面内容，能够将各科室、各部门的工作统一规划进来，细致划分各科室的权、责、利，并理顺各科室之间的关系，构建起相对完善的业务流程。通过全面预算管理的实施，既有利于促进医院各科室之间相互协调运作，消除相互推诿责任现象，提高医院运作效率，又有利于将医院资源合理分配到各科室中，提高资源利用效率。

（3）可执行性：明确责任分工，以目标为导向的预算管理在对各方面情况进行综合评价的前提下，以目标代表医院整体的最佳运营方案，使各级各部门都能了解到本部门在全局中所处的地位和作用，看到本部门业务与其他各部门之间的关系，并充分估计可能产生的障碍和阻力及薄弱环节等，以便区别任务的轻重缓急，从而确保业务活动的可执行。

2. 全面预算管理的原则

（1）完整性原则：医院各项收支必须全部纳入统一预算管理。

（2）量入为出原则：编制预算应依据上年度的预算执行情况，结合当年事业发展规划，合理预测本年度的收支，坚持以收定支，合理规划。

（3）保证重点原则：各项支出中必须优先保证医疗业务正常运转的支出。

（4）归口管理原则：医院各个职能管理部门为预算归口部门，其直接费用经由医院批准后由财务处在预算批准范围内实施控制。

（5）统一性原则：各部门应按照医院统一设置的预算表格、程序及规定编制预算，并完成预算审核与批复流程。

3. 全面预算管理的具体做法

（1）规范预算制度编制过程：以医院战略发展规划和年度计划目标为依据，充分运用预算手段，开展医院内部各类经济资源的分配、使用、控制和考核等各项管理活动。全面预算管理应实行全口径、全过程、全员性、全方位的预算管理，覆盖人、财、物全部资源，贯穿预算编制、审批、执行、监控、调整、决算、分析和考核等各个环节。强化预算硬约束，依据外部政策环境和医院经济活动变化，及时调整完善预算管理制度、机制、流程、办法和标准，按照“上下结合、分级编制、逐级汇总”的要求，“三上三下”编制年度预算。

预算支出应严格遵循“有预算有支出，无预算不支出”的原则，同时审慎调整增加预算项目，确保单位各项业务活动和经济活动的开展必须以预算为依据。预算项目库是预算管理的基础，预算项目是预算管理的基本单元。医院应加快完善预算项目库全生命周期管理，并逐步推进预算项目库信息系统建设。首先，应对现有预算项目进行全面梳理分类，明确项目库管理的方法和规则，规范项目分类以及各类项目的管理要素等，对项目库进行常态化及跨年度滚动管理。其次，为了进一步规范化、程序化管理，预算支出前需经审核论证，以项目形式纳入项目库。第三，科室填报预算时，需要从预算项目库中选取；项目执行过程中，系统实时反映预算的下达、执行、调整等情况。最后，预算年度终了时，对于预算结余资金应及时进行清理，对执行异常的预算项目进行原因分析，以供医院党委决策，最终实现预算全过程的闭环管理。

（2）发挥预算执行强制效能：预算控制贯穿于整个预算周期，是全面预算管理过程中持续时间最长、处理步骤最多、执行难度最大的一部分工作。要加大全面预算管理的执行力度，对预算进行严格的控制，上报审批通过的预算必须严格执行，不能“掺水分”。应当分解预算目标，将预算责任分派到各个执行的具体部门，对所列的预算作出详细的使用说明，能够量化的必须量化，按月、按季度将执行情况与预算目标作比较，把握预算执行过程中出现的偏差，在下年度编制预算时予以修正。预算执行是一个动态的流程，通过专门的预算情况综合管理信息系统，抓住有效控制点，第一时间发现差异并纠正偏差。之后要整理所有预算执行过程中出现过的问题，进行分析和比较，有针对性地提出解决问题的措施。通过自控和互控结合的预算控制责任体系，保证预算目标高效实现。

医院可根据预算制定临床科室工作量、效率目标等考核指标，并对经费使用部门和归口管理部门预算编报的及时性、执行程度制定考核方案。对各类考核指标设定相应分值，多维度客观考核、评价预算执行情况。考核结果可作为年终绩效奖励依据及以后年度预算的批准依据，通过明确奖励与制裁等激励措施，提高医院所有部门及员工的参与意识，激发医院各部门及员工预算执行的积极性和责任意识。

（3）推动预算信息系统纵深发展：预算管理工作综合性较强，医院需统筹规划，做好医院的整体业务信息化建设解决方案，实现医院各系统有效融合和集成，提高系统运行效率。医院应进一步加强信息化建设，以业财融合为导向，以全面预算管理一体化信息系统为依托，打通业务和财务之间的壁垒，将全面预算的重心转移到对业务活动的引导与管控上，依托信息技术进一步提高医院全面预算管理的效率和质量。一方面，通过逐步统一规范单位人员信息、资产信息、收支分类科目、会计科目、支出标准、采购基础信息、物资耗材等的具体内容、管理流程和规则，对预算管理各环节使用的基础信息进行集中管理、归口维护。另一方面，逐步打通预算系统与医院信息系统（hospital information system，HIS）、智能报销系统、银医直联系统、人事管理系统、物资管理系统、合同管理系统、办公系统、专项管理系统等互联互通。

同时，在预算执行中融合系统自动化管控方案。以预算号作为统一标识开展预算全流程跟踪控制，以资金预算的闭环管理作为实现医疗业务与财务运营实质融合的有力抓手，最终达到预算与执行一体化，确保预算数据严谨性、统一性、相关性和可追溯性的管理目标。通过构建全面预算管理系统，力争实现医院各项预算目标下达、预算编制、预算汇总审批、预算执行监控、预算分析调整、预算考核评价等全过程的信息化自动管理。

（三）启动全成本核算工作，建立成本导向型运行机制

全成本核算具有一定的特点和原则（表 9-7）。

表9-7 全成本核算的特点原则及做法

全成本核算的特点	（1）全面性 （2）抗风险性 （3）指导性
全成本核算的原则	（1）合法性原则 （2）可靠性原则 （3）相关性原则
全成本核算的具体做法	（1）完善医院成本核算的具体原则 （2）增强医院各级人员的成本意识 （3）拓宽多渠道综合运营

1. 全成本核算的特点

（1）全面性：公立医院全成本核算涵盖了医疗服务过程中的所有成本，这包括直接成本（如医疗人员工资、药品费用、医疗设备维护费用等）和间接成本（如行政管理费用、租金、水电费等）。此外，还考虑了管理成本等其他相关费用。这种全面的成本核算方法能够真实地反映医疗服务的全部成本。全成本核算不仅关注成本的发生，还关注成本的归集、分配和分析。它要求对各级各类科室成本都要进行核算和反映，并要归集分配到门诊和临床各相关科室。这样，全成本就能体现各类科室成本、项目成本和病种成本的全貌。全成本核算提供的数据和信息是医院管理决策的重要依据。通过全成本核算，医院可以更准确地了解医疗服务的真实成本，从而进行合理的收费和预算编制。

（2）抗风险性：健全成本核算体系可有效提升财务风险防控能力。一些公立医院因长期受到传统管理理念的影响，并未认识到财务风险的重要性，很容易在经营与发展中产生财务风险问题。但是在现代管理理念不断推行的背景下，公立医院逐渐认识到做好财务风险防范管理的重要性，开始使用多样化的管理方法提升财务风险防控能力。其中全成本核算体系作为一种高效的风险防范工具，能够降低风险发生的概率。在公立医院中使用全成本核算体系可以解决过去账目清晰度不高、成本浪费等问题，形成有效的管理核算机制，实现对成本的全面把控，提升成本管理质量，避免因成本浪费而产生管理风险等。另外，使用全成本核算体系还可以提升资源利用的有效性，减少财务浪费问题的发生，在合理范围内规避风险，从根源上解决财务风险问题。

（3）指导性：公立医院在运营管理过程中需要明确发展目标，制定出专属的战略计划，并严格按照战略计划完成工作部署，同时医院的管理者还需要结合战略计划、部署等

情况制定出有效的经营决策，实现公立医院的经营发展目标。公立医院的发展高度与经营决策制定有着密切的联系，如果所制定的经营决策合理，势必会提升医院经营的成功率，如果经营决策失败，则会影响到医院正常工作的开展，容易出现相关问题，从而限制医院的整体发展。所以，公立医院需要从制定完善的经营决策入手，做好各项数据分析工作，完成各类信息对比，提升经营决策的科学性。使用全成本核算体系可以为管理者提供全面的数据信息，便于管理者利用数据信息充分了解医院盈利能力、偿债能力等，并作出相应的预判，为制定经营决策等工作的开展提供财务支持，对于公立医院的经营决策制定具有指导作用。

2. 全成本核算的原则

（1）合法性原则：指计入成本的费用都必须符合法律、法令、制度等的规定。不符合规定的费用不能计入成本。

（2）可靠性原则：包括真实性和可核实性。真实性就是所提供的成本信息与客观的经济事项相一致，不应掺假，或人为地提高、降低成本。可核实性指成本核算资料按一定的原则由不同的会计人员加以核算，都能得到相同的结果。真实性和可核实性是为了保证成本核算信息的正确可靠。

（3）相关性原则：包括成本信息的有用性和及时性。有用性是指成本核算要为管理当局提供有用的信息，为成本管理、预测、决策服务。及时性是强调信息取得的时间性。及时的信息反馈，可及时地采取措施，改进工作。

3. 全成本核算的具体做法

（1）完善医院成本核算的具体原则：政府会计制度要求医院进行全成本核算，而全成本核算包括了耗材、服务、人力、后勤等各类成本，各类成本的归集原则以及核算原则都需要制定详细、合理的核算标准，规范各成本核算的计算程序，从而制定具体的成本控制标准，逐级下达合理的成本控制目标，以便于后续工作的开展。成本核算需要各部门共同参与，应建立领导负责制，逐级管理，加强日常工作的有序性以及一致性。财务部门要与业务端紧密联系，更好地制定适合全院工作的核算标准以及根据实际情况选择最好的核算标准和分摊原则。

设立专业的成本核算医疗小组。财务人员对于医疗知识的缺乏有可能影响到成本决策的判断，因此需要建立成本核算小组，应有临床、医技、护理等医院各方面的人员参与，加强协作，对成本核算全流程提供各方面指导。也可以设立专职成本核算员以及科室成本联络员，深入临床科室去获取科室的成本核算数据以及调查医疗服务流程，进行数据的归纳与分析，并根据实际提出有用的建议，弥补现有成本核算的不足，改进成本核算理念，提高成本核算的科学性。

合理归集成本对于强化资金全流程监管有良好的助益。能够明确使用者与管理者的权责关系，提高成本数据的有效性及合理性。各不同科室间的成本差异，要求临床与行政科室间的成本归集与分摊应使用不同的标准与原则，各科室成本的分摊原则与比例都要进行合理的探讨，从而得出科学有效的成本核算结果。财务部门在规范成本分摊原则的基础上，要清楚划分分摊部门，提高成本分摊的准确性及科学性，减少各部门间的矛盾以及不满，营造和谐的医院环境，推动成本核算体系的建设。

（2）增强医院各级人员的成本意识：在建立完善的成本核算原则的基础上，加强公立医院各部门各级人员的成本意识，能够有效地从全方位强化成本核算的工作制度。对于医院整体来说，增强各级人员的成本意识是实现医院可持续发展的良好对策。对于公立医院管理层以及各部门联合方面来说，决策不仅要从医院的整体出发，更要从成本效率的角度出发，树立良好的成本核算管理理念，逐步带动各级员工的成本管控意识。提升管理层的成本意识，首先要将提高医疗质量与成本管控理念相连，认识到成本管控对于医院整体运营的重要作用。提升医务人员以及各级员工的成本意识，可以通过绩效调节来对员工的成本意识进行强化和考核，促进员工全面贯彻医院的成本管理制度，积极宣传成本意识带来的优势，推动全院人员参与并对成本管控作出更好的贡献。

同时，还应进一步提升临床路径中的成本管控意识。例如对于临床路径中的上下级转诊制度，也应当从风险防控和成本管控的角度加以落实。通过在医院信息体系中插入转诊知情同意书、审批权限、转诊信息采集等操作方式，可以提高医生的转诊意识，合理规划医疗资源，规范转诊模式，建立建设完善的转诊体系，从制度上保证上下级转诊在医务人员意识中的有效性。这同时也保证了患者的安全性，在强调转诊知情同意的条件下，解决非理性因素的怀疑，降低医院误判带来的成本支出。通过宣传提高上下级转诊的群众了解度，降低群众的抵制情绪，有助于提高转诊效率和医院的管理效率。

（3）拓宽多渠道综合运营：除上述成本管理手段外，公立医院还可以通过拓宽多渠道综合运营，降本增效。例如通过互联网线上诊疗可将医疗服务延伸至院外，助力医院进一步扩大和提升综合影响力。互联网医院的降本增效功能，在人流量大、服务范围广的大型三甲医院中体现得尤为明显。常规复诊、检验检查开单预约等转移至线上后，医院能投入更多的精力来初诊线下患者、救治疑难重症，充分释放优质资源。对于患者而言，线上复诊、开单检查，能使其得到更顺畅的就诊体验，还能让医生掌握更全面的患者资料，提高了患者的满意度和医院的服务效率。

比如，为满足患者的特殊医疗需求适时开展特需医疗服务，包括特需手术、特需病房、特需门诊等形式。一些公立医院医疗服务价格未能充分体现市场变化，其可能长时间滞后于医疗服务的价值。而特需服务中的部分项目可由医院经备案后自行定价，便于医院弥补基本医疗收入的不足。

（四）开展运营管理分析，落实现代医院管理重要抓手

运营分析具有一定特点和原则（表 9-8）。

表9-8　运营分析的特点原则及做法

运营分析的特点	（1）系统性 （2）数据驱动性 （3）动态性 （4）预测性 （5）多维性
运营分析制定的原则	（1）公益性原则 （2）整体性原则 （3）融合性原则 （4）成本效率原则 （5）适应性原则
运营分析的具体做法	（1）运营助理制度助推专科提质增效 （2）运营分析机制促进部门落实监管 （3）运营分析结果助力医院高质量发展

1. 运营分析的特点

（1）系统性：医院的运营是一个系统工程，包括医疗流程、物资管理、人力资源管理、财务管理等多个子系统。运营分析需要从系统的角度出发，全面考虑各个子系统之间的相互作用。

（2）数据驱动性：医院运营分析高度依赖数据，包括患者数量、病种分布、治疗效果、费用情况、设备利用率等各类数据。这些数据为运营分析提供了科学依据。

（3）动态性：医院运营是一个动态的过程，受到政策、市场需求、技术进步等多种因素的影响。运营分析需要能够及时捕捉这些变化，为医院提供决策支持。

（4）预测性：运营分析不仅要关注当前的运营状况，还需要基于历史数据和趋势进行预测，以便医院能够提前作出规划和调整。

（5）多维性：医院运营分析需要从多个维度进行，包括时间维度（如季度、年度分析）、空间维度（如不同科室、病区的运营情况）、业务维度（如不同类型患者的诊疗情况）等。

2. 运营分析的原则

（1）公益性原则：以公益性为前提，以满足人民群众健康需求为出发点和落脚点，实现社会效益和服务效能最大化。

（2）整体性原则：立足全局制订年度运营管理计划，动员全员参与运营活动各环节，

统筹全部需求，有效配置各类资源。

（3）融合性原则：将运营管理与医疗、教学、科研等核心业务活动充分融合，促进业务活动衍生价值创造。

（4）成本效率原则：权衡运营成本与运营效率，争取以合理的成本费用获取适宜的运营效率。

（5）适应性原则：立足客观实际，构建适应公立医院自身发展特点的运营管理模式、架构和机制。

3. 运营分析的具体做法

（1）运营助理制度助推专科提质增效：推进临床专科运营助理工作，是切实落实国家“公立医疗机构经济管理年”活动要求的具体体现，也是医院内涵发展的有效路径，有助于补齐内部管理中的短板与弱项，有效提升医院经济管理水平。

运营助理应深入参与所在科室的科务会、早交班、科室日常活动等，并可作为院周会参会对象列席旁听。运营助理应在定期完成科室运营分析报告的基础上，组织科室相关负责人员召开运营工作例会，交流分析科室运行中存在的问题，并讨论提出解决方案。在积累实践经验的基础上，运营助理团队还可积极申报相关运营管理专项课题研究，对运营管理实践经验进行总结与提炼，以形成具有本院特色的临床专科运营助理制度模式。

运营助理模式也促进了新一代信息技术与医疗服务、医院管理的深度融合。为保证数据同源，明确问题源头，实现业财的深度融合，应搭建完善相关数据管理平台，通过平台的下钻分析功能对相关问题进行追根溯源。运营分析平台的建设，有助于打通医疗、运营、财务系统之间的壁垒，使信息化建设成为精益化管理的新助力，从而为更好地分析科室运营情况、助力医院精益管理提供强大的数据支撑。

（2）运营分析机制促进部门落实监管：经济运营分析作为公立医院运营管理的重要工具，既是对医院财务状况、经营成果进行分析、评价和预测的业务手段，又是医院为达到预期发展战略采用的管理方法。因此，医院经济运营分析报告体系应沿着“财务－业务”“院级－科室级”的分析路径构建，包含财务分析、院级运营分析、专题分析和专科经营分析维度，并结合医院战略发展规划和三级公立医院绩效考核要求，构建一套业财融合的经济运营分析指标体系。

医院的运营管理需要多部门共同参与，包括财务、医务、护理、人事、质控、药学、门诊医技部等各职能部门，对运营分析进行设计、计划、组织、实施、控制和评价。通过各项会议和培训，建立通畅的沟通机制，推动全员参与和多部门协同。分析会、总结会、汇报会、调研会等固定会议集中力量、群策群力逐步完善运营分析模式。针对运营分析过程中通过调研访谈等方式发现的科室薄弱环节，组织进一步的专题培训，如DRG管理、物价收费、成本控制、预算管理等。

（3）运营分析结果助力医院高质量发展：通过运营分析的结果，可以反映医院各项资源的利用情况，包括人力资源、物力资源、财力资源等。通过分析运营数据，医院能够更加合理地配置资源，提高资源利用效率。例如，根据科室的业务量、病种分布等数据，优化床位分配、人员配置和设备投入。同时解决服务流程中的瓶颈和问题。再如，通过监测患者的就诊时间、等待时间等数据，可以调整科室布局、优化挂号和收费流程，提高服务效率和质量。

运营数据分析还可以帮助医院更加精确地核算各类成本费用，包括人力成本、物资成本、运营成本等。通过成本控制，医院可以进一步减少资源浪费，提高经济效益。例如，通过监测药品和耗材的消耗情况，及时发现并控制不合理使用。

运营结果的运用还可以促进医院的学科建设和人才培养。通过分析各学科的运营数据，医院可以明确哪些学科具有发展潜力，进而加大投入和支持。同时，根据运营数据反映出的医务人员工作量和绩效情况，医院可以开展更加有针对性的培训和人才引进工作。

三、构建精益运营保障机制

（一）运营管理精益化的制度规范保障

规范管理，制度先行。2017年，国务院办公厅印发《关于建立现代医院管理制度的指导意见》，要求公立医院完善管理制度，推动医院管理规范化、精细化、科学化。完善的制度体系，使各项工作有章可循；明晰的责权分工，使人员各司其职、各尽其责，从而保障组织机构有序规范运行，降低运行成本。运营管理制度是对运营系统以及运营活动的支持，涉及各项医疗服务标准、操作规范、业务流程、内部控制、经济管理制度等多方面，具体包括预算管理制度、收入管理制度、支出管理制度、成本管理制度、绩效管理制度、政府采购管理制度、资产管理制度、建设项目管理制度、合同管理制度、决策机制等。运营管理制度的有效执行是确保运营系统良好有效运转的基础。随着现代医院的发展，医院的组织机构不断健全，职责分工更加精细，协作要求逐步提高，规章制度的重要作用也日益凸显。

（二）运营管理精益化的人才队伍保障

精益化的运营管理需要人才具备全面综合的素质，包括医疗知识、管理技能、市场洞察力等多方面的能力，以应对复杂的运营环境。精益化管理的核心是提升效率和降低成本，而复合型运营管理人才队伍的建设是实现这一目标的关键。医院运营管理涉及医、教、研、防全业务领域。运营管理人才除了要具备财务、医保、质控、人事、医疗、护理、物价、信息化等知识背景外，还应具备科学管理思维、有效沟通能力、综合协调能力及创新意识等，要熟识业务科室的业务内容和工作要求，对国家政策、宏观经济环境、涉医法律法规等保持较高的敏感性，从而在运营管理中发挥出最大的作用。同时运营人才不能仅依靠各部门的人员兼职，应该打造一支全职化专职化的运营队伍，对于运营人才的绩效奖励也应该具有相应的核算办法，保障运营人才的积极性，也体现其劳动价值，更好地实现医院的精益化管理目标。

（三）运营管理精益化的信息网络保障

在医院这个复杂的社会子系统中，庞大的医疗信息、繁多的运行数据必须依赖于有序规整、互联互通、算法强大的信息系统平台作为支撑与保障。一方面，公立医院应充分考察并适时引进市面上已有的先进信息技术工具，不断构建并完善其业财融合信息管理平台；同时更为重要的是，作为国内头部三甲医院，还应树立“以我为主，为我所用”的主体意识，在信息领域积极探索、善于总结、勇于创新，结合医院高质量发展的实际业务需求与经验做法，不断探索总结、内生开发出一套真正适合我国大型公立医院运营管理普遍需求的，一体化、智慧化、统一化的信息管理软件系统，并在全行业内推广使用。从而以头部带动全局，提升我国医疗行业整体的信息化运营管理水平，实现全国医疗领域运营数据的规范可比。

通过智慧化信息运营管理平台的搭建，能够实现医院内部业务数据信息化、信息流程规范化、流程规范可比化、可比信息精益化，精益信息决策化。从而真正实现以业务指导财务，以财务助力业务，双向良性互动、共融共促发展。医院依托智慧化的信息运营管理系统，从复杂的业务环节中实时多维、高效准确地抓取关键信息，分析加工、挖掘数据背后的运营实质，从而构建起一套多维度、立体化、实时化、精准化的综合运营评价体系，为医院管理提供更多决策支持，进一步提升医院业财融合程度与运营管理水平，助力医院的精益化管理与高质量发展。

（四）运营管理精益化的内控评价保障

医院内部控制管理工作贯穿于医院发展的始终，是医院持续稳定发展的根源和基石。医院内控制度的完善性和科学性也是衡量医院运营发展质量和效果的关键性指标。建立有效的内控制度能够维护医院资金财产安全，保证财务信息数据的精确性和真实性，帮助医院实现自我管理、自我约束以及自我控制，从而提高医院的经济效益。医院建立健全内部控制应遵循全面性、重要性、制衡性、适应性的原则，同时，还应将医院精益化管理和纪检监察工作有机融合，进一步推进医院纪检监察工作，强化制度建设的引领和规范作用。以构建现代医院精益化、规范化管理制度为宗旨，结合内部审计和纪检监察工作的关注重点，识别高风险重点业务，设置关键控制点和风险预警点，明确对重点业务关键环节的内部审计方法，确保把制度的笼子织得更加严密、更加有效，筑牢安全防线。

第五节　案例分析

一、案例描述

本案例医院以推动公立医院高质量发展为契机，积极探索运营精益化绩效工具在学科改革中的调节作用。近年来，某大型公立医院以科学发展观统领全局，以精益化管理理念统筹协调，从转变观念、创新机制、严谨务实、营造氛围、搭建平台等方面出发，不断深化医院运营管理精益化工作的持续推进，为医院发展带来了新的生机与活力。伴随着医院综合运营管理系统平台的建成，打通了医院医疗、运营、财务、管理间的壁垒，实现以信息化建设为抓手，助力医院的运营管理精益化。绩效工具的运用，首先坚持公益性导向，改革完善公立医院运行机制和医务人员激励机制，实现社会效益和经济效益并重；其次是强化绩效考核导向，破除医务人员逐利机制，推动医院落实公益性，实现预算与绩效管理一体化，完成以经济效益为核心向劳动价值为基础的转变；最后以满足人民群众健康需求为出发点和立足点，服务深化医药卫生体制改革全局，从偏重临床服务向以学科建设为中心转变。

二、案例分析

（一）细化绩效分配方案，提升运行效率

1. 合理调整门诊绩效激励政策　门诊绩效激励政策主要从工作量、门诊时段和医师资质经验三个维度进行考量。工作量方面，使用以资源为基础的相对价值比率（resource-based relative value scale，RBRVS）点值作为评价依据，通过比较医生服务中投入的各类资源要素成本的高低来计算每次服务的相对值，根据行为的工作数量、工作强度、风险性和投入成本（科室可控成本），确定细分奖金系数。门诊时段方面，为提升门诊服务能力，加大周末门诊、节假日门诊奖励力度，在门诊项目点值基础上予以上浮，调动医生开诊尤其是非工作日开诊的积极性。医师资质经验方面，为提高门诊诊断水平，鼓

励高级职称医师出门诊，区别普通门诊、专家门诊设置不同的门诊项目绩效点值。

2. 调整完善病房效率奖金核算方法 病房效率奖金是科室月度绩效奖金的重要组成部分之一，其核算目标是激励科室加快病床周转，同时鼓励科室提高医疗技术水平。根据医院管理需要，适时调整病房效率奖金核算指标，包括平均住院日、出院人数、CMI值，同时辅以平均住院日目标值、CMI值目标值加以考核校正，从而反映真实的科室运行质效，客观评价医务人员实际贡献。

3. 制定手术专项绩效方案 为充分调动医生开展手术的积极性，提高手术资源使用效率，医院制定非工作日手术及工作日延长工作时间手术的专项绩效管理办法，在核定正常工作时间基准手术量的基础上，给予非工作日开展的手术以及工作日延长工作时间开展的手术增量绩效激励。

4. 制定平台科室超工作量绩效核算方案 为提高检查检验预约完成率，缩短患者检查检验等待时间，制定落实医学影像科、超声医学科、病理科、核医学科等多个医技科室超工作量绩效核算方案，根据科室实际具备的人员、设备、场地等条件，设定饱和工作量（基准工作量），对超过基准工作量部分赋予绩效单价，实行绩效激励，助力医院整体运行效率的提升。

（二）精细手术绩效管理，提高医疗质量

1. 细化手术绩效核算 医院以手术分级为基础，综合工作数量、时间消耗、技术难度等体现工作实绩的指标作为考核的主要依据，手术RBRVS点值设置重点向临床科室、疑难危重症、新技术倾斜，对于医院重点发展的手术项目加大点值赋值。以脊柱侧弯矫正术为例，按照常规四级手术点值设置为40，但因脊柱侧弯矫正手术技术难度大、手术过程复杂、耗时长、风险高，手术绩效点值赋值相对于常规四级手术点值上浮20%。

2. 强化手术绩效考核 医院制定相对稳定的、具体的、操作性强的手术绩效考核指标及考核标准，纳入医院内部绩效管理考核体系，注重考核结果应用。为落实绩效“国考”、高质量发展导向要求，医院重点考核出院患者手术占比、出院患者四级手术占比、出院患者微创手术比例三项手术监测指标。实际工作中，动态调整优化考核指标权重，充分考虑各个手术科室特点，确定不同类型的考核指标权重组合，同时注重考核结果反馈和应用，根据考核结果按月兑现科室月度绩效奖金，并将考核结果清晰准确地反馈给科室，帮助科室及时发现运行过程中的具体问题。

3. 优化手术绩效分配 为避免经科室二次分配造成激励作用衰减，借助信息系统提取手术项目绩效考核基础信息字段数据，如：手术费、麻醉费、参与手术人员信息等，统筹考虑岗位、贡献度、承担风险等因素，分类、分级核算一定比例的手术绩效至参与手

术的个人。手术绩效采取按月考核、兑现到人的考核分配方式，直接由绩效管理中心核算分配至参与手术个人，不经过科室二次分配，实现精准有效激励。

4. 严格医疗纠纷考核与处罚　严格医疗纠纷考核与处罚措施，充分保障医疗质量安全。医疗纠纷造成的医疗费用减免、补偿（赔偿）金等经济损失，由医院、责任科室和责任人共同承担，根据责任比例，在绩效收入、执业行为、职称晋升、医师考核和年度评优等方面进行考核和处罚。其中绩效奖金落实方面，减免的医疗费用以一定比例从责任科室月度绩效奖金中扣除，补偿（赔偿）金按责任大小制定不同比例从责任科室月度绩效中扣除。

（三）优化绩效核算方案，落实改革发展要求

1. 实施门诊病房一体化管理　本着“人员管理一体化”“人员使用一体化”“绩效核算一体化”三个原则，全面梳理门诊单元——专科对应关系，调整优化门诊单元绩效核算方法，解决门诊部护理人员绩效分配问题，保障医院门诊病房一体化管理的顺利实施，优化医疗服务流程、提高医疗服务质量、改善患者就医感受。

2. 因地制宜推进绩效核算单元改革

（1）根据该医院《普通外科学科发展建设方案》，普通外科按照专业方向建设胃与疝外科、结直肠外科、肝胆与肝移植外科、胰腺与代谢外科、甲状腺外科、乳腺外科。各专科在医院的整体领导下分别建设和发展，据此制定普通外科改革绩效方案，激发普通外科各专科高质量发展的活力，提高普通外科整体运营效率。

（2）按照《医院呼吸内镜医学中心建设方案》要求，建立呼吸内镜医学中心绩效核算单元，采用呼吸内镜医学中心人员开单及操作、呼吸与危重症医学科其他亚专科人员开单及操作、院内其他人员开单呼吸内镜医学中心固定人员完成内镜操作三种不同的分配方法，确保呼吸内镜医学中心绩效核算独立、完整、准确，推动呼吸内镜诊疗相关技术的发展，提高综合诊治能力水平。

（3）根据《医院推进心脏外科学科发展的建设方案》要求，制定心脏外科绩效分病区核算方案，在保证绩效总量不变的基础上，结合各病区运行特点和科内患者流转流程，细化分病区绩效核算方法，帮助解决学科发展过程中存在的问题，全面提高心脏外科综合实力。

3. 制定新院区运营初期绩效方案　新院区绩效核算所需的收入、成本、工作量及工作效率指标缺乏历史数据，且新设院区成本压力相对突出，病源量相对不足。运营初期，为保障派驻南部院区员工切身利益，给予绩效托底政策，南部院区固定人员绩效按高于本部同年资同岗位人员一定比例核算发放，切实打消派驻员工对新院区绩效顾虑，充分调动派驻南部院区科室工作人员的积极性。

4. **开展医疗组绩效核算试点工作** 为配合院科两级领导下医疗组长负责制的顺利试行，制定医疗组绩效核算实施方案。将现有科室绩效核算单元细分为各医疗组核算单元，各医疗组能够准确掌握本组当月运营和绩效数据，充分赋予科室主任医疗组绩效分配自主权，实现对临床一线工作人员尤其是骨干员工的科学分配和精准激励。同时各项指标包括质量指标、效率指标、费用指标等考核到医疗组，科室管理目标下移至各医疗组并由医疗组长负责，推进医院精细化管理进程。

（四）配合DGR支付方式改革，开展DRG绩效核算

在既往绩效分配管理制度的基础上，参照 DRG 分组结果和结算数据，结合医保支付方式改革目标导向，将 DRG 核心指标病例相对权重（relative weight，RW）、时间消耗指数、结算差异纳入临床科室 DRG 绩效核算，建立院内科室之间、岗位之间的医保绩效管理平衡机制，激发医务人员尤其是临床科室人员参与和支持 DRG 付费改革的积极性。同时，通过对住院患者次均医疗服务收入变化的考核，引导科室合理调整医疗收入结构，有效体现医务人员技术劳动价值，通过对科室 CMI 及四级手术占比变化的考核，引导科室积极调整病种结构。

三、案例总结

医院精益化管理是一项具有长期性、复杂性和艰巨性的工作，是一个持续改进的过程。在运营管理精益化的过程中，绩效工具的运用至关重要。在绩效管理方面，某大型公立医院优化绩效工具，通过细化绩效分配方案、精细手术绩效管理、优化绩效核算方案和配合 DGR 支付方式改革，从而进一步提高了员工积极性，体现绩效管理导向性并支撑学科发展。在 2022 年度全国三级公立医院绩效考核（“国考”）中，某大型公立医院在全国 1 521 家三级综合医院中位居前列，稳居国家第一方阵，部分关键指标取得了显著进步。

第六节 展 望

医疗保障事关全民福祉，而公立医院是我国医疗服务体系的主体，是彰显中国特色社会主义制度优势、保障和改善民生、增进人民健康福祉的重要载体。

在未来的发展中，通过深化改革推进医疗服务供给领域的“公共化”改革，创新和完

善政府治理医疗服务的职能和工作方式，建立和完善混合治理机制，打破医疗服务领域的行政化垄断，促进医疗服务市场规范发展和拓展公益性医疗服务。促进医疗立法科学化，明确医疗保障规则体系；促进医疗供给公共化，助力医疗服务质量提升；促进医疗投入配套化，保障公立医院良性运行；促进政府市场结合化，突出医疗机构公益属性。

未来应该更加全面准确理解“深化以公益性为导向的公立医院改革”，坚持公益性，承认经济性（经营性），保护专业性，拓展服务性，推动建立和完善公立医院的混合治理机制，推动医疗服务供给制度变革，构建完善新机制，达到新平衡。把公立医院的发展放在国家事业体系中思考，放在医疗卫生服务体系中思考，放在医学教育、科技创新体系中思考，承担更多社会责任，明确功能定位和发展方向，为实现“维护公益性、调动积极性、保障可持续性”的医改目标接续奋斗。

（本章执笔：余进，李力，许怡月，李欣妍，穆耕林）

第十章

信息建设智慧化

随着5G、云计算、人工智能、物联网等技术的持续快速发展，信息化已经深度融入各个行业，不断改变着我们生活的方方面面。医疗是较早受信息技术影响的行业，目前信息技术已深度融入医院诊疗业务，并在医院管理和患者服务方面发挥着越来越重要的作用。随着医院信息建设智慧化的推进，未来医院必将走进万物感知、万物互联、万物智能的新纪元。

医院信息建设智慧化绝不仅仅为了智慧医院评级，而是一场触及医院文化、业务模式、组织架构的深刻变革。其难点既在于信息技术的引入、信息人才的培养，也在于如何让医院复杂的业务场景与信息技术真正融合，更在于敏锐感知到信息化带来的变化，打破原有的业务边界，以更广阔、更前瞻的视角去构想医院的未来。

在这一过程中，医院管理者需要发挥至关重要的作用。一方面确保医院信息建设锚定医院整体发展战略，以信息技术作为推动医院高质量发展的有力工具；另一方面为信息建设配套适当的组织结构和资源投入，有策略地消除信息建设中的障碍和阻力。

第一节　概　　述

一、相关概念

（一）信息的概念

信息的古老概念可以追溯到古代的文献和诗歌。在古代，信息一词通常泛指一切音信和消息。例如，唐代崔备的《清溪路中寄诸公》和南唐李中《暮春怀故人》等诗歌中，信息就是指音讯和消息。在现代，信息的概念已经渗透到各个领域和学科，在日常语境、哲学和社会学领域、数学和物理学领域、计算机和通信科学领域，均有着不同的含义。随着时代的发展和技术的进步，信息的含义变得非常丰富多元，在人们认识和理解世界的过程中扮演着越来越重要的角色。

在本章中，“信息”专指信息技术，即在计算机和通信技术支持下，对文字、图片、视频、声音等多种类型信息，进行存储、检索、传输和处理。当今时代，信息技术发展日新月异，研发突破和迭代应用明显加快，新兴技术如云计算、物联网、移动互联网、大数据、人工智能等不断涌现。信息技术与高端制造、卫生健康、生物工程、芯片传感等领域交叉渗透，引发多领域系统性、群体性技术突破，孕育出一系列新技术、新应用、新产品。

（二）信息建设的概念

本章中的“信息建设”，是指通过信息技术的深化应用，推动信息技术与产业、行业、市场、社会的融合渗透，赋能传统产业与社会治理更新升级的建设过程。

2014 年 6 月 3 日，习近平主席在国际工程科技大会上的主旨演讲中指出：“信息技术成为率先渗透到经济社会生活各领域的先导技术，将促进以物质生产、物质服务为主的经济发展模式向以信息生产、信息服务为主的经济发展模式转变，世界正在进入以信息产业为主导的新经济发展时期”。

这种发展模式转变，也是新一代信息技术与不同行业的结合，通过信息建设推动行业资源与信息技术统筹协调、协同创新和持续改进。因此，信息建设是一个系统、整体、持久的动态过程。

（三）信息建设智慧化的概念

本章的信息建设特指医院信息建设，通过医院业务和管理信息的有机收集、存储、处理和交换，实现医院资源高效利用和业务流程高度优化。医院信息建设的核心是支撑医院运行管理的信息流，信息流可以使知识和信息在正确的时间、正确的地点以正确的形式提供。医院业务流、现金流和各种工作的运行状态最终都以信息流的形式体现，信息流的质量、速度、覆盖范围和运用效率体现了医院信息化的发展水平。

医院信息建设智慧化是指综合运用云计算、大数据、人工智能等信息技术，感测、分析、整合、感知医院相关信息系统的数据或信息，形成全域洞察、高效智能的数据流，为满足医疗、服务、管理的各种需求作出智能响应。

二、信息建设智慧化的内涵

（一）信息建设智慧化的内涵框架

随着信息技术的飞速发展，医院信息智慧化建设的内涵和内容持续演进，但其整体内涵围绕着核心目标和基本方法，且具有较为稳定的框架。智慧医院的建设始终围绕提高医疗服务质量和效率、优化患者就医体验、提升医院运营和组织管理效能等核心目标展开。信息建设智慧化整体内涵具有稳定的框架（表 10-1）。

表10-1　公立医院信息管理智慧化的内涵框架

目标	智慧医疗、智慧服务和智慧管理“三位一体”智慧医院
特征	基础性、战略性、融合性、发展性
影响因素	外部政策环境、信息技术环境、内生发展需要
抓手	智慧医院分级评价标准 医院信息互联互通标准化成熟度测评
路径	做好顶层设计和整体规划 建立适应信息建设智慧化组织架构 提升医院信息建设管理能力 推动信息新技术研究应用
意义	提升医疗服务质量、效率与推动创新 培养智慧医院需求的复合型人才团队 支撑医院的医疗能力提升和学科建设 助力医院治理体系和管理能力现代化

（二）信息建设智慧化的特征

医院信息建设智慧化包括面向医务人员的“智慧医疗”、面向患者的“智慧服务”和面向医院管理的“智慧管理”三部分。通过将信息技术与业务工作紧密结合，打破原有的业务壁垒，重塑业务与管理流程，支撑传统业务创新发展（图 10-1）。

公立医院信息建设智慧化主要具有以下特征。

1. **基础性**　指的是信息建设对医院关键业务的数字化和智慧化改造，一旦应用成熟便会成为医院运行发展的基础设施。目前医院信息建设内容如通信和网络基础、电子病历等临床信息系统、医疗质量和临床决策支持、患者线上服务等，已成为医院业务正常开展的必备条件。信息建设智慧化仍处于不断发展的过程中，其与医院的业务流程、管理流程

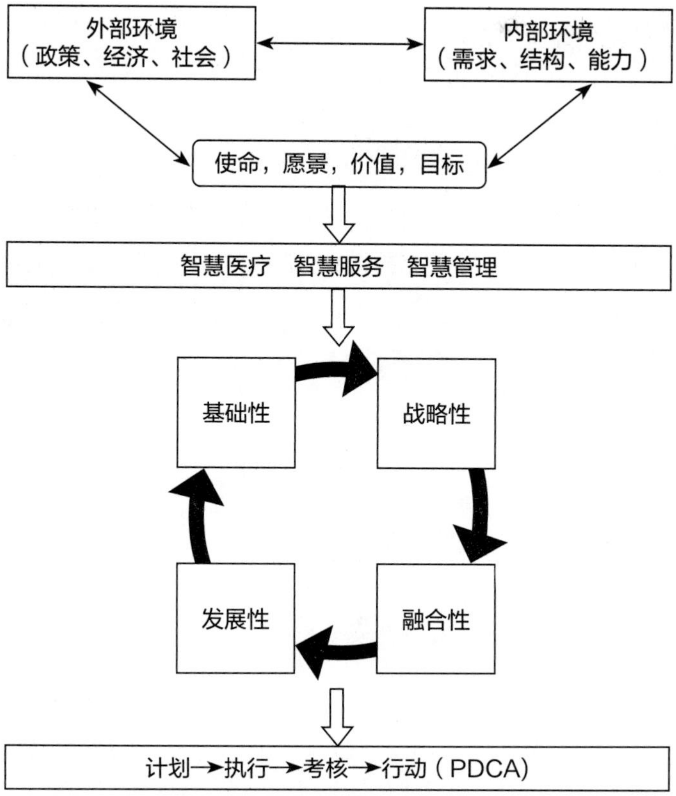

图10-1　信息建设智慧化的特征结构

深度融合后的建设成果，将继续成为医院日常运行不可或缺的一部分。医院信息建设智慧化是一条不断向前的单行道。

2. 战略性　指的是信息建设智慧化应站在全局角度，紧跟医院长期发展战略目标，并持续进行适应调整。医院作为一个复杂的组织，其运营和发展需要明确、长远的战略规划进行指导。信息建设智慧化既是医院整体发展战略的一部分，也是实现医院战略的重要工具和抓手，是医院战略在信息层面的战术分解。战略性也意味着在数字技术飞速发展的今天，医院要高度重视信息建设智慧化，将之纳入医院战略发展重点。

在此背景下，医院信息建设智慧化需从战略性、前瞻性、针对性、专业性、技术性以及政策性等方面做好规划、方案和计划，并与医院其他如人才培养、学科建设、科研创新等发展战略相协调，多种战略举措相互支持、相互促进，共同推动医院的全面发展。

3. 融合性　医院具有知识密集、技术密集、劳动密集和资本密集的特点。融合性指的是信息建设智慧化需要融合管理逻辑、业务逻辑和技术逻辑，打破不同业务条块的分割，将信息技术与医疗流程、管理流程、服务流程等紧密结合起来，以实现资源的优化配置、运营效率的提升以及服务质量的改善。

在技术上，融合性要求医院充分利用云计算、大数据、物联网、人工智能等先进技术，构建高效互联的智能化医疗信息体系，为医院的医疗、教学、科研、管理等工作提供强有力的支持。在管理和服务上，融合性要求医院借助信息技术手段，结合医学、信息科学、工程学、管理学等多个学科的知识和经验，对传统的管理流程和服务模式进行创新。

4. *发展性* 是医院信息建设智慧化的固有属性。医疗业务具有高技术门槛、高度个性化和高物理性依赖的特点，这决定了医疗业务的数字化、智慧化过程的长期性。在信息技术领域，人工智能、大数据、元宇宙、区块链等技术持续创新、不断演进。在新技术的不断渗透下，医院信息建设始终处于动态发展状态。

医院信息建设的发展性，意味着医院要对高速发展的信息技术保持高度关注，为信息建设智慧化引发的业务和管理创新提供治理体系、治理能力保障，提前布局新技术深化应用催生的新产业、新模式、新业态，在技术、组织和文化上为医院的高质量创新发展提供土壤。

（三）信息建设智慧化与治理现代化

公立医院信息建设智慧化的直接推动力是医院高质量发展的需求，技术支撑是信息技术的创新演进，支撑保障是医院的组织架构和管理制度。公立医院信息建设智慧化和医院治理体系治理能力现代化的内涵，决定了两者之间具有深刻的固有联系。

1. *信息建设智慧化和医院治理现代化目标一致性* 智慧医院建设的成效不在于技术的先进性，而在于服务医院战略目标的有效性。在我国的公立医院，智慧医院建设和医院治理现代化，都是在公共利益最大化的根本价值导向下，以改革创新为手段，有机统一医院生物学特征、物理学特征和社会学特征，实现医院的高质量发展和对患者的高水平服务。

2. *医院治理体系的现代化是信息建设智慧化的基础* 智慧化是实现医院管理和业务流程的变革性力量，可以对流程进行价值整合和重构。但数字治理相关理论研究表明，信息技术不能决定它自己的发展历程，技术既可能再造组织和流程，也可能强化既定的结构、体制和利益，成为全面深化改革的阻力。建立现代化医院治理体系，有助于理顺医院和社会、医院内部各部门之间的关系，形成制度逻辑、管理逻辑和技术逻辑之间的良性互动，为智慧医院深入推进可能导致的工作流程、业务结构、组织架构的变革提供结构性支撑，形成医院高质量发展的合力。

3. *信息建设智慧化为医院治理能力现代化提供技术支撑* 智慧医院可以将医院的业务对象、工作流程和管理制度数字化，智能感知医院服务质量和管理合规性，提高医院综合治理能力。医院环境具有特殊性、复杂性与专业性的特点，智慧医院实时提供医院的运行数据和知识库支撑，通过信息和知识穿透打破各部门间存在的条块分割、本位主义等现象，形成数据驱动的决策机制和文化；利用信息技术互联互通的广覆盖特性，促进医院组织扁平化、数据透明化和监督明细化，多部门多主体可以有效地整合与协调，形成一致目标融合推进。

智慧医院的深入发展必定依赖于医院治理体系的现代化，只有理顺推进机制，才能更好地促进智慧医院的发展；智慧医院的建设与完善也会成为医院治理体系现代化的重要保障与支撑。有学者提出“技术－社会”互构论，认为技术与社会是互相建构的，在二者的相互作用之下形成技术和社会现有的状态。智慧医院和医院治理现代化在互相影响和融合中发展、塑造着各自的状态，并共同推动着医院的发展。

第二节　公立医院信息建设智慧化现状

一、国外医院信息建设的情况

（一）美国医院信息建设历程

自20世纪80年代初至今，美国医院信息化经历了一个逐步深化的过程，每个阶段都紧密结合了当时的技术水平和医疗需求，展现了不同的医院信息建设特点和重心。

1. 部门级应用和财务系统应用阶段（1980—1990年） 在这一阶段，美国医院开始初步尝试将计算机技术应用于日常医院管理和财务工作中。部门级应用主要聚焦于提高特定部门的工作效率，如药房管理、患者登记等。同时，财务系统的电子化使得医院能够更快速、更准确地处理账务，提升了财务管理的透明度和规范性。这一阶段的信息化应用虽然相对独立，但已经为医院带来了显著的效益，并为后续的临床信息化建设打下了基础。

2. 临床信息化建设阶段（1990—2000年） 进入20世纪90年代后，随着计算机技术的普及和医疗需求的提升，医院信息化开始拓展到临床业务领域。这一阶段的核心是临床信息系统的建设，包括电子病历系统、医嘱处理系统、检查结果记录系统等。这些系统的引入不仅提高了医疗服务的质量和效率，还为医生提供了强大的临床决策支持。电子病历系统使得医生能够快速获取患者的病史信息和诊断结果，为治疗方案的制定提供了有力依据。医嘱处理系统规范了医生的医嘱行为，减少了医疗差错的发生。此外，检查结果记录系统的电子化存储和共享功能大大提高了数据利用效率和医疗服务质量。在这一阶段，医院信息化的重点已经从内部管理转向了临床业务，为全院级系统整合奠定了基础。

3. 全院级系统整合的电子健康档案（electronic health record，EHR）系统阶段（2000—2010年） 进入21世纪后，随着信息技术的飞速发展和医疗需求的不断提高，医院信息化开始迈向全院级系统整合的新阶段。EHR系统作为这一阶段的核心建设内容，不仅实现了患者医疗信息的全面电子化，还通过信息共享和协同提高了医疗服务的质量和效率。医生可以通过EHR系统获取患者的全面信息，进行更准确的诊断和治疗。同时，EHR系统还支持跨科室、跨机构的医疗协作，推动了医疗服务的连续性和协同性。在这一阶段，医院信息化的重点在于提高数据的准确性和完整性，确保医疗安全。为此，医院引入了数据质量管理和数据安全保护措施，确保了EHR系统的稳定运行和数据安全。此外，EHR系统的应用还推动了医院内部的流程重组和管理变革，进一步提高了整体运营效率和服务质量。

4. 医疗信息互联互通及控费阶段（2010年至今） 在EHR系统普及的基础上，医疗信息化的重心开始转向实现医疗信息的互联互通和控费。这一阶段的目标是打破信息孤岛，实现跨机构、跨地区的医疗信息共享和协同工作，同时控制医疗费用，推动医保支付改革。为了实现这一目标，美国政府和医疗机构积极推动数据标准化和互操作性建设，制定了统一的数据标准和接口规范。这使得不同系统之间能够实现数据的交换和共享，支持了跨机构、跨地区的医疗协作。同时，信息化手段也被广泛应用于医保支付改革、按价值付费等方面。通过引入数据分析和管理工具，医院能够更好地了解患者的需求和治疗效果，制定更合理的治疗方案和费用计划。这有助于降低医疗成本，提高医疗服务的可及性和可负担性。在这一阶段，医院信息化的重点在于提高医疗服务的效率和效果，降低医疗成本。通过实现医疗信息的互联互通和控费，医院能够提供更高效、更安全、更便捷的医疗服务，满足患者的多样化需求。

综上所述，美国医院信息化的发展历程经历了从部门级应用到全院级系统整合，再到医疗信息互联互通及控费的逐步深化过程。每个阶段都有其特定的目标和挑战，但总体趋势是向着更高效、更安全、更便捷的医疗服务方向发展。

美国电子病历市场拥有两大厂商，按照覆盖医院床位总数计算，2022年两大厂商电子病历合计市场占有率超68%。两家公司虽然都以电子病历为主营目标，但它们的市场策略有所不同。一个更侧重于与大型医疗机构合作，而另一个则更加注重与中小型医疗机构的合作。这种市场格局反映了美国医疗信息化市场的成熟度和竞争性。

在学科建设方面美国实现了医学信息学产学研一体化发展。医学信息学是信息科学、医学和卫生保健学等学科的交叉学科。在美国绝大部分大型医疗机构都为该专业的学生提供了实习、轮转等学习机会。完成学习后的学员有很大概率留在当地医疗机构，利用实习轮转对业界进行深入了解，从信息和医学两方面提高医疗信息化水平。这种产学研一体化的发展模式不仅促进了医学信息学领域的人才培养和学术研究，也为医疗机构的信息化实践提供了有力的支持，推动了美国智慧医院的持续发展。

（二）英国与日本医院信息建设

1. 英国 英国国民卫生服务体系（National Health Service，NHS）被誉为全球最优秀的医疗系统之一，其信息化发展尤为引人注目。以伦敦大学学院医院为例，这家顶级公立医院所属的管理组织独立负责信息系统的决策与更换，确保了内部管理的统一性和信息标准的一致性。医院信息系统被广泛应用于各医院之间，实现了信息的顺畅共享。

此外，NHS建立的专用服务网络使得不同医疗集团之间能够高效地进行信息共享，包括护理记录、电子处方、电子预约以及影像存储与传输系统（picture archiving and communication system，PACS）等。这种管理方式不仅提升了医疗服务效率，还确保了患者信息的安全性和准确性。

2. 日本 日本医院信息部门目前主要承担采购、维护运营等基本职责，东京大学医学部附属医院等大型医院也在积极探索信息化创新和应用。日本建立了全国范围内的分级诊疗制度，信息化在其中也发挥了重要的作用。

新冠病毒感染疫情期间，日本曾尝试推出紧急医疗信息共享平台，但最终未能完全发挥预期作用。这反映出日本在医疗信息化方面仍存在诸多挑战和问题，包括技术、政策、资金以及人才等方面的制约。

总体而言，美国、英国和日本在医疗信息化方面取得了较为显著的进展。这些经验对于我国推进医疗信息化建设方面具有借鉴意义。

二、我国医院信息建设的演变

我国医疗信息化建设起步于20世纪80年代，至今主要经历了四个发展阶段。

（一）发展起步阶段

20世纪80年代初期，随着小型电脑和台式机的出现，以及培基语言（beginners' all-purpose symbolic instruction code，BASIC）、dBase数据库的普及，部分医院开始建设信息系统并应用于医院管理，主要用于医院收费、工资管理、病案管理、药品管理等方面。受制于服务器软硬件、网络设备的高成本，医院信息化建设多以小型单机版的管理软件为主。20世纪90年代之后，随着互联网技术、高性能服务器及大型关系数据库的发展和应用，信息系统的业务处理可以通过计算机网络来实现，信息系统带来的成效日益显现，这进一步推动了信息化向医院更多业务领域的延伸。

这一阶段医院信息化发展以采用新技术满足业务需求为推动力，信息系统整合不足，数据共享有限。

（二）扩大应用阶段

20世纪90年代中期，一些信息化水平较高的医院开始筹建一个完整的医院信息系统。1995年卫生部启动了“金卫工程”组建国家卫生信息网，研制军队医院信息系统的“军字一号”工程是“金卫工程”的重要组成部分。中国人民解放军总后勤部卫生部从全军组织医院管理专家和信息工程技术人员，于1997年完成系统开发和试点医院上线，1999年正式下发全军推广使用。到2004年全军所有医院全面应用“军字一号”，并扩展到地方医院，在全国遍地开花。

“军字一号”系统按照卫生经济、医疗物资和临床三条线展开，充分融合了计算机技术和医院的管理思想、业务经验，覆盖了医院主要管理职能和患者在医院就诊的主要环节。这一时期以“军字一号”为代表的信息系统，传播了信息化管理的理念，培养了建设的人才，孕育了一批厂商，推动了医院信息化行业的发展。

（三）以电子病历为核心的建设阶段

2009年3月，发布《中共中央　国务院关于深化医药卫生体制改革的意见》，提出了新医改“四梁八柱”的总体方案。“四梁”是指建立比较完善的公共卫生体系、医疗服务体系、医疗保障制度体系和药品供应保障体系，“八柱”是指支撑这四个体系需要的管理、运行、投入、价格形成、监管、科技和人才、信息系统、法律制度等机制和保障。“建立实用共享的信息系统”成为医改“四梁八柱”中八柱之一，医院信息化也成为公立医院改革的重要抓手。

在新医改政策的推动下，2010年2月，卫生部等五部门在《关于公立医院改革试点的指导意见》中再次要求“以医院管理和电子病历为重点推进公立医院信息化建设，提高管理和服务水平”。2010年10月，发布《卫生部关于开展电子病历试点工作的通知》及《电子病历试点工作方案》，在全国部分区域和部分医院开展电子病历试点工作。配合这一举措，原卫生部先后出台了《电子病历基本架构与数据标准（试行）》《基于电子病历的医院信息平台建设技术解决方案（1.0版）》《电子病历系统功能规范（试行）》等一系列标准规范。这些标准规范主要由原卫生部统计信息中心牵头制定，重点为建立标准规范，实现电子病历数据在院内外的互联互通。2011年，卫生部在《三级综合医院评审标准（2011年版）》中把医院信息化建设作为医院管理的重要内容列入其中。2013年起，国家卫生计生委统计信息中心组织开展区域（医院）信息互联互通标准化成熟度测评工作，促进卫生信息标准在医院的应用和实施。

这一阶段的卫生信息化建设受到了国家相关政策的大力推动。在微观上，推动医院信息化建设从财务为主线的医院信息系统建设，转向以患者为中心的电子病历建设，提高医疗服务水平；在中观上，推动区域医疗数据的互联互通，支撑城市医疗卫生服务体系的跨机构分工协作；在宏观上，推动公共卫生、医疗、医保、药品、财务监管信息化，为医疗服务体系建设提供信息化支撑。从这一阶段的建设成果来看，微观层面取得了最为突出的成效，电子病历成为医院信息化建设的重心，并通过医院信息平台实现患者临床数据的整合。在中观和宏观层面的建设相对滞后，这既是因为系统性工作存在较大的难度，也暴露出宏观层面信息化建设与业务管理之间协作机制的欠缺。

（四）“三位一体”智慧医院建设阶段

智慧医院建设层面，随着《关于印发电子病历系统应用水平分级评价管理办法（试行）及评价标准（试行）的通知》《国家卫生健康委办公厅关于印发医院智慧服务分级评估标准体系（试行）的通知》和《国家卫生健康委办公厅关于印发医院智慧管理分级评估标准体系（试行）的通知》3 个文件的发布，智慧医院建设的标准体系初步形成。

医院管理层面，2017 年 7 月国务院办公厅发布《关于建立现代医院管理制度的指导意见》，将健全信息管理制度作为完善医院管理制度的重要一环，要求通过信息系统规范化建设，完善医疗服务管理、医疗质量安全、药品耗材管理、绩效考核、财务运行、成本核算、内部审计、廉洁风险防控等功能。信息化开始成为实现医院治理体系和管理能力现代化的技术支撑。2020 年《关于印发公立医院内部控制管理办法的通知》中，要求医院利用信息技术加强内部控制建设，将内部控制流程和关键点嵌入医院信息系统，实现预算、收支、库存、采购、资产、建设项目、合同、科研管理等业务数字化管理并实现信息共享。2022 年《公立医院运营管理信息化功能指引》中提出了运营管理信息化建设应用框架及功能设计要求，以引导公立医院运营管理信息化建设。

在新时代医院信息化发展具有理念新、需求新、技术新的特点，智慧医院的建设以评级标准为指引结合医院自身需求开展，国家卫生健康委、国家医保局等行政部门基于数据的管理要求不断提高。这一阶段，医院也面临着发展理念、付费模式、管理方法的转型。我国的公立医院分布广、数量多，发展目标和发展水平不一。在此背景下，公立医院需要强化信息化战略思维，将信息化相关政策要求与医院发展战略有机结合，让政策要求能够“为我所用”。

第三节　公立医院信息建设智慧化的问题

一、我国医院信息建设分析

（一）医院主要信息系统

医院信息建设的目标是构建医院信息系统体系，更好地支撑医院的医疗业务、患者服务和医院管理。目前主流的公立医院信息系统体系，通常由几十个到上百个信息系统组成。这些信息系统按业务领域主要分为以下几个方面：一是面向临床诊疗的医疗信息处理系统，二是面向患者服务的信息系统，三是面向医院管理的信息系统，四是支撑外部互联的信息化建设。此外医院还需要建设信息基础设施（信息网络、服务器、存储器、数据库软件、信息安全防护、不间断能源供应系统、机房精密空调等），对上述信息系统进行支撑和保障。

1. 医疗信息处理系统　是指支撑医务人员开展各项诊疗工作、形成相关诊疗记录的信息系统，主要包括以下几类（图 10-2）。

（1）基础业务系统：基础业务系统在很多医院又叫医院信息系统（hospital information system，HIS），在 20 世纪 80—90 年代曾经是医院信息建设的代名词。HIS 的功能逐渐变为对医疗基础业务的支撑，主要承担的业务包括门（急）诊预约与挂号、门（急）诊收费、出入院登记、出院结算、医保结算对账、排班管理等，是医院日常运行的基础性系统保障。

（2）电子病历系统：分为门诊电子病历、急诊电子病历、住院电子病历、护理电子病历和临床决策支持等模块。

电子病历是临床诊疗信息系统的核心。整个医疗服务在信息系统层面体现为，在电子医嘱驱动下，电子病历系统与医技、药房、手术、护理等相关信息系统协同作业，提高了医疗服务的质量和效率。

（3）护理系统：护理系统与电子病历、检验检查、手术麻醉等系统一体化集成，通过护理操作数字化实现患者入出转闭环、医嘱执行闭环、手术交接闭环等。系统一般包括护理文书管理、医嘱管理、体征管理、移动护理管理、护理闭环管理等功能模块。

（4）检验检查系统：主要分为检验处理系统和检查信息系统。

检验处理系统又称实验室信息管理系统（laboratory information management system，LIS），为医院检验业务数字化设计。系统实现与检验仪器设备的对接，对检验环节整个流程进行信息化、规范化、自动化管理。

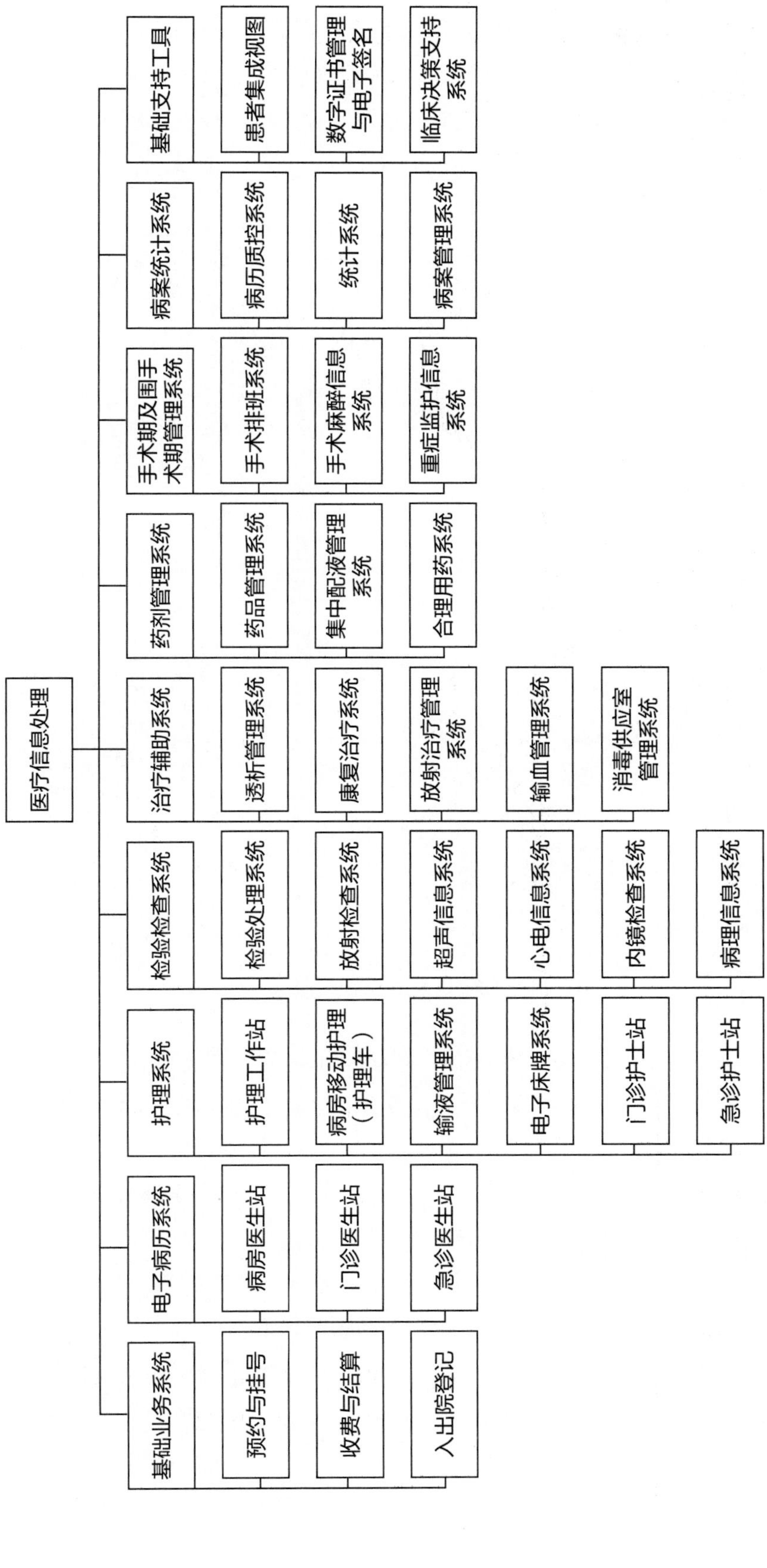

图10-2　医疗信息处理系统整体结构

检查信息系统是优化检查科室工作流程的管理系统，一般可分为医学影像信息系统、超声信息系统、放射信息系统、心电信息系统、内镜信息系统、病理信息系统等。

（5）其他医疗支撑信息系统：医疗支撑信息系统中利用信息技术辅助临床诊疗的治疗辅助系统、药剂管理系统、手术期及围手术期管理系统、病案管理系统、重症监护及其他支持业务支撑系统。

2. 患者服务信息系统 是指通过信息化手段为患者提供导诊、预约、挂号、缴费等贯穿患者就诊全流程的综合服务。基础功能包括预约诊疗（如挂号、医技、治疗、病床等）、排队叫号、诊后服务等。随着信息技术的深化应用，患者服务与互联网医院结合越来越紧密（图 10-3）。

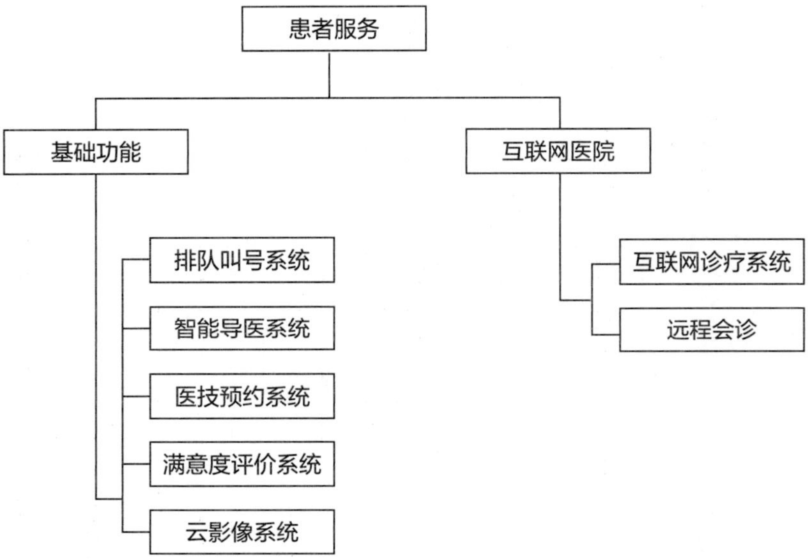

图10-3 患者服务信息系统整体结构

互联网医院既是患者信息服务的集中窗口，也是实体医院的线上延展，其功能和内涵随着信息技术和医院自身的发展而演变。互联网医院的建设将医院线上线下服务智慧化有机整合，加强患者触达、交互和管理，拓展医院的内涵和功能边界。

3. 医院管理信息系统 是综合医疗、运营、科研、教学、后勤等多业务的管理信息系统，是现代化医院运行管理的技术支撑和重要保障。

（1）医疗管理：医疗管理系统包括电子病历质量管理、护理质量管理、病案归档管理、临床路径与单病种管理、院感管理、卫生应急管理等内容。

医疗管理主要根据管理目标建立管理知识库和规则库，明确管理节点和流程，通过与电子病历等临床诊疗信息系统深度耦合实现诊疗过程中和过程后的质量控制等管理内容。

（2）运营管理：医院运营管理系统即医院资源规划（hospital resource planning，HRP）系统通常以成本为核心，会计、预算为主线，通过信息系统的应用和数据的全面对接，实现医院运营管理中“物流、资金流、业务流、数据流”的统一，增强医院综合资源的计划、协调、控制、评价等方面的管理能力，全面提升医院运营管理效率。

HRP 系统的建设路径，一是对医院的人力资源进行规划，开展科室全成本和绩效核算，实现以“绩效管理”为导向的医院人力资源规划；二是建设以预测、计划、决策、控制、分析、考核为基础的财务管理模式，通过业务流、资金流、数据流的一体化监管，将业务管理与财务核算延伸到各个业务环节；三是实现医院物资的系统化管理，包括对入库、出库、移动和盘点等操作进行全面的控制和管理；四是建立供应管理配送（supply processing distribution，SPD）物流管理模式对医用耗材、药品试剂等物资进行信息化、集约化的管理，通过配送中心整合供应链降低医院库存，依托现代化信息技术实现物流的全过程可控监管。

（3）科研管理：科研管理信息系统主要对科研项目、过程监督、成果转化开展全周期管理，包括科研项目管理、经费管理、人才管理、成果管理、伦理管理、成果转化管理等内容。

（4）教学管理：教学管理信息系统一般包括教学计划管理、规范化培训管理、人员管理、在线培训管理、临床操作考核管理等内容。

（5）后勤管理：后勤管理信息系统主要包括智能楼宇管理、医疗废弃物管理和后勤服务管理三个部分。后勤管理涉及的内容较为庞杂，需要整体规划各项管理业务，建立统一的综合管理平台，逐步实现后勤管理各项流程的规范化、信息化、精细化、智能化。

4. 外部互联应用 随着医院信息化整体水平的提高，国家卫生健康委、国家医保局等行政部门对于数据对接、数据上报的要求不断提高，机构间医疗协作需求不断提升。

（1）医保结算：医保结算目前主要采用信息系统全实时交易模式，通过信息系统自动开展医保结算处理、医保交易信息上传、医保基本字典维护及对账、医保智能监管等内容。

（2）区域医疗协同：是指医疗机构之间通过信息系统集成和信息共享，建立区域间跨机构的医疗服务协作运行机制。主要内容包括医联体 / 集团医院协作、远程影像诊断、区域病理诊断、区域检验共享等。

（3）数据上报：主要指各级卫生行政部门的数据上报要求，包括医院质量监测系统（hospital quality monitoring system，HQMS）的上传、传染病网络直报、单病种质量上报、慢病数据上报、省市卫生健康委医疗数据上传等。

5. 系统应用情况 根据中国医院协会信息专业委员会发布的《2023—2024 年度中国医院信息化状况调查报告》，98% 以上的三级医院上线了电子病历系统（含门诊医生工作站、住院医生工作站和住院护士工作站）、实验室信息管理系统（LIS）、影像存储与传输系统（picture archiving and communication system，PACS），80% 以上的三级医院还上线了超声信息系统、输血管理系统、麻醉信息系统、病理信息系统、心电信息系统。通过这些信息系统的建设，我国大型公立医院基本已实现了临床活动全流程信息化管理。信息系统覆盖门（急）诊、住院、检查、检验、手术、放射等各个节点环节，实现治疗、手术、药品等各科室医疗信息的传递与汇总，进行辅助处理与智能化提醒。诊疗中的医疗活动（电子病历）、经济活动（HIS）和仪器设备活动（PACS、LIS）均转变为数字记录和信息流，整个医疗服务体现为电子病历系统与医技、药房、手术、护理等相关信息系统协同作业，流程结构（图 10-4）。

（二）医院信息建设组织管理

医院信息建设不仅是信息系统的开发和采购，更是医院业务和管理的信息化改造。随着信息技术的飞速发展，这种改造与创新持续进行着更新与迭代。在医院信息建设的统筹推进过程中，医院信息建设组织管理也在协同演进。

1. 医院信息建设领导机构 大型公立医院一般设有医院信息化 / 智慧医院建设领导小组（简称领导小组），负责医院信息建设的统筹规划和指挥决策。领导小组通常由院主要领导、信息化分管领导、各副院长、信息中心主任，以及人事、医务、护理、科研、财务、设备等相关职能部门的负责人组成。在职能上，领导小组通常负责制定本院信息化工作总体规划和管理制度，审议重大信息化项目的事项决策，统筹协调信息化建设中的重要问题。

充分发挥领导小组的作用对医院信息建设具有重要作用。医院信息建设实现的是医院管理者的管理意志和管理智慧，信息化领导小组是院领导层面意志和智慧的集汇，可以保障信息建设与医院发展方向和路径一致，保障医院信息化建设、推进、实施、运行过程顺利。

但目前，大型公立医院信息化建设领导小组发挥的作用参差不齐，一些医院的信息化建设领导小组成立之后甚至从未发挥作用。突出表现在领导小组没有形成工作机制，信息化建设的整体规划、重大决策等没有经过信息化领导小组的集体讨论和决策，或者通过小范围的工作会议、工作汇报取代领导小组的集体决定，这种形式不利于医院信息化建设的推进。

2. 医院信息建设职能部门 绝大多数大型公立医院都成立了独立的职能部门负责医院信息建设工作。信息部门的业务范围主要是信息系统建设与运维、机房数据中心建设、医疗数据管理和统计服务、医保对接和数据上报、互联网医院及网站建设、远程医疗、软件开发、楼宇智能化管理等。部分医院信息部门还负责病案和图书馆管理

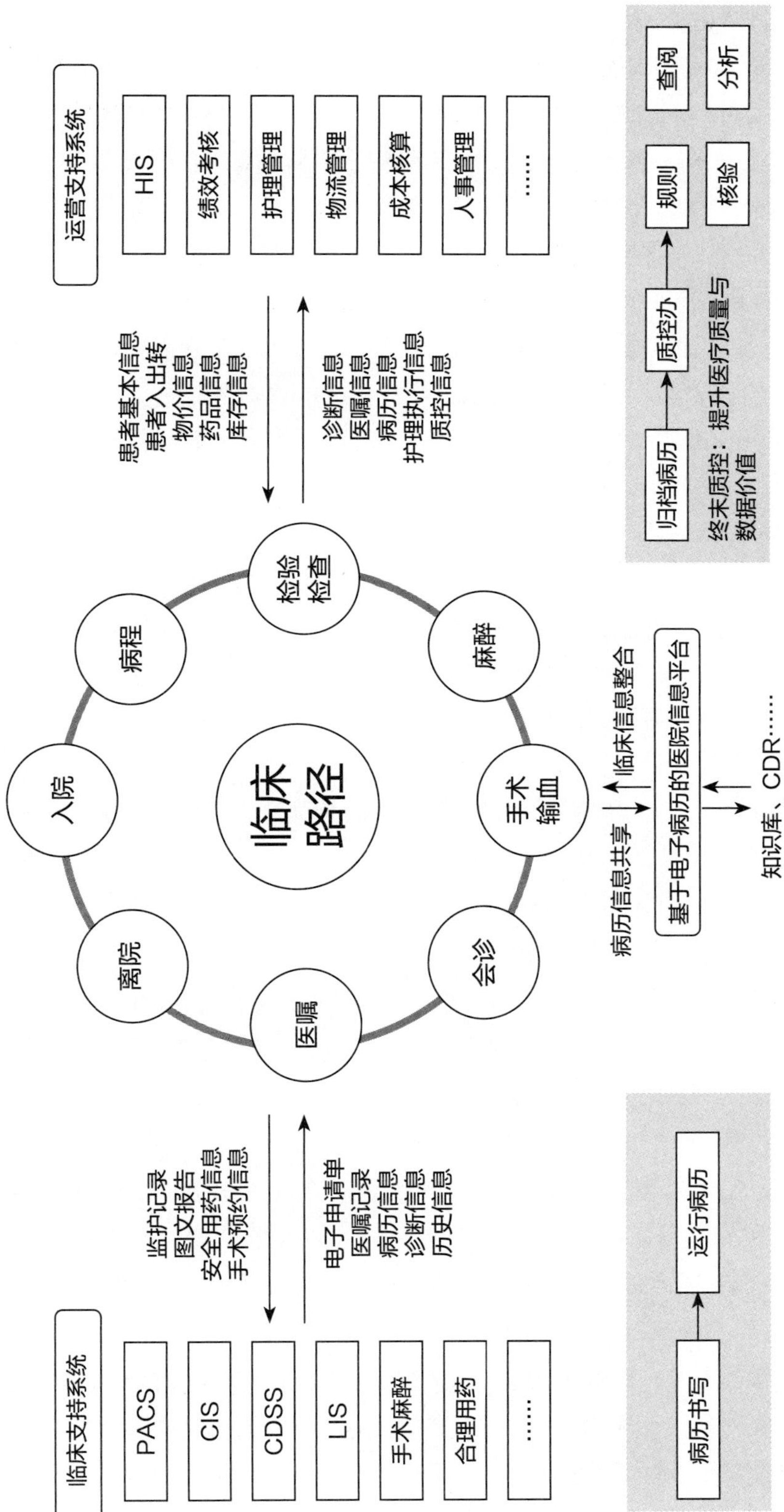

图10-4　以电子病历系统为核心的临床流程管理

注：临床信息系统（clinical information system，CIS）；临床决策支持系统（clinical decision support system，CDSS）；临床数据中心（clinical data repository，CDR）

工作。

根据中国医院协会信息专业委员会发布的《2023—2024年度中国医院信息化状况调查报告》，三级医院信息部门全职职工的平均数量为13.51人，学历上67.40%本科、20.67%硕士、1.06%博士。医院信息部门负责人68.50%是计算机及工科专业、9.83%是管理类专业、7.66%是医学专业。

随着智慧医院建设的发展，医院信息部门的工作定位也开始发生重要变化，很多医院信息部门开始深入地支持管理、临床、科研和患者服务等业务。这对医院信息部门自身的专业性和业务多样化都提出了挑战。也有部分医院信息部门自己无法主导信息化项目，依赖软硬件厂家提供解决方案，甚至出现部门技术空心化，被厂商绑架的问题。随着医院高速发展，信息部门如何找准定位、做好自身的建设，对医院的高质量发展具有重要的作用。

（三）医院信息建设智慧化评价标准

1. 智慧医院分级评价 国务院办公厅发布的《关于推动公立医院高质量发展的意见》中要求，推进电子病历、智慧服务、智慧管理“三位一体”的智慧医院建设。电子病历应用功能水平分级纳入了公立医院绩效考核评分，“三位一体”智慧医院建设的综合结果纳入了《公立医院高质量发展评价指标（试行）》。

国家卫生健康委设计了我国智慧医院的整体框架，分为智慧医疗、智慧服务、智慧管理三大部分（图10-5）。

智慧医疗面向医务人员，具体评价标准为《电子病历系统应用水平分级评价管理办法（试行）及评价标准（试行）》，包含药事、护理、医技、质量等方面，以方便医务人员为核心，实现全院统一集成，高效梳理业务流，以数据流验证业务流，持续改进医疗业务。电子病历系统功能应用水平分级评价5级以上为较高水平，截至2024年12月，全国医院通过5级评价的有358家，6级55家，7级5家，8级1家。

智慧服务面向患者，具体评价标准为《医院智慧服务分级评估标准体系（试行）》，以互联网诊疗为主要内容，包含诊前、诊中、诊后、安全等方面，以患者为中心，提升患者的就医体验，将医疗服务和数据通过互联网延伸至患者端，并保障安全。智慧服务分级评估3级以上为较高水平，截至2024年12月，全国通过3级评价的医院有88家，4级5家、5级1家 。

智慧管理面向医院管理人员，具体评价标准为《医院智慧管理分级评估标准体系（试行）》，以医院管理为主要内容，包含物资、运营、科研、后勤等方面，以管理者视角开展全面统筹，实施高效管理。智慧管理目前尚未开展测评工作。

2. 医院信息互联互通标准化成熟度测评 医院信息互联互通标准化成熟度测评

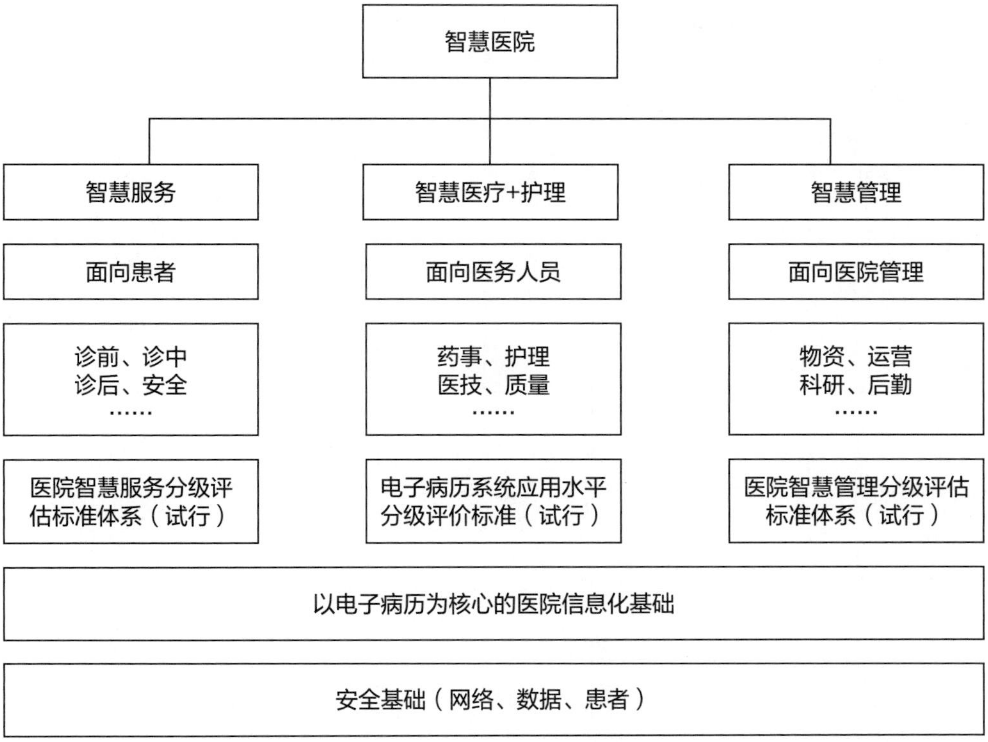

图10-5　我国智慧医院的整体框架

（以下简称测评）是评估医院在信息化建设和互联互通方面达到的标准化程度的一个重要手段。该测评旨在促进医院信息化建设的标准化、规范化和互联互通，提高医疗服务的质量和效率。通过对各医疗机构组织建设的以电子病历和医院信息平台为核心的医院信息化项目，进行标准符合性测试以及互联互通实际应用效果的评价，构建了一套科学的、系统的医院信息互联互通标准化成熟度分级评价技术体系、方法和工具。医院信息互联互通测评旨在促进卫生健康信息标准的采纳、实施和应用，推进医疗卫生服务与管理系统的标准化建设，促进业务协同，为医疗卫生机构之间标准化互联互通和信息共享提供技术保障。

医院信息互联互通标准化成熟度测评工作，从数据资源标准化、互联互通标准化建设、基础设施建设和互联互通应用效果等 4 个方面对医院信息化水平进行综合评价。医院测评依据《电子病历基本数据集》《电子病历共享文档规范》《基于电子病历的医院信息平台技术规范》等标准建立了多维度的测评指标体系，从既定的 4 个方面进行综合测评，评定医院信息互联互通标准化成熟度。所测评的项目应用评价分为七个等级，由低到高依次为一级、二级、三级、四级乙等、四级甲等、五级乙等、五级甲等。每个等级的要求由低到高逐级覆盖累加，即较高等级包含较低等级的全部要求（表 10-2）。

表10-2　医院信息互联互通标准化成熟度测评体系

测评指标	一级	二级	三级	四级乙等	四级甲等	五级乙等	五级甲等
2.1 数据集标准化情况	10	15	15	15	15	15	15
2.2 共享文档标准化情况	—	—	13	14	14	14	15
3.1 技术架构情况	—	—	6	7.4	8.1	9.8	10
3.2 互联互通交互服务情况	—	—	10.5	12.5	19.1	25	25
3.3 平台运行性能情况	—	—	—	—	—	—	—
4.1 硬件基础设施情况	—	—	3	3.9	4.3	4.6	6
4.2 网络及网络安全情况	—	—	4.5	5.3	5.48	5.49	5.5
4.3 信息安全情况	—	—	1.8	2.9	3.07	3.21	4.1
4.4 业务应用系统建设情况	—	—	1.2	1.5	1.8	2.1	2.4
5.1 应用建设情况及利用情况	—	—	4	5.1	6.2	7.2	7.7
5.2 平台联通业务范围	—	—	1	2.4	2.95	3.6	4.3
等级分	10 分	15 分	60 分	70 分	80 分	90 分	95 分

二、信息建设智慧化的主要问题

（一）信息建设投入巨大，缺乏完善的评价标准

随着科技的进步和信息化的加速发展，医院信息建设内容如通信和网络基础、电子病历等临床信息系统、医保结算和缴费对账、患者线上服务等，已成为医院业务正常开展的必备条件。医院越来越意识到信息建设的不可或缺性，据调查统计三级医院信息建设投入在 5 000 万以上的占 3.61%、2 000 万～5 000 万的占 14.88%、1 000 万～2 000 万的占 22.11%、500 万～1 000 万的占 21.97%、200 万～500 万的占 21.39%。信息建设已成为医院重要的成本支出，并且占医院总预算比例呈上升趋势。

但对不少医院管理者而言，医院建设投入巨大，但预算出台过程常常不够细致，合理性评估困难。另一方面投入之后的建设效果，尤其是对医院业务的提升效果，难以作出准确评价。

1. 价格评估问题　医院信息化软件的价格构成复杂，通常由基础软件、调研设计、开发实施、系统集成、升级优化等多个部分组成，并且容易受到多种因素的影响。

为了更好地评估软件项目的价格，国家也发布了 SJ/T 11463—2013《软件研发成本度量规范》、GB/T 36964—2018《软件工程 软件开发成本度量规范》、GB/T 37735—2019《信息技术 云计算 云服务计量指标》等一系列标准，作为指导各单位进行软件项目成本度量、造价评估的标准和依据。这些标准在技术路线上基本是一致的，采用国际主流的功能点方法度量软件规模，利用权威的软件基准数据（定额数据）计算软件工作量和费用。但这些方法难以评估基础软件和调研设计的价格，难以对软件适用性进行全面考量。

因此，目前医院在进行信息化建设时还是以市场行情调研为主，与多个供应商进行比较和谈判，依赖信息部门的经验和谈判能力。同时因为医疗信息化市场结构不稳定，不同发展阶段的供应商往往根据不同客户采用多样化的定价策略，进一步增加了医院对信息化项目费用进行评估的难度。

2. 效果评价问题　医院信息化建设的效果评价涉及多个维度，如业务流程的优化、医护人员和患者满意度的提高、医疗质量的控制和管理、对医疗决策和医院管理的支持、信息系统的安全性和稳定性、信息系统的灵活性和可扩展性等。医院信息化建设的评价主体包括多个利益相关者，如医院管理者、医护人员、患者、信息技术团队等。每个主体对信息化建设的期望和需求可能存在差异，评价需要综合考虑各方的意见和反馈。例如，医护人员可能更关注系统的易用性和便捷性，职能部门更关注管理业务的流程性和数据支持，信息部门更关注智慧医院评级的通过和信息系统的稳定性，医院管理者可能更关注建设项目的投资回报和长期发展战略的契合度。同时，医院信息建设智慧化的绩效目标往往难以量化，建设效益往往具有滞后性，传统绩效指标可能无法全面反映智慧医院建设的实际效果。

国家智慧医院评级是一个权威的医院信息建设智慧化评估方式，电子病历应用水平分级评测更是纳入了国家公立医院绩效考核评分。但部分医院只做“应试教育”为达标而达标，反而违背了智慧医院评级的初衷。从医院内部管理出发，目前缺乏一个涵盖技术、业务、管理等多个方面的整体性评价体系，可从全院角度整合多维度评价医院信息建设智慧化的效果。

（二）建设需求不断增加，技术供给能力不足

医院信息建设已经进入了全场景阶段，建设需求的不断膨胀和信息技术供给能力不足的矛盾，已经成为信息建设继续深化的瓶颈。

1. **建设需求爆发** 医院信息建设需求的爆发，同时受到外部政策环境和内生性需求的影响。外部政策要求的影响中，智慧医院建设纳入了公立医院绩效考核评分和公立医院高质量发展要求之中，医保部门要求通过信息系统实现疾病诊断相关分组（DRG）付费和费用控制审核，其他政策文件也从医疗服务管理、医疗质量安全、药品耗材管理、绩效考核、财务运行、成本核算、内部审计、廉洁风险防控、患者个人信息保护等方面对信息化建设提出了越来越高的要求。医院内部方面，医院内生性需求从简单的收费开单扩展到医疗、护理、人力资源、财务、科研、设备管理等多个方面。高效的信息系统能够帮助医院更好地处理这些复杂的管理任务，提升整体运营效率。越来越多的部门和科室将信息化建设和智能技术应用作为业务创新、提质增效的重要方法和抓手。

2. **技术供给不足** 目前公立医院的信息建设技术供给，主要由医院信息部门开发团队和第三方技术供应商提供组成。两种方式存在各自的优点和不足，均难以响应不断增长的医院信息建设需求。

目前，大多数大型公立医院信息建设由第三方软件供应商支撑。这种建设模式下，医院开展需求分析、产品选型和项目管理，产品和服务通过采购第三方供应商提供，双方形成较为长期的合作关系。这种建设模式的形成，既是历史沿革的结果，也是不少医院根据现实状况选择的最小阻力路径。在早期，大多数医院并没有将信息化作为重点投资领域，信息技术方面的发展相对滞后，缺乏人才和经验。市场上专业的医疗信息技术公司提供的解决方案往往比医院内部自己开发的更先进、更全面，这促使医院倾向于采用外部解决方案。同时，医疗信息技术领域的迅速发展意味着系统需要不断更新和升级，这种持续的技术迭代对医院内部团队管理来说是一个巨大的挑战。但随着医院信息建设智慧化的推进，信息建设与医院自身特色和管理理念结合越发紧密，建设要求和内容愈发细致，第三方产品的供给能力、定制化能力和敏捷迭代能力，都难以完全满足大型公立医院在高质量发展阶段的精细化管理需要。

医院自主开发核心业务系统，可以减少医院信息建设投入、快速响应需求、增强医院技术积累和掌控力。但随着技术架构的更新迭代和建设需求的快速增长，医院开发团队响应信息建设需求的难度越来越大。尤其是自主开发对医院信息开发团队的组织管理有很高要求，而现有医院信息部门往往归入行政或者后勤序列，部分医院信息开发团队在承受较高的工作强度和压力的同时，未能匹配相应的职业前景和薪酬。技术公司通常提供更有吸引力的组织文化和薪酬待遇，导致医院难以吸引和保留顶尖 IT 人才。

（三）信息建设专业性强，管理机制不完善

1. **信息建设中的“委托代理”风险** 信息建设具有较强的专业性，医院管理者一般为临床或管理学背景，难以有足够的时间精力深入了解信息建设的详细内容。医院信

息建设一般由信息部门组织实施，部分建设项目信息部门会委托第三方供应商提供信息化产品和服务。借用经济学中的委托代理理论，医院管理者和信息部门之间、信息部门和第三方供应商之间，都形成了一定意义上的委托代理关系。

在委托代理关系中，广泛存在着委托人与代理人间目标不一致，造成的委托代理问题——即委托人要代理人帮其追求利益最大化，而代理人要追求的是自身利益最大化。这种委托代理问题在医院的信息建设中同样有可能出现。如部分医院管理者因专业壁垒和信息不对称，只能通过智慧医院评级等少数指标来判断信息部门的工作成效。这可能导致部分医院信息部门集中精力进行少数指标的“应试”和“突击”，而轻视通过信息技术提高医疗健康服务的效率、质量。医院管理者如果对信息建设长期“放养”，甚至有可能出现“内部人控制”的风险，使医院管理者难以对信息建设进行有效监督。

信息部门和第三方供应商之间同样会出现委托代理问题。如供应商通过和医院的长期合作，形成业务对信息系统依赖性高、信息系统和医院医疗体系耦合性高、更换信息系统成本高的“三高”问题。供应商可以以此提高与医院的谈判要价能力，甚至出现供应商内部管理问题外溢至医院的风险。

2. 信息建设中的统筹协调问题　医院信息建设既需要医院管理者统一的规划和决策，也需要信息部门、临床科室、职能部门等多方深度参与和合作。只有当所有相关部门都对智慧医院建设的需求和目标有统一和清晰的认知，并愿意为之努力，信息技术才能与医院的业务和管理合而为一，从而实现智慧医院的高效运转。

然而，医院各部门可能对同一问题的看法和理解存在差异，需求和利益都不尽相同，这种差异源于他们各自的知识结构、视角和利益的不同。如临床医生接诊时希望电子病历系统提高便捷性、简化操作。职能部门和科研人员开展质控和科研时，希望病历书写内容全面，能反映临床决策过程并追踪治疗结果。信息部门则更看重系统的稳定性和拓展性。面对不同部门的不同诉求，一些医院缺乏有效的沟通和协作机制，无法形成共识并推进项目，这将对智慧医院建设造成严重的负面影响。

（四）信息保障医院基础运行，安全问题凸显

1. 信息系统运行安全问题　对于现代医院，信息系统已经成为像水电一样的基础设施，信息系统的宕机将严重影响医院的正常运行，甚至有可能危及患者的生命安全。医院信息系统存在多系统体系、全天候运行、持续更新升级等特点，使其运行维护难度高、风险大，给医院带来全新的挑战。

智慧医院的多系统体系包括电子病历系统、医疗影像系统、实验室信息系统、药品管理系统、移动护理系统以及患者自助系统等。这些系统与信息集成平台共同组成了一个复杂而精细的整体，各个系统之间相互耦合、相互影响、相互作用，达到高度的协同与整

合。这种多系统体系意味着某一个系统的变化可能会对其他系统产生广泛的影响，正所谓“牵一发而动全身”。

同时，医院信息系统需要持续地进行更新和升级，以满足新的政策要求、医疗需求和技术标准。大型公立医院信息系统一年的改造需求可能有上百个，包括临床科室定制化需求、管理部门需求、政策法规需求以及智慧医院评级需求等。这就好比给一列正在高速行驶的列车更换零件，且保证列车不停车。这无疑是一项巨大的挑战，需要精准的计划、高效的执行和对问题全面的复盘。

2. 网络和数据安全问题 网络和数据安全问题直接影响医院信息系统运行的稳定性和可持续性。当前网络和数据安全形势严峻，安全事件持续增加，网络安全、数据安全、人员安全管理等方面的风险漏洞，会给医院造成重大损失和不良影响。尤其是随着医院信息化需求不断增多，医院的信息系统数量持续增加，各业务系统已不局限于以往内部局域网的服务模式，越来越多的外部服务和对外网络对接的需求给医院网络环境带来了更多暴露面的安全隐患。

在数据安全方面，大型公立医院存储了海量的医疗数据，涉及大量患者个人隐私，对医院而言，这些数据具有非常高的科研和临床价值。大部分医院数据安全建设的着力点还仅存在于数据安全的某个环节，缺乏在数据的生产、传输、存储、调取、归档等各个环节统筹规划，尤其是数据传输安全、应用程序接口（application program interface，API）安全等方面需要提升。

信息安全管理制度应是所有参与信息系统建设、运维和使用的人员必须共同遵守的行为和管理规范。目前大型公立医院大都建立了自己的安全管理体系，但是部分医院的安全管理制度缺乏结合医院信息化实践经验，实际的落实情况和执行力度并不到位。如优先推进信息化建设，未能完全贯彻网络安全“三同步”原则，即“同步规划、同步建设、同步使用”，造成业务安全设计滞后于业务应用设计，导致被攻击面扩大。部分医院信息部门由于工作繁杂、人员力量不足、重视程度不够等多种原因，缺乏配备专职的网络安全管理人员，也存在人员身份和职责的交叉问题。这种安全管理制度和安全管理人员的不到位容易造成安全管理力度不到位、安全职责难以划分、人员能力不足的问题。

（五）信息技术发展迅速，医院应对技术变化能力不足

在当代，以大数据、人工智能、云计算、物联网等为代表的信息技术发展日新月异。如 2024 年 2 月，多个公司重磅推出其研发的突破性的人工智能模型、人工智能（artificial intelligence，AI）视频生成模型等，在信息技术行业产生了很大震动。信息技术尤其是人工智能的飞速发展，将会使智慧医院的技术架构、产品形态和服务模式不断演进。面对新技术可能带来的冲击，需要医院主动作为，为新技术的传导、应用和内化创造良好的通道

和环境。

但目前医院普遍在技术供给结构、人才队伍建设和政策制度配套方面，未能做好充分的准备以迎接新技术带来的挑战。在技术供给方面，未能充分形成医院信息技术人员、企业、高校、研究院等在内的产学研多方协同机制。在人才队伍建设方面，医院信息工作作为医疗信息化建设的重要组成部分，需要技术、业务、管理和科研等多方面的人才支持，尤其是具备跨领域知识和技能的复合型人才。目前各类人才的培养机制不完善，技术型人才和复合型人才数量不足，结构不够合理，尚不足以支撑产学研协作中院内的工作。在政策制度配套方面，如何开展技术型人才的培养、引进和激励，如何在产学研多方协作中明确各方的责任和利益，尚无现有的政策制度遵循，需要进行细致的调研，在实践中探索。

第四节　公立医院信息建设智慧化的路径

一、做好顶层设计和整体规划

（一）基于战略愿景规划整体蓝图

规划，是融合多要素、多利益相关者，对某一特定领域发展愿景的长远发展计划，是对未来整体性、长期性、基本性问题的思考和未来整套行动方案的设计。一份完善的医院信息建设规划需要具有长远性、全局性、战略性、方向性，能够从医院的长远发展出发，结合医疗行业的趋势和技术创新，对医院信息化建设的目标、任务、资源配置、实施步骤等进行全面而深入的分析和规划。

整体性规划首先要紧扣医院的整体发展战略。从医院的发展目标、行业定位、核心竞争力以及长期和短期的战略规划出发，把握医院发展的总体方向和重点。深入分析智慧化手段如何支持医院发展战略的实现，例如通过智慧医院建设提高医疗服务效率和质量、改善患者就医体验、加强医院科研能力、提升医院品牌影响力等，从而推动医院整体发展。从信息部门的“局部最优”视角，提升至医院发展“全局最优”视角。

整体性规划需要紧跟技术和行业的发展趋势。近年来强化供给侧结构性改革，对公立医院提出了“三个转变、三个提高”的高质量发展要求。人工智能等信息技术发展更是日新月异，必将深刻地改变社会生活。整体性规划需要前瞻性把握技术发展和行业变化趋势，避免建设规划出现发布即落后、规划年年改的不利情况。

整体性规划还需要紧跟管理和临床的建设需求。细致调研医院各部门在业务发展中的信息化需求，并诊断业务及信息化建设现状。这些规划准备都是“冰山下面的工作”，对整体性规划至关重要。通过想法与问题进行多方碰撞、交融来更好地凝聚形成共识。目前医院内部存在较多边界不清、流程衔接不够等问题，需要用规划去明确责任，规划制定的过程也是交流和凝聚共识的过程。

通过加强整体性规划，统筹政策评级要求、医院战略方向和各部门发展需求等多方面因素，可以推动智慧医院建设更加高效、有序地进行。这将有助于提升医院的综合竞争力和服务水平，为患者带来更加便捷、优质的医疗服务体验。

（二）基于周期性的长时间尺度规划

事物的发展存在一定的周期性。国家的政策导向、医院的战略方向均是一定时间空间条件下的产物，也会随着时间空间的变化而变化。医院信息建设同样存在自身周期，周期性规划是指通过调整信息建设的节奏，让医院信息建设的大周期与国家的政策导向、医院的战略方向周期同步。

软件信息系统存在自身的生命周期，即使是谷歌、微软这样的大型互联网企业也需要定期对软件系统进行代码重构。谷歌公司于 2003 年设计了大规模集群管理系统，该系统后续成为谷歌云的系统核心基础。设计之初，谷歌的设计人员将当时与未来可能面对的各类问题都做了对应思考与设计。2014 年该系统即便在常态化的高水平维护下依然过于复杂，不得已进行架构级重构。医院核心信息系统一般同步建设和升级，生命周期在 10 年左右。后续由于技术架构老化、新功能不断堆叠、逻辑复杂度不断增加，生命周期中晚期的软件信息系统熵值不断积累，维护和升级难度会越来越高。

医院整体规划和智慧医院建设，也存在各自的周期。国务院办公厅《关于推动公立医院高质量发展的意见》和国家三级公立医院绩效考核的政策要求，对医院提出了全新的要求，必然导致医院围绕指挥棒开始新的规划。《电子病历系统应用水平分级评价管理办法（试行）及评价标准（试行）》等智慧医院建设文件，对医院信息建设的规划也提出了新的要求，医院信息建设需要围绕评级的指挥棒进行规划建设。

医院信息建设规划，如果能结合国家相关政策周期，与国家政策和医院战略保持同步，则可避免重复建设和投资浪费。

（三）规划落地建设中的统筹协调

在医疗信息化建设的过程中，需要统筹考虑政策、医院管理和临床之间的不同诉求。政策制定者希望推动医疗信息化建设，提高行业质量和患者满意度；医院管理部门则需面对资源投入、组织变革以及来自临床的压力；而临床人员往往会担心操作复杂、工作负担增加等问题。

以某省大型公立医院为例，省级卫生健康委为指导全省各医疗机构加快建成标准统一、互联互通的门（急）诊电子病历系统，组织制定了全省统一的门（急）诊电子病历（模板）。该模板集成了各类病种的主要症状和体征，相当于一份住院病历，对于日均门诊量近两万的该医院来说，无疑是增加了看诊压力。因此，该模板在实际推行过程中遭遇了来自临床的极大的阻力。门诊部作为医院的管理部门，也作为政策的执行者，在这个过程中发挥了“承上启下”的作用。他们在政策要求和实际需求之间找到平衡点，积极征求科室意见，结合政策要求，保留了必要的部分，删除可有可无的部分，既做到了政策的执行，又为门诊医生节省了写病历的时间，实现了信息化系统的精简和高效。这种“博弈”的过程不仅体现了医院管理者在医疗信息化建设中的智慧和决策力，还能为医院内部各科室节省时间和精力，提高工作效率。

在医疗机构，尤其是大型公立医院中，这种统筹考虑并不少见，只有通过相互理解、沟通与协商，才能真正统一思想形成合力。

首先，医院管理者应该站在全局的高度，制定科学的、明确的、有包容性的决策指导。在这个过程中，应当充分倾听不同方面意见，既要注重医疗信息化的科学性和前瞻性，又要关注实际操作的可行性。

其次，医院职能部门，应当积极引导和支持医疗信息化的推进。在这个过程中，职能部门需要明确目标、规划路径，并提供必要的资源和培训支持。同时，需要与临床人员密切配合，理解他们的需求和困难，及时解决问题，确保医疗信息化建设的顺利进行。

最后，临床人员是医疗信息化建设的直接参与者。他们需要在实际操作中发挥积极作用，提出宝贵的建议和反馈。同时，他们也应当接受相应的培训，不断提升自己的信息技术水平，以更好地适应新的工作环境。

只有通过政策、医院管理部门和临床之间的相互交流和妥协，才能实现医疗信息化建设的共赢局面。这种积极的管理实践对于医疗信息化建设的成功至关重要，也为医院未来的发展奠定了坚实的基础。

二、建立适应信息建设智慧化组织架构

（一）横向组织架构和弹性组织形式

医院信息建设智慧化涉及医院各个部门和多个领域，是一个复杂的系统工程。为了保障信息建设项目实施顺利达到预期目标，必须建立一个高效、灵活的组织架构，以协调各

方资源，明确各部门的职责和权限，促进部门间的沟通和协作，确保项目的顺利实施。

由于信息建设具有整体性、综合性的特点，建立一个由院领导牵头的横向组织架构（如智慧医院建设领导小组）是至关重要的。横向组织架构应该由院领导、信息部门及各相关部门负责人组成，负责制定审核本院信息建设总体发展规划、信息化项目建设管理相关制度，审议重大信息化项目的事项决策，开展医院信息化建设工作督促检查和评估评价，统筹协调信息化建设中的其他重大问题。横向组织架构中，信息部门可以负责日常事务的处理，如协调推进智慧医院项目建设，收集多方面智慧医院建设需求，制定和评估建设方案，开展调查研究、提出智慧医院建设工作的意见建议。各相关部门负责人从本部门角度提出建设需求、协调部门资源、推进项目实施。各相关部门负责人还应积极参与项目的决策和规划过程，提出建设性意见和建议。

在具体信息项目建设中，采用以项目为导向的弹性组织形式具有显著的优势。根据项目的需求和目标，组建具有不同专业背景和技能的项目团队，并根据项目进度和需求变化动态调配人力、物力、财力等资源。以项目为导向的弹性组织形式能够打破部门壁垒，根据项目的需求和进度灵活调整组织结构，促进跨部门之间的沟通和协作。

（二）多层次信息建设制度体系

在医院信息建设中，制度管理体系提供明确的操作规范和管理依据，是确保各项工作有序进行的基础。

信息建设制度管理体系应该包括规划协调类制度、建设管理类制度、运行维护类制度和信息安全类制度。规划协调类制度确保智慧医院建设与医院整体发展战略相协调，制度应包括智慧医院建设规划的制定、审批、调整等流程，明确各部门的职责和权限，确保规划的科学性和可行性。同时，建立规划实施的监督机制，对规划执行情况进行定期评估和调整，确保规划与实际情况相符合。建设管理类制度应包括项目立项、招标、合同管理、进度管理、质量管理等方面的规定，确保建设过程的规范化和透明化。建设管理类制度还需要建立风险管理机制，对可能出现的风险进行识别和评估，制定相应的应对措施，降低建设过程中的风险。运行维护类制度包括设备巡检、故障处理、系统升级、数据备份等方面的规定，确保智慧医院各项系统的稳定运行，建立应急处理机制，对可能出现的突发事件进行快速响应和处理，减少故障对医院运营的影响。信息安全类制度包括网络安全、数据安全、应用安全等方面的规定，明确安全管理的责任和要求，加强安全培训和宣传，提高全院员工的安全意识和技能水平。

为确保制度体系的科学性和时效性，应建立制度的起草、审核与更新机制。制度起草可由医院信息部门牵头，充分征求相关部门和人员的意见和建议，确保内容的合理性和可行性。制度草案完成后，应提交给智慧医院横向组织架构进行审核。审核内容包括制度的合规性、可行性、科学性等方面。在制度执行过程中，应建立反馈机制，及时收集和处理相关人员的意见和建议。对于存在的问题和不足，应及时进行调整和完善，确保制度的适应性和有效性。建立定期评估和更新机制，对现有制度进行全面评估和梳理，及时修订和补充新的内容，确保制度体系的时效性和先进性。

（三）监督责任机制保障有效运行

建立了信息建设的组织架构和制度体系，还需要对其运行情况进行有效监督，以确保在实际工作中的贯彻执行。为保障医院信息建设机制的有效运行，采用多方流程监督和业务技术双边责任制方式，对智慧医院项目进行全流程评价。

多方流程监督是确保智慧医院制度体系有效运行的关键环节。通过引入多个监督主体，可以从不同角度、不同层次对制度体系的运行情况进行全面、深入的监督。医院横向组织架构如智慧医院建设领导小组，可以将智慧医院建设的关键环节设立在不同部门，如信息部门负责需求的收集和技术评审，财务部门负责预算审核，采购部门负责项目采购流程，共同向智慧医院建设领导小组负责。智慧医院建设领导小组指定专人负责制度体系的日常监督工作，对医院各项制度的执行情况进行评估和监督，确保制度得到有效执行。引入第三方机构或专家团队对智慧医院制度体系进行评估和监督。

智慧医院建设项目应采取业务技术双边责任制，由业务部门和技术部门共同承担责任，确保智慧医院项目的顺利进行。业务部门负责提出业务需求和管理规范，技术部门负责提供技术支持和解决方案，双方密切合作共同推进项目的实施。业务部门和技术部门之间应建立定期沟通机制，及时交流项目进展情况、存在的问题和解决方案。

构建全流程评价体系，可以对项目的规划、设计、实施、运行等各个阶段进行综合评价，确保项目的质量和效益。根据智慧医院项目的特点和目标，制定科学合理的评价指标。评价指标可以包括项目进度、质量、成本、效益等方面，结合项目实际情况建立相应的评价模型，确保对项目进行全面客观的评价。

三、提升医院信息建设管理能力

（一）完善信息技术供给结构

随着医疗技术的飞速发展和智慧医疗概念的兴起，大型公立医院在智慧化转型过程中面临着巨大的挑战与机遇。为了优化供给结构、提升医疗服务质量，整合医院信息技术人员、信息产品服务供应商、其他合作机构等的技术供给能力，形成以医院为中心的稳定技术供给结构，显得尤为重要。

在这个供给结构中，大型公立医院首先需要明确自身的目标与定位。医院信息建设具有平台、技术和管理三重属性。平台属性是指，信息部门需要保障医院信息基础设施的正常运行，做好包括管理和协调信息建设项目、系统集成与数据管理、通信网络支撑和信息安全等相关工作。平台属性是医院信息部门的基础，这种基础又依赖于技术和管理的支撑。技术属性是指，医院信息部门需要熟悉医院软硬件信息建设的技术框架，能够按照医院发展需要制定合适的信息建设方案，保障信息建设方案的有效实施。对于大型公立医院而言，技术属性还意味着具备信息技术自主开发能力，能够研究和应用信息技术的前沿成果，增强医院技术主导力，促进研究和应用成果转化。管理属性是指，医院信息部门围绕医院发展战略和具体任务，能够组织信息资源，制定高效方法，将信息建设作为支撑医院实现目标的有力工具。这三重属性既互相区别又互相联系，在医院整体层面是辩证统一的。

以医院为中心的稳定技术供给结构，需要医院把握信息建设智慧化的关键点。这些关键点包括医院信息建设的规划和步骤、软硬件总体架构、数据模型和接口标准等。对大型公立医院而言，这些关键点需要在自己的主导下建立，通过这些关键点加强医院对信息建设的整体掌控度，并以此挑选合适的信息技术和服务供应商。在医院掌握信息建设关键点的前提下，可以充分发挥信息技术和服务供应商的能力，增强医院的信息技术供给能力。

（二）培养综合性信息建设人才

医院信息建设智慧化涉及医学、工程学、计算机科学、管理学等多个学科领域，知识更新速度非常快，这就要求医院从业人员具备跨学科的知识背景，并随时跟进最新的技术动态。建立一个多维度的职业培训体系，为医院信息建设培养专业人才和复合型人才。

职业培训的细分方向较多，粗略分可包括项目管理、业务调研设计、技术研究、软件开发、信息安全等。项目管理方向的重点培训是信息资源的规划、组织、控制和评价等方面，使从业人员能够熟练掌握信息系统的基本架构和运行机制，具备信息资源的优化配置和管理能力。业务调研设计方向培养从业人员医院信息系统需求分析、市场调研的能力，需要跨医疗、管理、信息技术等领域学习，培养综合视角。技术研究人才需要学习并追踪人工智能、大数据、云计算等最新信息技术，参与实际的技术研究项目提高实践经验，通过参加学术会议、技术研讨会等方式激发创新意识和探索精神。软件开发方向重点培训软件开发的基本原理、方法和技术等方面的知识，使信息技术人员能够熟练掌握软件开发的全过程，具备独立开发软件的能力，并通过项目驱动的方式参与到实际的软件开发项目中，从而提高他们的软件开发能力和实践经验。信息安全方向加强网络安全、数据加密、风险管理等内容的培训，通过模拟攻防演练等方式提高实际操作能力，学习信息安全相关法律法规提升合规意识。培养复合型人才可开设交叉学科课程如医学信息学、计算机科学等，培养具有跨学科能力的人才。

制定科学合理的综合评价标准，涵盖知识、技能、自驱力等多个方面，全面评价培训效果。通过这种全方位、多层次的人才培养机制，信息部门能够培养出具有专业能力和创新思维的信息技术人员，支撑医院信息化和智慧化的发展需求。

（三）健全信息建设人才发展路径

要补齐医院信息建设智慧化的人才短板，除了加强职业培训外，还需要制定高效灵活的人才引进、培养、评价及激励政策，完善人才发展路径。

建立多元化的人才引进机制，包括校园招聘、社会招聘、海外引才等多种渠道，拓宽引才渠道，吸引优秀人才加入医院信息建设队伍。建立科学公正的人才评价标准，包括知识水平、实践能力、创新能力等多个方面。为优秀人才提供有竞争力的薪酬待遇和奖金制度，激发其工作热情和创造力。设立智慧医院相关的科研奖励项目，鼓励人才积极参与医院信息建设相关的研究开发工作，为其提供必要的科研支持和经费保障。为信息建设人才设置清晰的发展路径和晋升通道，鼓励其不断学习和进步。

展望未来，随着技术的不断进步和医疗模式的变革，医院信息建设智慧化的人才培养将面临新的挑战和机遇。我们需要不断创新人才培养模式和方法，加强政策供给和执行力度，以适应和引领智慧医疗时代的发展潮流。

四、推动信息新技术研究应用

（一）加强医院信息学科建设

信息建设智慧化是一个综合性强、知识更新迅速的过程，涉及医学、工程学、计算机科学、管理学等多学科的交叉融合。在这样的背景下，加强医学信息学学科建设，与数据科学、人工智能等前沿技术的交叉融合，对于培养智慧医院需求的高素质人才具有重要意义。

医学信息学作为连接医学和信息科学的桥梁，致力于研究如何利用信息技术改善医疗服务质量、提高医疗效率，以及保障医疗安全。应加强医学信息学学科的课程建设和师资力量配备。设置涵盖医学基础知识、信息科学理论、数据分析技术、人工智能应用等方面的课程，采用案例教学、项目实践等教学方法，培养学生的实际操作能力和问题解决能力。

医院信息建设智慧化需要产业界、学术界和研究机构的共同努力。通过产学研合作，可以汇聚各方优势资源，共同推动技术创新和应用发展。具有条件的大型公立医院可建立联合实验室或研发中心，共同开展技术研究和产品开发。同时，鼓励师生参与企业项目或课题研究，促进科技成果转化和应用。通过交叉融合的医学信息学学科建设、医院信息部门与高校学科相关实习培训对接，以及推动产学研合作与创新等措施的实施，可以培养出既懂医学又懂信息技术的复合型人才队伍，为智慧医院的持续发展提供有力的人才保障。

（二）建立专业产学研合作研究机制

医疗技术与医院信息化的高速发展给医院智慧化水平提出了更高的要求，需要医院、企业、高校等多方积极参与推动，建立包括医院信息技术人员、企业、高校、研究院新研机构等在内的产学研多方协同机制显得尤为重要。尤其需要利用产学研多方协同机制发展战略性合作方，形成以医院为中心的稳定技术供给结构。

在构建产学研协同机制之前，大型公立医院首先需要明确自身的目标与定位。这包括确定智慧医院建设的长期规划、阶段性目标以及所需的技术和资源支持。同时，医院应对自身在产学研合作中的角色有清晰的认识，作为需求方和主导方，应积极引导并整合各方资源，推动合作项目的顺利进行。

医院可以成立由信息技术人员、医疗专家等多部门人员组成的专项工作组，搭建合作平台，负责产学研协同合作项目的规划、组织和实施。收集、整理企业、高校、研究院所等合作方的技术、产品和人才信息，建立合作信息库，为医院寻找合适的合作方提供数据支持。定期举办产学研合作交流活动，如技术研讨会、项目对接会等，根据医院的需求和目标，从合作信息库中筛选出在技术、产品和人才等方面具有优势的企业、高校和研究院所作为潜在合作方。对潜在合作方进行深入的调查和评估，包括其技术研发能力、项目实施经验、市场地位等方面，确保合作方能够满足医院的需求并具有长期合作的潜力。与高校和研究院所合作来加强学科建设，为医院培养具备医疗和信息技术交叉学科知识的复合型人才，建立人才培养与交流机制。高校和研究院所合作还可以针对医院的实际需求进行技术研发和创新，为医院提供定制化的技术解决方案。与具有技术优势和市场地位的企业建立长期合作关系，确保医院能够获得稳定且优质的产品与服务供应。这包括医疗设备、信息系统、数据分析工具等。建立有效的合作反馈机制，积极听取并采纳各方的合理意见，不断完善和优化合作机制，确保合作的顺利进行和目标的达成。

通过构建包括医院信息技术人员、企业、高校、研究院、新型研究机构等在内的产学研多方协同机制，大型公立医院可以优化供给结构、提升医疗服务质量，实现智慧化转型的目标。在未来的发展中，随着技术的不断进步和市场需求的变化，持续深化产学研协同合作，探索更多的合作模式和创新路径，为智慧医疗的发展作出更大的贡献。

（三）加强信息新技术研究应用转化

随着科技的飞速发展，新技术在医疗领域的应用日益广泛，为智慧医院建设提供了强大的技术支撑。为了提升智慧医院建设水平，加强前沿技术追踪和应用，培养专职科研人员，并与企业、科研技术合作成为新技术新产品的实验基地，打通从需求、技术到产品、产业的链条显得尤为重要。

新技术为医疗科研提供了新的研究手段和方法，推动了科研成果的产出和转化，为医院的学科建设和长远发展提供了有力支撑。在智慧医院建设中，提升新技术应用、加强前沿技术追踪和应用，以及建立产学研合作模式，是实现医疗服务创新和效率提升的关键。应持续关注并探索人工智能、大数据分析、物联网、区块链等前沿技术在医疗领域的应用潜力，定期分析技术发展趋势，识别可能对医疗行业产生重大影响的新技术。

深入了解医院内部和患者的需求，将这些需求与技术研发紧密结合，建立科学的技术评估机制。对新技术的成熟度、适用性、安全性等方面进行全面评估，根据医院的具体需求定制技术解决方案，确保引进的新技术符合医院的实际需求并具有可行性。制定科研人员培养计划，提供必要的培训和学习资源，帮助他们掌握最新的医疗技术和研究方法，组建专门的科研团队，专注于医疗技术的研究和开发。建立新技术新产品的实验基地，在实验基地实施试点项目，评估新技术、新产品的效果和可行性。促进科研成果的技术转移和商业化，包括研究人员、技术供应公司等在内的智慧医院产品生态系统，将研究成果转化为实际应用的产品，构建从技术研发到产品生产、市场推广的完整产业链。对新技术和新产品进行全面的风险评估和管理，确保所有研发和应用活动符合伦理和合规要求。

第五节　案 例 分 析

一、大数据人工智能支撑医院高质量发展

随着信息技术尤其是大数据人工智能技术的飞速发展，新技术对各行各业的渗透和应用加速。医疗卫生行业是大数据人工智能技术应用的重点方向，可以为医院高质量发展提供巨大助力。某大型公立医院提前布局应对新技术的机遇和挑战，通过成立独立部门“医学大数据中心”，引进有影响力的计算机科学家，为大数据人工智能技术在医院的深入研究应用提供结构支撑和发展动能。

（一）案例描述

某医院“医学大数据中心”主要职能是开展医学大数据和医学人工智能的基础研究、技术创新、系统研发和应用转化，同时负责医院大数据和人工智能相关的信息化与数字化建设、管理和服务。该中心主任为 AI2000 人工智能全球最具影响力学者——李武军教授，中心成员（包括主任）由毕业于南京大学、复旦大学、南京医科大学和香港科技大学等海内外著名高校的教授、博士和硕士组成，既有在计算机、人工智能、生物统计、流行病与卫生统计等领域发表数十篇高水平论文的科研人员，也有在头部信息技术企业从事过多年技术研发的工程师。

医学大数据中心致力于应用最新的信息技术支撑临床科研。研发了具有自主知识产权的专病数据库软件和湖仓一体的大数据平台，并自主构建了专病数据库和大数据平台一体化管理服务平台，为临床科研提供了良好的数据和平台支撑。为脊柱外科、眼科、心胸外科、小儿骨科、老年科、影像科（量表库）、血管外科、内分泌科、中医科、院感、神内护理等构建了多个专病库。构建基于 Elastic Search 的自然语言检索平台，为后续构建医生可用的大数据科研平台打下基础。分析利用医疗大数据和人工智能技术开展精细化诊断和治疗，在消化内镜诊疗、辅助生殖和影像诊断等多个场景开展基于人工智能的医疗服务创新。这些工具有力支撑了临床数据检索、队列创建和数据分析。

随着人工智能对算力资源需求日益增大，医学大数据中心研究了前端与算法分离的云端服务新模式。“边云”协同的人工智能平台，分离前端应用和后端算法，对医院人工智能系统的高效低成本进行部署和统一管理，加快了众多模型的部署进程，提升了硬件利用率。

医学大数据中心还大力开展基于人工智能的医疗新技术自主研发，覆盖消化内镜诊疗、辅助生殖和影像诊断等多个场景，取得了多项代表性创新成果。如研发了全球首个具有病灶定位功能的胰腺穿刺现场病理 AI，能将穿刺现场的胰腺癌诊断准确率从 75% 提升到 94%；研发了全球首个基于 Transformer 的胆道镜 AI，能将胆管癌的内镜诊断准确率从传统经内镜逆行胆胰管成像（endoscopic retrograde cholangiopancreatography，ERCP）的 50% 多提升到 93%，而且可适配国产内镜设备。

（二）案例分析

在医学大数据中心的支撑下，最新的信息技术与医疗业务紧密结合，为医院高质量发展添油助力。医学大数据中心提供先进的数据分析工具和人工智能技术，支持临床科研和医疗服务创新；吸引和培养数据科学、人工智能等领域的专业人才，形成跨学科团队；与高校、研究机构等开展合作，共同推进医学科研和技术创新；基于数据分析结果，为医院管理层提供决策支持，优化医院政策和流程。

大数据人工智能等技术也越来越体现出对临床工作的支持，包括利用大数据分析，为患者提供个性化的诊疗方案；通过分析历史数据，预测疾病的发展趋势，为临床预防提供依据；通过数据分析，监控医疗服务质量，及时发现并改进问题。

大数据人工智能等新技术研究和应用团队的建立，有助于推动医院向智能化、精准化方向发展，提高医疗服务的整体质量和效率。未来，随着技术的不断进步和应用的深入，先进的信息技术将在医院发展中扮演越来越重要的角色。

（三）案例总结

某医院医学大数据中心通过跨学科团队的紧密合作，实现了医学大数据和人工智能技术在临床科研和医疗服务中的深度融合与创新应用。中心的技术成果不仅提高了医疗服务的质量和效率，也为医学研究提供了新的工具和方法。特别是通过自主研发的 AI 技术，中心在提高疾病诊断准确率方面取得了突破性进展，这不仅对医学界具有重要意义，也为患者带来了实实在在的好处。

此外，中心在服务模式上的创新，如云端服务新模式和“边云”协同平台，为医院人工智能系统的高效部署和管理提供了新思路，有望在未来的医疗信息化建设中发挥更大的作用。中心的成功经验表明，跨学科合作、技术创新和模式探索是推动医学领域发展的关键因素。

二、医院数字运行中心建设

随着信息技术的迅猛发展，数字化转型已经成为医院提升服务质量和效率的重要途径。医院数字运行中心作为数字化转型的重要载体，通过将医院管理与数据技术的融合，辅助解决医院运行管理方面的数字化转型问题，为管理者决策提供客观数据依据。通过大数据交叉查询，仿真分析等技术手段，为管理者提供一套工具，满足医院管理者对于精益管理的要求，实现对医院运行管理的全面优化和提升。

（一）案例描述

在医院信息化生态中，数据是基础，反映业务记录的客观存在，信息则是被组织起来的数据。大数据是医院信息化生态的基础，建设统一数据管理中心底座，可以保障数据的时效性和准确性，打通不同业务之间数据共同定义和数据共享。

某医院数字运行中心项目依托大数据技术，提升医院管理效能、加速科研成果转化，整合来自不同业务系统、多源头、多模态的数据，构建更安全、智能、高效的统一数据管理中心，推动院内、院外数据共享和协同，充分发挥医疗数据要素的价值。

项目实际建设中构建了全域医疗数据的贴源数据湖，支持全量、增量数据实时接入［变更数据捕获（change data capture，CDC）］和生产库数据秒级同步，实现数据实时 / 近实时入湖。通过贴源层数据湖支撑各类数据分析和指标生成，实现数据业务与数据库解耦，杜绝接口开发、视图开放、临时表创建等数据使用方式。数据湖作为缓冲层解决业务厂商直接对接业务库带来的多数据源数据管理压力问题，大大降低业务库压力，实现“业务库只跑业务”。

业务模型包含业务目标、关键业务活动、业务规则和逻辑、业务流程图等。数据模型包括数据来源、数据结构、数据集成、数据质控、数据安全策略、数据访问权限管理等。业务模型与数据模型的对应，核心在于映射业务实体和业务活动到数据模型，确保数据的流动与业务流程同步。数据驱动业务，还需要使用数据模型来定义和执行业务规则，如患者入院条件、药品库存预警等。通过上述步骤，医院可以建立一个紧密结合业务需求和数据特性的模型体系，实现业务流程的优化和数据价值的最大化。这不仅有助于提高医院的运营效率，还能为医院的决策提供强有力的数据支持。

（二）案例分析

某医院数字运行中心建设，对医院全面掌握数据资产现状、提升数据质量以及持续释放数据价值具有重要的意义。数字运行中心建设的重点在于建立较为完善的业务模型、数据模型以及两者之间的对应关联关系。

建立数据全生命周期的数据血缘关系以及业务可溯源、口径统一、业务数据定义统一，数据统一入湖、统一出入口、统一指标定义和取数规则，实现数据和指标的统一定义和闭环管理，实现了临床数据细颗粒度的可视化。同时不断推动规范业务流程、完善管理制度，通过 PDCA 循环持续发现和改进数据和管理中存在的问题，以数据质量为抓手提高医疗质量和效率。

在数据的支撑下，对医疗质量、工作效率等关键指标的数字化进行监控和评估，项目的建设辅助院领导、各职能部门全面掌握医院及科室的实时运行态势。如对医院各类资源运行情况的智能分析，把床位使用率低的科室资源向满床科室倾斜调度，让患者尽快入院，医护压力减轻；智能分析预测医疗风险，提前进行干预，并在突发事件时快速启动应急预案，提升医疗质量、服务效率。最终通过数字化手段，优化医疗服务流程，提高诊断准确性和治疗效率，为患者提供更加优质的医疗服务；通过数据分析和智能决策，优化医院资源配置，提高运行效率和管理水平。

（三）案例总结

该医院数字运行中心的建设是医院数字化转型的关键一步，将有力推动医院服务质量和管理效率的提升。持续优化是数字运行中心发展的关键所在，通过不断完善和优化数字运行中心的功能和应用，将为医院的发展注入新的动力和活力。

不断完善数据治理体系，在于不断完善数据质量标准和治理规则。完善数据查询、指标管理、数据分析、数据可视化等功能，定期收集和分析医院各部门反馈意见，优化数据开发流程等。

未来，随着技术的不断进步和应用场景的不断拓展，医院数字运行中心将发挥更加重要的作用，为医院的可持续发展提供有力支撑。同时，为了确保数字运行中心的长期稳定运行，需要建立完善的运行管理体系和安全防控机制。这包括制定严格的数据质量管理标准，确保医疗数据的准确性和安全性；加强团队建设和培训，提高信息人员的专业素养和数字化应用能力。

第六节　展　　望

一、大数据与人工智能——推动行业变革的力量

在科技飞速发展的今天，大数据与人工智能技术正以前所未有的速度改变着各个行业，其中尤以医疗行业的变化最为显著。大数据技术和人工智能的融合不仅提升了医疗服务的效率和准确性，更在深层次上引领着医疗行业管理和业务模式的变革。本节将从大模型与人工智能生成内容（artificial intelligence generated content，AIGC）、大数据与数据驱动决策，以及人工智能普及下的 AI 伦理问题三个方面，深入探讨这些技术如何影响医疗行业的未来发展，并对可能带来的挑战提出应对策略。

（一）大模型与人工智能生成内容技术提升医疗生产力

大模型与人工智能生成内容技术的兴起和应用，为医疗行业带来了跨时代的生产力提升，由此逐步产生了生产关系的变革。在探讨大型公立医院现代化治理的过程中，我们注意到医疗行业作为劳动密集型产业，其非工业化的生产过程限制了医疗资源供给的提升。而人类对医疗资源的需求几乎是无限的，这加剧了大型公立医院资源不足的问题。在这

一背景下，大模型与AIGC技术的出现，消除这一矛盾并带来了全新的可能性。大模型与AIGC是近年来人工智能领域的重要突破。大模型指的是具有海量参数和强大学习能力的深度学习模型，而AIGC则是利用这些大模型生成各种类型的内容，包括文本、图像、音频等。这些技术通过学习大量的数据，能够生成与真实数据相似的新内容，具有很高的逼真度和多样性。目前认为AIGC技术是实现通用人工智能的重要手段之一，最终将发展成为与人类高度相似的全面智能人工智能系统。

AIGC技术的广泛应用带来了医生角色的深刻转变。医生不再仅仅是单纯的医务工作者，他们逐渐成为医疗团队中的管理者和决策者。通过与AIGC技术的紧密结合，医生能够更全面地了解患者的病情和治疗过程，从而作出更加精准和个性化的治疗决策。他们不再仅仅依赖于自己的经验和知识，而是与智能系统共同合作，实现了人机协同的全新医疗模式。这种转变不仅提高了医生的工作效率和诊断准确性，也使得医疗资源能够得到更加合理地配置和利用。

在治疗过程中，AIGC技术为医生提供了实时的数据支持和决策辅助。医生可以根据AIGC技术提供的数据分析结果，及时调整治疗方案，确保治疗的有效性和安全性。同时，AIGC技术还可以协助医生进行手术导航和辅助决策，降低手术难度和风险，提高手术的精准性和效率。这些技术的应用不仅减轻了医生的工作负担，也提高了患者的治疗效果和生活质量。

当患者进入康复期后，AIGC技术依然能够发挥作用。通过智能康复计划和管理系统，AIGC可以为患者提供个性化的康复指导和心理支持，帮助患者更快地恢复到最佳健康状态。同时，通过对患者康复数据的实时监测和分析，医生可以及时发现并处理潜在的健康问题，确保患者的康复过程顺利进行。这种全方位的康复管理不仅提高了患者的康复效果，也减轻了医生的工作压力。

然而，随着医生角色的转变和AIGC技术的广泛应用，我们也面临着一些挑战和问题。如何确保技术的安全性和可靠性、如何保护患者的隐私和数据安全、如何平衡技术与人文关怀的关系等都是我们需要认真思考和解决的问题。为了应对这些挑战，管理者需要加强技术研发和监管，建立完善的法律法规和伦理规范，推动医疗行业的数字化转型和智能化发展。同时，也需要关注医生的职业发展和培训需求，帮助他们适应新的角色和工作模式，实现人机协同的最佳效果。

（二）数据驱动决策下的科学化医疗决策

在未来，大数据和数据驱动决策将彻底改变我们对传统医疗体系的认知，尤其在大型公立医院中的应用将显著提升医疗服务的智慧化水平。医院管理者将能够以前所未有的方式，通过深入洞察和预测，应对医疗挑战，推动医疗服务的全面优化和升级。大数据将成为医疗服务的核心引擎，通过持续收集和深度分析患者的全方位数据（包括基因组学、生理参数和生活习惯等），辅助医院为每位患者提供个性化的治疗方案和健康管理计划。这种个性化的服务不仅提高治疗效果，降低并发症风险，还能显著提升患者的生活质量。

同时，大数据的应用将重塑医疗资源的配置方式，从传统基于经验和直觉的分配转变为数据驱动的实时优化和动态调整。通过预测模型，医院能够准确掌握未来的患者需求和服务压力，合理调配医生、护士和设备资源，确保医疗服务的稳定性和高效性。此外，大数据将成为强大的疾病预警系统，通过对海量医疗数据的实时监测和分析，及时发现疾病流行趋势和潜在风险，为疾病预防和控制提供科学依据。这不仅降低了疾病暴发的概率，也减轻了流行疾病对社会的冲击。

大数据还将推动医学研究和创新的跨越式发展。通过对庞大患者数据的深度挖掘，医学研究者能够更快地发现疾病的发病机制和治疗靶点，加速药物的研发和临床试验进程。这将为患者带来更多、更有效的治疗选择，推动医学的进步。同时，大数据将构建智慧医院的生态系统，实现医院、患者、科研机构和政府等多方的实时信息共享和协同工作，打破传统医疗体系的壁垒，实现医疗服务的全面优化和升级。对于医院管理者而言，大数据与数据驱动决策的应用是一场深刻的变革，不仅是对现有挑战的应对，更是对未来智慧医疗的展望和追求。

（三）AI伦理问题的挑战与应对策略

随着科技的飞速发展，人工智能（artificial intelligence，AI）在医疗领域的应用日益广泛，为医疗服务提供了更高效、准确的解决方案。然而，随之而来的是AI伦理问题的凸显。AI伦理主要涉及人工智能技术的道德和伦理问题，它关注的是如何确保AI的设计、开发和应用符合道德原则，尊重人权、公平、透明和可解释性等核心价值。这些问题不仅对患者隐私和安全构成威胁，也对医疗机构的声誉和法律责任带来风险。

AI伦理问题在医疗领域尤为显著。AI算法的不透明性可能导致不公平的决策。在医疗领域，算法的决策可能直接关系到患者的生命健康，因此其决策过程需要高度的透明度和可解释性。然而，当前的AI算法往往被视为“黑箱”，其决策过程难以被人类理解。这可能导致基于偏见或历史数据的不公平决策，例如对某些人群的歧视或不当治疗建议。这种不透明性不仅影响了医患之间的信任，也可能导致医疗资源的不公平分配。此外，当AI出现错误诊断或错误治疗建议时，责任归属变得模糊。在传统的医疗体系中，医生对诊断和治疗建议负有明确的法律责任。然而，当AI介入医疗决策时，责任归属变得复杂。是算法开发者、数据提供者还是医院应承担责任？这一问题目前尚无明确的法律规定，给医院和患者带来了法律上的困扰和不确定性。

为了应对这些挑战，需要从多个层面出发。建立健全的法规和标准体系是规范 AI 在医疗领域应用的基础。通过明确数据使用、算法开发和应用场景中的伦理要求，可以为医院提供明确的行动指南。同时，提高算法的透明度，通过可解释 AI 技术，医生和患者更加理解 AI 的决策过程，从而增强信任。

未来，随着技术的进步和伦理规范的完善，医疗 AI 将有望为患者带来更为安全、高效的诊疗体验。通过促进算法透明度和可解释性、建立多方协作机制，以及培养专业人才等措施，医疗机构可以更好地应对这些挑战，为患者提供更加安全、可靠的医疗服务。

二、物联网与区块链——精准健康监测与医疗数据协同治理

物联网、区块链及智能合约等前沿技术正深度融合到公立医院的运营管理中，它们不仅革新了数据收集、流通和处理的方式，还显著提升了医疗服务的效率和质量，推动了医院管理和业务的全面升级。

（一）精准安全高效的健康实时监测

健康实时监测技术，为公立医院带来了创新的可能性和解决当前挑战的新途径。而隐私计算技术的引入则革命性地保障了数据的安全性和隐私性，两者结合在智慧医院的智能监测应用中展现了巨大潜力。

传统上，公立医院需处理大量患者数据，而实时监测技术使得医生能在患者离院后继续追踪其健康状态，这降低了不必要的门诊和急诊访问量，从而释放了医疗资源，显著减轻公立医院的资源压力。此外，该技术为个性化医疗铺平了道路。通过分析收集到的大量健康数据，医生能深入了解每位患者的独特需求，并制定针对性的治疗方案。这不仅提高了治疗效果，也增强了患者的满意度和参与度。然而，实时监测方式往往面临数据收集困难、隐私数据泄露等挑战。

隐私计算技术的引入为健康实时监测领域带来了革命性的变革。这种技术通过加密、脱敏和匿名化等手段，确保患者数据在收集、存储和使用过程中的安全性和隐私性。在大型公立医院中，隐私计算技术可以应用于实时监测数据的全流程管理，从而显著降低数据泄露的风险，并满足法规和政策对于数据保护的要求。结合智能监测平台的建设，隐私计算技术能够进一步发挥其在健康实时监测中的作用。利用大数据和人工智能技术，智能监测平台可以实现患者数据的实时收集、分析和预警。这意味着医院能够即时获取患者的健康数据，并通过自动化分析系统对数据进行处理，以识别潜在的健康问题或疾病迹象。这将极大地提高医疗服务的效率和质量，使医生能够更快速、更准确地作出诊断和治疗决策。同时，隐私计算技术不仅促进医院内部的数据共享与协作，还为医院与外部机构的合

作提供了新的可能性。在确保数据安全的前提下，医院可以与科研机构、制药企业等外部合作伙伴进行数据共享和合作研究。这将为医学研究和药物研发提供宝贵的数据资源，推动医学科学的进步和发展。

健康实时监测与隐私计算技术在智慧医院的智能监测应用中具有巨大的潜力和创新性，但在实际应用中面临着如何在保护患者隐私的同时充分利用监测数据，以及确保健康实时监测数据可靠性的两大挑战。过度保护隐私可能导致数据利用不足，影响医疗决策的准确性和有效性，而健康实时监测在保证设备稳定性和耐用性的同时对便携性也提出了更高要求。因此，找到隐私保护和数据利用之间的平衡点，并确保健康实时监测数据的可靠性，是健康实时监测与隐私计算技术需要解决的关键问题。

（二）医疗数据要素化、商品化流通与交互

区块链技术正推动着医疗数据的动态流通，使其成为关键的生产要素，在智慧医院建设中发挥着举足轻重的作用。通过确保数据的安全、高效与透明，区块链不仅促进了医疗数据的流通，还为医院的现代化和智慧化建设提供了强大的技术支持。

数据在未来大型公立医院中将成为生产要素的关键，作为医疗生态的核心动力，数据不再是静态的信息，而是变成了动态且流通的要素。这种实时数据流通确保医生可随时获取患者最新健康信息，加速诊断过程，甚至在关键时刻挽救生命。而区块链技术则为这一流通提供了强大的支撑和保障，共同推动医院的现代化治理和智慧化建设。

在智慧医院的构想中，数据不再仅仅是静态的信息，而是成为动态、流通的生产要素。通过区块链技术，医疗数据可以实现安全、高效、透明的流通，确保数据在传输和存储过程中的安全性和完整性。区块链的去中心化特性使得数据能够在不同的机构之间自由流通，打破传统数据壁垒，实现跨机构、跨领域的数据共享与协作。区块链的不可篡改性和透明可追溯的特性为医疗数据流通领域注入了新的活力。它可以确保数据的真实性和完整性，防止数据被篡改或伪造。这对于建立医疗机构之间以及医患之间的信任至关重要，为医疗合作与协同发展提供可靠的基础。结合区块链技术，智能合约可以自动化执行数据流通的规则和条件。这意味着医疗数据可以在满足特定条件时自动传输给授权的机构或个人，实现数据的精确控制和高效利用。智能合约可以降低人为干预和错误，提高数据流通的效率和准确性。基于区块链的数据共享机制可以确保医疗机构之间安全地共享患者数据，同时保护患者隐私。通过加密技术和访问控制机制，只有授权的人员能够访问和使用敏感数据，确保数据的安全性和合规性。区块链技术的分布式特性使得全球范围内的医疗机构能够共同参与数据流通和协作。在全球性的健康挑战中，区块链可以帮助快速共享关键信息，追踪病毒传播路径，并协同应对疾病大流行，为全球健康治理提供了重要的技术支持。

虽然区块链和数据要素化流通在智慧医院建设中具有巨大潜力，但在实际应用中区块链在医疗数据流通上依然面临技术成熟度不高、法规不确定性、缺乏统一标准、高成本投入等挑战。同时，提升医疗工作者和患者的接受度及增加培训，保障系统安全稳定运行也是重要任务。因此，医疗机构、技术提供商、政策制定者需要共同努力，推动区块链与数据要素化流通的融合与发展。

（三）自组织协调推动医院内外高效协作

在医疗行业的快速发展中，智能合约与自组织协调结合具有巨大潜力，可以为公立医院治理体系的现代化提供颠覆性的创新路径，解决大型公立医院面临的日益严峻的挑战，如合作信任缺失、信息不对称、流程烦琐和监管不力等问题。这些问题不仅限制了医疗服务的效率，也阻碍了医院的现代化治理进程。站在未来的视角，我们可以看到智能合约与自组织协调结合可以提升医疗服务效率和推动医院现代化治理进程。

智能合约作为一种基于区块链技术的自动化合约，具有透明度高、安全性强、自动化执行等优势，这些优势正是解决公立医院当前问题的关键。通过智能合约，医院可以建立更加高效、透明的协调机制，降低协调的难度和成本，提升合作效率和信任度。这不仅有助于缓解医疗资源紧张、优化患者转诊流程，还能在科研合作与数据共享等方面实现质的飞跃。

除了智能合约的应用，自组织协调也是公立医院现代化治理的重要方面。自组织协调是指医院内部不同部门、不同专业之间以及医院与其他医疗机构之间的自发协调与合作。它强调的是各个参与者之间的相互依赖和相互支持，以实现共同的目标和效益。自组织协调的核心是建立有效的沟通机制和协作平台。通过智能合约技术，可以构建一个去中心化的、安全可靠的协调平台，使医院内部不同部门之间能够实现信息的实时共享和协同工作。这个平台可以集成各种医疗资源、患者数据和医疗专家的知识，为医院提供全面的数据分析和决策支持。在自组织协调的推动下，医院可以打破传统的层级结构，实现扁平化的管理和灵活的组织形式。医护人员可以更加高效地协作，形成多学科团队，共同为患者提供个性化的诊疗方案。同时，医院与其他医疗机构之间的合作也将更加紧密，形成区域性的医疗协同网络，实现资源的优化配置和共享。

智能合约与自组织协调的结合将为公立医院的现代化治理带来深远的影响。智能合约提供了可靠的技术支持和合约执行的自动化，而自组织协调则强调参与者之间的合作与协同。二者的结合将实现医疗资源的优化配置、医疗服务的协同提升和医院整体效益的最大化。

未来，随着技术的不断进步和医疗行业的持续发展，智能合约与自组织协调将在公立医院治理中发挥更加重要的作用。医院将能够建立更加高效、灵活和智能化的协调机制，实现医疗资源的共享和优化配置，提升医疗服务的质量和效率。同时，这也将推动医疗行业的创新和发展，为患者的健康和福祉做出更大的贡献。

三、数字孪生与元宇宙——个性化与沉浸式智慧医疗

随着科技的进步，数字孪生、数字人和元宇宙等前沿技术逐渐走进我们的视野，并在医疗领域展现出巨大的应用潜力。这些技术不仅为医疗行业提供了创新工具，还将引领医疗行业迈向智慧化、个性化的新时代，从而深刻影响医院的管理方式和业务模式。

（一）数字孪生技术引领医院智慧运行

在未来视角的引领下，数字孪生技术将彻底颠覆我们对医院智慧化运行的传统认知，引领医疗行业迈向一个全新的时代。数字孪生（digital twin）是一种新兴的技术概念，它通过建立物理对象的虚拟模型，实现物理世界与信息世界的深度融合。数字孪生技术利用先进的建模、仿真和数据分析手段，可以实时模拟、预测和优化物理对象的性能和行为。这项技术将不仅解决现有医院面临的严峻问题，还将重塑医疗行业的格局，实现公立医院治理体系和治理能力的根本性变革。

数字孪生技术将打造一个真实世界的镜像，即医院的虚拟模型。这个模型将包含医院的每一处细节，从建筑结构到医疗设备，从人员流动到服务流程，都将被精准地映射到虚拟空间中。这意味着决策者可以在一个高度仿真的环境中，全面了解医院的实时运营状态。在这个虚拟模型中，决策者可以看到每一个诊区里目前有几个患者、等待时间多长、医护人员的工作状态等详细信息。这些数据将以直观、易懂的方式呈现，为决策者提供真实友好的界面，帮助他们迅速把握医院的运营状况，制定科学合理的决策。在应对突发的传染病疫情时，数字孪生可以通过对历史数据的分析，预测某科室的挂号数，若挂号数将远超其承载能力时，数字孪生的虚拟模型界面将提前发出预警，告知决策者需要提前调配资源，如增加医护人员、开放更多诊室等，以确保医院能够迅速、有效地应对疫情，保障患者的安全和健康。同时，数字孪生技术的应用还将推动医院管理的透明化和精细化。通过实时监控和数据反馈，管理者可以及时发现并解决运营过程中的问题，确保医院的高效运行。

随着技术的不断进步和应用场景的不断拓展，数字孪生将在医院智慧化运行中发挥更加重要的作用。通过构建一个高度精细化、真实友好的虚拟模型，数字孪生将为医院决策者提供前所未有的管理体验，推动公立医院治理体系和治理能力的现代化。在这个过程中，医院将能够实现更加高效、透明的管理和运营，提供更加优质、便捷的医疗服务，满足患者的多样化需求。

（二）个性化医疗革新与医患关系转型

数字人技术在公立医院推进个性化健康管理服务中发挥了关键作用。这种技术通过模拟人类行为、情感和智能，不仅协助医生提升诊疗效率与准确性，还促进了医患沟通，普及了健康管理知识，从而显著优化了个性化健康管理服务。

公立医院在现代医疗体系中占据重要地位，个性化健康管理是其核心服务之一。但是，当前的公立医院在实现个性化健康管理时面临诸多挑战，如人力资源紧张、数据集成难题、沟通效率问题和知识普及障碍等。数字人技术的出现为这些问题的解决提供了新的视角和解决方案。数字人技术是一种模拟人类行为、情感和智能的技术，能够在医疗领域发挥重要作用。它们能够协助医生进行诊断和治疗，减轻医生的工作负担，提高诊断的准确性和效率。同时，数字人技术能够整合并分析患者的各类医疗数据，为医生提供全面的患者信息，从而支持个性化治疗方案的制定。数字人还能在医生和患者之间建立更有效的沟通。它们可以 24h 为患者提供健康咨询和情感支持，及时响应患者的需求。此外，数字人还能通过多媒体手段普及健康知识和管理方法，提高患者的自我管理能力。展望未来，数字人技术将在个性化健康管理领域发挥更大的作用。

然而，数字人技术在医疗领域的广泛应用也带来了一系列挑战。其中，数据隐私和安全问题成为关注焦点，如何确保包含个人隐私和敏感信息的患者数据的安全与合规，防止数据泄露和滥用，是一个重要问题。技术依赖可能导致医生忽视专业判断，增加误诊风险。数字人技术的伦理和道德问题也亟待探讨，如生死决策依据何种伦理准则。技术介入可能改变医患关系，如何在技术与人文关怀间找到平衡也是关键。法规和政策滞后于技术发展，导致法律空白和不确定性，需要政策制定者和法律专家积极应对。最后，随着数字人技术的不断更新和进步，医疗工作人员需要持续学习和培训以适应新的技术模式。医疗机构和教育机构需要提供有效的培训和支持，确保医疗团队能够充分利用数字人技术为患者提供更好的服务。

（三）虚实结合的沉浸式实时远程互动医疗与教学

科技的快速发展为公立医院现代化治理带来了新机会，其中元宇宙技术以其独特优势在远程医疗和教学领域展现出巨大潜力，有望解决互动性、数据安全与隐私保护、专业性与可信度等方面的问题。元宇宙，以其沉浸式体验、实时互动与沟通、数据安全性及个性化服务等特点，有望成为解决这些问题的关键。

对于远程医疗而言，元宇宙的沉浸式体验可以为患者提供更为真实、深入的诊疗环境，增强医生与患者间的沟通效果。实时互动与沟通功能则能确保医生在第一时间获取患者的医学数据，从而进行准确的远程诊断和治疗方案制定。此外，元宇宙平台还可应用于医学教育和培训，使医学生在虚拟环境中进行手术模拟和病例分析，提高其实践能力。

在远程教学领域，元宇宙技术同样展现出广阔的应用前景。其互动式在线课堂功能可以为学生提供丰富的多媒体教学资源和实践机会，激发学生的学习兴趣和参与度。个性化教学方案则能满足不同学生的需求，提高教学效果。虚拟实验室功能使学生在任何时间、任何地点都能进行实验操作，降低了实验成本，增加了实践机会。

科技的飞速发展正推动元宇宙融入远程医疗和教学领域，带来前所未有的机遇，同时也伴随着一系列新的问题和挑战。技术层面，尽管元宇宙技术迅速进步，但在医疗和教学中的应用仍显稚嫩，稳定性和可靠性有待加强，且设备兼容性和网络环境问题也制约了其广泛应用。此外，随着个人信息在元宇宙平台上的增加，数据安全和隐私保护问题日益凸显。在应用层面，如何设计符合用户习惯的界面和交互方式以提升用户体验，是元宇宙在远程医疗和教学中亟待解决的问题。医疗领域需确保医生的专业性和诊疗过程的可信度，提升患者对远程诊疗的信任度，而教育领域则面临如何确保虚拟培训与实际操作的一致性，以及如何有效评估学生学习效果的挑战。最后，从社会和文化层面看，提高公众对元宇宙的认知度，推动其在远程医疗和教学中的广泛应用，同时满足不同地域文化的用户需求，也是值得关注的问题。

（本章执笔：鲍瀛，苏逸飞，穆耕林）

第十一章

后勤保障融合化

第一节 概 述

一、公立医院后勤的概念及特征

后勤，源自希腊文“logistikos”，意为“计算的科学”。19世纪30年代，后勤概念最先由拿破仑的政史官A.H. Jomini在总结征俄失败的经验教训时使用，并以此作为军事术语。由此看出后勤一词来源于军队，是后方勤务的简称，即在物资、卫生、技术、运输等方面保障军队需要的勤务。随着时间的推移，后勤一词逐渐外延扩大，被广泛应用于各种组织和单位中。特别是党的十届三中全会以后，邓小平同志发表《在全国科学大会开幕式上的讲话》时提到“我愿意当大家的后勤部长，愿意同各级党委的领导同志一起，做好这方面的工作”。随后，后勤这一概念被广为应用，医院后勤也随之出现。

相较于其他行业后勤，医院后勤更强调医疗专业性与安全性，通常指医院内部从事除医疗、医技之外的杂务管理和服务工作的总称。医院后勤工作是医院正常运行的基础保障，是医疗服务能力的重要组成部分，是医院各项业务顺利开展的后勤供应与保障工作。医院后勤工作与各科室相互协作，沟通互联，其效率的高低决定着医院各项业务的开展是否顺利。在医院领域，后勤工作具有以下几点特征：①工作范围广，医院的后勤工作包含水电供应及设备维修，环境卫生、暖气空调、污水处理等多个领域、多个行业；②响应及时，针对医院后勤维修工作以及安全隐患的处理需要后勤部门做到反应迅速，快速安全解决问题；③服务性质，医院后勤部门作为医院服务患者和医务工作人员的保障部门，要求其岗位具有服务性质，围绕医院各项业务展开，做好后勤服务工作；④专业性，医院后勤涉及行业较广，且出现需要快速处理的问题时应有专业工作人员及时介入，这就要求后勤工作人员具有一定的相关专业技能。

公立医院后勤与医院后勤在概念上虽无二致，其主要工作包含安全管理、能源管理、运维管理等，但在实际运作机制上却存在显著差异。“公立”二字，意为由政府开办，从定义角度来看，公立医院是指登记注册类型为国家和集体办医院，从经济角度来看，医院是一个法人经济实体，在市场经济体制下不追求利润最大化，不以营利为目的运行的医院称为公立医院。公立医院后勤，作为体制内单位的关键部门，受到更多政策与体制的制约，展现了显著的特征和优势。

1. **职业归属感和身份认同感强烈**　这源于公立医院后勤人员对国家和行业政策的深入理解和严格执行。其深知自身工作的重要性，明白自己的工作直接关系到医院的稳定运营和患者的就医体验。因此，他们不仅在日常工作中严格遵守各项规定，还积极学习新的政策和知识，以确保自己的工作能够与政策方向保持高度一致。这种高度的敏感度使得公立医院后勤工作能够迅速响应政策变化，及时调整工作策略，从而提高工作效率。

2. **组织力度大、执行规范、效率高**　依托体制单位的强大支持，公立医院后勤能够迅速调动各种资源，确保医院运营的稳定。无论是设备的采购、维修，还是环境的清洁、绿化，公立医院后勤都能够做到有条不紊、高效有序。此外，公立医院后勤还注重执行规范的建设，通过制定详细的操作规程和质量标准，确保每一项工作都能够按照规定的程序和要求进行，从而提高工作质量。

3. **严格的监督机制**　确保了后勤工作的准确性，减少了出错的可能性。这种监督机制不仅体现在对工作的日常检查和考核上，还体现在对违规行为的严肃处理上。通过严格的监督，公立医院后勤能够提高每一项工作完成的准确性，减少出错的可能性。这种高标准的监督机制不仅提升了公立医院后勤的工作质量，也树立了良好的行业形象。

4. **与市场机制结合、更高效地调配资源、提高服务质量**　在公立医院后勤的运作中，不仅注重体制内的资源调配，还积极引入市场机制，通过市场竞争来优化资源配置。这种结合使得公立医院后勤能够更高效地调配资源，提高服务质量。同时，公立医院后勤还注重与社会各界的合作与交流，通过引入外部优质资源和服务理念，不断提升自身的服务水平。

本章节提出了公立医院后勤平台的概念，作为一种创新的后勤保障服务模式，其旨在基于现代数字技术和智能技术，将后勤服务整合到一个统一、高效的管理平台上。这一平台以专业技术人员为主导，辅助专业的服务人员，其核心在于整合和优化各项后勤资源，包括物资采购、物资保障、药品供应、总务管理等多种学科领域，更加注重与医疗业务的配合和衔接，旨在为医疗工作提供全面、高效的支持服务。

二、公立医院后勤保障融合化的概述

（一）融合化的概念及机制

1. **融合化的概念**　融，“物融于人也，其体必和；木融于水也，其流不遏”，意指不同元素间的和谐统一。在市场经济和分工细化的背景下，融合成为资源共享、优势互补的有效手段，激发创新活力。合，则取自“天地合而万物生”，象征着万物之间的结合、聚合。随着社会进步，合是大势所趋，旨在达成多元目标。融合，则是将融与合的概念结合起来，它是指不同领域、系统或文化之间的深层次结合，旨在实现更高层次的统一与整合。

融合化，则更侧重于不同元素之间的相互渗透和融合，从而形成一种新的特质或形态。它强调的是多元共存、相互依存、协调发展和创新升级。融合化不是简单的结合或混合，而是需要经过深入的探索和研究，将不同元素之间相互协调、优化配置，形成一个更加平衡的整体。在实践中，融合及融合化的概念和内涵被广泛应用。例如，在科技创新领域，跨学科的融合可以促进不同领域之间的合作，产生出新的科研成果和技术；在文化领域，跨文化的融合可以促进不同文化之间的理解，产生出新的文化形态和艺术形式；在经济领域，跨产业的融合可以促进不同产业之间的交流，产生出新的商业模式和经济形态；在医疗领域中，中西医结合、多学科交叉融合等为患者提供了更为全面和个性化的治疗方案。

2. 融合化的机制 融合化，作为现代管理的创新理念，强调不同领域、功能和资源的协同与整合。融合化的路径包括功能互补、空间优化、机制协同、智技融新、才力汇聚等。通过多方面的融合化路径，以期推动整体效能的显著提升，为组织的持续发展注入新的动力。

（1）功能互补：是指在融合过程中，各个组成部分或元素通过相互补充各自的功能，实现整体功能的提升。作为管理创新的重要方向，其核心理念在于打破原有功能的孤立状态，将原本分散、独立的功能模块进行有机整合，形成一个统一、高效的管理系统。这一系统能够实时收集、处理和分析各项数据，为管理者提供全面、准确的信息支持，从而作出更加科学、合理的决策。功能互补消除了信息孤岛，实现了资源共享，促进管理流程的优化，提升了整体效能。

（2）空间优化：指在融合过程中，对空间布局进行合理调整和优化，以提高空间利用效率。随着经济发展和技术进步，医院对空间资源的需求也日益增长。空间优化根据组织的发展目标和实际需求，对空间资源进行科学合理地规划，通过打破部门壁垒，实现空间资源的共享，减少了空间浪费。例如，通过合理规划病房、手术室等区域的位置和布局，能够优化工作流程，提高工作效率；通过共享公共空间，如会议室、培训室等，能够降低运营成本，提升资源利用效率。

（3）机制协同：是管理创新的重要保障，旨在构建更加灵活、高效的管理机制。通过建立跨部门、跨层级的协同机制，不同部门之间能够形成紧密的合作关系，共同应对管理中遇到的各种问题。同时，激励机制的运用也激发了员工的积极性和创造力。通过制定合理的薪酬制度、晋升机制以及培训计划等，鼓励员工不断提升自身能力，积极参与管理工作，提升了员工的工作满意度和归属感。

（4）智技融新：是现代化管理的重要手段。随着信息技术的飞速发展，智能化、信息化已成为管理新趋势。通过引入先进的智能化系统和技术手段，如物联网、大数据、人工智能等，医院可以实现管理的自动化、信息化和智能化，实现从传统管理模式向现代管理模式的跃升。同时，技术融合还有助于打破信息壁垒。通过构建统一的信息平台，将原本分散的信息资源进行整合，实现信息的实时共享和互通，从而提高工作效率，减少资源浪费，推动后勤管理的全面升级。

（5）才力汇聚：是指在融合过程中，聚集和整合各类人才和资源，形成强大的合力。这包括吸引和培养专业人才，整合资金、技术等资源，为融合提供有力支持。人才是管理的重要支撑，只有拥有高素质、专业化的管理人才队伍，才能为融合化提供有力的人才保障。因此，人才的培养和引进至关重要，通过加强员工培训和教育，提升员工的专业素质和技能水平，打造一支懂技术、善管理、能创新的管理团队。同时，我们还要积极引进外部优秀人才，为管理团队注入新的活力和创新力量，推动管理水平的不断提升。

（二）公立医院后勤保障融合化的内涵及特征

1. 公立医院后勤保障融合化的内涵　在医疗体制改革和高质量发展的时代背景下，公立医院后勤保障面临着前所未有的挑战。当前，与临床一线科室和医院其他相关职能部门的融合度不高，联系紧密度不够，甚至在后勤自身内部也存在信息孤岛。后勤作为支撑医院正常运转的重要板块之一，其所受重视程度不够，医院医务和管理人员明知后勤保障的重要性和不可或缺性，但又不愿将后勤工作视为实现自身价值的重要支撑。因此，体制机制融合的不全面、部门协调的欠缺、传统理念与改革思想的冲突、后勤规划与高质量发展的不匹配，以及经验管理与标准化管理的矛盾等问题交织，严重制约了后勤服务的质量和效率，进而影响了医院的整体运营和发展。这些问题凸显了公立医院后勤保障的复杂性和紧迫性。

在此背景下，公立医院后勤保障融合化显得尤为重要。它是指后勤各部门与临床业务部门之间在公立医院运行过程中实现深度的交融与整合，旨在打破体制机制壁垒，促进部门间的协调配合，推动传统理念与改革思想的深度融合，确保后勤规划与高质量发展的同步进行，以及促进经验管理与标准化管理的有机结合。通过这一融合化过程，公立医院可以建立更加先进、高效的管理体系，形成科学、合理的组织架构，提升医院对后勤工作的重视和理解，保障对后勤的合理投入，提高后勤服务的效率和质量。通过形成综合平台，后勤各部门协同工作，发挥支撑作用，实现后勤与临床的紧密合作，使后勤更好地服务于临床。总之，公立医院后勤保障融合化的内涵在于通过全面、深入的融合，推动后勤服务的优化升级，为医院的可持续发展提供有力保障，确保医院在医疗体制改革和高质量发展的道路上稳步前行。

2. 公立医院后勤保障融合化的特征 公立医院后勤保障融合化是提升医院运营效能与服务品质的重要途径。其特征鲜明，兼具公益性，保障患者基本医疗需求；市场性，适应市场竞争，优化资源配置；层次性，实现各层级间的有序衔接；协同性，促进部门间的紧密合作；规范性，确保管理流程的标准化与透明化。

（1）公益性：公立医院作为政府开办的非营利性机构，其核心宗旨是服务于公众的基本医疗需求。因此，公立医院后勤保障融合化的首要特征便是以公益性为导向。后勤保障在融合化过程中，始终将社会效益放在首位，在后勤资源配置上，公立医院注重公平性和可及性，确保优质资源能够惠及广大患者。同时，后勤保障部门积极参与社会公益事业，通过提供便民服务、开展健康教育等方式，回馈社会，提升公众健康水平。这些公益性特征体现了公立医院后勤保障的社会责任和担当，为构建健康中国贡献力量。

（2）市场性：公立医院后勤保障融合化注重与市场机制的有机结合。虽然公立医院不以营利为目的，但在市场经济体制下，仍需借鉴和运用市场机制来优化资源配置、提高运营效率。后勤保障在融合化过程中，积极引入市场竞争机制，推动服务水平的提升和成本的降低，以更好地满足患者的需求。

（3）层次性：公立医院后勤保障融合化体现了层次化特征。融合化管理要求医院后勤保障能够根据医院规模、科室设置以及服务需求等因素，建立起多层次的管理体系。这种体系通常包括顶层决策层、中层执行层和基层操作层，每个层次都有明确的职责和权限，形成相互协作、相互制约的管理格局。在后勤保障过程中，按照医院各个部门和科室的实际需求，进行分层级、分模块的管理，提升管理的精细化水平，根据不同科室的特点和需求，提供个性化的服务方案。此外，通过分层管理，后勤部门能够建立起有效的监督和反馈机制，及时发现问题、解决问题，不断提升服务质量和管理水平，提升管理效能。

（4）协同性：公立医院后勤保障融合化强调协同性和创新性。协同性是公立医院后勤保障融合化的核心特征之一。这意味着后勤保障部门不再是孤立的，而是与其他部门形成了一个有机整体。通过整合医院内部的资源，实现资源的优化配置和高效利用，避免资源的浪费和重复投入。同时，各部门之间可以相互借鉴和学习，发挥各自的优势，确保各项服务能够无缝对接，共同提升医院的服务质量和效率。

（5）规范性：公立医院后勤保障融合化还具备高度的规范化特征。随着医疗技术的不断进步和医院管理的日益精细化，后勤保障需要对服务流程进行全面梳理和分析，找出流程中的瓶颈和问题，并与其他部门共同制定改进措施，推动经验管理与标准化管理的有机结合，形成既符合医院实际情况又具有可操作性的管理模式。通过制定统一的服务标准和操作流程，规范后勤人员的行为，提高后勤服务的效率和质量，为患者提供更加优质的医疗服务。

第二节　公立医院后勤保障的沿革

公立医院后勤保障的发展演变是一个漫长而复杂的过程，它随着社会经济的发展和医疗体制改革的推进而不断演变。在这个过程中，公立医院后勤保障在计划经济、市场经济和新时代的背景下经历了三个发展阶段。每个阶段都伴随着医院规模的不断扩大、体系的复杂化和分工的精细化，而融合化管理则成为适应市场发展和提高医疗服务质量的最终趋势。

一、计划经济背景下公立医院后勤保障的特点

在中华人民共和国成立初期，由于受到计划经济的影响，国家开始逐步建立起一套计划经济管理方案。在这一阶段中，医院后勤包括水电、车辆、设备、房产、维修、绿化、伙食、通信、家具、招待、托幼等，多以自办为主自成体系，其服务规模因医院大小有所不同，但大都独立于社会上同类服务行业，是按照行政事业单位的方式进行管理的，总体还是以粗放式经验管理为主。

在计划经济下，医院后勤保障具有计划性、统一性和服务性。医院后勤保障严格遵循政府的计划和指令，所有资源的分配和使用都受到政府的严格控制。医院后勤部门需要根据政府制定的计划进行物资采购、设备更新、人员调配等工作。此外，计划经济下的医院后勤保障强调整个医疗系统的统一性，医院后勤部门需要与政府部门、其他医疗机构等保持高度协调，以确保医疗资源的有效利用和分配。虽然计划经济下医院后勤保障的目的是实现医院的目标和任务，但其服务性主要体现在为医疗、科研和教学等提供基础保障，而非追求经济效益。

总之，由于这一阶段的医院规模小，后勤保障体系相对简单、集中，虽然这一阶段的后勤部门分工不够精细，能力不够专业，制度不够健全，但基本上满足了医院后勤服务的需求。计划经济对于公立医院后勤保障服务发展具有一定的作用。随着改革开放的深入推进和经济体制的转型，公立医院规模逐渐壮大，后勤保障体系开始面临新的挑战和机遇。

二、市场经济改革导向下公立医院后勤保障的机制

1978 年 12 月召开的十一届三中全会作出了把党和国家的工作重点转移到社会主义现代化建设上来的战略决策，吹响了中国改革开放的时代号角，中国开始逐步放开经济领域，其中包括医疗领域。1985 年发布的《关于卫生工作改革若干政策问题的报告》勾画了

医院管理体制改革和转换经营机制的大体轮廓。1989 年国务院转发卫生部《关于扩大医院卫生服务有关问题的意见》，进一步明确了医院改革的有关政策。1992 年国务院下发的《关于深化卫生改革的几点意见》，体现了邓小平南方谈话精神，指明了深化改革的方向。

在改革中，许多医院根据有关政策，对医院后勤实行企业化管理，走社会化道路，实行后勤部门服务社会化，管理企业化。1984 年北京协和医院进行了后勤管理体制方面的改革，组建劳动服务公司，把后勤各部门都纳入公司管理范围内，实行“全民所有，集体经营，独立核算，自负盈亏”，公司向医院承包后勤工作和有关经费，为医院提供劳务，以对内服务为主，兼对外营业。1987 年昆明市将市级医院的后勤部门统一管理，成立市卫生服务公司，公司与市级各医院建立一种新型的合同制关系，根据医院后勤服务的项目和任务与医院签订总体经济承包合同，这是把医院后勤工作完全社会化的一个尝试。1978—1993 年，这十五年是计划经济向市场经济探索和过渡阶段，医院后勤改革的成绩显著，这一点证明了医院适应全国改革高潮的新形势，为进一步深化医院后勤改革奠定基础。

1993 年 11 月十四届三中全会在北京召开，全会通过了《中共中央关于建立社会主义市场经济体制若干问题的决定》，中国全面进入市场经济阶段。2000 年 2 月 21 日，国务院办公厅转发了国务院体改办等部门《关于城镇医药卫生体制改革的指导意见》。2002 年 12 月，卫生部颁布了《关于医疗卫生机构后勤服务社会化改革的指导意见（试行）》，旨在加快推进医疗卫生机构后勤服务社会化改革，该文件提出了改革的基本原则和目标，明确了改革的主要内容，并对改革的相关问题作出了回答。市场经济下的国内医疗卫生机构的后勤社会化改革从此开始快速发展。

在这一阶段中，医院后勤具有市场化、多元化和效率性等特征。医院后勤主要包括总务、物资供应、基建、伙食、营养、财务等科室，人、财、物三权由医院统一掌握、使用，医院后勤自成“小而全”的体系。不搞经营、不搞核算、不计成本，是供给型的经济管理方式。其主要负责医院基础设施的维修与使用、水电气暖等设施的维护与保养、环境的维护，以及医院的整体安保工作。此外，通过对医院使用的水、电、气等相关数据的整理，为医院的成本核算提供必要的、科学的统计数据，降低医院运营成本，实现节约的可能。还负责确保就诊患者及医疗工作人员人身财产安全及医院医疗设备的安全，维护医院诊疗秩序，提高医院安全管理能力。计划经济体制下的公立医院后勤，已经跟不上医院医疗卫生事业改革的发展需求。随着社会主义市场经济体制的逐步建立和不断完善，医院后勤需要更多地考虑市场需求和经济效益，通过市场竞争来提高服务质量和管理水平。在市场经济杠杆的作用下，也将由封闭和半封闭的方式转向开放式，将多种所有制形式适当地引进医院后勤，为医院后勤注入新鲜的血液，通过多种方式来获取资源和服务，如外包、合作、租赁等，构建多元化的医院后勤。此外，市场经济下的医院后勤保障更加注重效率，通过优化流程、提高管理水平、降低成本等方式来提高服务质量和效率。

为了适应医院的发展需要，我国不同级别的医院均根据自身的发展需要对医院的后勤服务管理社会化模式进行尝试，以期提高医院的后勤服务管理水平，更好地促进医院的发展。但是，这些尝试均反映出医院后勤服务管理水平、管理效率及专业性不强等问题，尚需要进一步探索。从2000年以来，上海率先探索公立医院后勤服务社会化管理，并且根据不同医院的实际情况形成了三种后勤社会化管理模式，包括外包专业公司社会化、医院自行组建后勤服务中心或成立后勤服务公司，以及半包式。通过与社会力量的合作，公立医院能够集中精力发展自身的核心业务，提高服务质量，同时也能够降低运营成本。此外，为了规范医院后勤保障工作，国家发布《医疗机构管理条例》，出台了一系列的标准和管理规范。公立医院开始按照这些标准进行管理，初步改变为行政管理与经营服务相结合的管理体制，改革分配制度，实行奖金分级。同时，医院内部也开始建立相应的管理制度和流程，提高了后勤保障工作的规范化程度。

然而，这种医院后勤管理模式逐渐显露出一些弊端。首先，缺乏有效的市场考核机制导致后勤服务质量难以量化评估，服务提供者缺少提升服务质量和效率的动力。其次，物资管理上存在匮乏问题，由于缺乏科学的物资需求预测和库存管理，常导致医疗物资供应不足或过剩，影响医疗服务的连续性和成本控制。再者，后勤部门的考核分配制度不够完善，分工不够细化，职责不明确，导致工作效率低下，资源分配不合理。这些问题不仅影响了医院后勤保障的效率和效果，也制约了当时医院整体服务水平的提升。

三、新时代公立医院后勤保障高质量发展的探索

自党的十八大以来，党和政府深刻认识到卫生健康事业对于国家发展、民族昌盛及人民福祉的重要性，将其提升至前所未有的战略高度。为全面提升医疗服务质量与效率，党和政府全面部署并深入推进了一系列深刻而广泛的医疗改革措施。其中，药品与耗材零加成政策的实施，从根本上减轻了患者的医疗负担，促进了医疗资源的合理配置。同时，采管分离的推行，强化了采购管理的独立性与透明度，有效遏制了腐败现象，保障了医疗物资的质量与安全。此外，现代医院后勤管理的革新成为关键一环，旨在通过引入智慧化、精细化管理手段，提升医院运营效能与患者满意度。这些举措共同构成了新时代医疗改革的重要篇章，为我国卫生健康事业的持续健康发展奠定了坚实基础。

“药占比”，作为当前新医疗改革浪潮中的焦点词汇，正成为衡量医院医疗质量管理成效的一把重要标尺。各地区卫生行政部门纷纷将其纳入考核体系，旨在通过精准调控，有效遏制药品费用的无序增长，缓解民众“看病贵”的压力，并推动临床用药更加科学合理。2015年国卫体改发《关于印发控制公立医院医疗费用不合理增长的若干意见的通

知》。同年,《关于城市公立医院综合改革试点的指导意见》提出了城市公立医院综合改革的目标和任务，不仅明确了控制公立医院医疗费用不合理增长的方向与策略，还细化了城市公立医院综合改革的蓝图，核心任务之一就是打破“以药补医”的旧有模式，设定了至 2017 年试点医院“药占比”降至 30% 左右、“耗占比”减至 20% 以下的清晰目标，旨在优化医院收入结构，强化内部管理。为积极响应这一政策导向，众多公立医院创新施策，多管齐下。从定期开展“药占比”管理专题培训，到建立健全基本药物制度及相应考核机制；从利用先进信息系统优化处方审核流程，到引入“临床路径信息系统”实现药品使用的精细化管控，如解放军第 175 医院通过此举实现了药占比的显著下降（2017 年较 2016 年降低 6.44%）。安徽省泗县人民医院则巧妙融合按病种付费与临床路径管理，严格界定药品使用边界；而上海长征医院则依托处方点评机制，全面提升药学服务水平，促进安全合理用药。这一系列实践探索，不仅见证了公立医院在降低药占比方面的积极成效，也凸显了构建长效常态管理模式的必要性。新医药卫生体制改革的深入，要求医疗单位在巩固改革成果的同时，必须着眼长远，持续优化管理机制，以更加精准高效的方式降低药占比，持续提升医疗服务品质，为医院经济的稳健、可持续发展注入强劲动力。

随着医药卫生体制改革的深化，现代医院管理体系对医疗设备与耗材的采购、管理流程提出了更为严苛的标准。在国家深化医药卫生体制改革的背景下，各级政府部门先后出台多项涉及卫生领域改革的举措。其中，2017 年 7 月国务院办公厅发布的《关于建立现代医院管理制度的指导意见》中提出要着力完善公立医院管理体制和运行机制，推动各级各类医院管理规范化、精细化、科学化，建立权责清晰、管理科学、治理完善、运行高效、监督有力的现代医院管理制度。2020 年 12 月 31 日，国家卫生健康委会同国家中医药管理局联合印发了《公立医院内部控制管理办法》，指出了医院政府采购风险评估中需要关注的重点问题，如是否实现政府采购业务归口管理、是否按照预算和计划组织政府采购业务等，同时也为医院政府采购业务内部控制建设提出了具体要求和发展重点。2022 年多数公立医院积极响应，创新性地设立了独立的招标采购部门，实施采管分离模式，实现了采购、管理、审核、使用的多权分立，有效促进了职能细化与流程优化。此模式在江苏、上海等地医院的实践中，已展现出提升预算精准性、减少非必要采购、增强成本控制的显著成效，为医院财务管理提供了有力支撑。随着医疗投入与运营模式的持续变革，采购管理模式亦须与时俱进。从经济学视角深入剖析采管分离模式的经济价值与效益，将为医院管理优化提供更为科学的决策依据，推动医院在医改浪潮中稳健前行。

依据《关于城市公立医院综合改革试点的指导意见》与《“十三五”深化医药卫生体制改革规划》的蓝图，公立医院改革聚焦于优化收入结构、强化内部管理、提升医疗服务效率等核心目标，这些目标直接或间接地驱动了医院后勤效能的全面升级。在此背景下，信息化建设被确立为提升后勤效率的关键路径，国家通过诸如《关于促进“互联网＋医疗健康”发展的意见》等政策文件，积极推动医院信息化进程。首都医科大学附属北京地坛医院率先实践，以智慧后勤“一站式”管理新模式为引领，通过构建智慧运维平台，创新性地运用单位面积医废处置费用分摊及电耗监控等手段，不仅显著提升了后勤服务效率，还助力医院实现了低碳运营，达到安全管理的新高度。随着物联网与人工智能技术的飞速发展，尽管当前基于物联网的解决方案尚显稚嫩且成本较高，但其潜力巨大，预示着未来医院后勤领域将迎来颠覆性的变革。以上海为例，2017 年已有多家市级医院成功部署后勤智能化管理平台，该平台在机电设备运维、能源管理、安全预警、计量统计及成本核算等多个维度展现出强大效能，充分印证了智能化管理平台建设的必然趋势。医院后勤部门积极拥抱科技革新，通过引入物联网技术实现医疗设备的远程监控与维护，确保了临床工作的顺畅进行。同时，通过流程优化，提升了服务响应速度与问题解决能力，满足了多元化需求，进一步增强了患者与医务人员的满意度。在提升运行效率方面，医院后勤部门致力于资源的优化配置与高效利用。借助智能化管理系统，实现了后勤资源的数字化、网络化与智能化管理，特别是利用大数据分析技术，精准监测与分析能源使用情况，制定并实施科学的节能策略，有效降低了能耗。此外，通过优化物资采购、库存管理及物流配送流程，不仅降低了库存成本，还大幅提升了物资使用效率，为医院节约了大量运营成本，展现了医院后勤管理在精细化、智能化道路上的坚实步伐。公立医院后勤保障的发展演变是一个与社会经济、医疗体制改革紧密相连的漫长过程，每一步都映射出时代的变革和医疗领域的进步。这三个发展阶段不仅见证了医院规模的扩张和体系的复杂化，更体现了分工的日益精细。然而，面对市场的不断发展和医疗服务质量的提升需求，单纯的阶段性管理已不足以应对。因此，融合化管理应运而生，成为公立医院后勤适应新时代要求的必然趋势。通过跨阶段、跨领域的深度融合，公立医院后勤将更加灵活、高效，为医疗服务提供更为坚实的后盾，确保患者能够享受到更高质量的医疗服务。

第三节 公立医院后勤保障存在的问题

后勤管理作为医院管理体系与运营效能的基石，是维系医院各项医疗活动有序、高效进行不可或缺的支撑体系。公立医院的后勤范畴广泛而深远，横跨多个职能部门，其与临床科室的紧密联系构成了医院运营网络的核心脉络。在当前公立医院致力于实现高质量发展的战略背景下，以及医院安全生产持续强化的现实需求下，随着社会公众对医疗服务品质期望值的不断攀升，后勤体系内部各环节的深度融合及后勤与临床的无缝对接，已成为亟待深入探讨与实践的关键议题。

后勤保障的融合程度，在质量、效率、成本控制等多元维度上的任何短板，均可能引发连锁反应，削弱医院整体的后勤保障效能，进而成为制约医院向高质量发展目标迈进的瓶颈。因此，系统而科学地剖析医院后勤保障在融合进程中遭遇的问题与挑战，以及这些挑战如何影响医院的高质量发展轨迹，并据此积极探索创新性的解决方案与路径，对于医院全面优化后勤管理机制、提升服务品质、推动医院可持续发展而言，具有深远的战略意义。此举不仅关乎后勤管理的精细化与专业化水平提升，更是公立医院整体运营效率与服务质量跃升的关键所在。

一、组织架构不科学，后勤部门融合不充分

（一）后勤部门权责界定不清晰，缺乏合作与有效协调

在公立医院的组织体系中，大后勤管理架构通常包含 7 个部门，可进一步细分为 20 余个科室，涉及专业门类繁多。部门间及岗位职责的界定呈现出显著的复杂性，具体表现为职责重叠、空白地带及界定模糊等深层次问题。例如，多数公立医院在采购管理领域仍固守传统的职能部门垂直管理模式，未能有效实施采购与管理分离的原则，缺乏明确的归口管理机制。这种模式的沿袭，直接导致了职责界限的模糊不清，进而引发了一系列负面效应（图 11-1）。

职责不明使得不同后勤部门可能陷入“同工异作”的困境，多个部门重复执行相同或相似任务，造成资源与时间成本的双重浪费，影响了整体运营效率与决策响应速度，使得

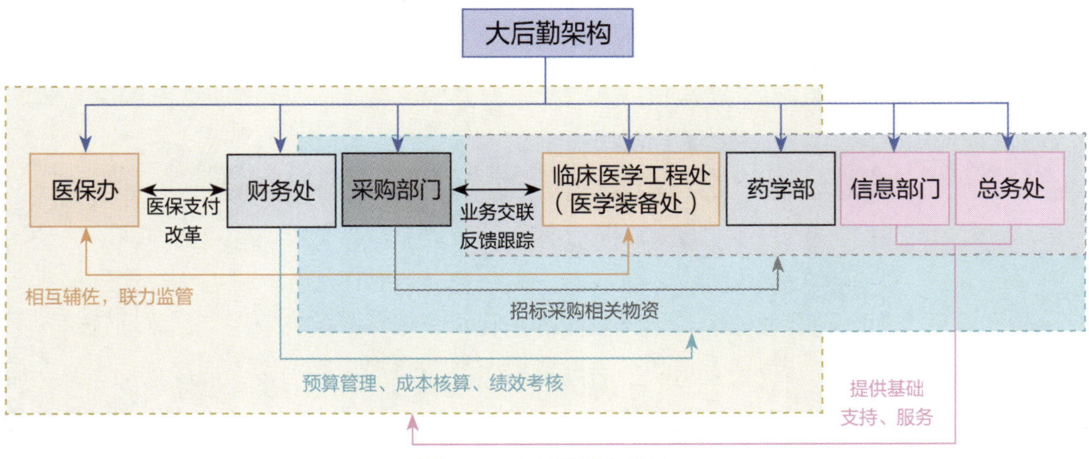

图11-1　大后勤组织架构

医院在日益激烈的市场竞争中处于不利地位。部门间沟通与协作的障碍因职责界定不清而加剧，导致任务分配不明确，责任归属模糊，进而出现任务延误、冲突频发及工作推诿等不良现象，削弱了团队的凝聚力与执行力。如磁共振配套的精密空调到底应该由总务部门在基建改造时负责，还是由设备管理部门在磁共振到货装机时统一配置？各家医院采取的方法不同，从侧面同样反映出职责界定不清的问题。

再者，关键业务环节缺乏必要的内部制衡与监督机制，不仅削弱了医院统一领导与决策的有效性，还可能滋生管理漏洞与风险，增加了医院在实现其战略目标过程中的内部消耗与阻力。这不仅有悖于现代医院管理的高效、透明原则，也阻碍了医院整体服务质量的提升与可持续发展能力的增强。

（二）后勤部门与临床科室对接不畅，难以高效衔接沟通

公立医院体系内，受根深蒂固的传统观念制约，临床科室往往倾向于强调物资的购置而忽视后续管理的重要性。在药品耗材的申领、医疗设备的部署验收以及总务设施的维护维修等后勤事务上，临床部门普遍缺乏专设岗位或人员来与后勤部门形成直接且稳定的对接。这一现状导致后勤部门不得不频繁地与临床科室内多位医护人员就工作细节进行沟通确认，甚至在同一作业流程的不同阶段与不同的临床人员分别对接，极大地削弱了后勤人员的工作主动性与积极性（图 11-2）。

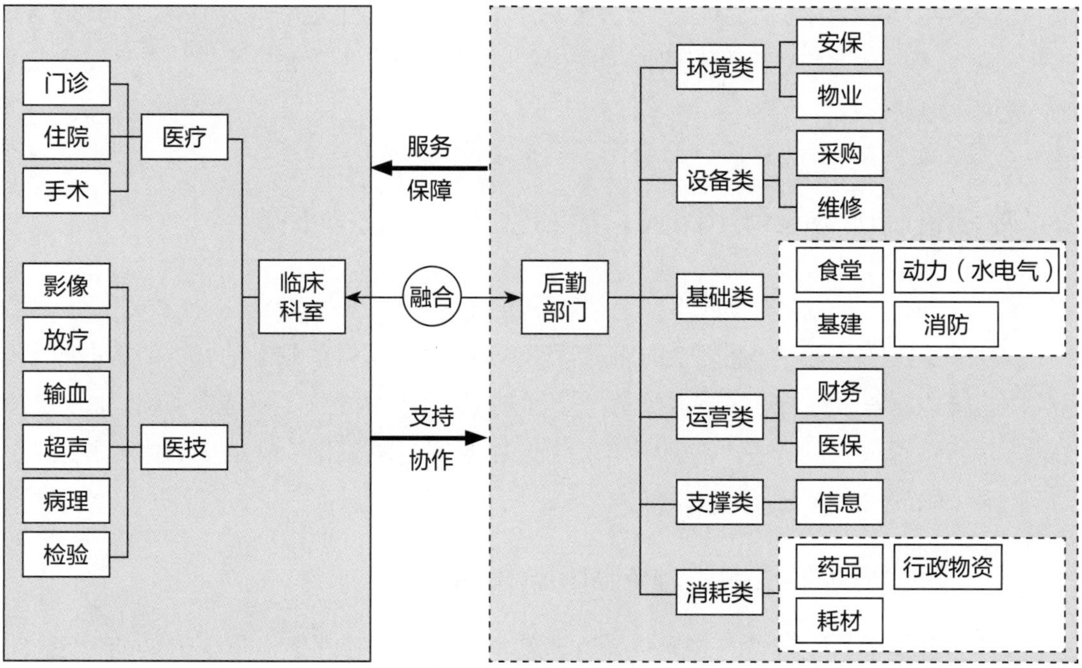

图11-2　后勤保障融合化

此模式下，后勤工作的时间成本显著增加，而整体效率却受到严重制约，管理触角难以有效触及并深入工作的每一个细微环节。例如，在医疗设备的验收与维修环节，办公审批流程需经过设备管理部门、临床科室与财务部门，由各部门负责人分别核对确认完成后流程结束。临床部门主任往往因为对后勤工作的重视度不够，忽略其在流程中的重要地位，迟迟不确认审批，导致验收时间无限延长，给合同执行带来药监核查和审计的多重风险。这不仅阻碍了后勤管理效能的充分发挥，也制约了后勤部门为临床医技科室提供高效、精准服务的能力，进而影响医院整体运营的顺畅度与医疗服务质量的持续提升。

（三）“一院多区”背景下后勤架构不对应，体系不统一

江苏省人民政府办公厅2021年印发的《江苏省“十四五”医疗保障发展规划》中指出，应完善区域医疗卫生规划，促进医疗资源合理配置。顺应此政策导向，城市紧密型医疗集团与县域紧密型医共体等新兴模式应运而生，成为医疗卫生体系创新的重要实践。众多大型公立医院为深度契合民众日益增长的高品质医疗服务需求，纷纷采取“一院多区”的战略布局，旨在通过空间拓展与资源整合，提升整体服务能力。

就医院后勤保障而言，此战略布局虽在宏观层面提升了服务效率，降低了运营成本，但在微观管理层面亦暴露出若干挑战。由于核心院区与其他分属院区之间的权力边界尚待界定，各院区后勤管理部门间尚未构建起统一的管理框架与一体化的服务体系，导致服务流程衔接不畅，存在信息孤岛现象。此外，不同院区职工角色定位不尽相同，权责任务划分不够精细，进一步加剧了后勤工作的复杂性与保障难度，使得公立医院后勤系统面临更为严峻的压力与挑战。

二、体制机制优势融合不深入，后勤管理质量效率不高

多院区协同发展的运营模式下，医院后勤服务性、连续性、计划性、技术性、多元性及复杂性愈发凸显。面对如此复杂的后勤管理体系，多数医院尚缺乏前瞻性的管理理念与系统性的统一规划，特别是在成本控制与管理方面存在明显短板，资源在各部门间无法有效配置与高效利用。正所谓“基础不牢，地动山摇”，这种基础管理架构的薄弱严重制约了后勤保障体系的深度融合与效能释放。

（一）后勤管理制度滞后，与临床需求不匹配

医院后勤体系的复杂性与多元化特性，使得后勤保障管理工作呈现出繁杂无序的状态，管理制度的构建往往未能达到科学严谨的标准，导致后勤员工的行为规范缺乏有效约

束，激励机制亦显不足，整体管理架构呈现混乱态势。然而后勤管理并非静态系统，会随着医院发展的步伐与社会进步的浪潮不断演进，但众多公立医院在管理制度的修订与完善上未能紧跟时代步伐，缺乏必要的动态调整机制。

在后勤管理制度的制定过程中，普遍存在着“部门壁垒”现象。多数医院各部门往往局限于自身视角，忽视了整体协同与系统性规划的重要性，导致部门制度间缺乏必要的协调性、系统性和规范性。这种碎片化的制度体系不仅难以形成合力，反而削弱了管理效能，使得诸多制度最终沦为形式上的存在，未能充分发挥其应有的指导与约束作用。同时，医院后勤人员队伍的高流动性与快速更替，也为后勤管理带来了巨大挑战。频繁的人员变动不仅增加了培训与管理成本，还可能导致工作经验的流失与管理连续性的中断，进一步加剧了后勤管理的难度。多数医院在后勤人员的评价考核方面，同样尚未形成公平公正的激励机制，普遍存在职业发展、培训资源、晋升渠道受限等情况，员工积极性不高，缺乏内生动力。

（二）市场优势发挥不充分，成本核算不精准

长期以来，医院后勤部门的角色被局限于非直接经济贡献的范畴内，因其固定资产及药品、耗材、试剂等流动资产占总资产的比例高达60%，常被片面地视为“纯消耗性”科室或“成本中心”。普遍观念误认为仅临床科室能为医院创造经济价值与社会效益，从而忽视了后勤管理在成本控制、整体医院运营效率与经济价值提升中的关键作用。随着药品零加成、耗材零加成等政策的实施以及事业单位编制体系的改革，开源节流在医院的重要性越来越突出。然而部分后勤人员仍缺乏市场意识和节约意识，导致资源浪费。此外，在能耗方面的管理同样较为粗放，设备的运行缺乏有效监测，能耗采集缺乏即时性和准确性，无法按国家要求做到能耗分类分项计量，各部门的能耗指数及考核标准体系建设也难以展开。

事实上，后勤成本管理是一项高度综合且专业性强的工作，它贯穿于医院运营的各个环节，其管理效能的提升绝非单一部门所能及。当前后勤成本管理的职责主要落于财务部门肩上，由于缺乏明确、量化的管理指标与考核体系作为支撑，财务部门在监管过程中往往力有不逮，难以实现对后勤成本全面而精准的控制。

三、中国特色与国外先进管理思想融合不够，后勤发展路径不清晰

（一）医院管理层对后勤的重视不够，后勤投入结构不合理

欧美国家公立医院当前主要采用精细化、服务导向型管理等理念提升服务效率。如德

国公立医院引入现代化的管理经验，通过财务成本控制、流程优化、集团采购、标准化等手段提高服务效率。中国医院后勤管理在引入国外先进管理理念和技术时，往往面临“水土不服”的问题。这些管理理念虽然在国际上被证明有效，但在实施过程中若未能充分考虑中国医疗体系的特殊性和医院后勤管理的具体环境，则会导致理论与实践脱节，缺乏深度融合实践。中国医院后勤管理又深受传统文化和体制因素影响，强调集体主义、稳定与和谐，而国外管理思想则更侧重于效率、竞争和个人责任。两者在融合过程中，如何平衡这些文化差异，实现管理理念的有效对接，是当前面临的一大难题。

在当代中国公立医院综合发展的蓝图中，临床医学、护理服务及医学技术的精进固然是核心驱动力，但医院后勤管理的战略定位缺失问题日益凸显，成为制约医院整体效能提升的关键瓶颈。传统观念往往将医院成功的要素简化为“顶尖人才为核心，技术次之，管理再次，后勤居末”，这一排序深刻反映了后勤管理在国内医院管理层认知中的边缘化地位。普遍认为，医院的核心使命聚焦于患者服务，而后勤工作因其非直接面向患者及经济贡献的隐蔽性，常被视作维持医院日常运作的辅助性环节，其重要性及专业性未能得到充分认可。

在成本全面核算与预算管理紧缩的双重压力下，资源配置策略倾向于优先保障能直接产生经济效益的临床科室，而后勤管理的资金需求则可能遭受挤压，加剧了临床与后勤部门间的资源分配矛盾。特别是在医疗改革的浪潮中，药品耗材保供的高效性与零加成政策的冲突，迫使医院在供应链管理上投入不足，转而依赖压缩供应商利润，这不仅威胁到医院运营的可持续性，也让后勤部门承受来自临床与供应商的双重压力。

此外，部分医院后勤工作环境的局限性，如地下室办公、老旧设施、潮湿无光等，不仅影响了后勤人员的工作积极性与身心健康，也间接削弱了其工作效能与职业满意度。随着公立医院的快速扩张，后勤保障队伍在数量与质量上均未能与医院发展同频共振，人员短缺、能力不均成为普遍现象。传统管理模式的惯性、现代化管理知识的匮乏、骨干力量的缺失，以及缺乏有效的工作评价机制与成本核算体系，共同构成了后勤管理发展的重大障碍。

（二）临床科室对后勤的理解不足，支持配合力度不够

发达国家对医院后勤人员，尤其是与医疗器械相关的临床工程技术人员的定义是，将工学与管理技能应用到临床医疗保健行业，来保障、帮助和促进患者医疗和护理的人员。他们的后勤人员与临床科室相辅相成，协助临床医生操作设备，辅助手术提供指导，共同完成患者的诊疗行为。

相较而言，国内临床科室对后勤的定义是提供物资保障的职能部门，与诊疗行为基本毫无关联。由于医院后勤管理战略定位的缺失，尽管其在医院发展中扮演着辅助临床、促

进整体效能提升的角色，但管理融合与协同机制的不足限制了其效能的充分发挥。在此过程中，临床专科及亚专科间的发展需求各异，而临床科室与后勤团队之间缺乏有效的需求沟通与共同决策机制，导致后勤服务往往未能精准对接临床核心需求，进而产生了一系列背离预期的行动。这种供需错位不仅可能引发临床科室的不满情绪，还可能加剧双方之间的误解与隔阂，表现为沟通不足、抱怨增多、正面反馈稀缺及相互指责的常态，后勤团队的努力往往被视为“无效劳动”。部分医院临床与后勤之间的割裂现象显著，体现在人心、工作及业务层面的不融合。这种持续的对抗状态制约了工作效率与质量的提升，促使工作标准向低水平趋同。

以药品集中带量采购政策为例，其执行过程中，多数医疗机构普遍采取将集采任务分解至临床科室，并配套绩效考核指标的策略。然而，这种“一刀切”的管理方式，如暂停非中选药品处方权限，虽能短期内促进集采任务的完成，却忽视了患者个体差异及临床实际需求。特别是在公立医院体系内，患者转诊后的用药偏好变化及医疗技术进步的需求，可能使得集采政策在实践中面临挑战。医生基于患者最佳利益考虑，往往渴望探索更多治疗方案，而集采任务的硬性指标则可能成为限制因素之一。此外，部分医生对医改政策理解不深，将用药受限的困惑直接归咎于药学部门，加剧了药学与临床之间的紧张关系，表现为双方对药品选择权的不同看法与频繁争执，严重阻碍了医疗服务的优化与提升。

（三）人才培养与激励机制缺失，后勤整体素质参差不齐

后勤管理作为一个综合性的管理体系，广泛涵盖了总务、行政、采购、药品与耗材管理、医疗设备等多个关键领域。发达国家通过制定相关的法律政策和规章制度定位医院后勤各部门的职能和技术人员的职责，通过培训与激励来增加人才数量和提高人才质量，同时建立与完善学科建设、职业资格认定与职业体系。以临床医学工程为例，日本于1987年颁布《临床工学技士法》，确定了临床工程技士的概念内涵和职能范围。临床工学技士需要学习相关课程并通过国家认定的资格考试，取得日本负责医疗卫生和社会保障的主要部门颁发的执照后方可工作。美国对临床工程师的学历水平要求较高，大多要求研究生或以上学位，同时建立了完善的培训、考核与认证体系。相较而言，我国临床工程专业起步较晚，学科体系及培养目标尚不完善，高层次人才的培养尚在逐步推进中。虽然也借鉴美国考核体系开展临床工程师认证考试，且已成立中国医师协会临床工程师分会负责考核标准体系建设及认证工作，但整体发展仍还在起步阶段。

学科发展的滞后导致医院对后勤管理普遍存在误解，认为后勤管理无须深厚的专业技能与系统的专业知识。这种观念使得医院为后勤部门提供的外出学习机会寥寥可数，内部培训体系亦不健全，管理层面缺乏锐意进取的改革精神和创新思维。医院年度预算留给人

员的培训费用占总预算的比例较少，且培训费用甚至不包含管理人员学历晋升、外出培训费用等，仅用于专业技术人员的定期培训和专业许可证的年检费用，足以见得多数医院对于后勤人才培养工作的漠视。因此，后勤人员的职业发展路径受限，多数员工缺乏自主学习的动力，对工作的投入度不足，难以在工作中获得应有的成就感。此外，在当前后勤团队中，许多成员的文化背景多样，但专业对口的比例不高，普遍存在“一人多岗”的现象，都缺乏如管理学、基础医疗知识等相关专业的培训，进一步加剧了工作负担。由于没有系统学习后勤管理，后勤人员难以有效应对复杂多变的管理挑战，进而制约了后勤保障工作的效率与质量提升，对医院的整体运营构成了潜在的影响。

同时，当前后勤人员普遍存在对法律法规知识掌握不足的问题，其决策与操作往往更多地依赖于过往经验与个人主观判断，这在一定程度上造成了实际操作与国家政策法规要求之间的脱节。部分后勤管理人员对政策变动的敏感度较低，未能及时、主动地学习解读国家新出台的政策法规，导致在管理工作中难以有效适应政策导向的变化。此外，对于自身作为管理者所应承担的主体责任认识不清，也是制约后勤管理水平提升的重要因素之一。这种责任意识的缺失，直接体现在工作流程的不规范、管理环节的疏漏以及法律风险防控机制的薄弱上，为医疗机构的长远发展埋下了不容忽视的隐患。

四、日常管理与标准化要求融合不够，后勤评价体系不完善

（一）智慧化水平较低，信息难以高效交互

当前，大型公立医院普遍将信息化建设置于机构发展的核心位置，此举显著促进了后勤管理领域的数字化转型与效能提升。然而，相较于临床信息系统的高度集成与广泛应用，医疗后勤管理信息系统的数据孤岛现象尤为凸显。各后勤科室与部门间，对于关键性信息的界定缺乏统一性标准，数据交换缺乏关键标识符（即主键），导致信息流通受阻，难以实现高效的共享与协同，进而制约了信息交互的广度和深度。

医院员工在信息管理能力培养与意识提升方面的不足，亦成为制约后勤管理信息化深入发展的瓶颈。员工未能充分掌握与岗位业务紧密相关的信息系统操作技能，影响工作效率与质量。这种信息交互不畅的现状，不仅加剧了医院内部业务流程的烦琐性，增加了对人工干预和沟通的依赖，还造成了时间与资源的双重浪费，最终削弱了后勤保障服务的整体效能与响应速度。

例如，部分大型公立医院在采购管理环节仍沿用传统的纸质化操作模式，即采购申请需填写纸质申购表，历经层层审批后方可执行，采购完成后还需对全流程文档进行手工整理归档。此过程中，采购人员常依赖 Excel 等工具记录采购信息与执行状况，整个流程严

重依赖纸质文件流转，极易引发数据遗漏、项目混淆及文件遗失等问题，为后续的文件检索与管理带来极大不便，极大耗费了采购人员的时间与精力，成为制约医院采购管理效率与准确性提升的重要因素。

（二）社会化程度不高，流程服务缺乏标准

后勤部门作为医院资金支出的重要部门，为有效缩减成本开支并提升管理效能，公立医院普遍倾向于将劳动密集度高、管理复杂度大、成本投入多的业务，如医院膳食服务、总务设备维护、设备维保、物资配送等，采取部分外包托管或购买外包等形式进行集约化管理。这种“自组织结构”有效弥补了公立医院体制结构的层级管理而造成的灵活性缺失、应变能力较差的缺陷，一定程度上降低了医院运营成本负担，以分布式控制代替集中控制的形式，在实践中已展现出显著的改进成效与改革成果，相较于以往，各项服务均实现了质的飞跃。

然而，部分医院在启动外包服务招标流程前，往往对自身实际需求缺乏清晰而精准的界定，过分聚焦于直观的成本削减，而忽视了基于岗位实际需求的工作量分析与人员配置优化，未能严格执行科学的岗位评估与人员编制规划。在招标环节，则倾向于以价格作为单一主导因素，这种倾向性选择不仅导致外包公司频繁更替，业务连续性受损，还因缺乏足够的磨合期而引发服务效率低下与品质下滑的双重困境。此外，针对外包服务提供商的绩效评估体系构建滞后，缺乏具体、量化的服务质量衡量标准，使得医院难以实施有效的监管与考核，进而影响了整体服务品质的提升，整体自组织程度不高，难以对应医院高质量发展道路上的困难与挑战，社会化水平较低，临床与医技科室对此满意度普遍不高。

后勤社会化服务企业在薪酬体系、福利待遇及职业发展路径上的不足，同样制约了其吸引与保留高素质人才的能力。高学历、掌握先进技术并拥有丰富行业经验的人才往往对此类岗位持保留态度，转而寻求更具吸引力的职业发展平台。因此，后勤服务公司不得不依赖大量短期合同工与劳务派遣人员，这一现状不仅削弱了后勤保障团队的专业性与稳定性，更在一定程度上对医院的医疗服务质量构成了潜在威胁，最终可能成为医院转型升级道路上的绊脚石。

在后勤服务方面，欧美发达国家重视标准化体系的建设，从法律上明确医院服务和管理标准，将其作为医院运行的保障。其后勤服务的外包商有完整的服务标准及现代化服务手段。如美国、德国医院后勤服务需分别符合美国医疗机构评审联合委员会、德国医院透明管理制度与标准委员会制定的医院服务和管理标准。而中国主要采用物业行业标准为主，全国范围内尚未形成统一的医院后勤服务标准，导致后勤服务响应不及时，效率大打折扣，医患对后勤的保障服务体验普遍不佳。

第四节　公立医院后勤保障融合化的路径

一、强化顶层设计，促进后勤保障的深度融合

（一）以党建为引领，深化作风建设

随着我国医疗卫生事业的蓬勃发展与改革开放的深入推进，医院作为社会服务体系的重要支柱，其肩负的社会责任日益重大。后勤部门，作为支撑医院医疗、教学、科研活动顺畅运行的基石，伴随着医院建设的快速发展，所涉及的人力、财力、物力资源规模急剧扩张，种类纷繁复杂，关键岗位与核心环节亦随之增多。若缺乏统一的价值观引领、明确的目标导向以及坚实的思想基础，极易滋生廉政隐患与安全风险，制约后勤管理的高质量发展进程。

鉴于此，公立医院应当积极探索以党建为引领，文化为灵魂的后勤发展新模式。首要任务是强化理论武装，营造浓厚的党建文化氛围。通过系统学习党史党章、精心策划党日活动（如参观院史馆等），促使后勤人员深刻领悟并做好内化转化工作，形成思想共识。同时，加强党组织建设，是构建医院后勤特色文化的核心所在。须持续推进后勤党支部建设的规范化、标准化进程，实现党建与业务工作的深度融合。这既要求将表现突出、勤勉尽责的后勤骨干纳入党组织培养视野，也强调发挥党员在各自岗位上的先锋模范作用，以“厚德载物、求真务实”的生活哲学和“锐意进取、追求卓越”的工作风貌，激发团队活力，增强党组织的向心力和战斗力。

为锻造一支“敢于担当、善打胜仗”的医院后勤铁军，深化作风建设，构建完善的廉政文化体系势在必行。鉴于后勤部门工作性质的特殊性，其关键岗位常涉及与药械供应商、设备厂商、食材提供商及第三方外包机构的密切合作，廉政风险点众多。因此，必须严格规范招投标机制与流程，不断健全内部控制体系，确保每项操作均有章可循、关键环节公开透明。此外，还应搭建多元化的廉政宣传平台，通过举办廉洁自律案例分享会、放映反腐倡廉题材纪录片、组织廉政知识竞赛等形式，提升后勤人员的廉洁自律意识，筑牢思想防线，确保每位员工都能坚守原则，不越雷池一步，共同维护医院后勤管理的清风正气。

（二）统一规划目标，塑造后勤文化

在现代医疗体系中，确保患者生命得到高效救治，不仅依赖于医师精湛的医疗技术、护士无微不至的护理以及技师精确的诊断定位，更离不开医疗设备的高效运行、药品耗材

的精准调配以及基础设施如水电气的稳定供应。这一系列复杂而精细的环节，凸显了后勤部门在医疗服务体系中不可或缺的关键地位。随着医疗环境的不断演变与技术的日新月异，后勤保障工作已从传统的经验驱动、被动响应模式，转型为面向高要求、快节奏需求的现代化新型后勤体系。

首先，需明确后勤保障工作的核心价值定位。其根本宗旨在于服务于并服从于医院的医疗核心业务，通过提供及时、可靠、便捷的服务，为患者与医护人员创造优质的工作与就医环境。这一理念不仅是后勤岗位存在的基础，更是其工作意义与价值的集中体现，要求每位后勤人员将其作为职业使命，恪尽职守，坚守职业道德。

其次，倡导爱岗敬业的精神风貌。通过组织跨院交流、学习考察等活动，增强后勤团队的职业认同与自信，使“全心全意为一线服务，学习成长，敬业精业”成为每位后勤工作者的座右铭。同时，树立“五讲”意识——讲政治、讲奉献、讲责任、讲创新、讲仁爱，以及“五爱”精神——爱党、爱国、爱院、爱岗、爱患者，以此引领后勤文化的建设，强化团队凝聚力与向心力。

面对快速变化的医疗环境与技术革新，后勤工作必须紧跟医院整体战略发展的步伐，实现精准响应与高效支持。总务基建的科学管理、药品耗材的精细化供应链管理，是医院实现高质量发展的关键环节。后勤人员需勇于解放思想，积极转变观念，不断学习并掌握新技术、新方法，提升自身保障能力，以匹配医院的发展需求，形成协同效应，共同承担并践行医院提供高质量医疗服务的使命与担当。

此外，后勤部门还应构建独具特色的文化理念体系，将奉献精神作为核心价值观，融入时代元素，赋予其新的使命与内涵，从而激发团队活力，推动后勤工作不断创新发展，为医院的可持续发展贡献力量。

（三）重塑组织架构，细化服务职能

医院后勤保障体系的构建，应是一个集岗位稳定性与灵活性于一体，工作流程严谨且全面覆盖，人员配置充足且职业发展路径清晰的科学架构。其组织架构设计上，宜采取纵向职能细分与横向扁平化管理相结合的模式，旨在实现组织结构的精简高效、专业分工明确与综合协调能力并重，以灵活应对后勤保障工作的复杂多变特性。

面对多院区发展的战略布局，确保优质医疗资源有效下沉及后勤管理效能的提升，统一而灵活的组织架构是核心所在。首要任务是确立医院总体战略与目标体系，涵盖医疗服务质量提升、患者满意度增强、运营效率优化等多个维度，为各院区提供清晰的方向指引。随后，须对部门职责进行全面梳理与更新，明确界定分院区后勤管理部门与主院区各职能部门（如总务处、保卫处、基建处、医疗器械采购管理部门等）之间的对接关系与职责边界，实施“主管负责制”，确保权责对等，促进管理效率与责任意识的双重提升。同

时，建立健全的监督保障机制，强化医院党委的领导作用及分管院领导、纪委监察科等部门的监督职能，对各院区后勤管理工作实施全方位、深层次的监督。

鉴于公立医院后勤服务体系的广泛性与复杂性，涵盖采购、药械管理、库存管理、设施维护、清洁保养、餐饮服务、交通运输等多个领域，其高效运行依赖于各部门职责的清晰界定与有效执行。因此，须对服务流程进行全面梳理与优化，特别关注职责交叉区域的界定，通过制定详尽的职责说明书，明确部门权限、预期成果及考核标准，并依据医院发展规划进行动态调整。以医疗器械管理为例，在采管分离的原则下，采购部门专注于采购流程的执行，而器械的计划、安装调试、验收等则由专业管理部门负责，确保各环节无缝衔接。

为促进部门间的高效沟通与协作，医院应构建跨部门协作机制，如成立项目团队、定期召开部门联席会议，利用信息化手段（如医院办公系统、即时通信工具）加速信息传递与问题反馈。此外，在临床科室设立后勤管理专员，作为后勤与临床之间的桥梁，不仅有助于提升后勤服务的针对性与响应速度，更能促进后勤工作与临床需求的深度融合，共同推动医院整体服务质量的持续提升。

二、深化制度改革，实现后勤保障的有机融合

（一）健全规范管理制度，提升后勤服务质量

后勤管理的核心理念与制度体系，构成了医院高效运作不可或缺的基石。医院后勤体系，涵盖设备维护、环境保洁、安全保障等多元化维度，其效能直接映射于医疗服务的质量与患者安全保障上。通过引入前沿的管理理念，构建完备的后勤管理制度框架，能够有效规范各项工作的执行流程，促进医院内部各部门间的无缝衔接与高效协作，进而优化服务流程，为患者营造更加便捷、舒适的诊疗环境。

为扭转后勤领域管理理论匮乏的现状，实现从“学习型后勤”向“研究型后勤”的跨越，并最终迈向“创新型后勤”的愿景，需深化理论研究与实践应用的深度融合。公立医院应建立专门的后勤管理研究机构，聚焦于管理理论的探索与创新，推动研究成果向实践转化。同时，强化学术交流，激励后勤管理人员积极参与国内外高端论坛与研讨会，与业界精英对话，吸纳先进管理智慧。此外，开展深入的案例研究，系统收集并分析后勤管理的成功典范与失败教训，构建丰富的案例库，为后勤管理人员提供宝贵的学习与研究资源。

在制度建设层面，公立医院须构建全面覆盖设施设备、药械物资、环境卫生、安全生产及应急预案等领域的精细化管理制度，持续优化后勤管理体系。运用 PDCA 循环、品

管圈、SWOT 分析等质量管理工具，实施阶段性的制度效果评估，及时查漏补缺，推动后勤管理质量的持续提升。建立健全后勤服务监管与奖惩机制，通过定期的检查与考核，表彰先进，鞭策后进，形成正向激励机制。设立后勤服务监督机构，负责汇集并分析患者、医护人员等多元主体的反馈意见，确保问题得到及时发现与有效解决。

鉴于医院作为特殊公共场所，其内部涉及众多高风险物品如医疗设备、药品及化学试剂等，管理不善极易引发安全事故，直接威胁患者生命安全与身体健康，进而损害医院形象与社会声誉。因此，后勤保障部门须制定详尽的政策与标准操作规程，携手行业内外力量，共同推进相关指南、规范及标准的编制与修订工作。建立健全风险识别、评估与防控机制，实现对潜在风险的早发现、早应对，确保医院后勤工作的稳定与安全。例如，针对医疗设备，应实施严格的预防性维护计划，确保设备性能稳定，对含有内置电源的设备则须及时更换过期电池，以消除安全隐患。

最终，后勤管理的成效高度依赖于员工的执行力与专业素养。因此，须构建常态化的培训体系，定期为后勤人员提供系统性、针对性的培训课程，不仅提升其专业技能，更需要强化其安全意识与责任感，为医院后勤管理的持续优化与创新奠定坚实的人才基础。

（二）完善绩效考核体系，激发后勤发展活力

2021 年，国务院办公厅正式颁布了《关于推动公立医院高质量发展的意见》，明确强调公立医院应通过健全绩效评价机制与改革薪酬分配制度等措施以推动医院高质量发展要求的落实。然而，当前公立医院内部绩效分配体系普遍存在标准趋同、考核机制不合理、管理职责界定模糊及沟通反馈机制不健全等问题，制约了医院整体效能的提升。鉴于此，对公立医院绩效考核机制进行全面优化与深度完善已成为亟待执行的关键任务。

优化路径应聚焦于融合体制优势与市场机制，构建科学合理的薪酬福利体系。此体系需依据人员编制属性（如在编人员、临时人员、劳务派遣人员）及职位类别、职称差异，实施差异化薪酬设计策略。针对后勤部门，应建立一套与后勤职能紧密契合、能够充分反映工作难度、风险性及复杂性的绩效考核体系，严格遵循“以岗定责，以责定薪”的绩效改革原则，合理提升后勤职工薪酬水平，并注重福利体系的科学规划与动态调整，以激发后勤队伍的积极性和创造力。

在此基础上，积极引入服务人次法、关键绩效指标法（key performance indicator，KPI）、平衡计分卡（balanced scorecard，BSC）等现代绩效管理工具，设立专职绩效考核部门，负责对这些先进模式的长期跟踪分析与应用实践，结合后勤部门的具体需求，实施精准化的绩效管理改革策略。构建科学的绩效评价体系时，应综合考虑后勤服务质量、效率、员工岗位特性、工作难度、专业度及潜在风险等多重维度，并将医护人员对后勤服务的满意度纳入考核指标体系，以增强评价的全面性与客观性。

此外，探索构建涵盖年度考核、月度考核、干部考核及部门内部二次分配考核在内的四维绩效考核体系，确保绩效考核分配机制向一线岗位、关键岗位及业务骨干倾斜，通过绩效二次分配机制，激励后勤人员积极获取专业技能证书（如高压电工证、低压电工证、焊接与热切割作业证等特种设备作业资质），促进个人技能提升与职业发展。同时，鼓励后勤人员参与学术研究，发表高质量论文，申报研究课题，将医院后勤管理提升至专业化学术研究的新高度，推动后勤管理领域的理论与实践创新。

（三）树立成本管控意识，优化后勤管理效能

医院后勤管理领域长期面临运营成本过高的挑战，这已成为管理层亟须攻克的核心议题。为实现医院利益的最大化，后勤管理者必须强化成本核算与控制机制，精细管理医院后勤运营的每一环节。医院应首先优化物资采购与物流管理的审批与评估流程，确保各项费用支出得到有效监控与合理控制，减轻医院的经济负担。在物资采购策略上，应推行择优比价制度，深化与供应商的战略合作，构建稳定、和谐且高效的长期合作机制，既保障物资与服务质量，又实现成本优化。医院还可以积极探索第三方服务合作模式，如引入“共享轮椅”等共享服务平台，以创新的服务模式提升基础服务质量，削减运营成本，体现医院后勤管理的灵活性与创新性。

医院库存物资管理作为流动资产的关键组成部分，需采取更为严谨的管理策略。鉴于公立医院业务的特殊性，库存物资若未能及时转化为业务效益，则构成资产浪费。因此，遵循成本效益原则，医院应严格控制库存量，避免资金过度占用，实现资源的最优配置。依据物资特性实施分类管理，如利用信息化手段精准追踪药品消耗与收费数据，提升管理效率并缓解科室库存压力；对于单独计价耗材，则借助仓储智能技术实现全生命周期监控，确保耗材管理的精细化与高效化。

同时，建立健全存货清查与实物管理责任制度，明确保管人员职责，实施定期清查与审计，动态监控库存物资的数量与质量状况。通过强化费用支出审核与财务管控手段，提升临床与后勤人员的成本意识，形成全员参与、全面管控的成本管理体系，最终实现医院支出的有效降低与运营效率的显著提升。这一系列举措不仅符合现代医院管理的规范要求，更体现了医院后勤管理向科学化、精细化迈进的坚定步伐。

鉴于此，构建一个跨部门协同的成本管理体系显得尤为重要。这一体系须囊括临床医技科室、财务部门以及后勤管理处等多个关键部门，形成合力。后勤管理处应专注于流程优化与管理创新，确保资源配置的合理性与高效性；财务部门则需建立并维护一套科学严谨的成本管理指标体系，为后勤成本的监控与评估提供坚实的数据支持；临床医技科室则需遵循既定的成本节约标准与流程操作规范，确保在日常工作中积极践行成本控制的理念。全院职工更需形成后勤成本管理十分重要的共识，积极参与其中，将成本控制视为个

人职责的一部分，共同推动医院从“成本驱动”向“价值创造”的转型。唯有如此，方能真正实现后勤成本的有效降低，为医院创造更为可观的经济效益与社会价值。

三、优化资源配置，确保后勤保障的有效融合

（一）缩小认知差距，重视后勤管理工作

医院管理者的态度对后勤服务部门的成长轨迹具有决定性作用，唯有深刻认识到后勤服务的重要性，提升其在战略规划中的位置，后勤服务部门方能实现可持续且高质量的发展。医院领导层须紧密结合医院自身定位与发展愿景，为后勤部门量身定制科学合理的发展蓝图，洞悉其未来趋势与核心任务，确立清晰的发展目标与实施路径，以强有力的支持推动后勤部门不断前行。

定期审视后勤部门的工作报告与优秀管理实践案例，不仅是对其工作成效的认可，更是激发后勤团队归属感与职业认同感的重要途径。此举有助于构建积极向上的工作氛围，促进后勤服务的持续优化与提升。

一些临床科室常将后勤人员喻为“救火队员”，折射出双方在主动服务意识与问题预防机制上的认知差异。此现象根源于双方目标导向的不一致性。临床科室聚焦于提升医疗服务品质与患者满意度，而后勤部门则侧重于保障医院基础设施、药学服务及资源调配的顺畅运行。若缺乏共享的价值观与有效的沟通桥梁，信息不对称与资源分配冲突将难以避免，进而影响团队协作与整体效能。

为此，医院应积极组织跨部门培训、专题研讨会等活动，旨在促进临床科室与后勤部门在“团队合作”“患者至上”及“持续改进”等核心价值观上的共识，明确各自职责边界与共同目标，构建协同工作的良好基础。同时，建立高效的信息交流平台，如利用内部邮件系统、微信工作群等现代通信手段，定期举办科室间交流会、茶话会等互动活动，确保信息畅通无阻，增进相互理解与支持。

此外，通过内部宣传渠道表彰后勤员工的杰出贡献，树立典型榜样，不仅能够增强后勤团队的荣誉感与责任感，还能加深临床科室对后勤工作的认知与尊重。鼓励后勤员工参与医院文化建设与公益活动，展现其多元价值，进一步促进文化融合与团队凝聚，为医院整体发展注入强大动力。

（二）加大资源投入，满足后勤工作需求

优化资源配置是医院后勤服务效率与质量提升的核心策略。此过程不仅要求增加对后勤部门的资金投入，引进先进技术和设备，直接提升服务效能并改善后勤人员的工作环境，

还需医院人事管理部门深入介入，实施科学的人力资源配置分析与评估。这一举措旨在确保人力资源的精准匹配与高效利用，促进组织结构的优化与灵活性。

医院应基于工作量的动态变化与任务的紧急程度，灵活运用岗位轮换机制、项目参与以及平台化管理模式，最大化人力资源的利用价值。这些策略不仅有助于员工技能的多样化发展，还能激发团队活力与创新能力，提升整体服务响应速度与质量。

此外，为了构建更加和谐与高效的组织生态，医院应建立健全的沟通反馈机制。这包括但不限于通过问卷调查、深度访谈、定期座谈会等多种渠道，广泛收集后勤人员在实际工作中遇到的挑战与需求，确保管理层能够准确把握一线动态，及时调整管理策略。设立专门的意见与建议反馈平台，鼓励后勤人员积极发声，确保其声音不仅被听见，更能被充分重视与采纳。这一过程不仅增强了员工的归属感与满意度，也是推动后勤服务持续改进与优化的重要动力。

（三）建设人才队伍，调整后勤梯队结构

随着医院规模的不断扩张，医院后勤工作的范畴日益广泛且复杂性加剧，已逐步演化为集管理智慧、专业知识与技术创新于一体的关键部门。从宏观与微观的双重维度审视，人才资源无疑是驱动医院后勤服务高质量发展的核心引擎，其丰富度与配置效率直接关乎医院的核心竞争力构建。

在后勤人才选拔与引进方面，公立医院亟须深化人事制度改革，秉持公平公正、唯才是举的原则，构建透明高效的聘用机制。实施因需设岗策略，精准定位后勤管理短板，定向吸纳具备专业技能的人才以优化队伍结构，确保后勤管理与医院医疗、教学、科研及行政管理等职能同步发展。同时，应前瞻性地规划后勤人才梯队建设，特别注重中青年管理人才与骨干力量的培养与储备，为医院后勤事业的可持续发展奠定坚实的人才基础。

针对后勤人才的培养与发展，医院应坚持党建引领，塑造积极向上的后勤文化，将“主动服务、完美保障、科学管理、勤俭节约”的服务理念深植于心。在此基础上，构建分层次、系统化的培训体系，灵活采用“引进来”与“走出去”相结合的策略，既邀请外部专家进行授课交流，又鼓励后勤人员参与外部培训，同时引入先进管理理念、技术方法及时政法规，促进后勤队伍技能提升、视野拓宽与观念革新，从而更好地适应外部环境的快速变化与挑战。

在后勤人才的评价与激励机制构建上，应明确职业发展路径，设计科学合理的职业晋升通道，以有效激发员工的工作积极性与创造力。鼓励后勤管理人员追求更高学历与学术成就，通过在职教育、进修深造等方式持续提升自我。通过组织技能竞赛、文化交流等多样化活动，不仅能够展示后勤人员的风采与实力，还能增强团队凝聚力与归属感，营造积极向上的工作氛围，为医院后勤事业的蓬勃发展注入源源不断的活力与动力。

四、选取有力抓手，推动后勤保障的智慧融合

（一）构建信息化管理平台，高效管理后勤

2022 年，国家卫生健康委、国家中医药管理局联合印发了《公立医院高质量发展评价指标（试行）》，其中提到探索医院后勤“一站式”服务，建设后勤智能综合管理，全面提升后勤管理的精细化和信息化水平，减少万元收入能耗支出平台。2024 年全国“两会”召开后，“新质生产力”这一创新概念跃然成为社会各界关注的焦点。其核心在于科技创新，尤其是原创性与颠覆性的科技创新，这些创新力量能够孕育新兴产业、重塑商业模式、激发经济新动能，为经济社会的可持续发展注入强劲动力。

对于公立医院而言，适应并引领新质生产力的浪潮，意味着必须革新管理理念，深度融合高科技与数字化技术，以技术革新为驱动，全面提升服务品质与管理效能。在此背景下，医院智慧后勤建设的战略意义愈发凸显，其构建框架主要围绕一站式服务、建筑信息模型（building information model, BIM）可视化技术、大数据决策支持系统及安全运维与能耗管理四大支柱展开。

一站式服务系统作为智慧后勤的基石，实现了医疗物资（涵盖耗材、试剂、药品等）、医疗设备、医疗废弃物、医疗环境及医疗服务管理等多元子系统的深度整合与无缝对接。该系统进一步扩展至空调节能控制、医院信息系统等关键领域，构建起覆盖全面、管理便捷的后勤服务体系，显著提升了医院后勤管理的集成化与高效性。

BIM 可视化系统则依托 BIM 技术、物联网、大数据及敏捷交互技术的深度融合，为大型医院打造了一个可视化、集成化、智能化的综合运营管理平台。该系统以全局视角和精准分析能力，对医院内部空间进行精细化管理，实现了资源优化配置与运营效率的最大化。

大数据决策支持系统是智慧后勤建设的另一关键要素，它通过高效收集、整合与深度分析海量数据，为医院后勤管理者提供了强大的数据支持。该系统在医疗设备使用效益评估、水电能耗管理等关键领域展现出显著优势，能够及时发现运营瓶颈，提供科学决策依据，助力医院后勤管理的持续优化与效率提升。

（二）规范社会化力量标准，安全管理后勤

2015 年，国务院办公厅发布的《关于城市公立医院综合改革试点的指导意见》中，明确提出了推进公立医院后勤服务社会化管理体制改革的要求。随着医疗卫生体制改革的不断深化与全面铺开，医院管理体系正经历一场深刻而广泛的变革，这场变革不仅触及医院运营效率与服务质量的核心，更直接关系到患者就医体验的优化与健康福祉的增进。

在此背景下，医院后勤管理领域积极探索战略合作模式，旨在打破传统自给自足的封闭格局，主动融入社会服务行业，实现市场竞争机制的有效融合与互补。这一转型的鲜明标志在于医院后勤服务与社会化服务的深度融合，通过将保洁绿化、安保运输、设备维护、药械管理等非核心业务外包给专业机构，医院得以释放内部资源，专注于提升医疗服务的核心竞争力。

专业社会化服务机构的引入，凭借其先进的设备设施、高效的管理模式及丰富的行业经验，为医院后勤服务注入了新的活力与质量保障。医院通过外包策略，不仅实现了成本的有效控制与资源利用率的提升，还促进了管理人员向专业化的转变，进一步提升了后勤服务的精细化管理水平。同时，这一变革直接促进了服务质量的飞跃，提高了患者的就医满意度，为患者营造了更加舒适、便捷的就医环境。

然而，面对医院后勤社会化服务实践中可能涌现的诸多挑战与问题，院方需采取一系列策略以确保服务的品质与安全。具体而言，应拓宽视野，积极引入具备良好社会征信与诚信记录的专业后勤服务公司，通过公开透明的招标机制，从源头上把控服务质量。此外，医院还需结合自身实际，构建科学合理的后勤管理制度体系，并随着改革进程的不断深入，持续优化完善相关制度。

为确保后勤社会化服务的有序运行与高效监管，医院应构建多层次内部监管体系，制定翔实可行的考核标准，以制度的力量保障社会化服务公司遵循市场规律、行业规则及患者需求提供服务。同时，社会化服务公司亦需重视企业文化的培育与塑造，将品控原则与标准贯穿于服务全过程，确保在严格遵守合同条款的基础上，规范企业与员工行为，树立共同愿景，激发员工的价值认同与集体荣誉感，从而全面提升服务质量与效率。

第五节　案例分析

一、药品供应保障与临床融合化治理案例

公立医院药学部（科）通常具有双重职能与属性。一方面，药学部（科）具备独立的专业学科属性，药学人员运用药学专业知识和技能，以确保患者获得高质量、安全有效的药物治疗。另一方面，药学部（科）也承担着药品采供的重要管理职责。药学部（科）参与制定和执行医疗机构药事管理，以确保各项国家政策指标在医疗过程中顺利落实。

药学部（科）的双重身份使其与医院和科室之间形成双向委托代理关系。在医院－药学部（科）的委托代理关系中，医院作为委托人，将药事管理的各项工作委托给药学部门完成。医院的目标是完成国家各项医改指标，药学部需督促科室完成相应的指标，并对其进行考核。在药学部（科）- 科室的委托代理关系中，科室作为委托人，将医疗过程中出现的药物相关问题委托药学部（科）解决。科室的目标是在完成医院下达的各种药事管理考核的基础上，不断保持药物治疗水平的先进性，药学部（科）在这一关系中又需协助科室完成相应的指标。因此药学部门与科室之间既存在矛盾，又并肩作战。

案例某医院通过药学部门与医院、药学部门与科室的双向融合治理路径，在实现患者治疗结局最优化的同时，实现医院利益最大化，实现双赢局面。

（一）遴选创新好药

在国家高质量发展的大背景下，医药行业新药研发的速度及创新程度均达到了前所未有的新高度。据国家药品监督管理局药品审评中心（Center for Drug Evaluation，CDE）2023 年药品审批工作报告指出，2023 年，CDE 共受理 11 455 个品种，同比增长了 37.32%。其中，国家 1 类创新药申请 1 310 个品种，同比增加 33.81%。具体来说，中药申请 60 个品种，化学药品申请 626 个品种，生物制品申请 624 个品种。

为了使更多的创新好药更快地到老百姓的手中，使更多的老百姓能够负担得起这些药物，国家医疗保障局（以下简称国家医保局）于 2018 年成立，肩负起医保药品目录动态调整的任务。医保谈判制度从此成为国家医保目录调整的重要方式。医保谈判的主要目的在于充分发挥医保部门战略购买的作用。对于纳入谈判范围的药品，以“全国医保使用量”为筹码进行与企业的磋商议价，旨在实现提升基金使用效率、减轻患者负担的目标。通过这一机制，让有限的医保资金发挥最大的保障效能。同时，通过医保基金的价值购买和战略购买，引导医药产业持续创新。

在一段时间内，国家医保谈判药品目录成为“创新药”目录的代名词。每当新一版谈判药品目录开始执行，各医疗机构临床科室的新药引进申请表便如雪花般“飞向”药事管理委员会新药遴选办公室。

然而，2023 年 CDE 药品审批工作报告同时也指出，虽然每年有大量 1 类新药获批上市，改良型新药的数量也不占少数，最常见的如剂型改良，或将原有的单方制剂制备成复方制剂。这些创新程度稍弱的新药往往也跻身国家医保谈判药品目录之列。不可否认，改良型药品创新是医药产业的重要发展方向，一定程度上是医药企业与国家政策的博弈产物。医生对使用创新药品（不论是 1 类新药还是改良型新药）的渴望同样值得理解。每一款创新药品的有效性及安全性究竟如何，总要经过一段时间、一定数量的临床实践后才能有大致的了解。但是，不论是医药行业的发展还是临床治疗水平的提升，最终都应与患者诊疗需求以及医疗机构高质量发展目标相一致，不应有损于患者利益和医院利益。在新药遴选工作、创新药的引进使用中，也不应影响国家对医疗机构的基本药物、抗菌药物、重点监控药物等各类药品管理政策的考核。

案例医院药学部与临床科室采取融合化评估模式，对临床科室拟引进的新药进行临床综合评价。医院药事管理委员作为委托人，将科室对某一个新药的引进申请评估委托于药学部。药学部以循证医学证据为依据，从医院已有的同类药品的实际情况出发，对新药的药学价值、临床价值、经济性价值以及引进后可能对医院各类药品使用管理的影响等维度进行评估。对创新程度不高，临床综合评价结果较差的品种，药学部首先与临床科室沟通，将调研结果反馈给临床科室。如科室认同综合评价的初步调研结果，则撤销新药引进申请。如遇患者确需使用的药物，仍可以采取临时采购的方式保证患者的用药。

当然，仅依赖药品临床综合评价的结果进行药品遴选决策制定的确存在一定的问题。药品临床综合评价的结果是根据循证医学证据得出的，在实际工作中该结果可能暂未充分体现临床科室的想法。因此，当科室不能认同药学部临床综合评价的结果时，则采取共同汇报的形式。即在药事管理委员会药品遴选会上，药学部从循证医学证据角度，临床科室从临床使用的初衷出发，分别阐述各自的推荐结果及理由。由药事管理委员会专家投票决定是否引进该药品。

（二）反馈用药实情

大型公立医院的患者常常病情复杂程度高，疑难病种、重症患者比例较高。案例医院在执行国家集采工作的过程中，考虑到患者用药的需求，未简单地“一刀切”停供非中选药品（原研产品），因此部分患者需求使用非中选药品（原研产品）。同时由于临床指南更新、医保适应证调整、新冠病毒感染疫情等原因，也会导致个别产品未完成合同采购量。

1. 加强科室集采药品培训 定期组织召开科室培训会，介绍集采药品的相关政策、监测系统［商务智能（business intelligence，BI）系统］、考核政策等。帮助科室理解集采药品政策的实施与相关考核规则，以便更好促进各科室与药学部的合作，推进集采药品使用。

2. 强化药品使用的监测与评估 建立运营管理决策分析系统，即BI系统集采管理模块，对集采药品使用进行信息化管理，包括国家集采药品科室使用情况通报表、原研药品科室使用情况通报表等，每月对该院集采药品采购使用定期监控，制作国家集采药品监控报表，形成月度考核报告。通过BI监测系统，可以实时追踪集采药品的使用情况，并对使用达标率、非中选药品使用量等指标进行监测和分析。定期进行评估，识别使用不达标的科室并约谈，了解原因并提出改进措施。

3. 持续做好科室考核　医院药事管理考核作为促进科室集采药品使用的重要手段。将科室集采药品的完成情况与科室绩效挂钩，通过考核的方式督促科室优先使用集采药品。同时，针对考核成绩优秀的科室，建立激励措施，促进科室积极参与和支持集采药品的使用。

4. 定期回顾和总结　定期回顾集采药品的使用情况，并与相关科室进行交流。针对未能按期完成的药品品种，查找原因并协助科室寻找解决方案，同时整理书面材料向上级主管部门上报。及时总结科室反馈的问题并进行综合分析，对后期上报的集采药品采购需求量进行适当调整，进一步提升集采药品报量。

（三）优化库存管理

公立医院药品零差率的实施，将药学部（科）推向风口浪尖。从“盈利”学科到“成本”科室，公立医院药学部门的科学功能发生了巨大变化。医院药品库存管理是医院日常运营的重要组成部分，涉及药品的采购、存储、分发和使用，直接影响到医院的经济效益和医疗服务质量。通过科学的药品库存管理，减少对医院运营资金的占用。药品库存管理的首要目标是确保医疗安全，及时补充库存，避免药品短缺，从而确保患者治疗需求得到满足。同时有效的药品库存管理还可以帮助医院控制成本。合理的库存管理可以通过减少库存过剩和提高药品周转率来达到成本控制的目的。因此，医院作为委托人，将药品库存管理的重任委托给药学部。

尽管药品库存管理的重要性已经得到了广泛认识，但在实际操作中，此项工作仍然面临许多挑战。例如，药品需求的不确定性、药品的有效期限制、药品的采购和存储成本等因素都给药品库存管理带来了复杂性。这些挑战要求医院采用先进的技术和方法来优化库存管理，例如，通过建立精确的药品需求预测模型，可以减少药品需求的不确定性。

案例医院自2012年起，以现代信息技术为依托，建立以单元化包装、条码识别技术的应用为手段的医院内药品物流供应管理配送体系（supply processing distribution，SPD）。通过药品供应管理配送体系，实现从采购订单的生成，到二级药房及临床科室、手术室等部门的消耗配送补充的信息化管理；实现药品从供应商到院内各流通环节的融合化；实现药品库存和人员配置的最优化，转变了院内的药品供应模式，提高了内部物流效率及准确率，提升了药品精细化管理水平。

1. SPD药品采购模式　根据“统筹规划、合理使用、加快周转”的原则，院内药品SPD系统采购药品的基本作业模式是联合决策、集中采购。所谓联合决策即药品库房（一级库）综合所有二级药房消耗数量、消耗规律和药品的属性，利用移动加权平均法对下一周期药品消耗进行预测，确定本采购周期内采购需求的补货策略数学模型，实时自动计算日均销量、补货量，下达采购命令，并自动生成采购订单。通过此SPD采购模式，既保证临床用药又防止了药品积压，同时减少采购员人工操作环节、提高工作效率。

2. SPD 药品供应模式 通过 SPD 系统建立的补货策略数学模型，一级库掌握了各二级药房的药品消耗信息，药品供应模式从传统的二级药房向一级库“人工请领”的模式变为一级库向二级药房“自动推送”的模式，药品库存周转天数显著下降，药品库存金额下降，降低了医院资金占用。

药品在院内流通的流程形成闭环（图 11-3）。

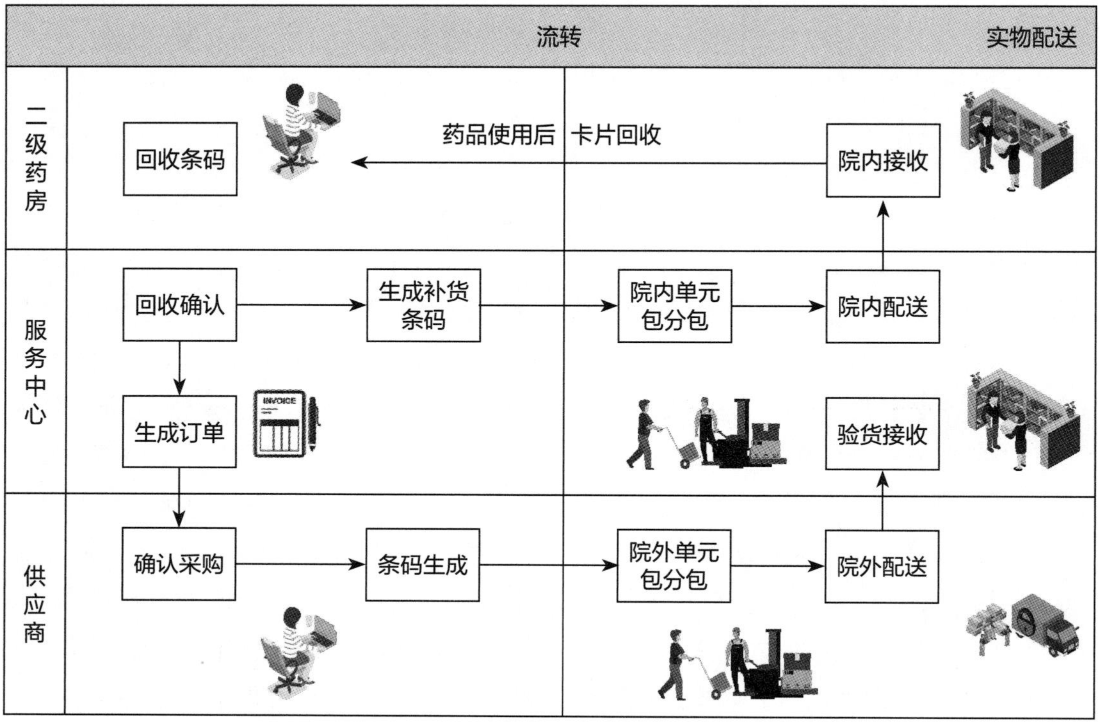

图11-3 药品在院内流通的流程闭环

二、基于价值医疗评价的公立医院物资采购案例

（一）案例情况

1. 公立医院采购的概念 公立医院物资 / 服务采购（以下简称“物资采购”）是指医院在确保其组织和运营活动顺畅进行的前提下，根据特定的需求条件（包括所需采购物品的种类、数量、技术规范和交易条款等），从供应市场中获取产品或服务作为医院资源，以保障医院日常运营及诊疗活动正常开展的一系列行为。公立医院物资采购内容涵盖医疗设备及其维护保养、医用耗材、诊断试剂、药品、信息软硬件、各类行政后勤物资以及工

程建设项目等，种类繁多。

物资采购在医院的经济管理中扮演着至关重要的角色，它不仅是保障医院物资供应稳定性的关键，更是医院有序运营、成本控制和高质量发展的基石。鉴于此，物资采购是医院领导关注的重点。在日常工作中，医院采购管理部门肩负着双重使命，一方面必须坚定不移地执行党和政府的方针政策、法律法规以及上级部门的指示精神，确保在采购过程中严格遵守规定，保障所购物资的质量和安全性；另一方面承担着为医院提供高质量医用物资和服务的重任，通过深入的调研和分析，为医院领导在物资采购决策时提供有力的参谋和支持，不断提升采购的专业性和管理的效能。

2. 新医改背景下医用物资采购工作面临的困局与挑战　2009年，随着《中共中央 国务院关于深化医药卫生体制改革的意见》的发布，我国医改政策迎来了一个崭新的里程碑。在疾病诊断相关分组付费改革、药品耗材零加成、药品集中采购等政策的有力推动下，长期以来群众反映的“看病难”“看病贵”以及“药品、耗材价格虚高”等问题得到了显著缓解。医疗行为变得更加规范，医疗资源的分配也趋向科学合理。然而，新医改政策的落地实施也给医院的收入带来了不小的压力，收入增长遭遇了瓶颈。近年来，受财政紧缩的影响，各级医院的财政拨款大幅减少。我国医院的发展主要依赖于医疗业务收入和政府的财政补助，这些变化导致医院的收支结余空间日益紧缩，传统的粗放型发展模式已难以为继。面对这些挑战，精细化管理成为医院发展的必然选择。医院需要通过优化资源配置、提高运营效率、加强成本控制等措施，以适应新的政策环境，确保可持续发展。

药品、耗材试剂及各类设备的采购成本在医院运营成本中占据着超过60%的比重，是医院成本支出的首要项目。在日益严峻的成本压力下，部分医院采购管理部门往往“一刀切”地采用“低价中标”的采购策略，即在筛选供应商时，将投标报价作为首要考量因素。这种采购策略虽然在短时期内显著降低了医院运营成本和潜在的经济风险，但长远来看，“低价中标”的采购模式忽视了价格与质量之间的联系，不仅限制了高新医疗技术在临床的广泛应用，影响了诊疗效果的提升，还降低了供应商售后服务的质量、可靠性与积极性，容易引发临床科室的不满。这种过于注重价格、忽视质量的采购模式，严重影响了临床诊疗工作的正常进行，为医院的稳定可持续运营埋下了隐患。

（二）案例分析

在现代医院治理体系中，建立健全物资采购管理体系不仅是医院日常运营的基础保障，也是推进医院业财融合的前瞻性举措。医院采购作为沟通临床与市场供应商的桥梁，是医院供应链体系的关键环节。在此过程中，医院采购管理部门面临着包括如何精准把握并满足物资使用科室的多样化需求，促进医院各学科健康发展，平衡医院整体规划与学科间的发展矛盾，同时也面临着适应灵活多变的市场环境，有效降低交易成本，并坚决避免腐败的侵蚀等诸多挑战。如何处理好这些问题不仅是对医院采购管理部门专业素养和决策能力的严峻考验，更是关乎医院的运营效率、发展质量和持续健康发展。

1. 案例医院采购流程及特色 2020年国家卫生健康委和国家中医药管理局组织制定的《公立医院内部控制管理办法》要求医院依照政府采购“采管分离”的原则对物资采购工作进行调整，按照“不相容岗位分设”原则，建立“分事行权、分岗设权、分级授权”的工作机制。在该政策指导下，案例医院对医院采购工作划分进行调整，形成以物资归口管理部门负责采购的立项论证和管理，由采购中心统一归口管理全院各类物资采购调研和招采的工作模式（图11-4），从制度上厘清采购各环节职责，规范采购活动，提高采购效率，保障采购活动有序开展。

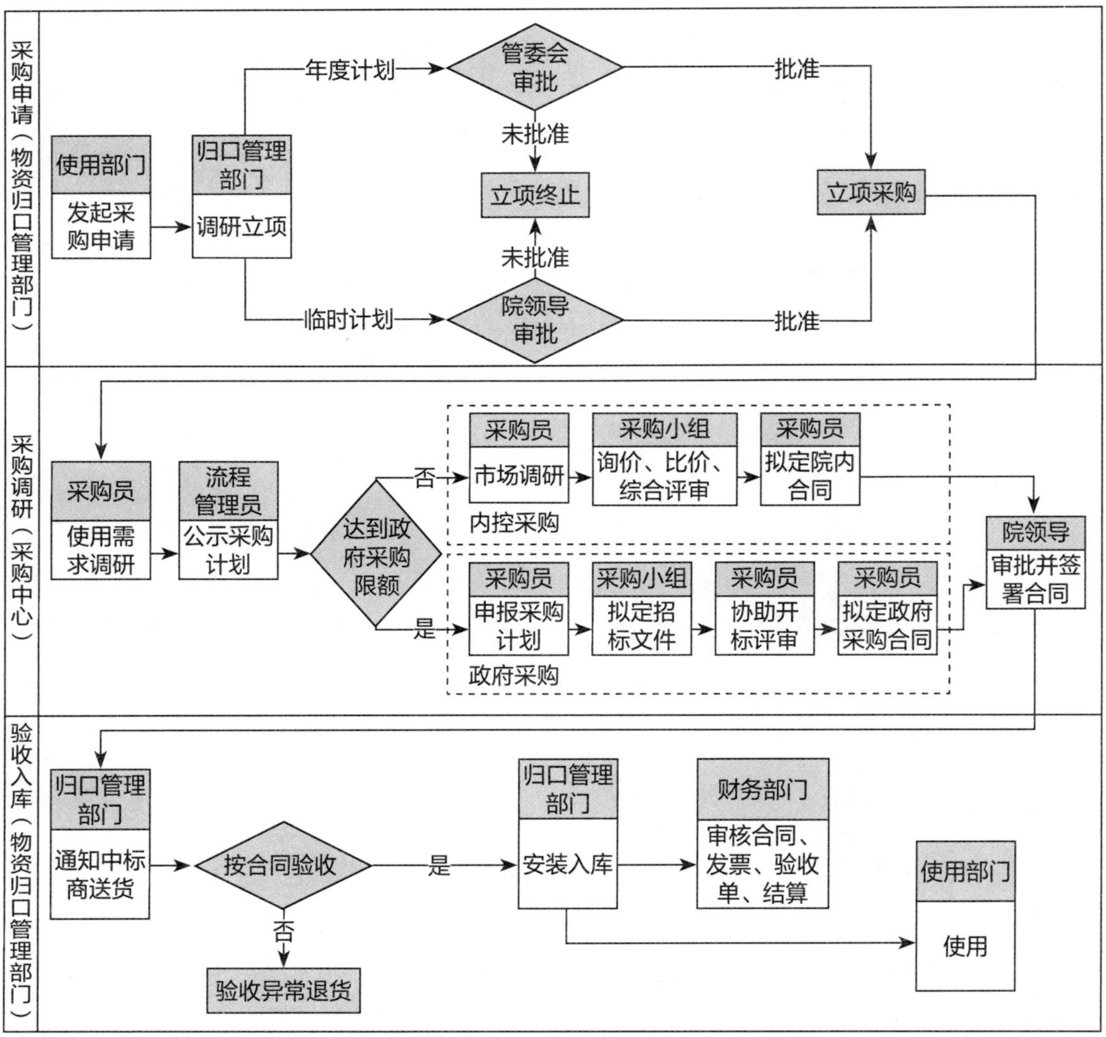

图11-4 案例医院物资采购流程

在公立医院高质量发展不断深化的时代背景下，案例医院采购中心工作聚焦采购的核心理念与内涵，以质量与成本两手抓的闭环管理作为工作目标，为实现成本控制与医疗服务技术价值的动态平衡，将“价值医疗”引入医疗物资采购，以“医疗价值”评估作为核心策略并贯穿医院各类物资采购全流程，通过规范采购标准流程、健全采购管理体系、细化采购调研方式、优化采购策略机制、加强采购信息化建设，有效避免了盲目采购、低质低价中标等现象在医院的发生，确保了采购质量与效率，降低了医院的运营成本。

2. 案例医院采购调研过程　“价值医疗”（value-based healthcare），这一概念由哈佛大学商学院的管理学教授 Michael Porter 于 2006 年在其著作 *Redefining Health Care Creating Value-Based Competition on Results* 中首次提出。随着医疗技术的发展和人民群众健康需求的日益增高，我国政府于 2016 年与世界银行集团、世界卫生组织联合发布“三方五家”医改报告《深化中国医药卫生体制改革——建设基于价值的优质服务提供体系》，正式在我国医疗系统推广“价值医疗”并指出医改战略要在临床效果与经济成本之间寻求平衡，致力于提升医疗服务的质量和效率，同时降低医疗成本。

价值医疗是基于价值的医疗健康，强调在医疗服务中需要同时考虑医疗效果和医疗服务的性价比，在一定成本下获得最佳的治疗效果，倡导从传统医疗服务转型为“以人为本的一体化服务（people centered integrated care，PCIC）”，实现供给侧（医疗服务商）与需求侧（公众）利益的平衡。

案例医院采购中心积极围绕医院高质量发展战略，通过评估采购物资在院使用的综合效益和该物资的总体拥有成本，测算采购物资的“医疗价值”。医疗价值可以简化为一个分式：

$$医疗价值=\frac{在院使用综合效益}{总体拥有成本}$$

分子是采购物资“在院使用综合效益”涵盖物资的医疗效果、患者的医疗体验等，越大越好；分母是该物资的总体拥有成本（即为采购此物资医院支付的总成本），该部分是医院成本控制关键，有刚性约束，应尽可能降低。为提高采购物资的医疗价值，案例医院在采购过程中坚持“在院使用综合效益”评估与“总体拥有成本”测算双策略，以采购最优医疗价值物资为工作目标，对物资采购工作进行持续改进，提升医院采购活动的质效，助力医院高质量发展（图 11-5）。

（1）以物资“在院使用综合效益”评估提高物资采购质量：在医院采购管理中，“在院使用综合效益”具体包括物资在临床的医疗效果和患者治疗感受（包含安全感、舒适感和尊严感的提升）等。对“在院使用综合效益”进行评估可以让医院管理人员及时了解物资在院的使用状况，从而优化资源配置，为更合理的物资采购、配置决策提供依据。对于

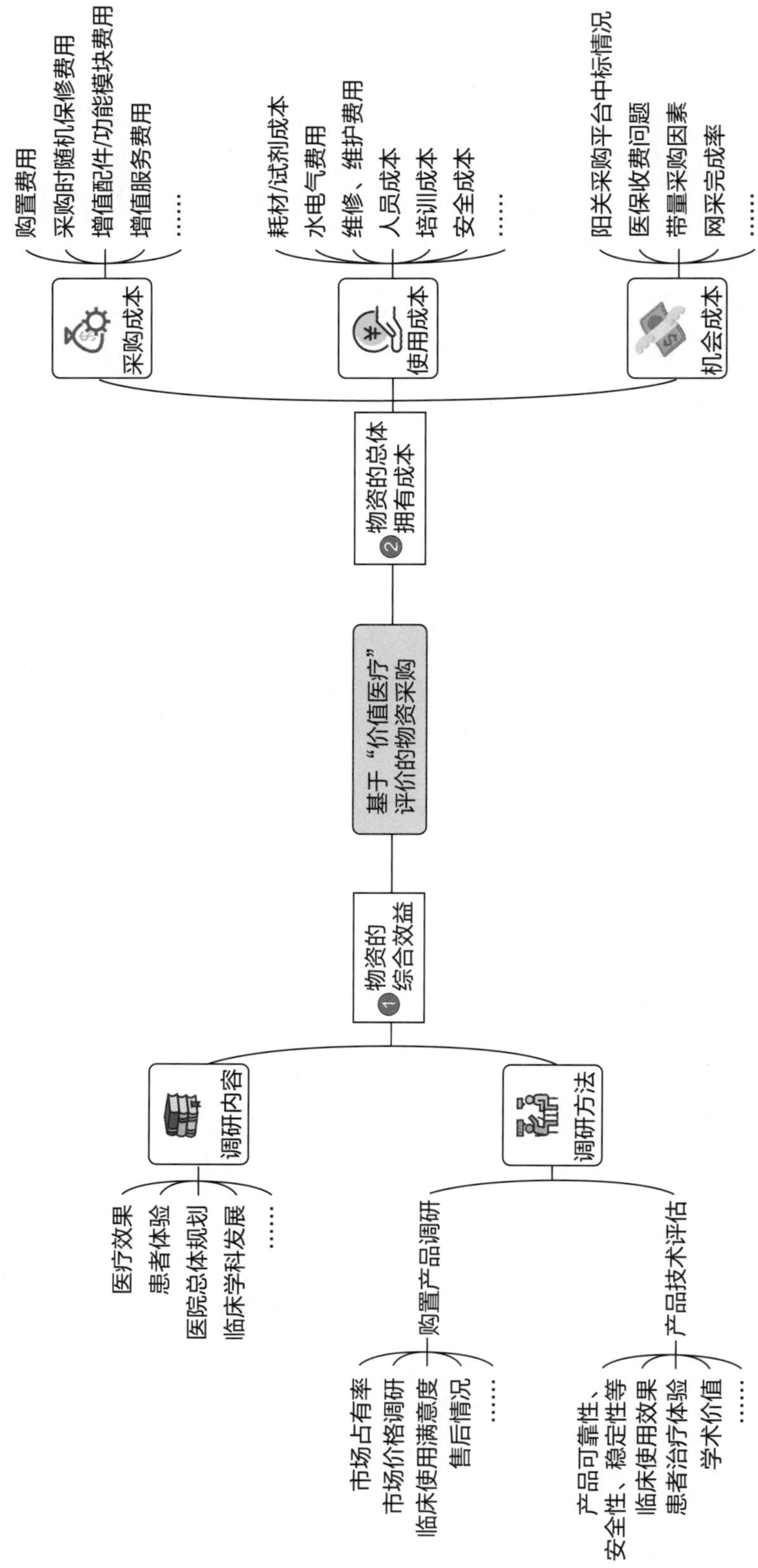

图11-5 基于"价值医疗"评估的物资采购模型

重大物资的采购，“在院使用综合效益”评估尤为关键。案例医院采购中心在进行“在院使用综合效益”评估时，主要从以下两个维度着手。

1）购置产品调研：在项目采购过程中，案例医院采购中心采取主动靠前服务的策略。项目调研工程师深入临床一线开展调研，与科室物资使用和管理人员进行有效对接，了解现有物资的使用状况、供应商的售后服务质量，并明确新项目的具体需求和预期目标。在项目调研过程中，调研工程师常通过走访同级医院和网络信息检索等方式，全面了解投标产品的市场表现和技术特性，确保在采购决策前掌握全面的一手信息。

2）产品技术评估：在此环节，案例医院采购中心坚持以“满意患者，服务临床”为中心，关注投标产品的可靠性、安全性、稳定性，注重投标产品临床使用的诊疗效果、患者治疗体验，同时将投标产品使用后对医疗技术进步、科研成果产出的影响，以及医院发展规划和学科专业发展趋势等关键点进行综合评估。此外，采购中心在重大项目采购前邀请临床和院内专家进行项目论证，形成采购共识，为后续采购决策提供科学的依据。

（2）以“总体拥有成本”测算降低采购成本：总体拥有成本（total cost of ownership，TCO），亦称为采购综合成本，是 20 世纪 80 年代由美国一个公司首次提出的一个概念。在传统的物资采购模式中，采购决策往往仅考虑物资的初始购买价格，忽视了物资在整个使用周期中可能产生的各类费用。这种采购策略下“购买时低价，使用时高价”的怪现象常常发生。这与实现成本效益最大化的采购目标背道而驰。

从总体拥有成本的视角出发，物资采购不应被视为一次性的交易，而应综合考虑物资在整个生命周期内的资源、技术、人力等各类成本。通过全面的多维度评估和比较，选择能够带来最佳投资回报的物资。对总体拥有成本进行测算是一项复杂工作，其所涉及的数据来源广泛、数据类型多样、数据量庞大以及数据相互间关系复杂，需要投入大量的人力和时间。案例医院采购中心在进行此测算时，通常与临床科室及职能部门协作，共同完成测算调研。

案例医院采购中心在进行投标产品的总体拥有成本测算时，主要从以下三个方面进行分析和比较。

1）采购成本：主要包括物资的购置费用、购置时随机保修费用、增值配件 / 功能模块费用以及增值服务费用等。它是在采购产品或服务过程中需要一次性投入的资金。案例医院采购中心调研工程师在了解需采购物资的市场价格时，充分利用互联网大数据平台的资源优势，通过医疗器械采购信息平台查询同型号产品的市场成交价格及配置情况，以获取物资的真实市场价格；同时还通过企业信息平台，鉴别投标供应商之间的潜在联系，防止围标、串标等不正当行为。此外依托由政府设立的企业信用权威平台，获取供应商的信用信息，避免因失信供应商中标而给医院带来资金安全风险。

2）使用成本：主要涵盖了物资投入使用后的成本，包括耗材 / 试剂、水电气费用、维修成本、维护成本、人员成本、培训成本以及安全成本等。物资在使用过程中的持续成本是动态变化的，案例医院一方面致力于信息化建设，加强采购及物资管理相关信息系统的建设，实现从采购计划到财务审核对账的全流程信息化管理，为大数据分析和物资管理优化提供信息支撑；另一方面，医院强调采购过程中多部门的协同，各部门根据分工提供综合测算所需的各类数据，如①临床使用科室提供使用量数据；②物资主管职能部门提供物资使用、维修维护数据及供应商履约情况；③医保办公室核实医保收费情况。案例医院采购中心统一信息并进行综合测算分析，制定针对性的采购方案，优化谈判策略，从而在采购谈判中实现对采购价格与使用成本的最优控制。

3）机会成本：医院采购某物资时，应考虑放弃其他可行方案中所产生的成本。例如案例医院在医用试剂耗材采购时，除核算试剂 / 耗材的自身采购成本外，还将试剂 / 耗材在阳光采购平台中标情况、医保收费问题，以及医院带量采购完成情况、平台网采率情况等纳入综合测算内容统筹考虑，从而保障各项医保政策在医院的贯彻实施。

（三）案例总结

医院的高质量发展离不开高质量精准物资采购，在医改新常态新趋势下，医院的物资采购模式应向质量效率型转变。

首先，医院的采购管理部门应在物资采购中，强化临床科室与各管理部门之间的内部协作，充分做好临床沟通与市场调研工作；在采购环节，不单纯追求低价采购，而是从临床实际需求和实际物资情况出发，有针对性地制定采购计划，保证所采购到的物资能够真正满足临床的使用需求。

其次，医院的采购管理部门应建立健全采购管理制度体系，优化采购招标流程，改革采购运行机制，完善供应商评估管理制度，在不断提高采购的效率和透明度的同时确保采购的物资质量性能符合临床使用需要。

通过上述措施的实施，案例医院采购中心成功地实现了物资采购成本的显著降低。这些措施不仅确保了采购到的产品符合医院及临床发展的实际需求，还为医院的日常运营奠定了坚实的“物资基础”，为医院培育新的生产力和推动医院向高质量发展转型提供了必要的支持。

三、新医改背景下医用耗材的融合化管理案例

（一）医用耗材的定义

依据我国国务院令第 739 号《医疗器械监督管理条例》所示，医疗器械是指直接或者

间接用于人体的仪器、设备、器具、体外诊断试剂及校准物、材料以及其他类似或者相关的物品，包括所需要的计算机软件。其效用主要通过物理等方式获得，不是通过药理学、免疫学或者代谢的方式获得，或者虽然有这些方式参与但是只起辅助作用。其目的是：①疾病的诊断、预防、监护、治疗或者缓解；②损伤的诊断、监护、治疗、缓解或者功能补偿；③生理结构或者生理过程的检验、替代、调节或者支持；④生命的支持或者维持；⑤妊娠控制；⑥通过对来自人体的样本进行检查，为医疗或者诊断目的提供信息。

国家对医疗器械按照风险程度实行分类管理。评价医疗器械风险程度，应当考虑医疗器械的预期目的、结构特征、使用方法等因素。第一类是风险程度低，实行常规管理可以保证其安全、有效的医疗器械。第二类是具有中度风险，需要严格控制管理以保证其安全、有效的医疗器械。第三类是具有较高风险，需要采取特别措施严格控制管理以保证其安全、有效的医疗器械。国务院药品监督管理部门负责全国医疗器械监督管理工作。医疗器械的分类规则和分类目录由国务院药品监督管理部门负责，并根据医疗器械生产、经营、使用情况，及时对医疗器械的风险变化进行分析、评价，对分类规则和分类目录进行调整。

依据国家卫生健康委发布的《医疗机构医用耗材管理办法（试行）》（以下简称《办法》），医用耗材是指经药品监督管理部门批准的使用次数有限的消耗性医疗器械，包括一次性及可重复使用医用耗材。《办法》对医疗机构提出对医用耗材执行全生命周期管理，涵盖医用耗材的管理机构、立项、遴选与采购、验收与储存、发放与使用、监测和评价、信息系统建设等，本章节所研究的医用耗材管理囊括每个耗材从立项入院直至使用消耗的全生命周期流程的精细化融合管理。

（二）新医改背景下医用耗材管理面临的困局与挑战

相较于药品，我国医疗器械发展与管理起步较晚，各项监管制度也没有药品完善，但近十几年医疗器械行业在国家和地方政府的大力推动和支持下，以及医疗器械行业工作者的不懈努力下，其发展迅猛。医用耗材种类繁多、规格复杂、更新迭代频繁，如何实现医用耗材的精细化管理、降本增效已经成为医疗机构必须面对的难题。

国务院、国家卫生健康委、国家药品监督管理局等管理部门相继出台了一系列医疗器械管理法规条例，有《医疗器械监督管理条例》《医疗器械临床使用管理办法》《医疗器械不良事件监测和再评价管理办法》等，用于规范医疗器械的管理。其中，2019年国家卫生健康委印发《医疗机构医用耗材管理办法（试行）》，对医疗机构提出医用耗材的全生命周期管理。同年国务院办公厅又发布了《治理高值医用耗材改革方案》，明确提出取消公立医疗机构医用耗材加成，对进一步规范高值医用耗材的管理具有重要指导意义。2020年国家医保局发布《国家组织冠脉支架集中带量采购方案（征求意见稿）》，开启首次国家高值耗材带量采购。同年江苏省医疗保障局印发《江苏省医用耗材阳光采购实施细则（试行）》，要求省内所有公立医疗机构必须在省平台阳光采购、公开交易、应采尽采，进一步深化医用耗材的集中带量采购、联盟采购。同年国务院印发《关于深化医疗保障制度改革的意见》，明确要求建立高效的医保支付机制。2021 年国家医疗保障局发布《DRG/DIP 支付方式改革三年行动计划》，为在全国范围内推进医保 DRG/DIP 付费改革作出部署。

近几年国家对医用耗材管理的相关政策、法规密集出台，对我国公立医院的生存与发展提出了新的挑战。因此，医院需要更好地提升医疗器械的管理水平，重视医学工程的发展，积极将传统粗放的医用耗材的管理模式转变为现代精细化的管理方式。

（三）基于SPD供应链的医用耗材全成本融合化管理

在医疗行业快速发展的背景下，医用耗材品种在增加、性能在完善，在医院日常运营中医用耗材呈现用量大、种类多、涉及面广的特点。然而传统粗放式的医用耗材管理方式通常会有耗材浪费、流程不规范、耗材信息丢失等问题，造成了资源的浪费，增加了医院的运营成本，降低了医院的经济效益。因此，通过定性、定量分析，建立基于全成本管理理论的医用耗材精细化管理体系，才能保证耗材的使用质量，从而减少医疗事故，同时保证成本的管控，将医院推入到健康且可持续发展的良性循环中。

1. 耗材的全成本管理 全成本管理（total cost management，TCM）是运用成本管理的基本原理与方法体系，依据现代企业成本运动规律，以优化成本投入、改善成本结构、规避成本风险为主要目的，以价值链分析为核心、作业成本计算与管理为基本方法，对企业经营管理活动实行全过程、广义性、动态性、多维性成本控制的基本理论、思想体系、管理制度、机制和行为方式。其推行路径为：宣传推行、构建网络、科学分析、制定可行办法。

全成本管理侧重体现成本管理中的“三全性”——全员、全面、全过程。基于全成本管理理论的医用耗材精细化管理体系，既要囊括每个耗材立项入院直至使用消耗全生命周期流程的精细化管理，体现管理体系的全面性和全程性，也要强调每一个流程、环节涉及的院方管理人员、第三方运营人员、临床科室使用人员等均需参与到成本管理中，强调成本管理的科学性与发挥全员参与改善的主动性相结合，体现医用耗材管理部门，即采购中心、物资库房、使用科室之间的融合化管理，以此来达到耗材管理层、运营层与使用层追求的一致性，体现耗材管理体系的全员性（图 11-6）。

2. 基于 SPD 供应链的耗材精细化管理 耗材的 SPD 管理模式，是物流供应一体化理念在医院耗材物流管理中的具体应用，以信息化技术为依托，以环节专业管理为手段，利用物联网、互联网和条码追踪技术，协调院外与院内需求为主导，实现医疗机构内耗材从采购到患者使用的全流程可追溯的精细化管理综合解决方案，是医用耗材在院内的供应、加工、配送等物流的集中管理模式。

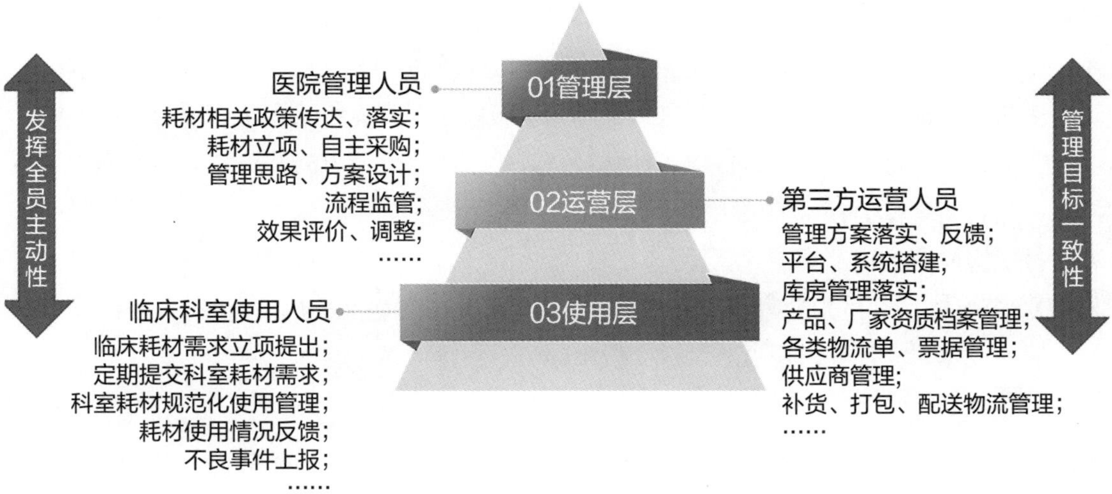

图11-6　耗材全面成本管理

某大型公立医院为有效降低医用耗材成本占比，实现医用耗材的精细化管理，采取基于 SPD 供应链的管理模式，以全成本管理理念贯穿全流程，实现了医用耗材从科室申领、订货、配送、验收、入库、出库、临床使用 / 报废的全生命周期的精细化管理。

（1）基于 SPD 供应链的耗材全成本管理：在耗材 SPD 管理模式推进过程中，SPD 供应链系统与医院资源规划系统（hospital resource planning，HRP）、医院信息系统（hospital information system，HIS）进行互联对接，实现数据交互。院内在用耗材目录，包括统一耗材注册证名称、国家医保编码、医疗器械唯一标识（unique device identification，UDI）等由院方医用耗材管理部门整理和维护，SPD 供应链系统直接读取使用，耗材赋码管理，以耗材唯一标识码贯通对接，完成耗材的物流信息集成和追溯。

在医院上线耗材 SPD 管理模式后，使用科室通过 SPD 供应链信息化平台，在耗材目录内申领耗材。科室根据当月耗材使用量、二级库存量编制申领计划。库房订货人员汇总各科室申领计划，结合中心库一级库存量，编制订货计划单。医院耗材订货计划单通过 SPD 供应链协同平台实时传递给供应商，保证耗材订货信息传递及时、准确。供应商收到订单后，回填配送信息（耗材批次、生产日期、过期日期等），上传耗材验收相关资料，按要求给医院配货。医院库房验收人员按要求查验耗材资质、核对效期、批号等信息无误后，验收入库。中心库管员对入库耗材逐一赋码，分类管理，由库房拣配员、配送员按使用科室申领计划进行耗材配送。对高值耗材（指直接作用于人体、对安全性有严格要求、生产使用必须严格控制、价值较高的医用耗材）进行单件赋码。医院重点科室，可按需投放智能设备，如：高值耗材智能柜、智能物流机器人、智能屋等，采用射频识别技术（radio frequency identification，RFID）和耗材贴码管理，进行无人值守管理，实现耗材单件全程记录、全程溯源，以及耗材使用与患者计费绑定。对低值耗材（指价值较低，且不是植入、介入类耗材，一般分为可计费和不可计费低值耗材）采用单定数包赋码管理，可按需投放智能辅助设备，如：病区低值门禁、智能屋、智能货架等，实现低值耗材单定数包扫码使用，追溯管理。对低值可计费耗材采用三级库管理方式，SPD 系统与医院 HIS 互联互通，实现低值耗材的使用和计费绑定，达到“费量同步”的管理目标；其他低值耗材可按二级库定数包消耗模式管理，实现总量控制、减少“跑冒滴漏”的管理目标。在耗材使用过程中，采用扫码消耗完成物权转移的方式，使用科室扫码使用耗材，耗材出库，计入科室成本，实现耗材用后结算，降低库存资金占用（图 11-7）。

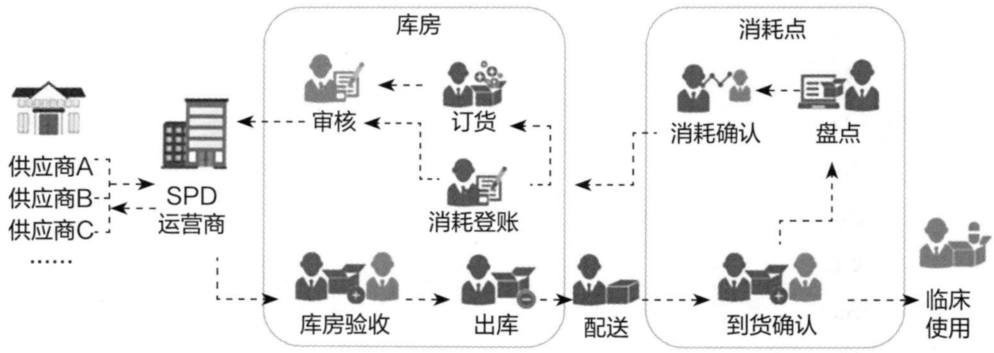

图11-7　SPD管理模式具体流程

（2）基于 SPD 供应链的耗材风险防控及质量控制：通 SPD 供应链平台，实现了医用耗材管理的日清月结，可以精确地了解各科室的耗材实际消耗量，采用各类系统监控预警及分析，为医院加强耗材管理提供数据支撑。

1）权限管理与角色分配：根据医院内部耗材物流运营的职能和工作流程，分配不同用户角色和权限，具备操作审计和日志记录功能。关键节点由院方相关科室人员把关，如：耗材目录维护、订货、验收、结算等，SPD 各工作流程在日常工作中完全处于院方监管之下，信息数据安全由院方信息科统一把关。

2）品种预警：通过对耗材原厂码数据库的验证，可以有效地提升医疗器械的管理效率，防止错用和滥用，同时为医疗机构提供了一种科学和标准化的管理手段。

3）耗占比预警：通过报表展现耗材的耗占比情况，根据预先设定的阈值通知相关人员，以便控制耗材的使用量。

4）流量预警：对耗材物流节点合理性的控制，对科室使用量合理匹配。

5）计费相关：加强耗材消耗数据 - 计费数据关联性审计，防范漏费、错计费、重复计费，同时通过耗材唯一标识码贯彻全生命周期，一物一码，系统全程追溯。

6）供应商评价：实现供应商资质证照管理，近效期证件信息自动提醒并系统严控，重点关注供应商配送时效、配送准确率、缺货率等数据考核及产品使用质量情况反馈，将评价结果反馈采购部门，作为产品入院遴选的参考依据。

7）重点监控的高值耗材使用点评：包括同种 / 同类耗材不同科室、医生、病种的使用量 / 金额对比、时间对比（同比、环比）、各种耗材使用金额的占比、排名等。

（3）医用耗材 SPD 管理模式支撑带量采购工作有序开展：完善分类集中采购办法是《治理高值医用耗材改革方案》的重要要求，按照带量采购、量价挂钩、促进市场竞争等原则探索高值医用耗材分类集中采购。2019 年各省市医保部门通过省际联盟、多地市联盟等方式开展集中带量采购，通过以量换价，逐步实现药品和耗材价格的下降，减轻了群众医药费用负担和医保资金支出，提高了群众药品和耗材的可及性，对高值医用耗材采购进行统一规范化管理以及对医用耗材费用加以控制。

依据各级医保局发布的“联盟采购”和“阳光招采”的政策和要求，医疗机构须严格执行药品和医用耗材集中带量采购工作，保证按时按量完成每一轮带量采购工作。在实践过程中，医用耗材带量采购对医院采购业务流程、内部采购管理机制的要求和监管不断加强。

1）明确医院带量采购牵头部门：医疗机构医用耗材带量采购管理需要建立一个完善的采购组织机构，明确带量采购管理的牵头部门。以某大型公立医院为例，为解决目前医院与上级部门之间的多头对接问题，医院对医用耗材实行归口管理方式，明确各相关部门权限职责，从而确保医院整个带量采购流程的顺畅高效进行。医院调整医疗器械管理委员会办公室成员，由院领导、耗材归口管理科室和各相关职能科室负责人组成，负责对医院医用耗材全流程进行协调和管理。医院对之前的与上级部门之间的多头对接问题进行结构优化，由原来的“平行式”多头对接，优化为耗材管理部门“一科室牵头”，各部门协同的方式，将采购管理措施有效落实。

在各级医保局发布集中带量采购相关政策后，医院为做好医用耗材带量采购工作，需要将医用耗材的融合化管理理念贯穿全局，医院各相关职能部门及临床科室共同按照各批次带量采购的任务要求，做好带量采购的准备工作，分工协作，各司其职，具体包括：①医院耗材管理部：牵头做好带量采购的各项工作，掌握各类批次医用耗材的带量采购政策，落实带量采购工作、制定执行方案，实时关注带量采购完成情况，动态调整带量采购执行方案；②医院采购部：在平台签订协议、与供应商签订院内采购协议；③医保办：开通收费，对接医保；④临床使用科室：确保带量采购任务的完成，将带量采购用量分配至小组、个人；⑤各批次耗材带量采购相关的投标企业、配送企业需要做好耗材供应和配送工作；⑥医保局定期监测带量任务完成情况，加入对企业和医院的考核机制，保障各批次耗材带量任务的顺利进行。

2）精确填报历史采购量，科学遴选中标产品：带量采购指标的确定是基于带量采购文件约定的采购比例及该医院该类高值医用耗材历史采购量的。带量采购工作启动前，带量采购组织机构——国家医疗保障局或省、市医保局，需采集各医疗机构该类高值医用耗材的历史采购量，历史采购量一经上报，带量采购指标也随之确定，且带量采购指标在整个带量周期内不得下调，为此，历史采购量填报的准确性是执行好带量采购的第一步。

高值医用耗材种类繁多，数量庞大，名称不规范，分类标准不统一，每次历史采购量信息采集，医疗机构的最大工作是甄别该耗材是否属于本次带量采购范围。以国家集中带量采购的冠脉支架为例，采购文件规定“本次集中带量采购品种范围为获得中华人民共和国医疗器械注册证的上市冠状动脉药物洗脱支架系统，材质为钴铬合金或铂铬合金，载药种类为西罗莫司及其衍生物”。根据采购文件描述，医院初步筛选出 7 种在用冠状动脉药物洗脱支架系统，再结合 7 种冠脉支架的医疗器械注册证描述，区分材质和载药种类，最终确定 6 种冠脉支架为本次带量采购范围内产品。这种甄选过程不能通过唯一标识判别，过程复杂且容易出错。为破解这一难题，2021 年医院对院内所有医用耗材字典目录进行升级改造，引用国家医疗保障局 2021 年颁布的国家医保编码，对在用字典进行医保编码赋码，27 位医保编码作为高值医用耗材在院内流通的唯一识别码，贯穿于采购、验收、使用全过程，并同步做好历史使用数据赋码回溯。赋码后各层级医保局数据统计便可做到“数出同源”，确保带量采购类别统计口径的一致性及历史采购量填报的准确性。

带量采购是对医用耗材未来市场占有份额的重新分配，也是对原在用品牌在中国市场的重新遴选，原在用品牌落选是各医疗机构在带量采购下面临的常态化问题，选择并使用全新的产品，需要一个磨合期。医院耗材管理部门为了缩短这个磨合期，在带量中选结果公布后主动联系中标企业，由其提供新产品演示、操作培训和试用，货比三家，充分论证，形成医院的初筛中选目录。

针对遴选过程中的“请托勾选”“友情分配”等现象，医院实现党建引领，由院党委书记、院长、医疗器械管理委员会办公室主任、纪检监察室、临床科务管理小组、耗材管理部门等组成遴选工作小组，综合考虑性能和价格，经遴选工作小组成员同意后，确定中选目录。

3）有序确保产品供应，严格落实带量采购工作：带量采购的初期阶段存在的最大问题是厂家供货失信。中选厂家虽承诺产品保供，带量协议也对相关失信行为约定处罚条款，但由于高值医用耗材中标后使用量大增，厂家生产能力不足，且中标产品价格大幅下降，厂家生产积极性受挫，导致市场上部分产品供求不平衡。面对这个行业普遍问题，医院需要提前谋划，在每次带量采购执行前，建立采供部、临床科室、厂家三方工作交流群，全面了解厂家供货能力，优先采购货源齐备、供应能力强的品牌，督促其他品牌同步跟进。对于部分配合度极低的中选厂家，医用物资保障处组织约谈并要求整改，多次整改无效的，反馈至市级、省医保局，由医保局协调处理。

在各批次耗材带量预采购量的确认和执行方案的拟定时，医院需要从带量执行使用者角度，深度解读各批次带量采购任务的要求，比如：①充分了解填报要求和规则，面向使用科室做好带量采购执行、产品选择的宣传工作；②根据规则做好落选产品的再分配工作等。执行方案制定之后，根据带量采购合同，及时调整院内耗材采购目录。在带量采购执行过程中，及时关注带量采购相关医用耗材用量，将全年任务分配至每月，一旦发现当月医用耗材使用情况异常，及时干预，并提出改进措施，动态调整执行方案。为保证带量任务的顺利完成，医院原则上不使用带量采购目录外产品，在保证带量任务完成的前提下，根据各批次集采的相关规则，严格控制采购目录外耗材的采购总量。

4）实时监测执行进度，及时干预执行偏差：带量采购的执行周期一般为 2 年，每 12 个月作为一个考核周期，带量采购执行情况与医保基金拨付直接挂钩。为此，医院耗材管理部门每月统计带量采购产品月度执行情况，编制《医用耗材采购简报》，反馈至临床科室、医务部和院领导，给临床决策提供第一手资料。

及时干预执行偏差首先要做好“源头管控”，带量采购执行前，关停原在用非中选目录，确保医疗机构在用产品仅为带量中选产品。其次，加强“过程管控”，带量采购执行时，根据每月监测情况，及时关停已完成带量指标品牌，确保带量周期内各品牌均完成带量指标。最后，特殊情况，严格审批，总量控制。

5）优化医用耗材采购业务流程：为逐步响应医用耗材集中带量采购的相关政策，医疗机构需要梳理医院自身采购管理制度及业务流程，充分考虑将医用耗材集中带量采购模式和要求与医院采购流程结合，优化管理，提高效益。医院为完成额定采购量及付款期限要求，对带量采购产品的进货、验收、贮存、出库、付款环节进行单独区分，缩短各环节时间，在原有的采购流程上作出优化调整，提高业务流程周转。

6）加强集中带量采购耗材在使用环节的质量把控：医疗质量和医疗安全是医疗机构高质量发展的生命线，据前述，带量采购后许多新产品进入医院，医疗机构在使用这些新产品时要关注产品质量，耗材管理部门要做好产品质量管理的“守门人”。

医院在耗材带量采购的过程中需要重点关注供应商资质和产品质量，加强对医用耗材产品质量的把控，确保医用耗材用于患者时的安全性。此外，在临床实际使用耗材过程中，选择准入的各种医用耗材对医护人员技术有较高要求，医院需要投入必要的培训或相关配套支持，避免因临床医生使用习惯导致的医疗质量问题，减少不良事件和医疗事故的发生，避免医患矛盾。

7）优化 SPD 供应链系统，赋能集中带量采购的落地：由于带量采购及集中采购需要按照政府招标采购的中标结果和中标价格在阳光采购平台上执行网采，与医院 SPD 供应链管理系统的采购、入库等流程几乎重叠。很多医院为了保证“双模式”的平稳运行，在各个环节都增加了重复的人工录入、整理等工作，人力成本大幅增加。因此，建立医院 SPD 供应链系统（或其他耗材管理系统）与政府阳光采购平台的桥梁是目前医院耗材管理的突破点。医院在原有 SPD 供应链系统基础上，逐步完善医用耗材精细化管理类别，并在入库环节对耗材信息进行严格录入控制，逐步提高信息质量，减少其他环节的重复劳动。通过 SPD 供应链系统的优化，能够将集中带量采购执行进度实时监管和动态提醒。将医院 SPD 供应链系统、HRP 系统与政府阳光采购平台直接通过接口对接，在系统高效传输的前提下，保证了数据的准确性，减轻了医院工作人员的负担。以上通过国家医保局、投标和配送企业、医疗机构的三方分工、协作、融合，从带量采购耗材的执行环节涉及的政策要求、医院执行方案、第三方运营流程、临床科室使用效果等层面，环环相扣，层层融合，各方各层均参与到成本管理中，强调耗材成本管理的科学性与发挥全员参与改善的主动性相结合，以此来达到解决医用耗材价格虚高问题，节省医保资金，在 DRG 医保支付模式下减少医院成本支出，同步增强企业市场竞争机制，规范医用耗材流通秩序，提高用械安全，规范医疗行为等目标，实现我国政府、企业、医院在医用耗材管理方面的多方共赢。

四、基于全面质量管理的大型医疗设备安装质量管理实践案例

（一）案例描述

随着医疗技术的不断进步，大型医疗设备在医疗体系中的作用日益凸显。然而，医疗设备的安装质量直接关系到其使用效果与患者安全。因此，对大型医疗设备安装质量的管理显得尤为重要。全面质量管理（total quality management，TQM）作为一种现代质量管理理念，强调全员参与、全过程控制、持续改进，对提升大型医疗设备安装质量具有重要意义。本节将结合实践经验，探讨基于 TQM 的大型医疗设备安装质量管理实践。

TQM 强调以客户为中心，持续改进产品质量和服务水平。在大型医疗设备安装质量管理中，TQM 的应用主要体现在以下几个方面。

1. *建立以患者为中心的安装质量理念* 将患者的需求和满意度作为安装质量管理的出发点和落脚点，确保安装的设备能够满足临床需求，提高诊疗效果。

2. *全员参与及团队协作* 鼓励安装团队成员积极参与质量管理，形成跨部门、跨岗位的协同合作机制，共同推动安装质量的提升。

3. *持续改进与优化* 对安装过程进行持续监控和评估，及时发现问题并采取改进措施，不断完善安装质量管理体系。

（二）大型医疗设备安装质量影响因素分析

大型医疗设备安装质量受到多种因素的影响，主要包括以下几个方面。

1. 人员因素　安装人员的技能水平、工作态度和责任心对安装质量具有直接影响。因此，应加强安装人员的培训和管理，提高其专业素养和工作能力。

2. 机械设备因素　设备的性能、精度和稳定性直接关系到安装质量。在选择设备时，应注重设备的品牌、性能和售后服务等因素。

3. 材料因素　安装材料的质量直接影响设备的稳定性和使用寿命。应选用符合标准的优质材料，确保安装质量。

4. 方案工艺因素　合理的安装方案和工艺对保证安装质量至关重要。应根据设备的特点和临床需求制定详细的安装方案和工艺流程。

5. 环境因素　安装现场的环境条件如温度、湿度、洁净度等也会对安装质量产生影响。应严格控制现场环境，确保安装过程中的安全和质量。

6. 测量因素　精确的测量是确保安装精度的关键。应使用合格的测量工具和方法，对安装过程进行精确测量和监控。

7. 其他因素　包括政策法规、供应链管理、沟通协调等方面的因素也可能对安装质量产生影响。

由于目前安装项目中存在诸多影响安装质量的因素，为了有效解决安装项目中存在的质量问题，我们采用了全面质量管理的方法，要求医院各个部门，在医疗设备使用需求、场地规划、安装验收、培训使用等各个环节都要追求卓越的质量，不断改进和提高，确保安装过程的顺利进行。

（三）大型医疗设备安装质量控制过程

大型医疗设备安装质量控制过程分为：事前控制、事中检查及事后验收这三部分。并通过加强以往忽视的事前及事中的控制来大幅减少未来可能发生的质量问题（图 11-8）。

另外因为在安装过程中各司其职，当出现问题的时候，可能出现互相推诿的现象。这些都使得全面的质量管理势在必行。通过全方位、全员、全过程的质量管理以及多种多样质量管理工具和方法的灵活应用，持续不断地改善项目质量，使得大型医疗设备最后能高质量地投入临床使用。为确保大型医疗设备安装质量，应实施以下质量控制过程。

1. 事前控制　由于质量管理是人在工作中设计和规划而来，而不是经过事后验收检查出来的，而且预防是“人机料法环测”管理理论的主要思想，所以在大型医疗设备安装各环节中都要重视事前预防工作，事先分析整个安装过程中可能会出现的影响因素，并采取对应的措施预防各种质量隐患，做到防患于未然。所以首先需要收集以往安装项目中临床科室对于装机质量不满意的反映，并进行因果图分析（图 11-9）。

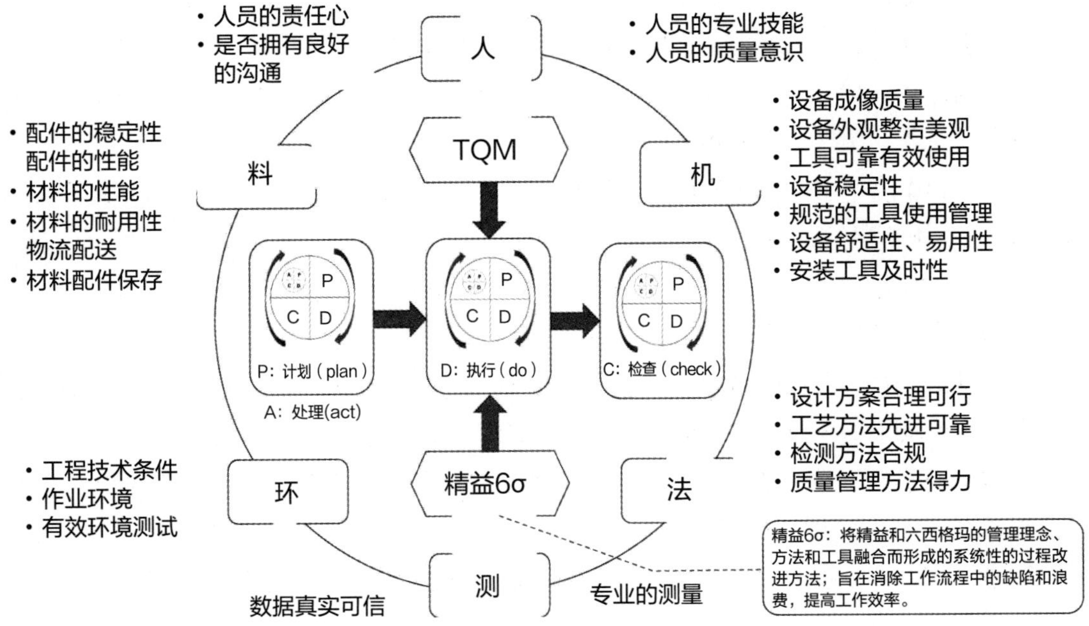

图11-8　大型医疗设备安装质量管理改进框架

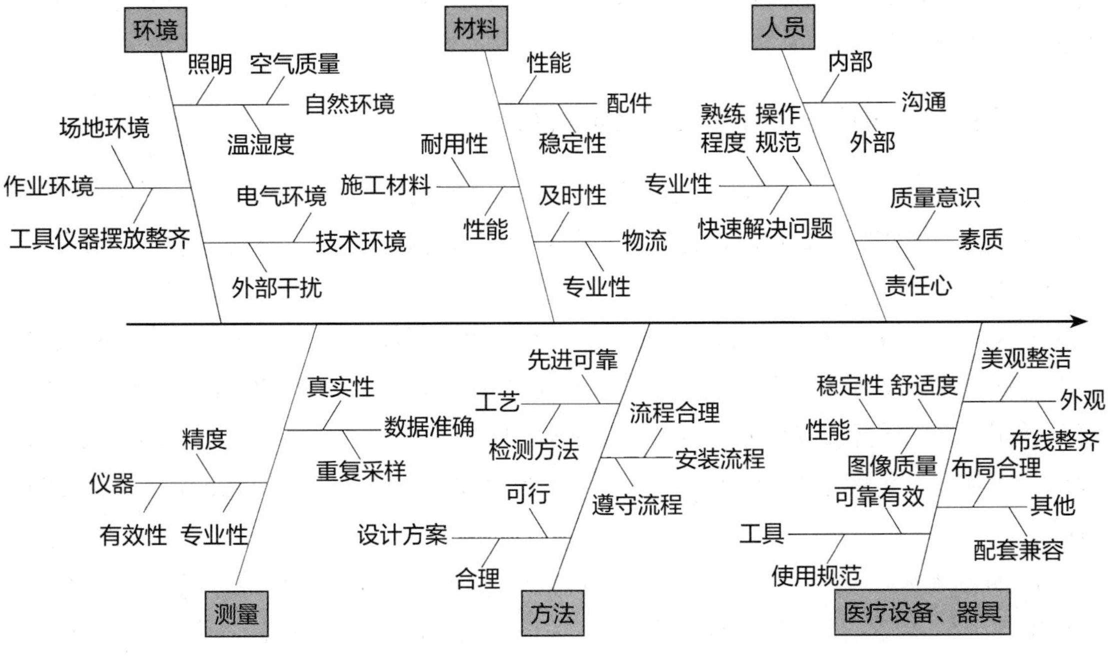

图11-9　临床科室医疗设备安装质量不满意因果图

结合因果图分析，在安装前，应制定详细的安装计划和方案，明确安装流程、技术要求和质量标准。同时，对安装人员、设备、材料等进行严格检查，确保符合要求。

（1）确定质量计划：大型医疗设备安装质量管理体系中，质量策划并设计质量计划是保证项目成功实施的重要环节，所以医疗设备管理部门需要根据大型医疗设备的采购合同、项目说明、安装技术标准等制定大型医疗设备安装项目的质量计划，安排有专业知识背景的工程技术人员，根据招标文件以及前期与基建、采购、临床等各个科室沟通，熟悉整个安装的要求和预期的目标。安装前实地考察，了解本次安装场地的施工环境，并以此来预计可能产生的各种制约因素。由于大型医疗设备安装项目的配套工程基本属于设备技术外的工作，所以事前要与相关人员协商，制定适合于本次安装项目的基建施工或改造、内部装修方案等质量计划。在制定质量计划时还要充分考虑各安装工序是否合理，质量检验工作是否可靠。另外在安装工程中质量控制点的设置是大型医疗设备安装项目质量计划的重要内容。安装过程中涉及的新工艺、新技术、新产品、关键环节的技术工艺、重要的辅助工程施工、安全保障工程等都可以设置为质量控制点。

（2）人员准备：人作为影响项目质量最直接的因素，其影响程度取决于人员的综合素质和质量意识。这就要求所有参与安装的人员符合其所承担工作相适应的文化水平、专业技术、职业道德等一系列标准。具体的控制方法是严格选择合作的各施工单位，且必须具有相关领域的专业资质。要求参与项目的人员必须持有相关领域的上岗资格证，防止因为资质缺失造成设备安装质量的失控。合理地调配各专业技术人员与施工人员。定期组织全员进行质量管理培训，加强各参与人员对项目质量管理的认识，树立质量为先的思想。另外还需要对参与项目的人员进行安全意识教育，施工时必须佩戴相关工程所要求的个人防护用品，避免发生安全事故。

（3）场地前准备：医疗设备应尽量与建筑、装饰设计同步招标，否则可能带来后期结构、机电、装饰、智能化等全系统的大量变更；医疗设备比较特殊，各厂家设备尺寸可能有所不同，需要装饰阶段核对好科室需求设备的具体尺寸，不能随意在图纸上标注方格来替代，水、电、网络均需要根据每个设备需求逐一确定；大型设备散热量很大或者有保温要求，其区域建议设置独立空调系统，保证设备正常工作；电源箱和设备电源控制器体积大，位置需提前在建筑设计中考虑；给排水系统需与设备厂家提前对接，在设备安装前将系统接入总系统，排水管道排布、流量大小均需设计考虑，防止排水回灌；设备排风需要考虑空气处理后的环保要求；装饰设计阶段需要统筹确定顶面、墙面的设备、灯、烟感、喷淋、监控、空调、装饰板的合理布局；深化后的设计图纸等需要给职能部门（总务、保卫、信息、设备、感控等）、使用科室、设备厂家等再次签字确认。

不同设备自身条件和对场地的需求不同，设备重量、基础定位、用电量、散热量等技术参数都需要设备确定后才能获得，因此在设备选型确定前，场地准备往往难以推进。设备进场管理工作需要设备与施工高度配合，合理利用设备生产加工和运输周期，穿插完成图纸深化和场地施工。在政策条件允许的情况下，尽早确定设备厂家和型号，为设计和施工留足时间，有利于场地条件的落实。

（4）材料设备准备：安装场地的基础设施建设是大型医疗设备安装的基础，所以从施工的备料阶段开始就应该开始进行质量控制。由于医疗设备安装项目的特殊性，安装中会使用到一些专业工具，所以在需要使用这些工具前应分阶段提前调配工具进场，并确认工具的状态良好，而且所要使用的工具应按照行业标准定期校准测试，保证其在施工过程中的正常使用。工具管理部门应制定相关的应急方案，使得其不影响安装项目的进行。

2. 事中检查 大型医疗设备安装项目实施阶段的质量管理是整个项目的核心，此阶段质量管理的重点是对影响安装的工序以及工艺的管理。在安装过程中，应严格按照安装方案和工艺流程进行操作，确保每一步骤都符合质量要求。同时，加强现场监控和测量，及时发现问题并采取纠正措施。

（1）场地检查：场地工程师根据该项目的具体要求定期联系各项目的负责人，掌握各环节质量管理关键控制点，同时了解各工程施工的进展。加强监督，提早发现场地准备过程中出现的问题，对发现的问题应及时与医院制定解决方案。各环节工作人员在安装过程中也须进行自检及自测，通过自检的过程不断改善其工艺质量，对已完工工序要严格遵照质量验收标准进行自测，对于不合格的工序和产品，必须按照规定程序进行整改并再次进行检测，直到达标为止。在场地准备竣工前，场地工程师和医院相关负责人须到施工现场，再次书面确定其需求的水、电、气、承重、尺寸、接地、防光、防潮、防辐射、磁屏蔽等具体参数，评估场地是否符合该设备安装的条件。对于未完成项目，场地工程师要说明未完成项目的具体情况及相关的现场联络人，然后和医院设备管理技术人员确认未完工的工序是否会影响设备的安装，并持续跟踪直到未完成项目的最终完成。

（2）设备到货及拆箱清点：在预计场地符合安装要求之前，医院设备管理技术人员、设备生产商场地工程师和负责运输设备的相关负责人须到现场一起确认设备的进场路径，测量运送通道尺寸和承重能否达到设备进场要求，同时查看地面防护处理措施，与临床科室确认设备的摆放位置，以及保护措施，并选择合适的配件储物地点。如果场地状况满足安装条件时，由生产商场地工程师负责通知安排设备发货，与医院沟通设备到场的时间。当设备到达现场后，杜绝野蛮拆卸及搬运，须按照包装箱上的所有倾倒标识及碰撞标识进行检测，如果发现损毁如实记录并拍照备案。医院设备管理人员与安装工程师按照安装设备的出厂配置单逐一清点配件，如发现漏发货、错发货及时上报。

（3）安装调试：设备安装阶段的质量控制主要包括设备就位安装、电气连接、通电测试、系统调试、外壳安装等主要工作。质量管理的重点由传统的大型医疗设备安装质量管理体系的事后验收转变为控制工序的过程。设备安装过程中的各个步骤要严格按照设备服务手册以及质量计划中的规定进行。在安装项目中涉及的所有电气设备安装及连接必须符合国家和所在地区相关的电气安装规范，并在通电测试前，对所有电气环境进行内测检查。医疗设备的单体调试前，应断开设备，对设备所处的环境进行水、电、气、接地阻值、温湿度、其他专业配套的单项测试。安装应由基建办、设备管理部门、设备厂家、科室设备使用人员共同参加。医疗设备的单体调试完成后，应与消防系统等大楼主系统之间进行联动调试，测试断电、停水等压力测试下，各项保护措施、应急系统、人员操作等能否顺利运行。

3. 事后验收　安装完成后，应组织专业人员进行验收检查，确保设备安装质量符合相关标准和要求。对于存在的问题和不足，应及时整改并重新验收，直至满足要求。

（1）设备试运行：大型医疗设备安装完成后，并不能立即投入使用，质控人员须依据质量计划中的指标要求及采购合同中规定的条款，根据相关的质量检验标准与客户一起对设备进行全面的质量检查及评定，判断项目是否达到了预期的安装质量目标。试运行期间还需进行可靠性测试，如果发现任何故障及缺陷都应及时修复，记录在维修日志中，并反馈给设备生产商，避免在今后的安装项目中再出现类似或相同的问题。

（2）设备验收：通过设备试运行后，医疗设备安装工程师根据各项调试测试结果及质量检查结果，如实填写设备安装调试报告并交由医院设备管理部门审核存档，设备正式运行后提交设备安装完成确认函由医院盖章确认，确定交付验收的日期。

（四）案例总结

基于 TQM 的大型医疗设备安装质量管理实践是提高设备安装质量的有效途径。通过全员参与、全过程控制、持续改进等手段，可以有效降低安装过程中的质量风险，提高设备的稳定性和延长使用寿命。同时，这也有助于提高医疗服务水平，保障患者安全。只有坚持推行安装项目质量持续改进的观念和方法，才能真正做好大型医疗设备安装项目质量管理工作。

五、公立医院病员辅助服务体系融合化建设案例

医院陪检运送服务、医疗护理员服务和导医服务等临床辅助类服务，因提供该类服务的人员参与患者健康照护，或在医疗服务过程中与患者或家属产生直接或间接接触，其服务质量、服务态度、服务效率等直接影响患者就医体验与护理安全。

（一）医院病员辅助服务现状

我国医院大部分运送、导医人员由外包公司招聘签订劳动合同，人员管理、纠纷管理

等问题均由公司处理，医院对服务的管理和控制能力被削弱。此外因为薪资普遍不高，这部分人员多为外来务工人员或退休人员，具有高年龄、低学历、易流失的特征，管理难度较大。如何及时并更有效地调配这些人力资源，更好地发挥其专业特长及作用，延伸护理服务范围，促进护理模式的改革，还有待进一步探讨。

（二）医院病员辅助服务体系建设目标

建立公立医院病员辅助服务管理体系，管理方式从简单系统派单式管理向集约型、信息化的高效管理转变；工作方式从任务导向型转变为服务驱动型；人员管理从单纯第三方聘用向科学岗位管理转变。最终提高服务质量、提升服务效率、激发员工能动性，全面推动临床护理辅助支持系统高质量发展。以最少的投入为患者提供安全、及时、有效的服务，降低成本，效率达到最大值，实现患者和医院共赢。

（三）医院病员辅助服务体系建设案例

1. 现况调研 案例医院病员辅助服务外包给第三方公司已近 20 年，但总体满意度不高。通过调研关于院内运送、陪检、导医及护理员工作的满意度情况发现，临床科室对护理员和运送人员的满意度＜95%，对导医的满意度为 95.07%。运送陪检、导医、医疗护理员的服务质量分值＜90% 的项目共 30 项。

其中在各自的职务工作范围内占比最低的项目有：只有 36.71% 陪检能做到患者检查完毕后将患者送回病区并进行交接；只有 48.10% 运送做到节假日、晚夜间拿药在规定时间送到病房；只有 79.66% 导医正确分诊、掌握心肺复苏（cardiopulmonary resuscitation，CPR）操作流程；只有 41.32% 医疗护理员得到病区护士对护工站在护工管理的满意度。

2. 问题梳理

（1）人员素质不高：病员辅助服务人员归属第三方劳务公司，缺乏职业晋升通道，部分年轻员工、高素质员工归属感差，离职率高；员工年龄偏大、服务能力与服务意识不足，临床满意度不高。

（2）绩效考评机制有待完善：第三方员工普遍收入低，员工激励机制需要进一步完善，缺乏科学的绩效考核体系，不能准确地计算与比较员工的工作量。

（3）工作质量监管机制不够健全：病员辅助服务相关质量管理虽有多方介入管理，但没有最终的扎口部门，相当一部分的质量管理及考核评价流于形式；从对员工收入的分析来看，部分员工通过加班来增加收入，例如双岗工资等，但持续 12 小时的工作且没有周休，可能在一定程度上影响工作质量。

（4）制度规范：目前医院病员辅助服务的工作内容、制度规范等多以第三方公司提供，护理单元作为“现管”部门聚焦病员辅助服务的工作质量制定相应的要求，但缺乏扎口部门，制度规范及工作要求缺乏标准化、体系化。

（5）环节管理：包括人员岗位管理的信息化建设尚待健全，医院排检预约系统亟待建立健全，运送服务需信息化支持来提升管理效能。

3. 创新实践

（1）完善组织管理体系：基于医院后勤改革的总体框架，成立“病员辅助服务中心”，负责全院病员辅助服务的统筹工作，落实运送陪检人员、医疗护理员及导医服务人员的规范管理、质量监督与考核评价工作，实行护理部、后勤发展集团双重管理，病员辅助服务中心下设运送部和服务部。

病员辅助服务中心设科长1名，副科长2名分别负责运送部和服务部的日常运作与管理工作，科员2名分别隶属于运送部和服务部。护理部全面负责病员辅助服务中心的人员岗位管理、业务管理及质量管理，具有人事任免权，人事任免的相关手续落实由人力资源管理中心负责；后勤发展集团负责人事代理公司或者第三方公司招聘工作的备案（图11-10）。

（2）明确病员辅助服务中心管理路径

1）辅助人员管理：以岗位管理为抓手，从岗位设置、岗位分级、岗位描述、人力调配、岗位培训、绩效考核、岗位晋级等七个方面着手，建立有效的激励与约束机制，充分调动员工的积极性与创造性，精准对接临床服务与患者需求。对于可灵活机动的岗位，以绩效作为杠杆，在保证工作质量与服务质量的同时充分考虑工作量，激发员工工作积极性，实现人力资源成本－效益最大化。

2）服务质量管理：实行三级垂直管理、多部门联动，即护理部－病员辅助服务中心－运送部/服务部，护理单元参与现场管理与质量控制，医疗行风监督处负责满意度评价，总务处或后勤发展集团负责支持保障；员工日常工作现场管理实行部门主管（运送部/服务部）、护理单元参与现管、片区组长现场业务指导管理，以及员工自我管理。

3）服务业务内涵：病员辅助服务中心作为主要负责部门，将依据第三方公司及院总务处提供的岗位设置和工作内容，结合临床工作需求，全面梳理，建立健全病员辅助服务中心工作制度、各级各类人员岗位职责、岗位说明书、相关管理制度、工作标准等。

（3）推进病员辅助服务岗位管理

1）确定岗位分类：依据目前总务处提供的服务项目和工作内容，结合临床工作需求，将病员辅助服务人员分为护理员岗、导医服务岗、运送服务岗。病员辅助服务中心岗位设置与人员安排，以满足临床科室的服务需求，遵循科学设岗、宏观调控、岗级对应、动态调整的原则进行。

2）实施岗位分级管理：①岗位分级，以员工业务能力为主要评价指标，依据员工所在岗位、学历层次、工作年限及成长规律等因素建立分级体系，将病员辅助服务岗位分为

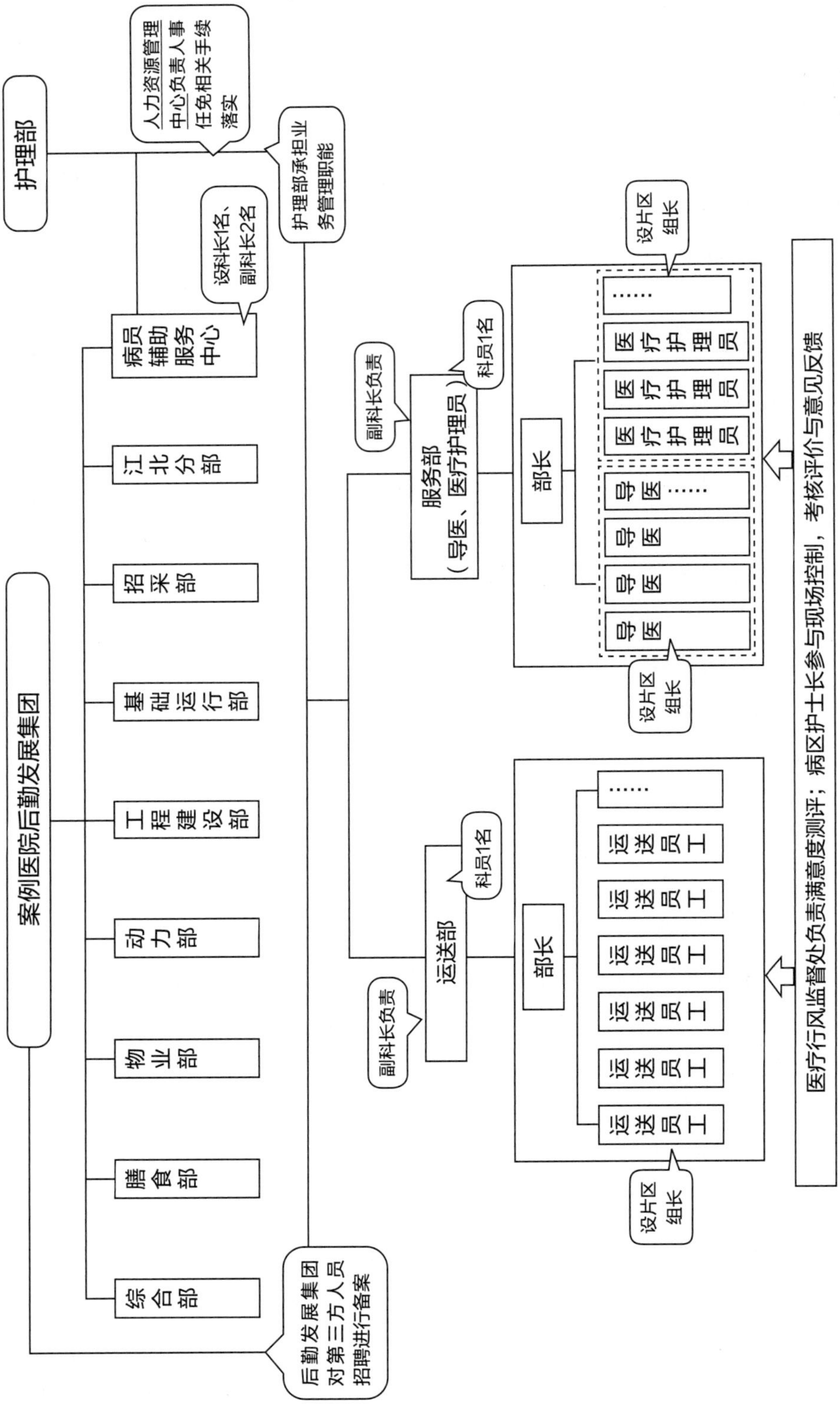

图11-10　病员辅助服务中心管理结构

6 个级别，1 级为初阶新手，2 级为高阶新手，3 级为初级员工，4 级为适任员工，5 级为岗位熟手，6 级为岗位能手；②晋级路径，制定各级岗位的准入标准、能力要求、晋级标准与流程，明确破格晋级条件和标准。2021 年 7 月 1 日人员全部切入病员辅助服务中心后，对所有员工进行岗位级别初评，包括自评、他评与考核小组评价 3 个环节，之后每年 7 月开展全员岗位级别评价与晋级申请，个别情况可随时申请、组织人员单独评价。可在每年人员岗位级别评价与晋级申请考核期间，对不符合岗位胜任能力的人员进行梳理，同时对于 5 级或 6 级人员可开展岗位述职。

3）开展分层培训：以岗位需求为导向、岗位胜任力为核心，根据不同岗位职责、工作内容和能力要求，注重实践能力和人文素养教育，制定相应的培训内容与实施计划，开展病员辅助服务人员分层培训。

4）推进绩效考核：在现有绩效调研的基础上，建立健全病员辅助服务中心各级各类人员考核制度、奖惩制度，基于信息系统完善工作量统计与比较，体现同岗同酬、多劳多得、优绩优酬。以岗位工作的效率与效益、工作质量、岗位技术要求、医德医风及患者与医护人员满意度为主要考核指标，护理部总体评价员工工作表现，充分利用医疗行风监督处的满意度评价结果，原则上向工作量大、有岗位技术要求、晚夜班和节假日值班、满意度及工作质量高的人员倾斜。

（4）强化服务质量管理

1）完善服务质量标准：建立病员辅助服务中心质量标准，促进病员辅助服务相关工作进一步规范化、标准化、科学化。主要包括病员辅助服务中心不同岗位人员的工作质量评价标准，包括仪容仪表、服务规范、考勤、工作数量与质量、满意度等维度。

2）落实质量常态管理：实行三级垂直管理、多部门联动，采用三维质量评价体系图进行质量把控（图 11-11）。

部长：重点聚焦工作质量和员工服务能力，在中心科长及副科长的指导下，按计划完成常规月培训、协助护理单元护士长完成月质量考核，考核结果汇总至病员辅助服务中心，配合单元护士长就本月存在的重点问题梳理下月亟待改进的问题，并讨论改进举措。

运送部 / 服务部：依据工作质量评价标准每月对本部门的工作人员进行工作质量评价和科室满意度考评，讨论分析本部门工作人员因未履职尽责所发生的相关不良事件（包括有效投诉事件）。

病员辅助服务中心：全面督查病员辅助服务中心员工的工作质量，每季度全覆盖服务所有护理单元。每月组织本中心副科长、科员、部长及片区组长等人召开质量控制会议，汇总各级别的质量督查结果，对质量问题进行总结、分析，提出整改意见与防范措施，共同促进质量持续改进，保障病员辅助服务管理工作的规范运转。同时结合患者服务需求和

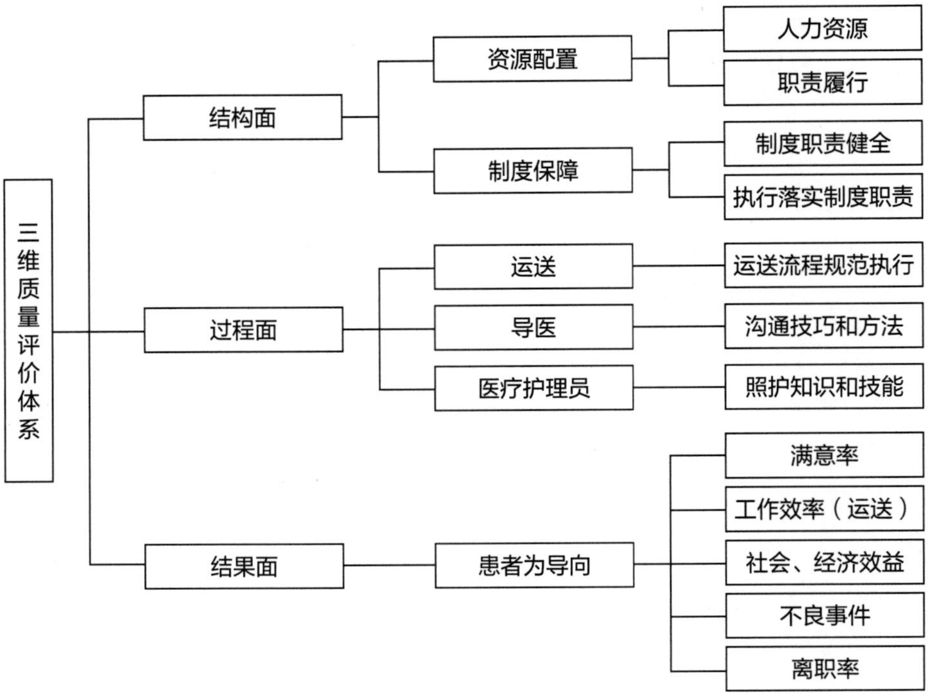

图11-11　三维质量评价体系

质量分析中存在的关键及核心问题，有针对性地开展经科级层面的质控会讨论，必要时经护理质量管理委员会讨论后决定。涉及跨部门的问题，经护理质量管理委员会讨论，可提交护理管理委员会进行专题讨论。

3）完善人员奖惩机制：病员辅助服务中心对员工绩效数据、工作量及岗位情况等进行综合分析与研判，制定员工绩效考核方案，经征求意见及模拟计算后应用于员工绩效考核。病员辅助服务中心每月负责汇总各级考核评价结果，包括科室、护理单元、医疗行风监督处等考核结果，结合不良事件、投诉等进行奖惩，对于每个月的单项特殊扣分或加分项目，如扣分或加分＞5分，折合现金＞500元等，须经科级层面的质控会讨论，必要时经护理质量管理委员会讨论后决定。

（5）落实质量常态管理：实施前后对病员辅助中心工作的工作效率、满意度、社会经济效益、不良事件进行效果评价。每日现场督查，每月满意度调查，每月总结汇报，保障临床安全。针对督查问题进行总结整理，讨论督查效果，包括（不良事件、患者投诉）等，并与员工和所处科室护士长沟通，部门每月对事件进行分析讨论并整改。经统计，实施基于精益化管理的公立医院病员辅助服务体系后，医院支出成本减少，交接后的医院人力成本支出较交接前明显下降，共节约后勤成本500万元。人员减少：如交接后，运送部约235人完成了274.5编制的工作量。满意度提升：临床科室、行风办及第三方满意度调查显示，满意度较交接前有所上升，由93%上升至99%。

第六节　展　　望

在公立医院迈向高质量发展的征程中，后勤保障融合化成为推动医院整体服务水平提升的关键一环。当前，设备和制度融合平台化的趋势日益明显，为后勤保障带来了前所未有的便捷与高效。同时，科教平台化趋势的兴起，进一步推动了后勤部门与临床、科研等领域的深度融合。智慧医院建设的持续强化，则对后勤保障部门的专业化和人才建设提出了更高的要求。此外，安保与临床、后勤保障融合的平台安全生产趋势，也为医院的安全稳定提供了有力保障。展望未来，公立医院后勤保障融合化将在这些趋势的引领下，不断迈向新的高度，为医院的持续、健康发展注入强大动力。

一、后勤融合平台化

随着信息技术的迅猛发展，公立医院后勤保障正迎来融合平台化的全新时代。这一变革不仅将深刻影响医院后勤的运营模式，更将推动医院整体向更高效、更智能、更协同的方向发展，从而开创公立医院后勤保障的新篇章。

融合化的内涵在功能上体现在接口的对接开放上，这点在设备平台方面尤为突出。传统的后勤保障模式中，各种设备往往处于分散状态，管理起来极为不便。未来，随着物联网、大数据、云计算等先进技术的应用，医院设备将实现全面的智能化升级。通过为设备装上传感器和控制器，设备可以实时上传运行数据，与后勤保障平台进行无缝对接。管理人员可以通过远程监控、故障诊断、自动维护等功能，实现对设备的精准管理和高效维护。这不仅将大大提升设备的使用效率和寿命，还将有效降低设备故障率，减少医院运营风险。同时，设备平台还将与医疗信息系统、财务管理系统等进行深度对接，形成数据共享和业务协同的新局面。医疗信息系统中的患者信息、病情数据等将与设备平台的运行数据相互融合，为医生提供更加全面、准确的患者信息，有助于提升医疗质量和效率。财务管理系统则可以通过对设备使用数据进行深入分析，为医院制订更加科学的设备采购和维护计划，实现成本的精准控制。

除了设备平台的整合，公立医院后勤保障的融合平台化还将体现在部门制度的优化与重组上。传统的后勤保障部门往往与其他业务部门存在壁垒，导致信息传递不畅、协同效率低下。未来，公立医院将打破这种壁垒，推动后勤保障部门与其他业务部门的深度融合。通过制定统一的规章制度、优化业务流程、加强人员培训等措施，后勤保障部门将与其他部门形成紧密的合作关系，共同推动医院整体运营效率的提升。

在这一过程中，公立医院还将充分利用信息化手段，构建出一个高效、智能、协同的后勤保障平台，让流程更加顺畅。这个平台将集成各种管理系统和应用软件，实现后勤保障业务的全面覆盖和统一管理。无论是设备的采购、维修，还是人员的调度、考核，都可以在这个平台上完成，实现后勤保障的高效化和规范化。同时，后勤保障平台还将提供数据分析和可视化功能。通过对海量的后勤保障数据进行深入挖掘和分析，平台可以帮助医院管理层更加全面地了解后勤保障状况，发现潜在的问题和瓶颈，为制定改进策略提供有力支持。可视化功能则可以将复杂的数据以图表、图像等形式展现出来，使得管理层可以更加直观地了解后勤保障的各个方面，作出更加科学的决策。

公立医院后勤的融合平台化是医院后勤保障的一次深刻变革，它将推动医院后勤向更高效、更智能、更协同的方向发展。在未来的发展中，公立医院应抓住这一机遇，积极推动后勤保障的融合平台化进程，为医院的发展和患者的福祉创造更加美好的明天。

二、科教管理平台化

在公立医院后勤保障融合化的大背景下，平台化趋势不再仅仅局限于传统意义上的后勤服务领域，更有望进一步拓展到科研和教学部门，为医院的全面发展注入新的活力。科研与教学作为医院发展的重要支柱，其平台化建设成为了提升医院核心竞争力、推动医院可持续发展的关键所在。

科研管理平台旨在实现科研资源的优化配置、科研流程的规范化和科研管理的智能化。平台将实现科研资源的全面整合与共享。通过平台，医院可以统筹管理科研项目、经费、人员、设备等资源，打破部门壁垒，促进资源的合理配置和高效利用，建立科研资源共享机制，推动医院内外部科研资源的互联互通，为科研人员提供更加便捷的资源获取途径。平台将规范科研流程，提升科研效率。通过平台，医院可以建立标准化的科研流程管理体系，确保科研项目的立项、实施、结题等各个环节都符合相关规定和要求，并提供项目管理、进度跟踪、成果管理等功能，帮助科研人员更加高效地推进科研工作。平台还将实现科研管理的智能化。借助大数据、人工智能等技术手段，平台可以对科研数据进行深度挖掘和分析，为医院的科研决策提供科学依据，有望为科研人员提供个性化的科研服务，如智能推荐研究方向、自动筛选相关文献等，进一步提升科研工作的质量和效率。

教学管理平台化是公立医院教学工作改革创新的重要方向。教学管理平台旨在提升教学质量、优化教学资源配置、促进师生互动与交流。平台将实现教学资源的数字化与共享。通过平台，医院可以将各类教学资源进行数字化处理，并上传至平台供师生共享，通过建立教学资源更新机制，确保教学内容的前沿性和实用性。这不仅可以方便师生随时随地进行学习和交流，还可以促进不同学科之间的交叉融合和创新发展。平台将优化教学流程，提升教学效率。通过平台，医院可以建立标准化的教学流程管理体系，规范教师的教学行为和学生的学习行为，提供课程管理、作业管理、考试管理等功能，帮助教师更加高效地组织和管理教学工作。平台将促进师生互动与交流。通过平台，师生可以实现在线交流、答疑解惑、分享经验等功能，打破传统课堂的时空限制，增强师生之间的互动性和参与性，通过举办线上学术讲座、研讨会等活动，为师生提供更加广阔的学术交流平台。

随着信息技术的不断进步和应用场景的不断拓展，科研管理平台化与教学管理平台化将在公立医院中发挥更加重要的作用。科研管理平台化与教学管理平台化是公立医院未来发展的必然趋势。公立医院应积极探索和实践科研管理平台化与教学管理平台化建设，为医院的可持续发展注入新的活力和动力。

三、专业人才平台化

随着公立医院后勤保障融合化的深入推进，后勤保障部门的专业化和人才建设成为至关重要的环节。智慧医院建设作为平台化发展的重要组成部分，其强化趋势更是为后勤保障部门的专业化和人才建设提供了强大的推动力。

随着医疗技术的不断更新和智慧医院建设的不断推进，后勤保障部门需要不断学习和掌握新的技术和管理方法，提升自身的专业化水平，以适应医院现代化、智能化的发展趋势。智慧医院建设涉及医疗设备的智能化管理、建筑智能化的运维、病房家庭化的营造等多个方面，这种专业化的需求将推动后勤保障部门加强自身的专业培训和能力建设，提升人员的专业素养和技术水平，从而更好地服务于医院的运营和发展。同时，专业化的后勤保障部门能够更好地理解和满足医院的需求，为智慧医院建设提供更加精准、高效的支持（图 11-12）。

在人才建设方面，后勤保障部门作为医院的重要组成部分，需要积极引进和培养具备医疗、信息、管理等多学科背景的人才。这些人才不仅需要具备扎实的专业知识，还需要具备创新思维和实践能力，能够参与到智慧医院建设的各个环节中，为智慧医院建设提供源源不断的创新动力。智慧医院建设也将为后勤人员提供更多的发展机会和空间，激励他们不断提升自己的能力和素质，为医院的可持续发展贡献智慧和力量。同时，后勤专业人员也会反过来推进高校内学科的建设，改进人才培养模式，前置职业规划与职业教育，让“医院后勤管理学”的建立与发展成为可能。

公立医院后勤保障融合化过程中，后勤保障部门的专业化和人才建设与智慧医院建设的强化趋势相互影响、相互促进。可以预见，随着智慧医院建设的持续推进，公立医院后勤保障融合化进程将进一步加快。后勤保障部门的专业化和人才建设将成为推动医院后勤

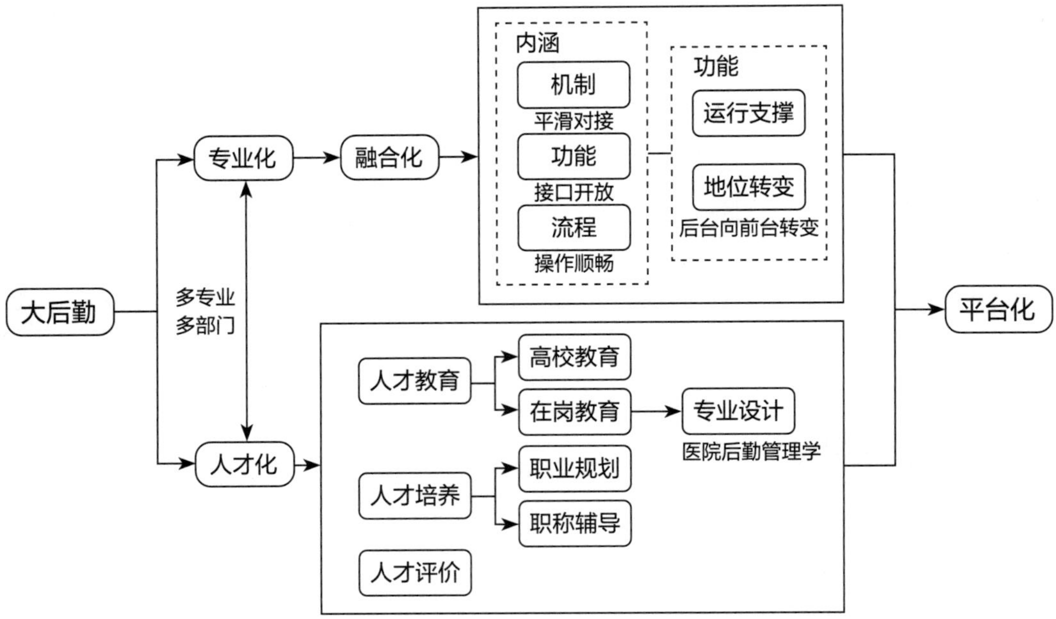

图11-12　后勤融合平台化

管理水平提升的关键因素。同时，智慧医院建设也将为后勤保障部门提供更加广阔的职业发展空间和更高的要求，激励后勤人员不断提升自己的能力和素质，以适应医院现代化、智能化的发展趋势。

四、安全生产平台化

平台安全生产是公立医院后勤保障融合化不可或缺的一环，不仅仅是单纯的物理安全，更涵盖了信息安全、医疗安全等多维度内容。未来，公立医院后勤保障融合化将更加注重平台化安全生产的构建与完善，形成一套集预防、监控、应急处理于一体的安全管理体系。通过引入先进的信息技术，实现安全管理的智能化、自动化，提高安全管理的效率和精准度。同时，后勤部门还将加强与临床、护理等部门的沟通与协作，共同打造一个安全、高效、便捷的医疗服务环境，为患者的生命安全和身体健康提供坚实保障。

随着公立医院规模的扩大和服务的升级，安保工作的复杂性和重要性日益凸显。传统的安保模式已经难以满足现代医院的需求，因此，实现安保与临床、安保与后勤的融合成为必然趋势。在临床方面，安保人员将更加深入地了解临床工作的特点和需求，通过定期与临床科室进行沟通交流，共同制定和完善安全管理制度和应急预案。安保人员将参与到临床工作中，提供安全保障服务，确保医疗活动的顺利进行。同时，利用现代技术手段，如智能监控、人脸识别等，实现对临床区域的全方位监控和管理，及时发现和处理安全隐患。在后勤方面，安保与后勤的深度融合将更加注重对医院基础设施、设备以及物资的安全管理。安保人员将加强对医院重点部位、关键环节的巡查和监控，确保医院设施设备的正常运行和物资的安全存储。同时，与后勤管理部门共同制定和完善安全管理制度，形成合力，提高医院整体的安全防范能力。这种深度融合将使得安保工作不再是一个孤立的环节，而是与临床、后勤等各个环节紧密相连，共同为医院的安全稳定贡献力量。此外，平台安全生产还需要注重信息化建设。通过构建统一的安全管理平台，实现安保、临床、后勤等各部门之间的信息共享和协同作战。这不仅可以提高安全管理的效率和准确性，还可以为医院管理层提供全面的安全数据支持，帮助他们作出更加科学、合理的决策。

公立医院后勤保障融合化对于平台化安全生产具有深远的意义。这不仅是对医院安全管理工作的全面升级，更是对医院整体服务质量和患者安全的重要保障。我们期待公立医院后勤部门能够不断创新安全管理理念和方法，为医院的可持续发展和患者的健康事业作出更大的贡献。同时，我们也希望相关部门能够加大对公立医院后勤保障融合化工作的支持力度，提供更多的政策和资源保障，推动这一进程不断向前发展。

（本章执笔：杨玉志，邱春冬，王伟航，李丹滢，穆耕林）

第十二章

文化建设功能化

本章主要是对公立医院文化建设功能化进行阐释和解读。医院文化是医院的意识形态方面资产，是医院发展的核心动力及核心竞争力，是一家医院展现自身特色，区别其他医院，形成独特形象的标志。医院的文化建设不仅对医院的长期发展有着基础的理论意义，同时也具备着十分重要的现实意义。

在新形势下，高质量发展、提质增效是现代医院中心工作的主旋律，医院文化在树立职业精神、凝聚员工共识、推动医改落地、提高医疗服务质量、加快医院发展等方面的作用越发突出。然而，由于医院文化是个动态发展和不断完善的过程，在医院改革发展的实践中常常面临着诸多问题，如文化机制僵化落后、文化内涵千篇一律等，造成文化建设的功能化发挥不足，更有甚者还会起到反作用，例如局部出现的码头文化、山头文化、江湖文化等，对医院的安定团结和稳定发展存在负面影响。因此，深入研究医院文化建设功能化，运用科学的管理学原理，探索更好地发挥医院文化正面功能的顶层设计和实施路径，对于现代医院高质量发展有着重要意义，也是医院治理研究的重要课题。本章节从医院文化建设的概念和内涵解析出发，深入到公立医院文化建设功能化的概念和内涵，通过剖析现代医院文化建设的现状和问题，探讨公立医院文化建设的路径和方法（图 12-1）。

第一节　公立医院文化的特征

一、医院文化建设的路径和方法

“文化”这一概念首先出现在人类学范畴，之后延伸到了社会学的范畴。从广义上来讲，文化指在整个人类活动的历史进程中，在实际行动中所积累的全部的物质财富和精神财富。从狭义上讲，文化指社会的意识形态和与之相匹配的体系和构架。法国的 Rousseau 在《社会契约论》中定义文化是长期形成的风俗和惯例。也有学者指出，文化

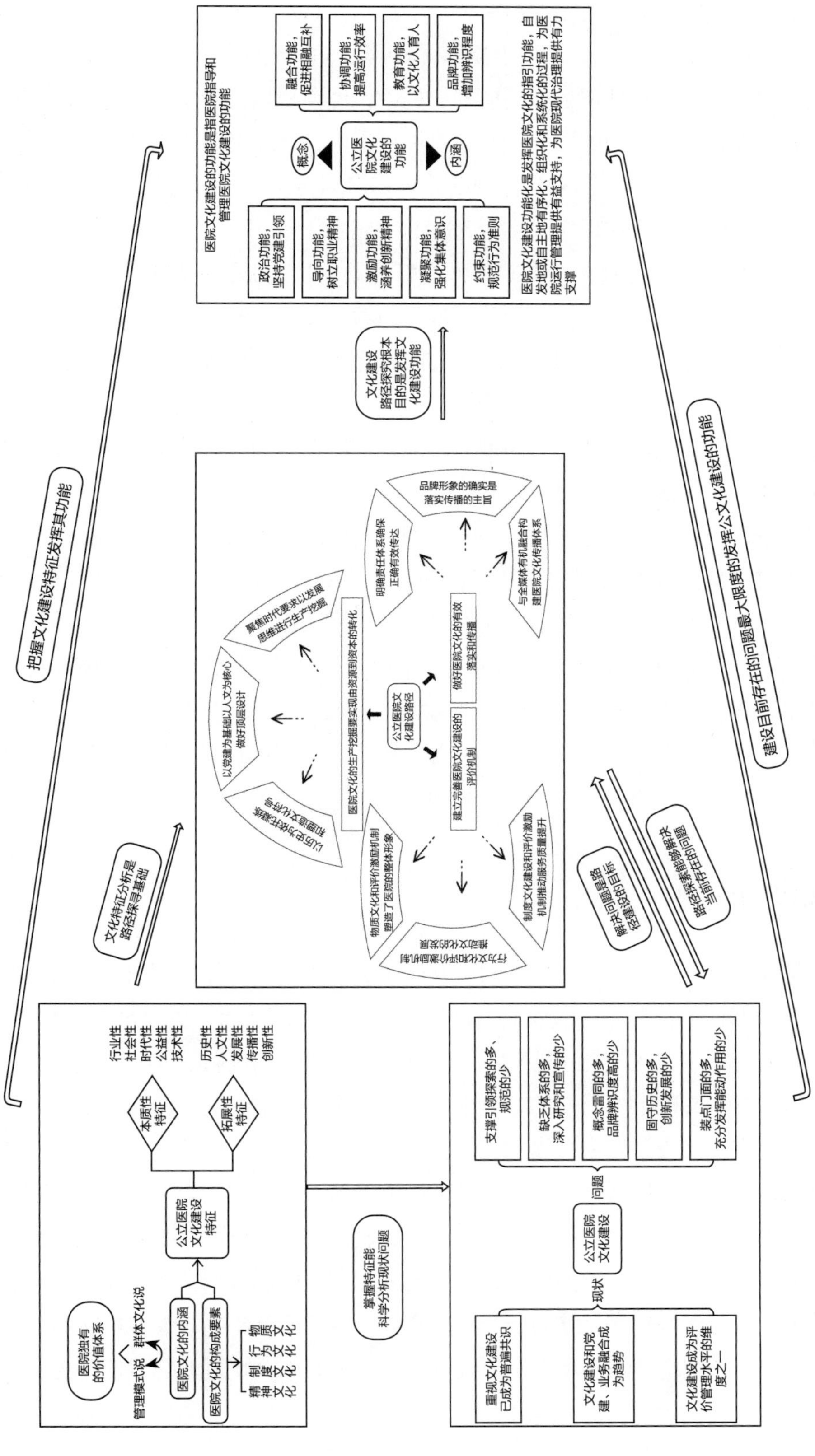

图12-1　文化建设的路径和方法

是诸多标准的综合。人民群众在文化的约束下从事活动，其发生的行为同样也在这些标准的范围之内。Edgar 认为文化是一种基础的理念和认识。在一个团体中，内部成员在长期不断实践的过程中，特别是在处理各种问题的过程中，逐渐积累了一系列有效的规章、标准和信念，引导着大家作出正确的选择，并在发展过程中，将此种理念不断地传递到下一代。在对文化作出概念界定时，其背后体现的是界定者自身的一种理念，因此各不相同。本章在研究时，主要讨论文化在现代医院治理方面的应用。

文化与文明既有区别又有联系。文明与野蛮相对立，是人类进步和开化状态的标志。物质方面的进步称为物质文明，精神方面的进步称为精神文明，制度方面的进步称为制度文明，生态方面的进步称为生态文明。只要是文明就是正面的、积极向上的。文化则有先进与落后的区分，反映先进的经济和政治的文化形成了先进文化，反映腐朽落后的经济和政治的文化形成了落后文化。文化与文明都是实践的产物，其创造主体都是人。先进文化是人类文明的一项重要内容。

人文与文化是两个不同的概念。人文是一个动态的概念，指人类文化中的先进部分和核心部分，即先进的价值观及其规范，其集中体现是重视人、尊重人、关心人、爱护人。简而言之，人文即重视人的文化。其与文化的区别在于，文化是一个国家、一个族群的标志，以群体为单位进行传承；而人文则涉及个体的思想、情感和创造，呈现出独特的艺术、文化和哲学思想。文化具有传承和普遍的特征，反映了整个社会的观点，而人文表现了个体的特性，是社会的表达方式之一。人文与文化之间又存在着相互联系，人文是文化的外部形式，反映人们内在的思想和思想发展的历程。

二、医院文化的内涵

医院文化是医院的精神财富，规范和约束着医院员工的日常工作，同时也是所有医务人员共同认同和信仰的价值观。医院文化并非固定的，它会随着时代的发展而不断改进。在医院发展变化的历程中，医院文化伴随着其发展，也随其不断更新。

医院文化是由组织文化衍生而来的，属于组织文化中独特的一支，带有鲜明的行业特色。广义上的医院文化泛指医院主体和客体在长期的医学实践中创造的特定的物质财富和精神财富的总和，包括医院硬文化和医院软文化两大方面。医院硬文化主要是指医院内的物质状态，其主体是物。医院软文化是指医院在历史发展过程中形成的具有本医院特色的思想、意识、观念等意识形态和行为模式，以及与之相适应的制度规范和组织结构，其主体是人。医院硬文化与医院软文化作为一个有机整体，彼此相互制约，又互相转换。狭义的医院文化指医院在长期医疗活动中逐渐形成的以人为核心的文化理论、价值观念、生活方式和行为准则。

医院文化是医院的意识形态方面资产，是医院发展的核心动力及核心竞争力，是一家医院展现自身特色，区别其他医院，形成独特形象的标志，其内涵可以分为以下几种。

一是“管理模式说”，该学说认为医院文化是医院管理的新型模式，医院通过在发展中形成的价值观念、规章制度、行为方式、物质环境，建立了对应的医院文化体系，通过文化体系进行医院管理。

二是“群体文化说”，该学说认为医院文化是在社会文化基础上，发展形成的具有医院自身特性的一种群体文化。医院文化是社会文化在医院医疗实践中形成的产物，反映了医院员工在工作中表现出来的精神风貌和行业风气。

本书认为，医院文化，是指在继承前辈传统医德医风的基础上，经过一代又一代医院人自强不息的拼搏奋斗，创造出自己医院独特的价值体系。这种价值体系被广大员工认同，并支配着群体行为，是决定医院经营理念、管理风格、服务模式等方面的价值观，是保障医院可持续发展的重要因素。医院文化的兴盛是医院蓬勃发展的内在动力。它不仅包括民族传统、地域特色、人文环境，还包括价值观念、基本信念、管理制度、行为准则、工作作风以及与此相适应的思维方式和行为方式等诸多方面。

三、医院文化的构成要素

按照学术界具有代表性的医院文化构成理论“同心说”，将医院文化分为四层来表达，即表层物质文化、浅层行为文化、中层制度文化和核心层精神文化。这四层构成一个严密的、系统的、有机的医院文化结构统一体。

（一）精神文化

精神文化又叫核心价值文化，是医院文化的核心部分，是指医院在进行长期的医疗实践活动中，受到某些社会文化环境及意识形态的影响，产生的思想观念，包括医院核心价值观、医院精神、医院宗旨、医院院训、医院愿景等。精神文化是制度文化、行为文化和物质文化形成的基础，对三种文化起到引导和决定性作用。

（二）制度文化

制度文化主要是指为推动医院健康发展而创制出的规范体系，是医院文化建设的重点和基础，是医院精神文化的体现和外化。公立医院的制度文化涉及医院运行管理的方方面面，包括医院基本制度、医院管理制度、医院核心工作制度、医院特色规章制度等。医院员工的核心价值观要通过制度文化来表述，通过制度文化来培养，医院运作的高效、有序与成功的医院制度文化建设有着紧密的关系。

（三）行为文化

行为文化也被称为感官文化，是医院在经营活动中产生的活动文化，包括医院全体员工的服务态度、言行举止、人际关系、精神风貌等，是医院价值观的最直接体现。良好的员工行为能够为患者提供优质的服务，让患者对医护人员产生信任感，对医院产生信赖和敬畏，建立起良好的医患关系。

（四）物质文化

物质文化是医院文化的外在表现和载体，是医院实力的具体体现，也是医院对外界的第一印象和医院创造良好形象的保证，主要包括医院环境、院容院貌、标识标牌、医疗设备、基本设施等。医院环境和建筑是医院物质文化的重要组成部分，能较为直观地体现出医院文化特征。良好的医院物质文化不仅可以给职工提供身体上的舒适和精神上的愉悦，同时还能够提升患者的就医体验、展示医院个性和定位、熏陶和培育职工精神文化。

四、公立医院文化的特征

（一）本质性特征

1. **行业性**　医院文化是指在一定社会文化基础上形成的富有医疗行业特色和学科特征的一种行业文化，它所表现出的行业特殊性也十分明显，主要包括服务对象的特殊性，医疗卫生行业的高技术性和高风险性，医疗市场的特殊性以及专科领域的特殊性等。

2. **社会性**　医院尤其是大型公立医院，作为社会组织的一部分，规模庞大、岗位众多，为社会提供了大量的就业机会，为医务人员提供了发挥能力的舞台，同时医院为社会提供了优质的医疗服务，为人民群众的生命健康保驾护航，促进良好社会风气的形成，与社会大众保持良好的公共关系，为社会稳定作出贡献，尤其是突发公共卫生事件时，大型公立医院更是承担无可取代的社会责任。

3. **时代性**　医院文化是在一定的历史变革、科学技术发展和社会意识影响下形成并发展起来的，受到当地政治、经济、社会环境变化的影响。不同年代的内外部环境造就了不同形式和特征的医院文化，因此医院文化带有明显的时代特征与时代烙印，并随着时代的变化发展而不断发展演进。

4. **公益性**　公立医院是国家医疗卫生服务体系的主体，是体现公益性、提供基本医疗服务的主体。为人民服务，增进人民群众健康福祉，保障人民群众生命健康权益，是公立医院的本质属性和责任担当。因此，公立医院文化建设也应该充分体现其公益性特征，把服务人民、担当奉献作为公立医院文化的重要组成部分。

5. 技术性　大型公立医院的主体性质和医学学科特点决定了大型公立医院承担着更多的疑难急危重症的救治任务和推动医学事业不断创新发展的科研及教学任务，是不断推动医学技术发展和医学科技创新的主力军，也是培养医学事业接班人的主阵地。因此，大型公立医院的文化建设中也应体现出高水平、高技术、重科研、求创新的价值追求。

（二）拓展性特征

1. 历史性　医院文化作为社会文化的一部分，传承着一个民族、国家的优秀文化，并在医院不断发展过程中逐渐形成并不断更新完善。医院一代又一代医务人员在医疗实践中积淀的文化底蕴，形成了医院特有的风格气韵和文化气质，这在一些具有悠久历史的医院中尤为突出。这既体现了医院文化对中华民族文化的认同感和归属感，也是维系医院文化存续和发展的根本所在。

2. 人文性　人文性是医院文化最显著的特征之一，医院作为一个独特的行业，一切活动均是以人为中心开展的，突显出以人为本的特点。公立医院文化强调在管理中重视人的因素，尊重人、理解人、赞赏人，对员工进行人文关怀，营造积极向上、和谐友爱的工作氛围。在日常运营中，以患者为中心，持续改善患者就医体验，为患者提供全身心的优质医疗服务。

3. 发展性　医院文化建设是一种对医院发展历程的记载和提炼，在医疗活动中不断继承和发扬沉淀下来的优秀文化。随着时代的发展，社会的进步，医院内外环境的变化，医院文化必将要适应调整、自我更新。医院文化的发展既是时代的要求，又是医院文化自身发展的内在要求。医院文化顺应历史和时代的发展，与时俱进。

4. 传播性　医院是知识密集、科学技术含量高的单位，是人类文明的结晶之一。一家优秀的医院不仅可以通过医疗力量为患者解除病痛，还可以将医院特有的人文关怀、精神价值传播到当地社会，从而影响整个社会的意识形态，丰富整个社会的精神文明建设。

5. 创新性　医院文化可以随着社会环境的变化进行改革和发展，以适应社会的需求以及自身的发展。同时，医院文化可以引导员工发挥创新动力，在自身相关领域中不断发展，使得医院在医疗技术、管理能力、政策制度、价值观等方面不断创新，产生源源不断的发展动力。创新也是医院文化发展的内在需求。

第二节　公立医院文化的功能

“文化是一个国家、一个民族的灵魂”。文化与提升公民素质之间，具有根本的、不可忽视的内在逻辑关系。同时，构建被社会和公民广泛接受的认同感和价值观，可以大大提高国家治理水平。因此，文化建设的功能不仅仅在于文化设施、载体和活动开展，更重要的是人的教化和道德培养，最终支撑国家治理。因此，我国当前的文化建设必须发挥文化在培育弘扬主流价值、提升国民素质、推动社会发展、提升国家软实力、维护国家文化安全中的重要作用，尤其是对于人的价值塑造和对于国家治理的支撑。

一、医院文化建设功能的概念

医院文化建设的功能是多方面的，但归结到一点，它是医院的灵魂，是推动医院生存和发展的源动力，是提高医院核心竞争力的基础。医院文化建设功能是指医院指导和管理医院文化建设的功能。

二、公立医院文化的功能

1 000 多年前，孙思邈将医者的职业追求定位于“大医”，将医者的职业境界简约为“精诚”（技精德诚）；1939 年 12 月 21 日，毛泽东主席为纪念一位援华医生发表了著名的悼文——《纪念白求恩》，文中将白求恩医生的人生品质描述为“一个高尚的人，一个纯粹的人，一个有道德的人，一个脱离了低级趣味的人，一个有益于人民的人”。

公立医院文化建设是医院建设与管理的重要内容，也是公立医院建设中的一项系统工程。随着医药卫生体制改革的不断深化，我国对公立医院发展提出了更高的要求。2018 年 6 月，中共中央办公厅印发《关于加强公立医院党的建设工作的意见》，提出“加强医院文化建设。引导医务人员弘扬和践行敬佑生命、救死扶伤、甘于奉献、大爱无疆的崇高职业精神，塑造医术精湛、医德高尚、医风严谨的行业风范”。2021 年 6 月，国务院办公厅出台《关于推动公立医院高质量发展的意见》，指出“建设特色鲜明的医院文化。挖掘整理医院历史、文化特色和名医大家学术思想、高尚医德，提炼医院院训、愿景、使命，凝聚支撑医院高质量发展的精神力量”。2024 年 2 月，国家卫生健康委等部门制定《关于进一步加强新时代卫生健康文化建设的意见》，明确“坚持党的文化领导权。发挥党建引领作用，把党的领导贯彻到卫生健康文化高质量发展全过程和各方面”。

（一）政治功能，坚持党建引领

1. 概念　国家卫生健康委等部门发布的《关于进一步加强新时代卫生健康文化建设的意见》明确了公立医院文化建设的政治属性，“卫生健康文化是中国特色社会主义文化的重要组成部分”；同时，也就公立医院文化建设的政治功能给出了定义，提出了目标“卫生健康系统学习贯彻习近平文化思想不断引向深入，思想自觉和文化自信更加增强，卫生健康领域意识形态向上向好态势更加巩固”。

2. 表征　马克思主义认为，经济基础决定上层建筑。这种决定作用，不仅是针对政治的上层建筑而言，同时也是针对文化的上层建筑，尤其是对作为文化上层建筑核心的意识形态而言。意识形态决定文化前进方向和发展道路，只有牢牢掌握意识形态工作的领导权，发挥党在文化建设中的引领作用，才能保障文化发展始终沿着正确的方向前进和正确的道路发展。公立医院的政治属性是根本属性，公立医院的政治功能是基本功能。坚持党建引领，表现为：理论引领，坚持马克思主义指导地位；政治引领，牢牢掌握意识形态工作领导权；价值引领，大力弘扬社会主义核心价值观。

一是弘扬主旋律。强调文化建设要坚持党性和人民性相统一的原则，坚持正确的政治方向，站稳政治立场，解决好“为了谁、依靠谁、我是谁”的问题，把实现好、维护好、发展好最广大人民根本利益作为文化建设的出发点和落脚点。

二是传播正能量。牢牢把握“两个巩固”根本任务，把树立“四个意识”、坚定“四个自信”、做到“两个维护”作为建设社会主义意识形态的关键。

三是增强阵地意识。习近平总书记把思想舆论领域划分为红色、黑色、灰色三个地带，指出“红色地带，主要是主流媒体和网上正面力量构成的，这是我们的主阵地，一定要守住，决不能丢了”。

四是巩固话语权。针对当前马克思主义在一些场合失语、失踪、失声的问题，我们在文化建设中必须不断增强主流意识形态的现实解释力。因此，意识形态的话语表达既要接“天线”，诠释好党和国家的重要理论、方针、政策等，又要接“地气”“要让马克思讲中国话，让大专家讲家常话，让基本原理变成生动道理”。

3. 影响　医院文化建设的主要目标是为了凝聚各方面力量，缓解各种矛盾。在新时代医疗改革持续推进的背景下，一方面，医学技术不断发展，这对医务人员的专业能力提出了更高的要求，医务人员通常面临较大的科研压力，唯有不断提升自身的科研水平和专业能力，才能更好地适应医疗改革的需要；另一方面，当前我国医疗资源仍然不够充分，尤其是优质的医疗资源更是稀缺，这也就造成了很大一部分医务人员面临较大的工作压力，甚至出现长期超负荷工作的情况。为此，在医院文化建设过程中，我们在强调医者仁心、奉献精神的同时也要关注医务人员的身心健康，注重与医务人员的沟通。同时运用思想政治工作方法，发挥文化建设功能作用，帮助医务人员缓解压力。

（二）导向功能，树立职业精神

1. 概念 医院文化作为一种精神目标指引医院前进的方向，并通过文化的熏陶和影响，将医院的精神和信念传达给员工，潜移默化地引导员工认同并接受其价值观，将医院的目标作为自己的奋斗目标，为实现医院目标和个人价值而自觉努力。

2. 表征 医院文化反映的是医院整体的共同追求，既是医院行为的再现，又是医院行为的发展和完善。一旦医院形成自身特色的文化，就具有一种特定的文化定势，具有相对的独立性。这种强有力的精神和行为准则自觉或不自觉地成为医院的行为方向，它能够将广大员工引导到医院所确定的目标方向上来，极大地调动员工的积极性，为实现医院的发展目标而努力奋斗。同时，医院文化可以使员工在工作中按照统一的价值观体系认识问题和处理问题，减少盲目性和模糊性，保持成员行为的一贯性，引导和塑造成员的态度和行为。医院文化导向功能是通过明示和暗示等不同方式浸入到人们的思想，渗透到人们的心里，凝聚人们的观念。医院文化提倡什么、反对什么、崇尚什么，是医院文化的实质，医院文化的价值观对主体行为有着深层的导向作用。这种导向作用表现在以下两个方面。

其一，价值观总是对现实事物、现象的价值进行度量、评价、裁定，对它们作出选择和取舍，有什么样的价值观就有什么样的行为取向。“坚持以人民为中心”的发展理念和价值观，必然使医院在服务流程、服务质量、服务态度和收费政策等方面采取一系列方便患者、有利于患者的举措。而某些追求利润至上的医院，必然采取各种手段创收，在患者生命和经济收入之间需要作出选择时，看重的往往也会是经济收入。

其二，在医院价值观的内容中，既包含着现实的、客观存在的价值，也包含着潜在的、想象的、希望的、理想的东西。换而言之，在价值观念中，凝聚着主体的强烈意向，由此铸成了医院价值观的意向性倾向，规定着医院及其员工所追求的目标。在进行重大决策的情况下，由于医院文化规定了医院内共同的思考方法和行为方式，从而成为重大决策的行动指南。

3. 影响 如今，社会主义核心价值观对于公民的道德基线作出约定：爱国、敬业、诚信、友善。对于医务工作者来说，不仅要恪守这一底线，还要有更高的追求，由爱国到报国，敬业到乐业，诚信到利他，友善到行善。良好的医院文化会引导员工自觉履行“全心全意为人民服务”的宗旨，弘扬“敬佑生命、救死扶伤、甘于奉献、大爱无疆”的崇高职业精神。

（三）激励功能，涵养创新精神

1. **概念**　一个人的世界观、价值观和人生观是在长期的工作和生活过程中形成的。在人们的认知、思维、行为方式中，都伴随着文化对其潜移默化的影响。文化作为一种精神力量，能够在人们认识世界、改造世界的过程中转化为行为的动力，不同的医院文化对医院发展方向的影响截然不同。

2. **表征**　医院文化是在长期的医疗实践中不断地继承、探索、总结、完善而发展起来的，这一发展过程本身就是不断创新的过程，所以说，医院文化没有创新就没有发展，没有生命力。这种创新不仅是医疗技术和医疗服务的创新，更重要的是价值观念、服务理念、思想意识以及相关体制机制的创新。先进的医院文化具有随着医院环境变化而自我更新的能力，体现着医院文化的时代性特征。

公立医院文化既要继承传统文化的精华、祛除使思想全面僵化的守旧文化，更要创造出继往开来的时代新文化。在医院文化的创新中，要大力创造科学文化和人文文化，使这类新的元素或文化不断积累和迅速增加，以推动医院的快速发展。实质上，科学文化与人文文化是至真至善的人类文化，两者互相影响。当涉及历史的、心理的动力和价值观念时，科学文化要以人文文化为基础；而当涉及价值规范的实现、完善和演进时，则人文文化又依赖于科学文化，因为科学文化的逻辑思维、求真的纯洁性更合乎理性。爱因斯坦曾说："科学研究的最高境界和对科学理论的普遍兴趣具有巨大的意义，因为它推动人们更正确地评价精神活动的成果"。这表明，科学文化与人文文化的最高精神境界具有一致性。

对医院文化的激励作用的理解可以从个体与整体两个方面分析。从个体看，是通过外部刺激所接受的鼓励，产生的一种高昂向上的效应；从整体看，是通过号召和影响使之接受并产生的行为效应。

3. **影响**　医院文化给医院员工提供了行动的基础、环境、支撑，医院文化是医院的一面旗帜。在具有先进医院文化的组织中，每个人只要符合总的价值准则，就可以自主地、创造性地工作。这有利于调动员工的创造性，培育更多的创新人才，促进人才的成长，滋养整个组织的生机活力，推动促进发展。以人为本的医院文化，把尊重人、理解人、赞赏人和鼓励人作为出发点，有利于员工内在的积极性和创造性的发挥。这能充分调动医院员工的工作热情，使医院员工从内心深处产生一种情绪高昂、奋发进取、争先创优的精神效应。这种精神效应会使员工产生工作的幸福感，形成持久的驱动力，并为医院员工找到一把自我激励的标尺。这种激励标尺不再带有直接功利性质，而是能够提升医院整体文化建设和人自身素养，达到人创造文化、文化塑造人的良性循环机制，激发员工"院兴我荣、院衰我耻"的责任感、使命感和荣誉感。

（四）凝聚功能，强化集体意识

1. 概念 每一个人都是一个独立的个体，有着不同的思想和行为方式。而通过医院文化的渗透，把医院的核心价值观、发展目标、理念等，传递给每一个人，引起大家的认同和共鸣，使大家更加团结、更加和谐，形成极大的向心力，激发起每一个人的战斗力，为实现医院目标、实现自我价值而不懈奋斗。

2. 表征 医院文化的价值观就是一种极强的凝聚力量，它一旦形成并得到员工的认同，就像无形的黏合剂，从各个方面、各个层次把医院员工凝聚起来，使员工产生对工作的自豪感、使命感和责任心，增强对医院的集体感、认同感和归属感。当医院积极向上的群体价值为广大员工所接受，员工把自己的前途和希望都寄托于医院发展之中的时候，就会在很大程度上心甘情愿地把自己交给医院，自觉地为实现医院的目标而努力，从而使全体员工凝聚成一个协调有机的整体。

此外，从社会心理学角度来分析，在社会各个系统中，凝聚力首先是产生心理因素，而物质因素则次之。医院文化应是通过员工的知觉、信念、动机、期望等的文化心理，沟通人们的思想，产生对医院目标的认同感。医院文化注重人的价值，重视培养人的情感，关注人际关系的协调，从而增加医院的凝聚力。

因此，医院把个体凝聚起来的力量，不是生物力量、金钱拉动，而是医院文化。医院文化就像一种黏合剂，对内能有效地把医院的全体员工凝聚在共同的价值观和目标、信念大旗之下，对外能整合资源、扩大品牌效应。

3. 影响 医院文化使成员不仅重视自身利益，更重视医院的集体利益，形成了对医院的一种认同感，从而提高医院的凝聚力。在文化建设过程中，医院的核心价值观逐渐得到强烈的认可和广泛的认同。接受这种核心价值观的信仰越坚定，医院文化就越强，对员工的行为影响就会越大。医院员工对于医院的价值取向有高度一致的认同，其离开医院的倾向就会大大减少，有利于降低员工的流失率。同时，主人翁意识会在医院内创造出一种较强的行为控制氛围，从而增强医院的内聚力、员工的忠诚度和组织承诺。

（五）约束功能，规范行为准则

1. 概念 公立医院文化通过长期不断地医院共同价值观、道德观宣传、灌输、教育，潜移默化地向员工个人价值观、道德观渗透，在医院员工中形成一种群体道德规范和行为准则，对医院和员工的思想行为起到约束作用，促使员工在观念上确立一种自我约束的行为标准。一旦员工的某个行为违背了医院正确的价值观念，其本人心理上会感到内疚，并受到共同意识的压力和公共舆论的谴责，促使其自动纠正不当行为。公立医院文化更强调导向的约束，是一种“不需要管理的管理”。

2. 表征 自由是约束条件下的自由。约束文化更符合单位利益，公立医院文化氛围越浓，对医院员工行为的约束和规范作用也越强。文化所代表的意识形态作为一套价值观念或认知学识，影响着每位员工，它的存在可以使人们限制自己的行为，在一定程度上减少“搭便车”现象的发生，增强个人对于某项制度安排的理性认同和依赖，能够淡化机会主义行为。融合在医院精神中的一些成文或不成文的院规、院风、院纪以及伦理关系准则，虽然不会检查监督，但员工们都会在言行上自觉地规范和约束自己。

管理学家们认为，医院文化的约束规范作用远胜过成文的规章制度。其主要体现在以下几个方面。

（1）制度管理带有强制性，往往赢得人的服从，有时难以赢得人的信服，这与管理的基本精神相违背；而医院文化则是管理制度的升华，它把名目繁多的制度压缩、凝练成一两条富有哲理性、具有感召力的医院行为准则。

（2）再严密的组织制度也不能包罗万象，如果没有信念和自我约束，可能会出现“你有政策、我有对策”的局面。

（3）医院文化易于让员工们在具体问题上达成一致的信念，上级决策下级易理解和执行，并按组织的整体目标来调整自我行为，从而提高医院管理的效率。

医院文化通过理想信念和制度对广大医务人员的行为起着约束作用，是外显的文化规范功能，而医院文化中的价值理念、道德理念则是通过微妙的暗示、内在提醒等形式对医务人员的行为起着规范作用，是内隐的文化规范功能。医院文化通过一系列内、外规范约束，使医务人员的行为符合医院发展建设的要求，以自我控制，保持良好的职业道德，推动着医院文明、健康、有序环境的形成和发展。

3. 影响 医院许多岗位工作难以计量，也不可能使每一个岗位都处于监督控制之下，客观上需要有一种大家公认的精神力量来自觉支配行为，做到有无监督都一样。由于医院文化提供了共同的思考和行为指引，有利于协调和钝化组织内部的不平衡，有利于员工思想的统一。单纯通过规章制度、计划和行政命令的要求，可能容易达到行动上的统一，而好的公立医院文化却能使人们在思想、情感、行为上达到高度统一。

（六）融合功能，促进相融互补

1. 概念 公立医院是“大基层、小社会”，不同领域、不同专业、不同类型员工之间的交流汇聚了不同的思维方式、审美观念和知识体系，文化在医院融合中担当着重要的角色。文化的开放包容性、文化的价值体系、文化的认同感和文化的创新力，都为医院的融合和发展提供了重要动力。通过促进文化的交流、碰撞和融合，从而形成了一种多元共存、相互交融的文化格局，为创新创造提供源源不断的灵感，公立医院可以培养出富有创造力和创新精神的人才，推动医院的发展进步。

2. 表征　文化建设的融合功能就是在求同存异中，体现和而不同，实现共融共进。在争论中寻找共鸣，在异议中保持友善。在日常工作、生活、交往中，人们难免会遇到意见不一致的情况。这时，如果每个人能够抱着平和的心态去探求彼此的共鸣点，化解分歧，便能让彼此之间的沟通更加顺畅。同时，在表达自己的异议时，也要以尊重和友善为前提，避免过度激烈的争执，使交流变得具有建设性而不是伤害性。这有助于促进医院及员工在生活交往社会范围内的和谐共融。在公立医院，各种观点和信仰交织在一起，而正是在这种复杂多样性中，寻求共同点和接纳差异变得尤为重要。通过平等、包容的交流，不仅能够建立多元共生的发展模式，还能减少冲突和矛盾，为医院稳定和谐创造良好的环境。

求同存异也是医院合作中的重要原则。在公立医院中，成员之间往往有着不同的经验、能力和思维方式。如果每个成员都能够发挥自身的优势，同时愿意听取他人的意见和建议，团队就能更加高效地达成共同目标。尊重他人的差异，不仅有助于增强团队凝聚力，还能为医院带来更多的创新和进步。

3. 影响　我们需要认识到，“求同存异”不是一种简单的妥协，而是一种智慧的抉择。通过在共性中凝聚力量，在差异中丰富自我，有利于加强跨领域、跨专业的交流与学习，有利于和而不同、共融共进，有利于涵养支持创新，有利于关注覆盖边缘，医院员工能够在彼此的不同与相似中，构建和谐共融的医院舞台，让多元的声音在和谐与共振中奏响医院发展的壮美乐章。

（七）协调功能，提高运行效率

1. 概念　协调功能是公立医院文化功能化的一个重要组成部分。协调的重要意义在于协调各类群体、组织之间的关系，使之处于和谐状态。协调的思路和内容是防止矛盾激化，各方利益兼顾、利益共享、利益保障、利益补偿，实现公正公平。协调功能体现出一种文化力，协调分歧正是领导力和文化力的体现，医院管理者拥有能力和手段在各方间进行协调。

2. 表征　国家治理能力是运用国家制度管理社会各方面事务的能力。文化内蕴着与国家治理能力相配套的政治态度和政治价值观，能够对国家治理能力发挥协调的作用。从治理主体方面，国家治理能力是制度实践的生动诠释。人作为制度的适用对象，对制度的优劣感受最为强烈，人的价值观念强烈影响着制度的取舍。国家治理能力可体现为人执行制度的能力。由于人的利益和偏好的形成是受到文化、认知、观念等因素影响的内生性过程。因此，在现代化社会，除了硬件制度保障外，还需要道德、意识形态等价值层面的软因素来规范主体行为，加强文化对治理主体人格的塑造，促使他们在解决治理中的矛盾和问题时具有政治意识、大局意识、责任意识。从治理客体方面，国家治理客体尤其是主要群体，文化程度越高，对制度的认同程度越高，主体和客体的相互作用就越有效，国家治理能力就越强。其中，文化中的信仰、理想、追求等精神动力共同构成了治理客体遵守制度的内在驱动力。有效调动治理客体内生性力量是促进制度执行、降低制度执行成本、扩大治理客体自由的理想方案。

大部分医院都存在着各类矛盾，存在着认识差别等不协调现象。医院文化中表现的共同信念和目标使医院员工不是被动地听从，而是主动地自我拘束、肩负责任，主动互换建议和交流思想，经过共同磋商，解决问题和矛盾。对外，医院文化是重申医院更好地为社会服务，也就是说经过医院文化建设，医院尽可能地调整自身，以适应不同人群多样化的医疗需求，满足人们对优质医疗不断增加的供给需求，协调医院与社会的供需矛盾和其他矛盾。对内则有滋润、调和作用，公立医院就像一艘航母，要不断探索提升公立医院治理体系和治理能力现代化，发挥文化协调功能，有利于各板块协调，机关与临床、一线与后勤的协调，促使各自有序衔接，保证功能，提高效率。如指导临床实践，各学科、中心协调合作；协调各亚专科，不偏重、不失重，齐头并进；协调资源分配，实现整体收益的最大化；协调各院区资源，强化大局意识；协调个体和整体，科主任要全面了解平台带来的资源，中青年员工要正确认识与集体的关系。

3. *影响*　医院文化的协调功能是指其协调医院内部、医院与社会之间的关系，使强调整体、和谐、效益成为共识。医院文化这只无形的手协调医院中的各种要素与关系，建立以责任为基础的医院文化，将大家的意见进行整合，协调医院为整体进行运行，使员工形成共同的信念、理想和价值取向，做到互通信息、密切合作、互谅互让，促进医院管理更加协调，助力医院更加团结、和谐、健康地发展。

（八）教育功能，以文化人育人

1. *概念*　公立医院文化是公立医院的精神和灵魂，是人才培养的重要载体和基本要素。当前，公立医院文化育人的时代内涵，就是要将中华优秀传统文化、爱国主义文化和社会主义先进文化融入医院思想政治教育的全过程，发挥文化的教育功能，推动社会主义核心价值观和新时代医疗卫生职业精神入脑入心。作为公立医院，育人过程既是用文化影响、熏陶、教育员工及学生的过程，也是文化参与医院治理的过程，教育员工、学生以遵纪守法为荣，以违法乱纪为耻，恪守从医初心、职业规矩、科研规范、伦理道德、为人师表，通过源头治理、正风肃纪，把纪律和规矩挺在法律的前面。

2. *表征*　文化的基本内涵就是一种“育人”“教化”和“培育”。目前，在健康中国建设深入推进的形势下，医院不单是一个治病防病的工作单位，还是一个传播文明和表现社会进步的窗口。医院文化的培育和熏陶，可以让员工更加优秀，使每个员工拥有与时代相适应的精神风貌和价值观念，使每名医护人员努力成为受人们欢迎的“医德崇高、医术精湛、医风高洁”的医务工作者，使医院成为两个文明建设成效显著的医疗单位。

文化建设的目的是“以文育人”。在文化的价值中，“人文”价值当列首位，人“文而化之”则成就“人文”，因此，“以文化人”就是让人知道什么该做，什么不该做。文而明之，明之而止，产生人的自觉、自尊和自强，这是文化建设的目的。人创造了文化，文化也塑造了人，“文化”就是“化”人，就是以文“化”人的过程，开展文化建设，无论采取多少举措，最终都要落实到人的素质、民族的素质提高上。在这一过程中，文化作为“实践的事情”与“社会的素质”，改变了实践着的人，改变了社会的人的素质，促进了人的全面发展。

3. 影响 坚持以文化人、以文育人，把文化育人切实融入为党育人、为国育才体系建设中，强化思想引领，增强文化自信，既是加强公立医院思想政治工作的重要举措，也是办好公立医院的内在要求。医院文化建设的任务是用先进的文化“教化”和“优化”人。随着医院改革创新的深入，文化对医院发展的作用越来越重要，而培育优秀的医院文化是医院发展的重要途径。当代医学在取得快速发展的同时，也出现了一些困扰问题，具体表现为：在医学科学研究中与科学精神的背离，在临床医疗活动中与生命原则的背离，在医患关系上与道德法则的背离等。所以，必须高度重视医院文化建设，用先进的文化教化和优化医务人员，重建医学的科学精神、生命原则和道德法则，实现医学人文精神的回归。

（九）品牌功能，增加辨识程度

1. 概念 塑造医院文化品牌是指医院在自身发展过程中形成的具有辨识度的文化内涵，是医院的独特标识和个性，可理解为医院在患者、医务人员和社会中所传达的价值观、信念、行为准则和形象，是一种体现医院使命、愿景和核心价值的无形资产，可以帮助建立医院定位，指导品牌传播，形成品牌忠诚度。

2. 表征 当医院文化建设达到比较成熟的阶段，形成明显的特色时，它不仅能在医院的内部发挥作用，对本院员工产生影响，而且也会通过新闻媒体、广告网络、口碑相传等各种宣传媒介对社会产生良好效应，社会就会对医院文化有感知、可识别。医院文化的传播对推介医院品牌技术、品牌服务、品牌设备有很大帮助，提升医院的知名度和美誉度，优秀的医院文化对社会文化的发展也会产生影响。

（1）增强声誉和信任：一个有强大文化品牌的医院能在患者和社会中建立起良好的声誉和信任，通过传达医院的核心价值观和承诺，增加公众对医院的信任度并促进患者选择该医院的医疗服务。

（2）吸引患者和医务人员：具有鲜明文化品牌的医院能吸引更多与之价值观相符的患

者和医务人员的关注与选择。

（3）提高医疗服务质量和效果：医院文化品牌强调患者关怀、专业性和创新等价值观，促使医院在提供医疗服务时更加注重患者体验、精细化管理和持续创新。

（4）树立社会形象和责任感：一家有着积极文化品牌的医院能担负起参与社会活动及健康促进等社会责任。

（5）突出差异化竞争优势：拥有文化品牌的医院能凸显其独特的价值主张和优点，可在激烈的市场竞争中脱颖而出并吸引目标患者。

在品牌塑造的过程中要把握可持续原则，追求医院的长远发展。知名度的保持和巩固，需要不断用优质的概念来强化。对内，公立医院应当为职工营造合作共赢、良性竞争的工作环境，提供员工实现自我价值的途径。通过丰富的形式渠道将医院品牌形象的塑造落实到医务人员的内心，使得他们对医院产生更强的归属感。对外，公立医院应当在公益性的基础上让患者对医院品牌产生高度认可及情感共鸣。

品牌形象的塑造涉及各方面因素，需要医院内部资源的优化组合与社会公众的配合，因而是一项系统工程。公立医院开展品牌形象塑造，应当立足于品牌自身的精髓，在注重医院定位、价值观宣传的同时重视医患双方的真实需求和心理特点，为他们营造专业、安全、人性化的工作和就诊空间。同时加强医务工作者与患者之间、医院工作人员之间、医院与媒体之间的有效交流，营造积极向上、和谐温馨的人文氛围。

3. 影响　公立医院品牌建设植根于医院的历史文化土壤之中，医院文化是医院品牌的根基和灵魂。优秀的医院文化帮助医院在公众中树立良好的社会形象，具有扩散力量。例如，有利于吸引患者前来就医，为医院创造良好的经济效益；有利于医院广招人才、吸引人才和留住人才，增强发展的实力；有利于取得社会公众对医院的理解、支持和帮助，促进医院的长久发展。打造以公益性为核心的公立医院文化体系，在品牌文化建设中要融入公立医院的实体存在与特色服务。优秀的医院文化形成品牌，铸造医院的无形资产，有助于为医院带来良好的经济和社会效益。

三、医院文化建设功能化的内涵

医院文化建设功能化是发挥医院文化建设的功能，使医院自发地或自主地有序化、组织化和系统化的动态过程。医院内部各单元、各员工之间能够自行按照符合医院文化的导向方向，自动地由无序走向有序、由低级有序走向高级有序，为医院运行管理提供有力支持，为医院现代治理提供有力支撑，不断为改革开放和现代化建设提供有力的思想保证、精神动力和智力支持。

第三节　公立医院文化建设存在的问题

一、公立医院文化建设的现状

（一）高度重视医院文化建设已成为大型公立医院普遍共识

加强医院文化建设，增强文化软实力，打造文化品牌影响力已经成为大型公立医院尤其是头部医院的广泛共识。2017 年，《国家卫生计生委办公厅关于开展特色医院文化医院建设工作的通知》指出，为在全系统借鉴推广医院文化建设好的做法，加强全系统医院文化建设，在全社会营造尊医重卫的良好氛围，服务健康中国和文化强国建设，决定开展特色医院文化建设工作。2018 年《关于特色医院文化建设调研情况的通报》指出，2017 年底卫生健康系统启动了特色医院文化医院建设工作，在前期全国 934 家医院申报基础上，2018 年 4 月中旬至 5 月上旬，国家卫生健康委组织相关直属和联系单位、业务主管社会组织以及国家中医药局成立 7 个调研组，赴 31 个省份 102 家医院开展了实地调研复核，对相关医院文化建设亮点和特色进行全面了解，发现了一批值得学习借鉴的好做法好经验：一是注重顶层设计，高度重视医院文化建设；二是强化精神引领，围绕崇高精神和医院特质，明确文化建设内容；三是以文化建设引导医疗转型，提升患者获得感和满意度；四是将文化元素融入医院环境建设，营造浓郁的文化氛围；五是建设医院文化阵地，打造医院文化精品；六是积极履行社会责任，以医院文化引领社会文明；七是关爱医护健康，多举措发挥主体作用；八是开展新闻宣传和文化活动，提升医院的媒体素养与文化素养。

2022 年 8 月，中共中央办公厅、国务院办公厅印发《“十四五”文化发展规划》，明确提出必须把文化建设放在全局工作的突出位置，更加自觉地用文化引领风尚、教育人民、服务社会、推动发展；必须进一步强化文化赋能，充分发挥文化在激活发展动能、提升发展品质中的作用。党的二十大报告进一步强调，全面建设社会主义现代化国家，必须坚持中国特色社会主义文化发展道路，增强文化自信，围绕举旗帜、聚民心、育新人、兴文化、展形象，建设社会主义文化强国。

2024 年 2 月，国家卫生健康委等部门印发《关于进一步加强新时代卫生健康文化建设的意见》，要求全面学习贯彻习近平文化思想，深入贯彻落实习近平总书记关于卫生健康工作的重要论述精神，坚持以人民为中心的发展思想，推动卫生健康文化进入新境界、卫生健康事业取得新进展、人民健康福祉提高到新水平，为建设健康中国提供坚强思想保证、强大精神力量和有利文化条件，并且进一步明确了建设目标、工作原则和具体举措等。

面对新时代新要求，为顺应全面推进社会主义文化强国、健康中国战略部署和满足人民群众日益增长的健康需求，建设与高质量发展相匹配的医院文化成为现代公立医院普遍的价值定位和发展方向，并自觉将其纳入医院长远发展规划和年度重点工作中。同时，从政策层面和顶层设计环节加强对医院文化建设的重视和投入也得到了广大医务人员和患者的普遍认可和广泛欢迎，这对打造舒适的诊疗环境、提升患者就医体验和构建良好的医患关系都有着重要的推进作用。

（二）医院文化建设和党建、业务工作深度融合成为趋势

公立医院是党领导的卫生健康战线的主力军，是党联系人民、服务群众的重要窗口。始终坚持和加强党的全面领导，筑牢医院文化建设的政治底色，是公立医院的根本属性所决定的。在实际工作中要依靠党建工作来加强和引领医院文化建设的深入推进，深刻领会和把握“党建文化”内涵，增强“党建文化”意识，更好把握医院文化建设的着力点。公立医院应科学认识到党组织在医院文化建设中发挥着导向引领、凝聚人心、激励优化的重要作用，以党建工作为引导，挖掘自身的文化积淀，融入崭新的时代精神，健全和发展自身的党建文化体系。党建与文化建设的深度融合对确保公立医院改革发展的正确方向起着全局性作用，对保障医院高质量发展、内涵式建设得以顺利推进具有现实意义。

俗话说，“德不近佛者，不可为医；才不近仙者，无以为医。”自古医者的悬壶济世、治病救人使命就和精神层面的追求与评价密不可分。价值观打造、榜样塑造、文化阵地建设等也贯穿于医院医疗、护理、科研和教学等业务活动的全过程。新时代，“敬佑生命、救死扶伤、甘于奉献、大爱无疆”的崇高职业精神作为社会主义核心价值观的重要构成部分，是医院开展临床工作和科研教学活动的价值支撑和精神动力，是影响医患关系、搭建医患桥梁的重要因素。当下，越来越多的公立医院将文化建设与业务工作相融合，把医学人文作为重要的研究课题，文化成为现代医院管理的重要抓手。

面对高质量发展的新任务、新要求，四川大学华西医院党委以员工文化行为准则为抓手，将高质量发展的内涵与医院优秀文化传承有机融合，通过“三上三下”的文化大讨论和广泛调研论证，在全院员工中凝聚新共识、形成新准则（《员工文化行为准则九条》）、指导新实践，实现文化到行为的创造性转化，历史传承到新时代实践的创新性发展。

（三）医院文化建设成为评价公立医院管理水平的主要维度

20 世纪末，我国部分公立医院已经开始进行医院文化相关探索，将医院自身的文化

建设投入具体的实践活动当中。在国家政策的号召下，卫生行政主管部门、医院所附属的高校和相关研究院所等也都逐渐参与到医院文化建设的实践中，并引领更多的医院相互交流、分享经验，积极构建自身特色医院文化，并尽快投入管理实践。现阶段，绝大部分公立医院已经将医院文化理论应用到自身的医院文化构建当中，并取得了初步的成绩，文化建设也逐渐成为业内公认的评价公立医院发展水平的维度之一。总体而言，历史越长、规模越大、发展越好的公立医院，越重视文化建设，文化建设相关工作起步越早，文化建设的水平也越高。

北京协和医院是一所拥有百余年历史的医院，传承悠久、底蕴深厚，在百年医疗服务实践中积淀形成了独具特色的医院文化体系，称之为“协和文化”，其中被称为“协和三宝”的图书馆、病案、名教授更是被广为熟知和津津乐道。协和医院在 1991 年，建院 70 周年之际，提炼形成了“严谨、求精、勤奋、奉献”的协和精神；在 2011 年，建院 90 周年之际，讨论提出“待患者如亲人，提高患者满意度，待同事如家人，提高员工幸福感”的办院理念；2014 年凝练出以“学术协和、品质协和、人文协和”为表述的协和百年内涵价值体系，努力将医院建设成为中国特色世界一流的现代医院。通过对协和历史文化内涵不断地挖掘、丰富和延展，逐步形成以协和精神、办院理念、使命愿景为核心内容，以精品文化、廉政文化、安全文化、患者导向文化及科室亚文化为从属内容的协和文化架构体系。

复旦大学附属中山医院是国家卫生健康委和教育部部属大型综合性教学医院。1937 年为纪念中国民主革命的先驱孙中山先生而命名，是当时中国人创建和管理的最早的大型综合性医院之一。复旦大学附属中山医院在创造出中国医学史上无数项“第一”的同时，还为医院留下了“一切为了患者”的中山精神。复旦大学附属中山医院文化在历史发展过程中一直与时俱进地在传承、在吸收、在创新、在发展。复旦大学附属中山医院文化建设内容主要包含打造竞争性医院文化、强调永续创新性医院文化、坚持绩效导向性医院文化、勇于担当社会责任的医院文化和认同以人为本的医院文化。

南京鼓楼医院从 1892 年建院伊始，便倡导并践行“无损于患者为先”的宗旨和理念。一代代“鼓医人”笃行传承，不断凝练和丰富医院文化。2005 年起，南京鼓楼医院明确将人文建设摆在医院发展的战略高度，提出了建设“国内最好人文医院”的发展目标，在政策制定、规章制度、考核评比上，均将人文作为重要评价指标，每年组织人文科室、人文员工评选表彰，强调在医院工作的每个人都是为患者服务链条上的一环，只要做好自己的工作，发挥自己的特长，赢得患者的认同，就会得到医院的认可。人文理念得到普遍认同，人文特色成为医院品牌。

二、公立医院文化建设存在的问题

医院文化是个动态发展和不断完善的过程，在医院改革发展的实践中常常面临着诸多问题，如部分医院文化机制僵化落后、文化内涵千篇一律、文化载体固化单一等，造成公立医院文化建设功能发挥不足，更有甚者还会起到反作用。在我国医疗卫生体系不断完善的大背景下，患者对公立医院的要求不断提高，公立医院文化建设的重要性更加凸显，但当前我国医院文化建设还存在一些问题，公立医院文化建设在未来还有很长的路要走。

（一）公立医院党建对文化建设的支撑引领探索的多、规范的少

2018 年 6 月，中共中央办公厅印发了《关于加强公立医院党的建设工作的意见》，要求切实加强党对公立医院的领导，健全现代医院管理制度，推动实施健康中国战略。文化建设是新时代党建工作的重要内容，医院党建工作水平直接影响着医院文化建设的总结、提炼和升华。

一方面，公立医院的公益性质和服务属性决定了公立医院文化建设必须立足中国共产党“执党为公、执政为民”的理念，以社会主义核心价值观为政治底色，因此在进行医院文化建设的顶层设计时，就应当自觉秉承“以患者为中心”“一切为了人民”的价值追求，以医务人员崇高职业精神为精神内核，努力构建符合医院自身需求和特色的价值体系。

另一方面，部分公立医院的领导层，其自身并未对公立医院的党建工作有正确的认识，对党委领导下的院长负责制理解有偏差，日常工作中存在重业务、轻党建，重临床、轻管理的状况。部分医院的党建工作缺乏规范的流程和机制，造成基层党组织规范化、标准化建设存在不规范、不到位的情况，以及党务工作部门边缘化、设置不合理、机制不健全、人员非专业化。这些党建问题在一定程度上限制了文化建设的进程和立德树人、以文立院的实效。还有部分公立医院党建工作和文化建设脱节，既不能充分发挥基层党组织的战斗堡垒作用，也无法强化广大党员在文化建设中的先锋模范作用和发挥头雁效应，造成文化建设缺乏阵地、脱离群众。

（二）公立医院文化建设缺乏体系的多，深入研究和宣传的少

公立医院文化建设的重要性不言而喻，医院文化建设也受到越来越多的医院管理者的重视和研究。但是，总体来说，文化建设相对于业务工作而言，缺少标准化、规范化的评价标准。在医院的考核中，对于文化的考核较少，导致领导者对医院文化建设的投入不足，提概念的多、系统研究的少；对医院文化建设的内涵及建设机制了解不充分，致使文

化建设应景的多，深度提炼的少；在开展系统性、整体性建设方面存在盲区，致使文化建设在医院层面探讨的多，在科室层面宣传的少；医院文化建设缺乏顶层设计，多是由松散零星的活动随机构成，活动之间缺乏文化主线相互串联，对活动的表面内容关注的多，对深层次的文化内涵挖掘的少，对医院重点工作和重点问题持续性宣传的少；部分医院的管理层没有将医院文化建设提升到医院使命、愿景、核心价值观的高度，也没有将制度建设、开展质量服务提升行动等工作从文化建设的内涵层面进行延伸。此外，党政工团在文化建设中合力不够，往往各自围绕自己部门的中心工作“单打独斗”，缺少统一规划和整体策划，文化建设的效果事倍功半。

在医院文化的宣传层面，部分医院的宣传工作对新时代新发展和新要求的敏感度低，宣传思维固化陈旧，对宣传数量要求多，对宣传深度挖掘少；对宣传计划安排多，对宣传工作部署少；对一般性管理人才储备多，对宣传专业人才谋划少；文化宣传工作与实际工作结合不紧密，宣传平台和宣传形式较为单一，也没有充分利用当今的全媒体平台反复开展联动宣传，没有充分发挥医院文化的正面功能，起到凝聚人心、精神引领、增强品牌辨识度、推动医院中心工作开展和医院实现稳定发展的强大作用。

（三）公立医院文化建设概念雷同的多，品牌辨识度高的少

公立医院文化建设的关键在于凝练符合医院自身历史底蕴和发展规律的核心价值理念，在全院逐渐形成文化建设的共识、不断丰富文化建设的内涵。部分医院受发展历史以及发展环境的影响，存在精神文化缺失、缺乏自身特色等困境，从而造成医院文化建设概念化、同质化、单一化等问题。

公立医院文化建设大都将全心全意为人民群众健康服务作为使命，以“敬佑生命、救死扶伤、甘于奉献、大爱无疆”的新时代医疗卫生职业精神为内核，凸显行业性特征为主要内容，对医院的历史传承、区位特点、发展现状等分析凝练不够，也没有结合自身专业技术优势、区域定位和医院愿景目标，甚至还有直接照搬照抄的情况，文化内涵雷同，无法凸显医院特色、不能顺应时代发展，也不利于医院品牌辨识度的打造和传播。

同时，在雷同的核心文化上形成的制度文化、行为文化也趋于大众化，不能很好结合实际指导工作、发挥文化的教育功能、激励功能和导向功能，从长远来看影响和阻碍医院核心竞争力发展和品牌影响力提升。部分医院对文化内涵的领会不深不透，对新时代医院文化建设的规律认识不到位，仅仅停留在加强医院表层物质文化和浅层的行为文化上，集中在医院基础设施和硬件环境建设的改良上，内容单一、互动不足、融入不够。此外，部分医院文化建设还常常存在形式单一、模式化明显等问题，与员工思想工作实际、与患者需求相结合不够，执行和约束力度不强。

（四）公立医院文化建设固守历史的多，创新发展的少

悠久的历史文化是医院宝贵的精神财富，赋予了医院独特的精神气韵和文化底蕴，但如果不能正确看待历史与现实的关系，不能兼顾守正与创新，往往会使得医院文化建设陷入僵化，无法对现代公立医院的高质量发展产生内在驱动力，发挥应有的能动作用。

纵观当下综合实力排名靠前的大型公立医院会发现，其中相当大的一部分具有教会背景，多为1949年前，欧美传教士来华创建的。这些历史悠久的医院在发展过程中历经国家、民族的风云变迁，逐渐发展成为在行业内发挥示范引领作用的头部医院。然而，悠久的历史文化有时候也可能成为文化建设的双刃剑。习近平总书记说："没有脱离政治的业务，也没有脱离业务的政治"。医院的发展同样不能脱离国家和民族，不能脱离时代与政治。在现代化建设与高质量发展的时代背景下，有着悠久历史文化传统的教会医院更要不忘初心、守正创新。"守正"守的是"践行为人民服务"的初心使命，是"以患者为中心"的人文内核；"创新"创的是更好地服务患者的模式，是鼓励临床技术创新的机制，是现代医院管理的体系。

不少公立医院的文化建设墨守成规、故步自封，抱紧历史、沾沾自喜，脱离技术发展和时代进步，没有针对医院的实际问题和发展现状进行修订和完善，没有解决医院发展中面临的根本矛盾和根本问题，导致医院文化无法深入人心，难以被大家广泛接受和认可，从而制约了文化功能的发挥。有些医院的文化建设还带有明显的时代烙印，缺乏与时俱进的创新文化、进取文化，文化建设急功近利，追求短期效益，对制度和管理的支撑作用都难以得到发挥，无法适应医院高质量发展的客观需求。同时，随着医改的持续深化，反观医院文化建设动态调整显得不足，制度文化建设明显滞后，各项行为文化建设如规范化诊疗等与医疗制度改革要求的规范化、精细化、制度化还存在较大偏差。总之，公立医院要以守正创新的心态看待院史，凝聚共识，凝练和打造医院文化体系，赋予医院文化更多的时代意义和社会功能。

（五）公立医院文化建设装点门面的多，充分发挥能动作用的少

部分大型公立医院依然是精益导向、效率导向，文化建设重于形式、轻于落实，存在形式化、浅表化和短视化等问题，从而造成医院文化功能的发挥普遍不足，医院文化对医院高质量发展的能动作用还有较大的提升空间。当下，公立医院文化建设大部分仍停留于医院管理层，存在于规划和文件中，科室层面、职工层面对于医院文化建设的感知度有限，参与医院文化建设的热情不够，往往以科室文化、团体文化甚至山头文化取代医院文化。

医院文化定位不清晰、特色不明显，员工对医院文化的认同感、凝聚力和向心力不足，就不能通过文化的潜移默化作用约束和教育员工的言行举止，引导员工树立正确的价值观，履行医务人员的崇高使命，也无法充分调动员工发挥主人翁精神，积极投身医院高质量发展的浪潮中。创新文化和进取文化不足，员工的思辨性和创造力就无法得到充分激发，医院高质量发展的内在动力就会日渐枯竭。廉洁文化和安全文化缺失，院风浮躁攀比、员工惴惴不安，医院高质量发展就失去了稳定之基。和谐文化和人文文化匮乏，医院利益至上，缺乏人情味和同理心，失去民心民意，医院高质量发展将成为水中之月、镜中之花。

此外，医院员工甚至有的医院领导层仍旧认为文化建设就是宣传工作、征文比赛、演讲比赛、文艺演出等外在形式，没有形成文化品牌的理念。在全媒体时代，公立医院要想在市场竞争中长期立于不败之地，就应当聚力于塑造和传播品牌，充分利用院内院外各种媒体平台和传播渠道，不断增强粉丝黏性、患者认可度和社会美誉度，将医院文化的品牌功能最大化。

第四节　公立医院文化建设功能化的路径

文化是一个国家、一个民族的灵魂。党的二十大从国家发展、民族复兴的高度，提出“推进文化自信自强，铸就社会主义文化新辉煌”的重大任务。医院文化作为社会主义文化的重要组成部分，是医院发展的强劲引擎，是提高医院核心竞争力的动力源泉。2021年国务院办公厅印发的《关于推动公立医院高质量发展的意见》中指出“强化患者需求导向、建设特色鲜明的医院文化和关心关爱医务人员”，确立了新形势下建设公立医院高质量新文化建设的指导思想。公立医院文化建设要积极探索以文化生产挖掘、落实传播、激励评价三位一体的高质量文化建设的实现路径。

一、医院文化的生产挖掘要实现由资源到资本的转化

公立医院文化资源是医院文化发展的核心，不论是有形的实体资源，还是无形的医院精神，既有的医院文化资源是发展文化事业的源头之水。文化资源本身是一种实力，要发挥这种实力的作用，不仅需要增强对文化的主观意识，具备文化敏感与直觉，更需要对现有的宝贵医院文化资源进行挖掘、提取和整合，并推动文化资源优势向文化资本优势转变。

（一）以党建为基础、以人文为核心做好文化生产挖掘的顶层设计

医院文化生产挖掘做好顶层设计至关重要，顶层设计可以确保医院文化建设的各项措施与医院的整体战略目标保持一致。这样的设计有助于将文化建设融入医院的日常运营和长远发展中，确保文化建设不是孤立的，而是服务于医院的整体发展。另外，顶层设计有助于形成统一的文化价值观和行为准则，增强医院内部的凝聚力，这种统一性使得员工能够有共同的目标和价值观，促进团队合作，提升其对医院的忠诚度和归属感。顶层设计包括以下几个方面。

1. 党建引领公立医院文化生产是公立医院文化建设顶层设计的关键　通过党的建设引领和推动医院文化生产，不仅可以加强医院的思想政治工作，还能够促进医院文化的积极健康发展。关键的实施策略包括：一是明确党建工作与医院文化生产的结合点，确定党建工作与医院文化建设相结合的具体实践点，如通过党建活动宣扬医院的核心价值观，将党的理论和精神融入医院文化之中。二是利用党建活动推广医院文化，组织开展形式多样的党建活动，如知识讲座、志愿服务、文化节等，将医院的使命、愿景、价值观通过这些活动传达给全体员工。三是融合党建内容与医院文化元素，在医院文化的内容和形式上融入党建元素，如在医院的标识、宣传材料和环境布置中加入党建的符号和口号，增强医院文化的政治性和时代性。

2. 医院文化建设的顶层设计要紧密结合人文关怀以促进医院的整体发展　人文理念如何与医院文化建设相互影响和促进表现在这几个方面：一是人文关怀提升服务质量。医院文化若以人文为核心，将重视患者的全方面需求，包括生理、心理、社会和精神方面。这种关怀可以直接提高患者满意度，减少医疗错误，从而提升医疗服务的整体质量。此外，一个关注员工福利和职业成长的环境也有助于留住人才，减少人员流动率。二是可以推动技术和服务创新。以人为本和重视发展的文化鼓励创新，促使医院不断寻求新的技术和方法以改善患者服务。一个以人文关怀和发展为导向的医院文化可以建立强大的品牌和声誉，这对于患者的吸引力和社会信任度提升至关重要。三是促进可持续发展。结合人文关怀和发展策略的医院文化有助于实现长期可持续发展。通过提高员工满意度，优化资源管理，以及增强社区参与和合作，医院能够在不断变化的医疗环境中保持竞争力和适应力。通过这种方式，不仅能提高医院的服务质量和运营效率，还能建立一种积极向上、互相支持的工作环境，最终实现医院的长期成功和影响力提升。

（二）以历史为依托凝练和塑造医院独有的文化符号

医院历史经过多年发展积淀而成，记录和反映着医院建设、发展的历程。以历史为依托，凝练医院独有的文化符号，是构建医院文化生产的重要途径。这样做不仅能够深化员

工对医院历史和文化的认识，增强他们的归属感和自豪感，还能够在外部树立医院的独特形象，吸引患者和社会的关注。凝练塑造医院独有的文化符号有如下实施路径。

1. 组织专门的团队对医院的历史进行深入研究 历史研究包括医院的创立背景、发展变迁、重大事件、杰出人物等。通过文献收集、口述历史、图片和视频资料等形式，全面记录医院的历史和成就。筛选医院历史中具有代表性和感染力的故事，将其塑造成医院的经典故事。利用这些故事在医院内部进行价值观教育和团队建设，同时也可以通过媒体、公众讲座等方式向社会公众传播。

2. 根据医院的历史和特色，设计独特的文化符号 如标志、吉祥物、口号等文化符号应体现医院的核心价值观和使命，易于公众识别和记忆。在医院的环境布局和装饰设计中融入医院的历史元素和文化符号，如建立历史展览室（馆）、在走廊挂设历史照片墙等。这样的环境布局不仅能够增强医院内部的文化氛围，也能够让患者和访客深刻感受到医院的文化和历史。

3. 以多种形式传播医院的文化和历史 定期举办医院文化节、历史讲座、公益活动等，鼓励员工、患者及社会公众参与这些活动，加深他们对医院文化的理解和认同。在员工培训和日常管理中强调医院的历史和文化，让员工明白自己是医院历史的一部分，表彰和奖励在传承和弘扬医院文化方面作出突出贡献的个人和团队，增强他们的归属感和自豪感。

（三）聚焦时代要求以发展思维进行医院文化生产挖掘

以发展思维进行公立医院文化生产，意味着医院文化建设需要紧密结合当前社会发展的趋势和需求，不断创新和进步，满足人们日益增长的健康需求。这种发展思维要求医院文化不仅要传承和弘扬传统优秀文化，还要紧密结合国家健康政策，积极吸收新时代的价值观念，构建符合现代社会发展的医院文化体系。以下是具体的实施建议。

1. 对接国家健康政策 组织专门团队对国家健康政策进行深入解读，并通过各种渠道（内部培训、公众讲座等）向员工和公众宣传，提高对国家健康政策的认知度。将国家的健康政策和公共卫生战略融入医院文化建设中，使医院文化与国家健康发展同步，不断调整和优化医院服务流程和管理模式，并对政策实施效果进行监测和评估，及时向相关部门反馈实施情况和建议。

2. 融入新时代价值观念 积极响应社会主义核心价值观，将其融入医院文化建设和日常管理中，通过实际行动践行这些价值观念。在尊重传统文化的基础上，开放接纳多元文化，尊重患者和员工的文化背景和价值取向，创建包容性的医院环境。

3. 加强医疗伦理和社会责任 随着医疗技术的进步，及时更新医疗伦理观念，解决新技术应用中出现的伦理问题。定期对医护人员进行医疗伦理教育和培训，强化医德医风建设，确保医疗活动合法、合规、合伦理。积极参与和支持公共健康项目和公益活动，如为贫困地区提供医疗援助、参与突发公共卫生事件的救治等，提升公立医院的社会形象和公众信任度。

二、做好医院文化的有效落实和传播

文化的价值在于传播。文化价值的体现更适合用 George Berkeley 的那句“存在就是被感知”来形容，优质的文化内容只有被人所熟知，才能被认可，被进一步弘扬。传播学派的 Leo Frobenius 曾指出“文化没有脚”。他认为文化是靠传播而对人类产生影响的。公立医院文化的落实传播不仅关系到医院内部员工对医院文化的认识、认同与实践，还影响到医院在外部社会、患者中的形象和信誉。

（一）明确责任体系确保医院文化的正确有效传达

建立一个明确的责任体系是推动医院文化落实传播的关键。这种体系确保每个人都明白自己在文化传播和实施中的角色和职责，从而促进医院文化的深入人心和有效执行。责任体系的构建包括两个方面。

1. *体系构建要达到久久为功的效果*　在建立责任体系前，首先，需要明确公立医院文化建设的具体目标、核心价值观、行为准则等内容以达到久久为功的目的。通过高层会议、员工大会等形式，确保所有层级的员工都对医院文化有全面的理解。其次，要将医院文化落实传播的任务分解到各个层级和部门，每个层级和部门都要有明确的责任人。高层领导负责整体方向和监督，中层管理者负责具体执行和监控，基层员工负责日常的实践和提议。另外，负责文化落实传播的每个部门应制定详细的文化落实传播计划，包括目标、方法、时间表、预期结果等，计划应确保具有可操作性和针对性，使每个环节都有明确的执行标准和检查点。

2. *做好落实传播效果反馈*　要设立专门的监督小组或指派责任人，负责跟踪医院文化落实传播的进度和效果。首先，要定期对文化落实传播的效果进行评估，包括员工满意度、文化理念的贯彻程度等，根据评估结果进行调整。其次，对于在医院文化建设中表现突出的个人或团队应给予表彰和奖励，以激励全院员工的积极性；对于未能履行文化传播责任、导致文化落实不力的个人或部门，应有明确的责任追究机制。另外，要鼓励开放、双向的沟通机制，让员工可以自由地表达对医院文化建设的意见和建议，通过搭建和畅通有效的反馈渠道，确保管理层能够及时了解和解决文化落实过程中遇到的问题。

（二）品牌形象的确立是医院文化落实传播的主旨

确立医院的品牌形象是医院文化落实和传播的重要方面和主旨意图。品牌形象不仅反映了医院的服务质量和专业能力，还包含了医院的核心价值观和文化特质，这些都直接影响到患者和社会公众的认知度及信任度。树立医院的品牌形象是一个综合性的过程，要考虑实现场景化、日常化，这涉及多方面的共同合力。

1. 医疗服务质量是塑造品牌的基础 需要全体医护人员专业高效地服务，要关注患者的就诊体验，从预约服务到就医过程中的每一个环节都要尽可能地优化，只有保证医院服务品质，才能从根本上树立起医院的品牌形象。

2. 统一医院视觉符号便于品牌传播 要塑造品牌识别系统统一的视觉形象，设计具有辨识度的标志、统一的配色方案和字体，确保在所有媒介和材料上的应用一致性。同时要创建简洁、有力、易于记忆的医院口号，传达医院的核心价值和使命。

3. 品牌内容要做到入脑入心入行 要加强内部文化建设培养员工的品牌意识，可以通过定期举办内部培训，强化员工对医院文化和品牌的认同感，确保医院所有员工都明白品牌的价值和目标，并在日常工作中体现这些价值。

（三）与全媒体有机融合构建医院文化传播体系

当下，我们面临着舆论生态、媒体格局、传播方式的深刻变革，随着媒体的不断发展，出现了“全程媒体、全息媒体、全员媒体、全效媒体”，使得信息无处不在、无所不及、无人不用。作为直接服务社会大众的健康机构，公立医院都有着自己特有的宣传体系和渠道，具备采编、加工、制作、发布信息的基本功能，实现医院文化与全媒体的有机融合，不仅能够促进医院文化的广泛传播，还能够增强医院的品牌形象，提升公众的认知度和信任度。如何利用全媒体优势，开创医院文化传播新范式的策略如下。

1. 讲好医院故事 根据不同媒体平台的特点和目标受众的偏好，制作多样化的内容，如图文、视频、直播、播客等，确保每个平台上的内容都能够引起目标受众的兴趣和互动。在传递医院文化时可以利用故事化的内容，如医生和患者之间的温情故事、医院发展的历史故事等，通过这些增强内容的吸引力和感染力。故事化内容更容易在社交媒体上被分享，有助于扩大医院文化的影响力。

2. 增强线上线下互动 利用全媒体平台的互动功能，如评论、点赞、转发、问答等，鼓励公众参与到医院文化的传播中来。通过开展在线活动或竞赛，如健康知识问答、健康挑战赛等，提升受众的参与度和互动性。还可以将全媒体传播与医院的线下文化活动相结合，如线上预告线下活动、线上直播线下活动等，通过线上线下活动的有机结合，可以更有效地扩大医院文化的传播范围和深度。

3. 建立专业传播团队　要定期对医院传播团队进行培训，提升他们在全媒体运营、内容创作和数据分析等方面的能力。团队要有意识地建立统一的视觉识别系统（visual indentity system，VIS），如徽标（logotype，LOGO）、色彩、字体等，通过在不同的媒体平台上使用统一的视觉元素增强医院品牌的识别度。另外，团队也要善于利用全媒体平台提供的数据分析工具，监测内容的传播效果，如观看率、互动率、转发量等。根据数据反馈，及时调整和优化内容，确保医院文化传播的效果最大化。

三、建立完善医院文化建设的评价机制

公立医院文化建设中的激励评价机制是一种重要的管理工具，它可以鼓励员工积极参与到医院文化的营造和实践中，通过对符合医院文化价值观的行为给予正向激励，促进医院整体服务水平和员工满意度的提升。在医院文化建设实践中，公立医院要积极探索，寻求利用量化激励评价机制开展医院文化建设的有效策略，推动医院文化建设水平的快速提升。

（一）医院物质文化建设和评价激励机制共同塑造了医院的整体形象

医院物质文化是医院管理思想的集中体现，是医院管理实践经验的科学总结，是医院通过营造良好的物理环境、提供优质的设施设备及其他物质条件，支持医院的运营和服务。而评价激励机制则旨在通过对员工行为和成果的评价，及随后的奖励或惩罚，激励员工达成医院的目标和提升服务质量。医院物质文化建设与评价激励之间存在着密切的关系，这两者之间的关系体现在以下几个方面。

1. 评价激励机制推动物质文化的改进和升级　评价激励机制可以用来衡量和判断物质文化建设的成效，如医院环境的舒适度、设备的先进性以及科技应用的有效性等。通过对这些方面的持续评价，医院可以识别出物质文化建设中的不足，并采取相应的激励措施来鼓励改进，比如对于有效提升工作环境的团队给予奖励。

2. 评价激励机制和物质文化改进可形成正向循环　通过明确的评价标准和激励政策，不仅能够激发员工在物质文化建设中的积极性，还通过对物质环境的改善，进一步提升员工的满意度和忠诚度。这种从评价到激励，再到物质文化建设的改进，形成了一个正向循环，有助于持续提升医院文化建设的整体水平。

3. 物质文化建设和评价激励机制共同塑造了医院的整体形象　一方面，物质文化建设通过改善医院环境和设施，直接提升了医院的硬件水平。另一方面，评价激励机制通过强化员工的服务意识和工作态度，提升了医院的软实力。两者相辅相成，共同构建了医院的品牌形象和文化特色。

综上，医院文化建设中的评价激励机制和医院物质文化建设是相互依存、相互促进的。通过有效的评价激励机制，可以激发员工和团队在物质文化建设方面的积极性，而物质文化的不断改进和优化又为实现更高效的评价激励提供了有力的支撑。

（二）医院行为文化建设和评价激励机制共同推动医院文化的健康发展

医院行为文化是指在医院内部形成的一种共同的行为准则和价值观，包括医护人员的职业道德、工作态度、团队协作精神等。良好的医院行为文化可以提高医护人员的职业获得感，促进医院的和谐发展，提高医疗服务质量。医院文化建设中的评价激励机制和医院行为文化建设之间存在着密切的关系，它们相互作用和影响，共同推动医院文化的健康发展。具体来说，这种关系主要体现在以下几个方面。

1. 评价激励机制对医院行为文化具有塑造作用 一方面，评价激励机制通过明确的绩效标准和期望行为来引导医护人员的行为，这些标准和期望通常与医院的核心价值观和行为规范相一致，从而有助于塑造一致的行为文化。另一方面，通过对医护人员的表现进行评价，并根据评价结果给予奖励或反馈，可以激发医护人员的积极性和主动性，促使他们按照医院文化的要求行动，进一步加强医院行为文化的内化和实践。

2. 医院行为文化对评价激励机制具有支撑作用 一方面，良好的医院行为文化能够营造出积极向上的工作氛围，使医护人员更加认同医院的价值观和目标，这为评价激励机制的顺利实施提供了有利的环境和基础。另一方面，当医护人员深入理解并认同医院的行为文化时，他们更容易接受评价激励机制中设定的标准和期望，因为这些标准和期望与他们已经接受的价值观和行为规范是一致的。

3. 医院行为文化和评价激励机制相互促进循环增强 随着医院环境和社会文化的变化，医院可以根据反馈和评价结果，不断调整和优化评价激励机制，使之更加符合医院行为文化的发展需要。同时，医院也可以根据评价激励机制的实施情况，调整和优化行为文化的具体表现，形成良性循环。

评价激励机制和医院行为文化共同作用，帮助医院实现高质量的医疗服务，提升患者满意度，同时增进医护人员的职业成就感和对医院的归属感，从而共同推动医院的长远发展。因此，评价激励机制和医院行为文化之间的关系是相辅相成、不可分割的。医院文化建设需要两者的共同努力，通过持续的互动和调整，建立起符合医院发展目标的健康、积极的文化环境。

（三）医院制度文化建设和评价激励机制共同推动医院服务质量的提升

医院制度文化建设是指在医院内部形成和发展一套规范医护人员行为、引导医院发展方向的规章制度、价值观念和工作准则的过程。这一建设过程不仅涉及制度的制定和实施，还包括了价值观的培育、传播和实践，旨在营造一个高效、和谐、专业的医疗服务环境。医院制度文化建设与评价激励机制之间的关系是相互强化、互为支撑的。以下是医院制度文化建设与评价激励机制之间的几个关键联系点。

1. 评价激励机制是确保医院制度得到有效执行的关键工具　一方面，通过定期的评价，医院可以监控制度执行的情况，识别存在的问题，并采取措施进行改进。同时，激励措施可以提高员工遵守制度的积极性，确保制度文化的深入人心。另一方面，通过将遵守制度和优秀的制度执行作为评价激励的一部分，员工会更加倾向于内化这些制度，将其作为自己行为的一部分，这样不仅提升了制度的执行效率，也有助于将制度文化根植于医院的日常运作之中。

2. 评价激励机制是确保医院制度创新发展的重要环节　评价激励机制可以激励员工不仅仅是遵守现有制度，还可以鼓励他们提出制度改进的建议，促进医院制度文化的持续发展和创新。通过奖励那些能够提出有效制度创新方案的员工，医院可以不断优化其制度文化，提高管理效率和服务质量。另外，评价激励机制提供了对医院制度执行情况的反馈，这些反馈是医院制度文化建设不可或缺的部分。通过分析评价结果，医院可以调整和完善其制度，确保制度文化与医院的实际运作和发展需求保持一致。

3. 评价激励机制对医院文化氛围的塑造至关重要　评价激励机制有助于建立一种正向的文化氛围，其中遵守和积极执行制度被视为价值所在。这样的氛围不仅有助于提高员工的满意度和工作动力，也促进了医院整体文化的积极发展。

综上所述，医院制度文化建设与评价激励机制是互利互惠的。评价激励机制确保了制度的有效执行和内化，良好的制度文化又为评价激励机制提供了基础和框架。通过这种相互作用，医院可以建立和维护一个高效、正向、以患者为中心的文化环境。

第五节　案例分析

一、孕育抗疫精神，铺就新时代公立医院行业文化的为民底色

（一）案例描述

面对新冠病毒感染疫情，某公立医院全面强化政治担当，全面进入“战时”状态，全面树立信心决心，先后派出229名医疗队员援助，前后方员工背靠背、肩并肩、心连心

“坚决打赢疫情防控的人民战争总体战阻击战”。前方救治工作和医院疫情防控应急体系建设受到国家卫生健康委、政府赞誉，有关事迹多次被国家级媒体报道，荣获国家、省市各级各类集体表彰 10 余次、个人表彰 300 余人次。

应对严重疫情，靠的是综合国力，拼的是精神实力。在医院党委的坚强领导下，前后方人员共迎挑战、共克时艰，孕育并诞生了“鼓医抗疫精神”：一是坚守初心、勇担使命的爱国主义精神；二是舍生忘死、逆行而上的英雄主义精神；三是敬佑生命、救死扶伤的忠诚职业精神；四是勇挑重担、迎难而上的实干奋斗精神；五是团结协作、同舟共济的守望相助精神；六是创新拼搏、赶超发展的时代担当精神，成为新时代该院文化的重要内容，并转化为潜移默化的力量，起到了医院管理、事业发展的精神支柱和凝聚剂作用。

（二）案例分析

面对新冠病毒感染疫情影响造成的严峻形势，该公立医院坚持疫情防控和复工复产两手抓两手硬，2020 年 3 月 25 日召开加快和逐步恢复医疗服务和医疗秩序全院动员大会，加快建立同疫情防控相适应的医疗运行秩序，走在全省乃至全国医疗机构前列。在积极稳妥推进复工复产的同时，毫不放松抓好疫情防控工作，为所在省会城市夺取疫情防控和复工复产“双胜利”作出积极贡献。

在“鼓医抗疫精神”激励下，全院保持“实干”状态、“争先”姿态，落实市委关于对标找差创新实干推动高质量发展的部署要求，对标习近平总书记关于卫生与健康的重要论述和视察江苏重要讲话指示精神，对标新发展理念，提升目标追求，不比客观比主观、不比基础比思路、不比条件比作为。29 个职能处室、45 个临床医技科室开展多轮对标找差，找准发展参照系和坐标点，汲取学科建设、人才培养、临床研究、成果转化等方面的经验和举措，立足资源禀赋和自身优势，在对标谋划中树立不一般的追求，在扬长补短中拿出不寻常的举措，在推动落实中争取不平凡的战果，努力在解决医院发展不平衡不充分问题上争先进位，确保优势领域始终走在前列。

同时结合医院实际，深入开展“办实事、解难题、惠民生”实践活动：一是对内开展“我为员工办实事”“我来解决医院实际问题”实践；二是对外开展“我为患者解难事”活动。坚持解决群众最关心、最直接、最现实的问题，扩大优质医疗服务供给，用医院辛苦指数换患者健康指数，更好满足人民群众多层次多样化的健康需求。该公立医院全面推行“五天工作、七天运转”和“24 小时应诊、365 天开诊”，实行“患者看病不限号”，统筹做好医疗工作和扩大优质医疗服务供给，细化分时段预约诊疗，优化门诊区域环境，强化午间门诊、周末和节假日门诊，加强对高龄群体的人工服务、优先服务，为特殊群体提供门诊全程服务，大力推进日间手术，完善“互联网医院”线上服务（开通预约挂号、在线咨询、在线复诊、送药到家、医技预约、报告查询、名医直播、在线探视，将问诊、处方、检查预约、支付及药物配送的全流程一体化，有超过800余种常见慢病用药实现了“足不出户，送药到家”），全面建立起更好服务人民群众的医疗运行秩序。

聚焦治病救人、解决患者问题，聚力推动临床研究，打造守护人民生命健康的“最后一道屏障”。面向国家重大需求、面向人民生命健康，某大型公立医院聚力推动临床研究，引导全院医务人员通过科技创新、资源整合，对各类临床实践问题开展深入研究，转变以往医学基础研究投入较多的局面，更加强调临床研究和临床新技术应用，提升医院临床工作的质量和内涵，促进临床新技术应用和新标准建立，强化某大型公立医院专科内涵与核心竞争力，提升医疗技术服务水平，通过集智攻关年底前取得一系列有影响的临床研究成果，保障病有所医、医有所治、治就治好，将医院打造成为“优秀的医学家诞生地、医疗新技术策源地、一流医疗服务示范地、医院管理创新引领地”，建设聚焦治病救人、解决患者问题、让人民更满意的高水平医院。

（三）案例总结

“为什么发展、发展为了谁”的问题，事关公立医院的存在价值与发展方向，是公立医院文化建设的核心。该公立医院文化建设的实践说明，必须坚持以社会主义核心价值体系为引领，以培育当代医务人员核心价值观为重点，教育引导医务人员确立正确的价值取向和价值标准，公立医院必须坚持姓党为民。深入开展当代医务人员核心价值观和职能使命教育，引导他们自觉认识到，姓党为民是公立医院的根本价值所在，进一步树牢“时代发展，为民服务的方向不能变；人员更新，为民服务的传统不能丢；任务加重，为民服务的质量不能降”的理念。必须坚持服务社会。坚持公益性质与社会效益并重，充分发挥公立医院资源优势，定期组织专家义诊，主动与下级建立长期帮带关系，用真诚服务回报社会、造福群众，以实际行动践行初心使命。必须坚持生命至上。弘扬“苍生为念，厚德载医”的大爱精神和“特别讲政治、特别守规矩、特别讲质量、特别重服务、特别爱医院”的职业操守，坚持“一切为了患者、为了一切患者、为了患者一切”的理念，以文化自信增强发展自信，以文化动力增添发展动力，以文化优势增创发展优势。

二、传承红色基因，引领涵养公立医院政治文化建设和风清气正政治生态

（一）案例描述

公立医院是党领导的卫生健康战线的主力军，是党联系人民、服务群众的主窗口，是守护人民群众生命健康的主阵地，必须牢固树立、自觉践行“为党负责、为民尽责”的理念，坚持以习近平新时代中国特色社会主义思想、关于卫生与健康重要论述和系列重要讲

话精神为指导，以党的政治建设为统领，传承红色基因，引领公立医院党内政治文化建设，涵养风清气正政治生态，从四个维度发力，做到标本兼治、治本为主，系统建设、破立并举，精准发力、久久为功，不断培厚良好政治生态的土壤，打造具有“方向感、是非感、成就感、幸福感”的优良氛围。创新之处是聚焦高质量发展，立足医院发展实际，某大型公立医院通过传承红色基因，引领涵养公立医院政治文化建设和风清气正政治生态的实践，实现了以小切口撬动大变化、收获好成效。

（二）案例分析

2018 年 6 月，中共中央办公厅印发《关于加强公立医院党的建设工作的意见》，2019 年 1 月《江苏省加强公立医院党的建设工作实施办法》、4 月《南京市加强公立医院党的建设工作实施办法》出台，2019 年下半年南京地区公立医院陆续实行党委领导下的院长负责制。但受过去长期形成的“院长负责制”惯性思维影响，在部分公立医院中党的建设制度框架有缺漏、红色基因挖掘传承有缺失、党内政治文化建设有缺位、良好政治生态形成有缺口等问题不同程度存在，加之公立医院普遍存在体系复杂、技术复杂、思想复杂、关系复杂的“四个复杂”情况，对涵养良好政治文化与政治生态建设缺少认识、抓手、举措、保障等，影响了公立医院全面落实加强党的领导和党的建设，制约了公立医院以高质量党建引领高质量发展。

2020 年以来，该公立医院通过传承红色基因，引领公立医院党内政治文化建设，涵养风清气正政治生态的实践，回答了历史、现实和方向“三问”。在医院发展史上，以 1949 年前后划分，可分为“老鼓楼”和“新鼓楼”两个阶段。坚持“两个深刻认识”“两个不能”，引导广大员工正确认识“老鼓楼”和“新鼓楼”的历史关系。既要深刻认识在 19 世纪 90 年代建院的历史背景，也要深刻认识 1949 年后转变为公立医院后的巨大发展和重大变化；既不能用“老鼓楼”来代替“新鼓楼”，也不能用“新鼓楼”来否定“老鼓楼”的客观历史阶段。阐释了“早期党组织建立和发展过程锻造了医院的红色基因”“陈祖荫等一批共产党员诠释了某大型公立医院人的爱国情怀”“医院的建设与发展史浓缩了中华民族解放和中国人民抗争的历程”“进一步增强民族文化自信和作为某大型公立医院人的自豪”。巩固了马克思主义的指导地位、团结奋斗的共同思想基础，医院意识形态领域呈现个体向善、整体向上、总体向好的良好局面，广大员工对“传承红色基因、再创某大型公立医院辉煌”以及对标找差、创新实干、推动医院高质量发展充满信心。

开展“向中华人民共和国成立后医院首任院长、著名心胸外科专家、共产党员陈祖荫同志学习”活动，陈祖荫曾先后兼任原南京市卫生局局长、原江苏省卫生厅副厅长、中国农工民主党江苏省委员会副主任等职务，曾受邀参加北京天安门的国庆观礼，并受到毛泽东主席的亲切接见。面对百废待兴的医院局面，他呕心沥血，殚精竭虑，终因过度劳累，于1958年8月20日夜晚，在主持医院工作会议时突发心肌梗死，于次日凌晨救治无效因公殉职，年仅47岁。提炼总结、继承发扬“新鼓楼”代表人物陈祖荫同志讲政治、讲奉献、讲责任、讲创新、讲仁爱的“五讲”意识和爱党、爱国、爱院、爱岗、爱患者的“五爱”精神，传承“五讲五爱”精神，树立某大型公立医院的精神丰碑和楷模典范，构建匹配新时代的某大型公立医院精神文明，引领涵养公立医院党内政治文化建设和风清气正政治生态。

1. 传承红色基因，坚定文化自信 加强政治文化建设，最根本的是坚定文化自信。2020年3月以来，某公立医院党委坚持不忘本来、吸收外来、面向未来，认真梳理医院发展脉络，深入挖掘建院以来，特别是1949年后和改革开放以来，医院在党的领导下不断发展壮大、造福人民的历史，以及医院广大党员干部职工在抗美援朝、抗震救灾、抗击疫情等历史事件中迎难而上、舍生忘死的英雄事迹和奉献精神，培育了具有某大型公立医院特色的红色文化，使之成为引领医院发展的先进文化，为全院员工不忘初心、继续前进提供强大精神滋养和精神动力。

2. 树立价值标杆，弘扬共产党人价值观 加强党内政治文化建设，关键是倡导和弘扬共产党人价值观这个核心。近几年，该公立医院党委书记6次讲“传承红色基因、再创某大型公立医院辉煌”党课，成立全省首家医院党委党校，开展“四史”专题学习教育，组织复合型人才赴井冈山、遵义、深圳现地教学，开展向1949年后医院代表人物陈祖荫同志学习活动，让共产党人的价值追求深深植根于党员干部的内心，成为立德修身的精神底蕴、明辨是非的价值标尺、履职尽责的行动指南。

3. 抓住“关键少数”，发挥“头雁效应” 领导干部虽是少数，但身处关键岗位关键领域关键环节，在党内政治文化建设中发挥着关键作用。近三年，该公立医院党委理论学习中心组（扩大）开展学习130余次，内容包括习近平总书记在不同时间发表的重要讲话指示精神，省市委和省卫生健康委重要决策部署等；制定签订《领导班子行为规范》，带头讲政治、带头讲学习、带头讲团结、带头讲奉献、带头讲规矩、带头讲廉洁，争做党内先进文化的积极弘扬者和自觉践行者，当好政治生态的“护林员”。

4. 抵制庸俗腐朽，全面清淤疏浚 加强政治文化建设，既坚持正面引导，又祛除沉疴毒瘤，拟制印发本院的《关于为受到不实举报和不实言论影响干部职工予以澄清正名的实施办法》《关于加强新时代意识形态工作的实施意见》，旗帜鲜明、敢于斗争、坚持抵制，决不让糟粕败坏党风院风，决不让逆淘汰损害政治生态，决不让落后的政治文化在党内有立锥之地，真正实现干部清正、医院清廉、政治清明。

（三）案例总结

文化的效力，往往需要积十年甚至数十年之功，才会真正产生不可逆转的影响力，进而逐渐内化为人们的血脉和基因。红色基因对政治文化、政治文化对政治生态具有长期稳定持久的影响力。传承红色基因、建设良好政治文化彰显了中国特色社会主义文化自信的强大力量；培育良好政治文化是治理与修复政治生态的治本之策。

该公立医院通过“结合院史学党史、做有灵魂某大型公立医院人”实践，把传承红色基因，引领涵养公立医院政治文化建设和风清气正政治生态作为长期任务。我们相信，只要驰而不息、久久为功，传承红色基因，引领推进党内政治文化建设，公立医院政治生态的“绿水青山”必将实现，以医院高质量发展为中国医疗现代化走在前列作出应有贡献。

先进的文化总是具有高度的超越性特征和精神性向度，这是一种面向未来的精神指引。公立医院文化之所以历久弥新，就是因为能够在时代的洪流中坚定党的领导，同时不断发展创新，随时代变化而变化。沿着党的总体发展思路，从实践中来，到实践中去，公立医院文化建设将在引领医院高质量发展的生动实践中发挥强大的社会精神力量，以其民族化、群众化、社会化、多元化的文化特质推动各个时期卫生健康事业的发展，成为卫生健康事业发展的动力和源泉。20 年来，公立医院文化的发展过程也伴随着我国医疗科研水平从跟跑、并跑到领跑的大幅跨越不断迈进。新时代，在向医疗强国迈进的步伐中，公立医院文化建设将更加丰富多彩，也将成为全方位推动医疗强国建设的内生动力。习近平总书记首次提出人类卫生健康共同体的崭新倡议，展现了中国对全世界各国人民平等的生命健康权的尊重。新时代公立医院要将人类卫生健康共同体建设纳入医院文化建设，以此方式塑造蓬勃向上的道德价值和社会风貌，期盼美好的生活和崭新的未来。

（本章执笔：王娟，徐高峰，王春霞，穆耕林）

参考文献

［1］尹妍，高志芳，张新胜，等．对北京市公立医院管理人员职业化发展的思考［J］．现代医院管理，2017，15（6）：69-71.

［2］李晓懿．X公立医院行政后勤职能部门薪酬管理优化研究［D］．重庆：重庆理工大学，2020.

［3］顾伟，杨越，王天鹰，等．现代医院管理制度下采管分离模式实践探索［J］．中国医院，2023，27（2）：91-94.

［4］MICHAEL A，HARRISON. The blackwell handbook of strategic management[M]. Oxford：Blackwell Publishers Ltd, 2005: 183-201.

［5］FREEMAN RE. Stakeholder management: framework and philosophy[J]. Issues in Business Ethics, 2023, 53: 61-88.

［6］CALDEIRA, GREGORY A, KELEMEN RD, et al. The Oxford handbook of law and politics[M]. Oxford: Oxford Academic, 2009: 46-60.

［7］ROSENAU JN, CZEMPIEL E. Governance without government: order and change in world politics[J]. International Affairs, 1992.

［8］SIRGY MJ. Measuring corporate performance by building on the stakeholders model of business ethics[J]. Journal of Business Ethics, 2002, 35(3): 143-162.

［9］THOMAS, DONALDSON, LEE, et al. The stakeholder theory of the corporation: concepts, evidence, and implications[J]. Academy of Management Review, 1995, 20(1): 65-91.

［10］白雪，姜博文，方鹏骞．基于“十四五”规划的我国公立医院平战结合实现路径探讨［J］．中国医院管理，2021，41（3）：11-14.

［11］白振刚．“后勤”一词的由来［J］．中国高校后勤研究，1997（1）：76.

［12］柏高原，陈蕾伊，夏青．我国公立医院法人治理结构研究综述［J］．卫生软科学，2012，26（2）：3.

［13］蔡春燕．审计视角下公立医院后勤外包服务管理问题与对策研究［J］．中国乡镇企业会计，2023（9）：152-154.

［14］蔡江南．我国公立医院治理结构改革的基本理论［J］．中国卫生政策研究，2011，4（10）：26-32.

［15］曹凯．创新医疗技术，助力高质量发展［J］．中国医院院长，2022，18（17）：40-43.

［16］曹凯．整合RBRVS与DRG/DIP构建精益绩效，助力高质量运营［J］．中国医院院长，2022，18（18）：30-33.

［17］曹琦，崔兆涵．我国卫生政策范式演变和新趋势：基于政策文本的分析［J］．中国行政管理，2018（9）：86-91.

[18] 曾丽萍，李伟明，李敏，等. 管理会计制度在医院的应用［J］. 中国医院管理，2000（5）：44-45.

[19] 常娟，易蕊，夏娴，等. 职业化培训对医院管理人员提升管理效能的重要性［J］. 现代生物医学进展，2014，14（26）：5161-5163.

[20] 陈晟. 新时期医院后勤管理存在的问题及建议［J］. 现代商贸工业，2022，43（3）：45-47.

[21] 陈斐. PDCA在公立医院绩效管理运用中的研究［J］. 商讯，2022（1）：147-150.

[22] 陈家驹，翁昌晶，刘谦，等. 基于全流程的急诊智慧医疗服务体系建设探讨［J］. 中国医疗设备，2021，36（8）：134-137.

[23] 陈建录，李瀑菲. 基于自组织理论视角的高职创业教育管理平台构建［J］. 中国职业技术教育，2018（14）：22-27.

[24] 陈敏. 新时代红医精神融入公立医院文化建设的路径［J］. 国际公关，2022（12）：13-15.

[25] 陈俏均，陈沉，钟光，等. 医疗设备质量控制管理研究［J］. 现代商贸工业，2022，43（15）：85-87.

[26] 陈玮，俞郁萍，费健，等. 上海市公立医院文化建设评价指标初步研究［J］. 中国研究型医院，2020，7（4）：32-36.

[27] 陈为国. 临床医学工程师的现状［J］. 医疗装备，2017，30（7）：193-194.

[28] 陈祥槐. 公益导向的公立医院治理机制研究［M］. 北京：经济科学出版社，2013.

[29] 陈翔，张媛，杨芳. 党建引领医院文化建设的路径探析［J］. 现代医院，2022，22（6）：858-860.

[30] 陈新刚，王艺，赵阳，等. 复旦大学附属医院后勤管理人才培养模式探讨［J］. 中国卫生产业，2020，17（30）：3.

[31] 陈旭，赵昕昱，姚盛楠，等. 基于业财融合的公立医院运营管理体系研究［J］. 卫生经济研究，2021，38（6）：66-68.

[32] 陈龑，崔鑫宇，朱方，等. 我国公立医院廉洁风险防控现状［J］. 解放军医院管理杂志，2021，28（3）：296-300.

[33] 陈旸，温文沛. 医院内设机构及岗位设置的设计思路与做法［J］. 现代医院，2007（1）：93-95.

[34] 陈振生. 基于新医改的公立医院补偿机制研究［D］. 南昌：南昌大学，2021.

[35] 程寿锦，徐立德. 公立医院运营管理之成本管控实践研究［J］. 中国卫生经济，2020，39（12）：89-92.

[36] 崔炳辉. 整体性治理视域下高职院校治理体系研究［J］. 江苏高教，2016（3）：148-151.

[37] 单海敏. 高素质职业化医院管理人才队伍的建设探讨［J］. 现代商贸工业，2021，42（1）：86-87.

[38] 道格拉斯·C. 诺思，诺思，杭行. 制度、制度变迁与经济绩效［M］. 上海：上海人民出版社，2014.

［39］邓格致，吴逊，杜迪佳，等．香港与内地科研项目管理的委托代理比较研究．科学学研究，2024，42（1）：126-135.

［40］邓赛，傅水莲，梁为添，等．国外公立医院模式对我国的启示［J］．电子制作，2015（20）：90.

［41］邓小平．邓小平文选：第一卷［M］．北京：人民出版社，1994：287.

［42］丁涵章．我国医院改革十五年纵横谈（上）［J］．中国医院管理，1994（1）：20-24.

［43］丁煌，梁健．话语与公共行政：话语制度主义及其公共行政价值评析［J］．上海行政学院学报，2022，23（1）：4-15.

［44］董家鸿，高家红，张学工，等．加速生命科学与智能科技融合，助力大健康技术创新与产业升级［J］．科技导报，2021，39（16）：47-52.

［45］董琳，李苑菁，祝金晶，等．传承品牌文化助力医院高质量发展［J］．现代医院，2022，22（7）：1009-1011.

［46］杜建伟，邢世辉，陈宝仁，等．医院人事管理改革初探［J］．中国医院管理，1994（6）：42-43.

［47］段姗姗．A医院发展战略研究［D］．北京：对外经济贸易大学，2022.

［48］范美玉，傅昊阳．数字化转型推动医院信息管理发展的机制与路径研究［J］．中国医院管理，2023，43（2）：60-63.

［49］范欣明．大型医疗设备安装质量管理体系在核磁共振安装中的运用研究［D］．青岛：青岛大学，2023.

［50］方金鸣，刘玲，彭义香，等．CHS-DRG支付改革对医院运行的影响分析［J］．卫生经济研究，2022，39（5）：67-71.

［51］方鹏骞，王一琳．我国公立医院治理能力现代化的关键问题与体系构建［J］．中国医院管理，2020，40（8）：3-4.

［52］方文雅．“十四五”期间党建引领下的基层公立医院文化建设的设想［J］．中外企业文化，2021（5）：124-125.

［53］丰硕．中国公立高校内部治理体系研究［D］．长春：吉林大学，2016.

［54］冯世生．后勤服务社会化与医院经营管理［J］．中国卫生经济，2003（4）：39.

［55］傅虹桥．新中国的卫生政策变迁与国民健康改善［J］．现代哲学，2015（5）：44-50.

［56］高杲．企业自组织创新研究［D］．南京：南京大学，2002.

［57］高解春．别曲解了“医院管理职业化”［J］．中国卫生，2017（3）：54-55.

［58］高显阁．公立A医院后勤服务质量管理问题研究［D］．郑州：河南大学，2021.

［59］高晓飞，王建敏．医院文化建设路径探索［J］．医学教育管理，2023，9（5）：667-670.

［60］高雅杰，吴双，陈刚，等．基于数字医疗的现代化城市医疗体系构建对策研究：以我国天津市为例［J］．中国全科医学，2024，27（22）：2807-2812.

［61］格里·斯托克，华夏风．作为理论的治理：五个论点［J］．国际社会科学杂志（中文版），2019，36（3）：23-32.

[62] 顾昕. 走向协同治理：公立医院治理变革中的国家、市场与社会［J］. 苏州大学学报（哲学社会科学版），2017，38（5）：31-40.

[63] 顾昕. 公立医院的治理模式：一个分析性的概念框架［J］. 东岳论丛，2017，38（10）：12-21.

[64] 管仲军. 再看现代医院管理制度［J］. 中国卫生，2022（4）：84-85.

[65] 郭华源，刘盼，卢若谷，等. 人工智能大模型医学应用研究［J］. 中国科学：生命科学，2024，54（3）：482-506.

[66] 郭儒雅，姜雪，周蕾，等. 公立医院党委领导下的院长负责制实践与探索［J］. 中国医院管理，2022，42（1）：89-91.

[67] 郭蕊，常文虎，韩优莉. 当前公立医院法人治理结构改革进展及相关问题的认知分析：部分试点地区的典型调查［J］. 中国医院，2012，16（8）：22-25.

[68] 郭斯文. 浅谈公立医院法人治理结构［J］. 现代医院管理，2021，19（4）：34-36.

[69] 郭玉丽，吴凯丽，韩修月，等. 公立医院改革的利益相关者分析［J］. 卫生软科学，2015，29（9）：533-536.

[70] 韩欣慰，马迪，陈苗苗，等. 我国31省份医疗服务能力与地区经济耦合协调研究［J］. 医学与社会，2022，35（8）：39-43.

[71] 郝瑞生，赵喆，魏伟，等. 建立现代公立医院管理制度综述［J］. 中国研究型医院，2016，3（3）：44-51.

[72] 何秋颖. 浅谈公立医院现代化人才培训体系的构建［J］. 人力资源，2019（16）：62.

[73] 何玥，唐琨，喻丹，等. 高校附属公立医院学科建设医疗指标体系的构建研究［J］. 现代医院，2022，22（9）：1367-1370.

[74] 胡东滨，黄森龙. 考虑信息平台优化的医疗服务系统决策研究［J］. 中国管理科学，2022，30（11）：352-360.

[75] 华为公司企业架构与变革管理部. 华为数字化转型之道［M］. 北京：机械工业出版社，2022.

[76] 黄二丹，李卫平. 法国、澳大利亚公立医院治理分析与启示［J］. 中国卫生政策研究，2018，11（5）：79-82.

[77] 黄露露，吴海翔，顾娟. 标准化质量管理体系在临床科室医疗设备管理中的应用研究［J］. 浙江医学教育，2021，20（6）：28-31.

[78] 黄倩倩. 我国医疗技术临床应用治理困境及对策研究［J］. 现代医院，2024，24（3）：329-332.

[79] 黄秋月，郑大喜. 基于价值医疗导向的公立医院绩效考核探讨［J］. 中国卫生经济，2020，39（11）：75-79.

[80] 黄小民. 智慧医疗服务模式构建研究［J］. 甘肃科技，2022，38（19）：66-68.

[81] 黄雪莹，周凌明，李林，等. 广州市公立医院管理人员职业化现状分析［J］. 现代医院，2017，17（9）：1289-1291.

[82] 黄樱硕，郭水龙，王振常，等. 高质量发展视角下综合性公立医院学科建设实践与思考. 中国医院，2023，27（6）：53-55.

［83］ 计虹．“十三五”医院信息化发展回顾与“十四五”展望［J］．中国卫生信息管理杂志，2021，18（3）：308-313．

［84］ 冀慧玲，张学文．大型公立医院学科建设策略［J］．高教研究与实践，2017（3）：33-36．

［85］ 贾鲁生．理想祖国：后改革30年全记录［J］．中国作家：纪实版，2011（1）：83．

［86］ 贾生华，陈宏辉．利益相关者的界定方法述评［J］．外国经济与管理，2002（5）：13-18．

［87］ 江刚，赵允伍，王晓松，等．我国整合型医疗卫生服务体系构建策略探讨［J］．南京医科大学学报（社会科学版），2021，21（5）：413-417．

［88］ 江蒙喜．构建促医院专科高质量发展的运营管理绩效体系的思考［J］．中国卫生经济，2021，40（5）：68-71．

［89］ 江炜，楼旭妍，陈秋霖，等．国内外公立医院管理人才职业化模式对比与启示［J］．中国卫生事业管理，2022，39（11）：835-839．

［90］ 江西省发展和改革委员会江西省价格理论研究所课题组，姚木根．关于完善公立医院补偿机制的思考［J］．价格月刊，2011（2）：19-27．

［91］ 姜洁，唐绍军，曾利辉，等．新医改视野下医院管理队伍的专业化与职业化建设［J］．四川医学，2015，36（2）：129-134．

［92］ 姜楠．公立医院后勤社会化改革中存在的问题与对策研究［D］．苏州：苏州大学，2022．

［93］ 姜艺佼，王锐，张喆，等．基于“互联网+医疗健康”的我国远程医疗发展驱动及现状分析［J］．中国市场，2023（9）：15-17．

［94］ 焦光源．公立医院文化建设的构成要素与有效着力点［J］．医院管理，2023，61（25）：126-128．

［95］ 焦润基，张雁儒．公立医院法人治理结构研究：基于委托代理理论视角［J］．中国市场，2020（8）：112-113．

［96］ 焦岳龙，左克强，陈震，等．门诊全流程智慧医疗体系建设实践与探索［J］．中国医院管理，2021，41（5）：39-42．

［97］ 金琦，陈玉恒，周妍，等．党建引领某大型公立医院文化建设实践与思考［J］．中国医院，2022，26（10）：70-72．

［98］ 金琰，杜贵鹃，舒亚玲，等．医院信息化建设评价标准体系研究［J］．医学信息学杂志，2023，44（10）：33-38．

［99］ 金沼伸，黄园，杨文涓．价值医疗理念下公立医院运营管理路径选择与体系构建［J］．卫生经济研究，2024，41（5）：87-90．

［100］ 康小明．公立医院人文建设的探索与实践［J］．医院管理论坛，2022，39（12）：48-50．

［101］ 孔艳艳．数字健康助力现代医疗服务模式提档升级［J］．健康中国观察，2024（1）：60-61．

［102］ 孔颖文．基于利益相关者理论双向转诊“下转难”的研究［D］．广州：广州医科大学，2017．

［103］ 赖艳．基于委托代理理论的高校基建项目财务管理问题研究［J］．财会学习，2023（1）：29-31．

[104] 黎春，欧阳剑，廖华明．医院后勤管理模式创新［J］．世界最新医学信息文摘，2018，18（88）：259-260.
[105] 李德文．浅谈医院后勤的社会化管理［J］．新疆医学，2008（6）：128-130.
[106] 李海鹏，葛锋．日间手术存在的问题与优化策略探讨［J］．中国医院管理，2022，42（6）：64-66.
[107] 李鹏，赵东旎，武启峰，等．“十四五”时期公立医院形势分析及应对策略［J］．中国医院管理，2021，41（7）：10-13.
[108] 李鹏虎，王传毅．委托代理理论视域下高校自设交叉学科政策执行研究：偏差、成因及治理机制［J］．清华大学教育研究，2024，45（2）：126-134.
[109] 李石政．浙江省公立医院治理结构改革探索及优化研究［D］．长春：长春工业大学，2018.
[110] 李爽，刘亚军，田伟．加强文化建设，促进“一院多区”公立医院高质量发展［J］．中国卫生事业管理，2021，38（8）：577-578.
[111] 李拓．制度治理：一个划时代的改革命题［M］．北京：国家行政学院出版社，2022.
[112] 李学进，李天旺，张云竹，等．“三个同质化”托管形式下紧密型医联体模式探讨［J］．现代医院，2023，23（5）：727-730.
[113] 李奕，张玉，汪宏波，等．公立医院党委领导下院长负责制思考［J］．解放军医院管理杂志，2021，28（3）：286-289.
[114] 李奕璋．王存龙．医院文化建设助力公立医院高质量发展研究与实践［J］．中国医院，2022，26（3）：54-56.
[115] 李禹宸．公立医院后勤保障系统集成化管理研究［D］．北京：北京建筑大学，2019.
[116] 梁秀冰．浅谈如何加强现代化管理的医院文化建设［J］．中国民族民间医药，2010，19（14）：221.
[117] 林平．基于医院高质量发展的医院后勤运行管理体系建设［J］．中国医院建筑与装备，2023，24（9）：67-71.
[118] 刘超．某综合医院基层党建与业务工作融合发展的探索与实践［J］．中国卫生标准管理，2023，14（19）：63-66.
[119] 刘凤屏．基于建立现代医院管理制度下公立医院利益相关者及其利益诉求的研究［D］．南昌：江西财经大学，2018.
[120] 刘桂徐，赵焕彦，王永栋，等．浅谈医院文化的功能与建设［J］．医药界，2019（3）：145.
[121] 刘嘉楠．药占比与医疗费用控制的关系及其调控政策研究［D］．大连：大连理工大学，2021.
[122] 刘珏，李蔚东，么鸿雁，等．主动健康研究进展与展望［J］．中国预防医学杂志，2023，24（7）：750-752.
[123] 刘军，李峰．浅谈公立医院的学科建设与人才陷阱［J］．重庆医学，2017，46（A2）：236-237.
[124] 刘莉，万燕．卫生部-世界卫生组织合作项目医疗机构产权制度改革项目考察报告［J］．中国卫生产业，2005（2）：90-92.

[125] 刘联，蓝云，王晨晖. 公立医院管理队伍现状及职业化认知调查研究 [J]. 湖北函授大学学报，2017，30（17）：82-84.

[126] 刘璐，张秋菊，刘丹，等. 医疗技术临床应用的伦理审查问题及建议 [J]. 中国医学伦理学，2023，36（1）：33-40.

[127] 刘蕊，秦环龙，熊肇明，等. 公立医院内部治理体系和治理能力现代化的实践探索 [J]. 中国医院管理，2021，41（1）：90-93.

[128] 刘尚希. 探索健康治理体系和治理能力现代化 [J]. 中国卫生，2022（5）：30.

[129] 刘同柱，谷玮，丁贞虎，等. 医用耗材SPD管理模式研究 [M]. 合肥：中国科学技术大学出版社，2020.

[130] 刘文生. 一院多区：新政前夜 [J]. 中国医院院长，2021，17（17）：30-41.

[131] 刘喜文. 基于利益相关者理论的突发事件案例知识库组织研究 [D]. 南京：南京大学，2015.

[132] 刘晓. A县公立医院后勤管理问题研究 [D]. 南昌：江西财经大学，2019.

[133] 刘学云. 医院分配制度和人事制度改革的探索与思考 [J]. 中国卫生经济，1999，18（12）：34-35.

[134] 刘也良. 实现公立医院高质量发展需全方位构思 [J]. 中国卫生，2021（5）：7.

[135] 刘逸斐. 甘肃省妇幼保健院医院文化建设对医务人员职业忠诚度影响的研究 [D]. 兰州：兰州大学，2021.

[136] 刘英奇. 医院医疗设备应用全面质量管理的效果分析 [J]. 中国医疗器械信息，2022，28（5）：133-135.

[137] 刘月辉，张璇，张博雅，等. 现代医院管理制度下的公立医院内部管理制度体系框架研究 [J]. 中国卫生质量管理，2023，30（4）：86-90.

[138] 陆荣强，徐爱军. 国外公立医院治理结构特点及对我国的启示 [J]. 卫生经济研究，2009，26（11）：24-26.

[139] 路冰，刘义芳，魏传宇，等. 创新“互联网+”医疗服务模式助推医院高质量发展研究 [J]. 电子质量，2022（2）：90-93.

[140] 罗力，黄虹，朱卫国，等. 医院信息管理 [M]. 北京：中国协和医科大学出版社，2022.

[141] 马蔡琛. 公共管理制度变迁的适切性分析 [J]. 新疆大学学报（社会科学版），2003，31（2）：27-29.

[142] 孟杰. 医院建立总会计师制度的若干问题 [J]. 中国卫生经济，1992，11（5）：43-46.

[143] 孟开，王秋宇，李军，等. 9所大学附属医院职业化管理认知及培训需求分析 [J]. 中国医院管理，2014，34（12）：48-51.

[144] 孟庆超，姚秋月. 党建引领下文化建设推动医院高质量发展探索 [J]. 现代医院，2023，23（5）：687-689.

[145] 穆耕林，曹红梅，陈建平. 党建在公立医院治理体系建设中的作用机制与实践探索 [J]. 中国医院，2022，26（4）：61-64.

[146] 穆耕林，徐高峰. 南京鼓楼医院党建引领治理体系和能力现代化建设［J］. 中国卫生，2022（3）：68-70.

[147] 倪君文，王贤吉，杨中浩，等. 公立医院临床科室运营助理设置的探索与思考［J］. 中国医院管理，2019，39（7）：78-80.

[148] 潘宏伟，邹俐爱，张远妮，等. 广东省公立医院医疗服务能力与经济水平耦合协调程度研究［J］. 中国卫生经济，2023，42（9）：60-65.

[149] 裴露琼，段志祥，聂久胜，等. 公立医院完善党委领导下的院长负责制运行机制探析［J］. 现代医院，2023，23（10）：1493-1495.

[150] 彭剑涛. 加强新时代党建引领公立医院文化建设［J］. 人民之友，2023（2）：72-73.

[151] 钱矛锐. 我国公立医院组织管理制度的历史变革与趋势展望［J］. 中国医院管理，2023，43（3）：19-25.

[152] 钦嫣，顾璟，吴琢. 浅析国内外医院管理人员职业化现状［J］. 中国卫生标准管理，2019，10（19）：14-16.

[153] 青木昌彦，周黎安，王珊珊. 什么是制度？我们如何理解制度？［J］. 经济社会体制比较，2000（6）：28-38.

[154] 邱方远，张娟娟，许建强，等. 中国式现代化视域下公立医院高质量发展时代要求与实现路径［J］. 中国医院管理，2023，43（9）：1-4.

[155] 任彬，张云霞. 绩效考评体系下公立医院运营管理实施路径探索［J］. 中国卫生经济，2019，38（10）：76-79.

[156] 商思林. 医改成败看常识：专访北大中国经济研究中心教授周其仁［J］. 商务周刊，2007（10）：48-52.

[157] 邵存龙，徐重洋，柳慧娜，等. 差异化战略视角下市属公立医院学科建设研究［J］. 现代医院管理，2023，21（3）：18-20.

[158] 邵小轩，冯孟潜，李旭东. 公立医院落实党委领导下的院长负责制路径探讨［J］. 中国医院管理，2022，42（7）：87-89.

[159] 佘剑. L县人民医院后勤精细化管理方案设计［D］. 成都：四川师范大学，2019.

[160] 沈慧，曹琦，王虎峰. 英国公立医院协同治理的经验与启示［J］. 中国医院管理，2022，42（4）：92-96.

[161] 沈艳，陈铖. 新时代加强公立医院文化建设的思考［J］. 党政论坛，2023（1）：52-54.

[162] 石慧，荣阳. 加强医院医德医风建设促进公立医院健康发展［J］. 经济研究导刊，2021（30）：132-134.

[163] 史戈，周斌，徐卫国. 建设高素质职业化医院管理人才队伍探讨［J］. 中国医院管理，2018，38（8）：38-39.

[164] 史金秀，周常蓉，戴小喆，等. 医院运营管理的政策梳理、主要模式与实践探索［J］. 中国卫生经济，2021，40（8）：74-77.

[165] 宋雄，倪君文．基于高质量发展的公立医院运营管理目标定位及策略［J］．中国医院管理，2022，42（8）：78-80.

[166] 宋雪．智慧医院建设发展趋势及思路分析［J］．中国医院建筑与装备，2023，24（3）：95-98.

[167] 隋瑞雪．医院文化建设对公立医院发展的影响［D］．大连：东北财经大学，2021.

[168] 孙国岩，吴小涵，田红．新医改及政府会计制度改革下公立医院精细化成本管控体系重构［J］．中国卫生经济，2020，39（12）：102-105.

[169] 孙慧哲．中国公立医院治理研究［M］．太原：山西人民出版社，2023.

[170] 孙晓庆．基于国际比较视野的高职院校治理结构研究［J］．职教论坛，2015，31（23）：49-52.

[171] 谭海菁．利益相关者视角下公立医院内部治理机制的建立［J］．现代医院管理，2015，13（6）：48-50.

[172] 唐爱军．构建中国式现代化理论体系的三重论域［J］．当代世界与社会主义，2022（6）：66-74.

[173] 唐超．北大医院：厚植后勤“家”文化［J］．中国医院院长，2024，20（4）：46-48.

[174] 唐超．新时代英雄论剑 共话医院管理职业化［J］．中国医院院长，2019（5）：60-63.

[175] 唐风．公立医院全面预算管理现状及对策［J］．中国卫生经济，2015，34（8）：90-92.

[176] 唐凯．浅谈医院后勤管理建设存在的问题及建设思考［J］．科技视界，2016（6）：268.

[177] 童谣．自组织理论视角下大学二级学院治理结构现代化研究［D］．武汉：武汉理工大学，2021.

[178] 万姝懿，詹一虹．基于委托代理理论的企业经理人薪酬激励机制研究［J］．武汉理工大学学报（社会科学版），2023，36（5）：105-114.

[179] 王根贤．公立医院治理结构与财政投入研究：基于医疗服务特异性［M］．北京：经济管理出版社，2022.

[180] 王晶晶，黄亦恬，陈鑫琳，等．基于扎根理论的多院区行政后勤一体化管理的实践与思考：以武汉某三甲医院为例［J］．现代医院，2023，23（11）：1724-1727.

[181] 王静成．提升医疗服务能力，助力健康中国建设［J］．健康中国观察，2022（4）：40-42.

[182] 王俊．医防协同的“他山之石”［J］．中国卫生，2021（2）：90.

[183] 王坤，毛阿燕，孟月莉，等．我国公共卫生体系建设发展历程、现状、问题与策略［J］．中国公共卫生，2019，35（7）：801-805.

[184] 王昆华．管理职业化是医院发展必由之路［J］．中国医院，2015，19（6）：64.

[185] 王力男，杨燕，王瑾，等．公立医院经济运行综合评价指标体系构建［J］．中国卫生资源，2020，23（3）：217-221.

[186] 王梦潇，赵汗青，杨涵．中国医院治理现状调查与政策建议［J］．中国卫生事业管理，2020，37（8）：568-570.

［187］王培洁．论建设高素质职业化医院管理人才队伍［J］．名医，2018（12）：252.

［188］王淑丽．医疗改革：六次变化串起22年［J］．新闻世界，2007（3）：17-19.

［189］王松堂，李宏英，张冬青，等．公立医院临床科室高质量精益运营指标体系构建［J］．中国医院，2023，27（8）：82-84.

［190］王文杰．完善高校内部治理结构：制度体系与现实情境［J］．北京联合大学学报（人文社会科学版），2020，18（4）：69-77.

［191］王霞，时淑燕，杨永学．DRG付费下学科建设考评体系的构建与实践［J］．中国医药导报，2023，20（26）：185-189.

［192］王晓兰，潘杰，代晶，等．新形势下三级公立医院药学部绩效管理体系的构建［J］．中国药房，2024，35（2）：129-133.

［193］王杏蕊，任舜禹，李晋辉．公立医院高质量发展背景下医联体管理同质化实现路径研究［J］．中国医院，2023，27（7）：23-26.

［194］王延军．中外现代公立医院管理模式比较研究［J］．中国研究型医院，2016，3（3）：21-26.

［195］王彦雷，车如山．基于自组织理论的一流学科组织生长机制研究［J］．高教探索，2021（10）：55-61.

［196］王悠，金璐．高职院校治理体系现代化的实现路径［J］．温州职业技术学院学报，2018，18（2）：32-36.

［197］王瑜，张澍．关于大型公立医院后勤人才队伍建设的思考［J］．中国卫生产业，2022，19（19）：245-248.

［198］韦铁民．现代医院内部管理制度［M］．杭州：浙江大学出版社：2020.

［199］吴朝阳，韩薇，刘凤和．医院新技术准入管理的个案研究［J］．中国卫生标准管理，2023，14（13）：59-64.

［200］吴佳佳．医院文化塑造与现代化管理［J］．中国医院管理，2007，27（5）：51-52.

［201］吴君斌．依托文化建设促进医院高质量发展［J］．中国卫生标准管理，2019，10（14）：19-21.

［202］吴鸣崎．医院管理人员职业化建设的思考［J］．江苏卫生事业管理，2014，25（5）：17-18.

［203］吴元媛，荣阳．加强公立医院作风建设努力构建和谐医患关系［J］．经济研究导刊，2021（24）：156-158.

［204］伍凤兰，申勇．公立医院改革：历史演进、制度困境与路径选择［J］．中国卫生政策研究，2016，9（1）：34-39.

［205］席恒，李鼎新．公司治理的社会学分析：结构与功能［J］．人文杂志，2002（2）：72-79.

［206］夏培勇．基于医院新型供应链SPD管理模式的绩效考核指标研究［J］．中国医院管理，2018，38（10）：43-44.

［207］向俊，刘亮亮．医院智慧型信息化战略的发展路径［J］．互联网周刊，2023（15）：24-26.

［208］ 向云平，张小林．中国共产党体育文化发展的百年回顾与展望［J］．南都学坛（南阳师范学院人文社会科学学报），2023，43（6）：24-32.

［209］ 肖地秀．万州区高中生参与课外体育活动的现状调查与对策研究［D］．重庆：重庆三峡学院，2020.

［210］ 肖政，孙颖媛，舒涛，等．我国医院管理队伍结构及能力建设的演进及现状研究［J］．重庆医学，2013，42（12）：1392-1394.

［211］ 谢友红，吴博，窦焱，等．国内公立医院法人治理结构的比较研究［J］．现代医药卫生，2016，32（11）：1757-1759.

［212］ 熊季霞，陆荣强，吕艳霞，等．基于公益性的公立医院理事会型治理模式的构建［J］．医学与哲学（A），2014，35（1）：70-73.

［213］ 熊艳，贺永平，郭平．从内部治理结构视角看大学校院二级管理改革［J］．中国成人教育，2012（3）：33-35.

［214］ 徐灿．医疗服务收费中“药占比”管控政策研究［D］．咸阳：西北农林科技大学，2020.

［215］ 徐佳苗，刘健，王欣媛，等．我国公立医院高质量发展政策文本量化分析［J］．卫生经济研究，2023，40（8）：24-27.

［216］ 徐进，张晓祥，孙润康．基于一体化模式的医院多院区智慧服务体系的研究［J］．中国卫生信息管理杂志，2022，19（1）：18-22.

［217］ 徐书贤．智慧赋能医院高质量发展［J］．中国医院院长，2021，17（1）：38-41.

［218］ 徐喜荣．公立医院治理结构研究：一种法学的视角［J］．中国卫生事业管理，2010，27（5）：297-299.

［219］ 鄢姣，尹训东，卢远瞩．如何有效获取专家建议：基于序贯委托代理模型［J］．中央财经大学学报，2023（1）：81-91.

［220］ 颜昌武．1949年70年来医疗卫生政策的变迁及其内在逻辑［J］．行政论坛，2019，26（5）：31-37.

［221］ 杨涵淋，唐锦辉，肖万超，等．基于系统思维的多院区医院后勤一体化管理实践［J］．中国医院管理，2023，43（7）：89-91.

［222］ 杨浩．以内部制度建设推进高校治理体系和治理能力现代化［J］．甘肃教育研究，2023（10）：39-42.

［223］ 杨家诚．自组织管理：“互联网+”时代的组织管理新模式［M］．北京：人民邮电出版社，2016.

［224］ 杨升富，吴观友，黄良艳，等．医疗设备全生命周期风险管理体系的构建［J］．医疗装备，2021，34（24）：29-32.

［225］ 杨婷婷，杨威．我国医院行风建设现状、问题与对策分析［J］．中国卫生质量管理，2021，28（2）：92-96.

［226］ 杨卫东．关于公益类国企改革的思考［J］．学习与实践，2016（8）：31-38.

［227］ 杨小勇，王璋弟．从“五位一体”把握健康中国战略的内涵及实施策略［J］．海派经济学，

2019，17（4）：32-42.

［228］ 姚涵，孟晓阳，卢涛，等. 智能化技术趋势下医院信息化建设研究［J］. 中国医院管理，2023，43（12）：60-63.

［229］ 叶陈刚，王海菲. 公司内部治理机制研究述评与启示［J］. 审计与经济研究，2011，26（1）：90-97.

［230］ 衣振中. 打造公立医院职业化管理队伍［J］. 中国卫生，2020（5）：94-96.

［231］ 尹立，李咸志，王红，等. 基于SWOT分析的公立医院学科建设策略研究［J］. 中国卫生质量管理，2023，30（6）：25-28.

［232］ 尹庄，刘璐璐. 市级医院后勤高质量发展的问题与对策分析［J］. 现代医院，2023，23（2）：259-261.

［233］ 应争先，杜金刊，李斐铭，等. 公立医院治理结构与运行机制改革实证研究［J］. 中国医院，2010，14（7）：31-33.

［234］ 于庆华，高洁，梅光亮，等. 医院管理队伍职业化内涵及相关问题探讨［J］. 锦州医科大学学报（社会科学版），2018，16（1）：53-55.

［235］ 于婷，严波. 以“价值医疗”为导向重塑医院运营管理模式［J］. 中国卫生经济，2020，39（10）：65-67.

［236］ 于欣禾，梁冬，王雪姣，等. 公立医院治理体系的构建实践与探索：以长春市中医院为例［J］. 行政事业资产与财务，2022（5）：118-120.

［237］ 张冬慧. 上海市公立医院治理结构研究［D］. 上海：复旦大学，2012.

［238］ 张帆. 公立医院推进现代医院管理制度建设路径初探［J］. 经济师，2022（6）：258.

［239］ 张海波，朱子寒，赵俊. 协同共生视域下公立医院组织韧性的培育路径［J］. 南京社会科学，2022（5）：83-90.

［240］ 张红文，付禛婧，孟譞，等. 公立医院党委领导下的院长负责制探索［J］. 中国卫生人才，2021（6）：66-69.

［241］ 张佳玲. 人才驱动助推公立医院高质量发展的探索［J］. 就业与保障，2022（11）：52-54.

［242］ 张靓囡，冯文，李璟媛. 我国不同类型医疗机构信息化功能建设现状分析［J］. 中国卫生信息管理杂志，2022，19（3）：400-405.

［243］ 张静，王虎峰. 新时代现代医院管理制度的演进路径及政策衔接［J］. 中国卫生政策研究，2018，11（1）：37-41.

［244］ 张梦雪，江冬冬，刘星媛，等. 基于主成分分析的武汉市公立医院综合评价研究［J］. 中国社会医学杂志，2021，38（1）：84-87.

［245］ 张明，喻丹，李敏，等.“十四五”时期医保支付方式改革对我国公立医院经济运营的影响与思考［J］. 中国医院管理，2021，41（3）：18-20.

［246］ 张年，余昌胤，袁成菊，等. 我国现代医院管理制度的研究热点及趋势分析［J］. 中国医院管理，2019，39（2）：62-64.

［247］ 张强．我国智慧医院发展情况与趋势分析［J］．中国医院建筑与装备，2022，23（8）：50-54．
［248］ 张庆龙．加强公立医院运营管理的若干思考［J］．财务与会计，2021（11）：47-49．
［249］ 张天奉，钟印芹，马晓群．创新引领医院走进快速发展的新时代［J］．现代医院，2019，19（6）：784-786．
［250］ 张维维，夏菊萍．高校治理体系和治理能力现代化：内涵与途径［J］．北京航空航天大学学报（社会科学版），2022，35（4）：155-160．
［251］ 张宪文，覃远汉，廖柏明，等．新时期加强公立医院文化建设的三个着力点［J］．蛇志，2019，31（3）：438-439．
［252］ 张小亮，景慎旗，戴作雷，等．基于人工智能的门诊患者导诊系统建设［J］．中国卫生信息管理杂志，2022，19（3）：443-446．
［253］ 张晓利，郑访江．中医院高质量发展的“非常道路”［J］．中国医院院长，2022，18（2）：26-29．
［254］ 张晓阳．关于我国大型公立医院管理人员职业化建设的几点思考［J］．江苏卫生事业管理，2017，28（6）：71-72．
［255］ 张昕蔚，蒋长流．数据的要素化过程及其与传统产业数字化的融合机制研究［J］．上海经济研究，2021（3）：60-69．
［256］ 张昕霞．基于委托代理模型的社区团购团长激励契约设计［J］．经营与管理，2023（3）：141-149．
［257］ 张旭雷．基于委托代理视角的研究型医院组织架构重塑［J］．人力资源，2024（13）：140-143．
［258］ 张艳辉，刘思楠．中外医院管理队伍职业化研究差异［J］．东方企业文化，2014（13）：184．
［259］ 张义丹，胡豫，许栋，等．决策管理视角下医院专家委员会作用发挥制约因素与优化策略［J］．中国医院管理，2023，43（12）：91-93．
［260］ 张瑜．公立医院行政管理人员职业化发展路径研究［J］．财经界，2023（20）：171-173．
［261］ 张玉军，关向宏，李兴超，等．基于高质量发展的某省级区域医疗中心学科建设的实践探讨［J］．中国医疗管理科学，2023，13（6）：94-97．
［262］ 张昱．浅谈医院后勤社会化服务存在的问题及应对措施［J］．中国市场，2021（10）：100-101．
［263］ 张钰婉，谈在祥．DRG支付背景下公立医院运营管理问题与对策研究［J］．中国医院管理，2022，42（1）：49-52．
［264］ 张悦悦，赵璇，李天颖，等．“互联网+医疗健康”影响下和谐医患关系的构建［J］．中国医学伦理学，2023，36（9）：1030-1034．
［265］ 赵会会．加强公立医院管理人员职业化的举措［J］．四川劳动保障，2023（10）：14-15．
［266］ 赵立．加强医院内控制度建设深化医院质量管理［J］．中国卫生经济，1997，16（5）：43．
［267］ 赵亮，金昌晓，乔杰．大型公立医院学科建设发展战略探索与思考［J］．中国医院管理，2013，33（11）：44-46．

［268］赵霞，李小华．“十四五”期间医院信息化建设发展的若干思考［J］．中国医院，2021，25（1）：64-66．

［269］赵玉英，崔晓波，乌日金．医院改革十年实践回顾［J］．中国医院管理，1989（11）：29-35．

［270］赵云．“三医”联动改革的历史进程和发展动态［J］．中国卫生事业管理，2017，34（12）：881-883．

［271］郑立娟，陈茗萱，曾歆艺，等．加强人才队伍建设推动公立医院高质量发展［J］．现代医院，2024，24（1）：65-67．

［272］郑培永，赵蓉，于广军，等．上海申康推动公立医院学科建设的做法［J］．中华医院管理杂志，2015，31（8）：593-595．

［273］郑万会．重庆市三甲医院院长职业化研究［D］．重庆：重庆医科大学，2010．

［274］郑晓云，陈振兴，陈金燕．基于二层链式委托代理的EPC激励研究［J］．工程管理学报，2022，36（2）：103-107．

［275］钟东波．公立医院治理模式改革的国际经验和趋势［J］．中国机构改革与管理，2016（7）：34-36．

［276］周海龙，江芹，于丽华，等．医院成本核算方法和体系构建探讨［J］．中国卫生经济，2021，40（5）：72-73．

［277］周立华，李莹，李思童，等．党建廉政文化助推后勤高质量发展［J］．中国医院院长，2022，18（24）：70-71．

［278］周齐．论实行医院评审和分级管理制度［J］．管理世界，1989（3）：196-201．

［279］周生来．中国公立医院创新性发展的三大策略［J］．中国研究型医院，2016，3（3）：56-63．

［280］周淑娟，韦波．城市医疗联合体评价考核现状、问题及思考［J］．中国医院，2022，26（1）：26-28．

［281］周桐如，王俏荔．基于公平偏好视角的公立医院委托代理模型及激励机制研究［J］．卫生软科学，2022，36（9）：22-26．

［282］周桐如，王俏荔．公立医院内部管理的委托代理博弈分析［J］．卫生软科学，2022，36（8）：60-65．

［283］周伟，赵敏，谈亦，等．党组织在公立医院治理结构中的地位和作用［J］．卫生软科学，2019，33（10）：59-63．

［284］周伟琴．中医多学科协作诊疗模式在门诊的开展与应用［J］．中医药管理杂志，2022，30（2）：90-91．

［285］周文．英国NHS的组织架构改革及其对中国医疗资源整合的启示［J］．卫生经济研究，2024，41（6）：64-67．

［286］周燕．管理制度与制度化管理研究：基于中国民营企业的案例分析［M］．北京：经济科学出版社，2011．

［287］朱凡，唐文佳，俞郁萍．党建引领下公立医院文化建设的实践探索［J］．党政论坛，2021（3）：30-32.

［288］朱洁，苏宁，金晓霞．公立医院管理体制的发展及思考［J］．中国卫生产业，2018，15（29）：195-198.

［289］朱九田．公立医院治理的基本经验与启示［J］．中国农村卫生事业管理，2021，41（11）：762-765.

［290］朱明．从公立医院改革谈医院管理队伍职业化建设［J］．佳木斯职业学院学报，2014，30（5）：469-470.

［291］诸葛立荣．国内外医院后勤管理对比评述［J］．中国医院建筑与装备，2017，18（4）：37-41.

［292］兰奎．“健康中国战略”下大学生健康教育与思政教育协同育人策略研究［J］．四川文理学院学报，2018，28（3）：110-115.

［293］张琰，马新星，许蔷，等．现代医院管理制度框架下公立医院改革与发展的思考［J］．中国当代医药，2022，29（6）：130-133.

［294］刘舒宁，赵元元，陈栋，等．公立医院建立健全现代医院管理制度的实践与思考［J］．中国现代医生，2021，59（26）：166-170.

［295］亓小琳，刘筱，朱星臣，等．制度建设推动公立医院高质量转型发展的实践与探索［J］．江苏卫生事业管理，2021，32（3）：280-282.

［296］魏晋才，徐飞鸿，马伟杭．浙江省公立医院治理结构改革探索与启示［J］．中华医院管理杂志，2016，32（12）：881-883.

［297］闫石，王金良，倪学勇，等．北京大学第三医院后勤人才培养模式的探索与研究［J］．中国卫生事业管理，2017，34（12）：943-945.

［298］顾海，李子豪，王福如，等．医防融合的关键问题、机制创新与实现路径［J］．卫生经济研究，2024，41（1）：45-49.

［299］陈帅．高质量发展视角下地市级大型公立医院学科建设指标体系构建研究与实践［J］．中国卫生产业，2023，20（19）：60-64.

［300］朱玲凤，朱琳鸿，梁军波，等．精益医疗提升医院绩效研究与实践［J］．中国医院，2022，26（10）：6-8.

［301］刘永瑞，袁琛，李聪，等．大型公立医院一院多区一体化运营高质量发展模式实践与思考［J］．河南医学高等专科学校学报，2023，35（2）：204-207.

［302］董云萍，夏冕，张文斌．国外公立医院管理体制及公益性制度安排对我国的借鉴意义［J］．医学与社会，2010，23（2）：1-3.

［303］刘娟，王志粉，卢新翠，等．构建精细化运营质量管理模式［J］．中国卫生质量管理，2020，27（2）：1-3.

［304］邓清文，魏艳，陈英耀．公立医院高质量发展的探索实践及实现路径［J］．中国医院管理，2022，42（1）：1-4.

[305] 方鹏骞，闵锐，张凤帆，等. 对建设中国特色现代医院管理制度的思考［J］. 中国医院管理，2018，38（1）：1-4.

[306] 冯曦. 中国公立医院治理改革的理论、经验与建议［J］. 医学与哲学（A），2012，33（7）：1-4.

[307] 吕兰婷，余浏洁. 我国现代医院管理制度研究进展［J］. 中国医院管理，2018，38（4）：1-4.

[308] 石景芬，冯弋，黄薇，等. 现代医院管理制度内涵及医院的实施路径［J］. 中国医院管理，2020，40（1）：1-4.

[309] 支帅蔚，邓勇. 新形势下公立医院运营管理问题分析与对策探讨［J］. 中国医院，2023，27（5）：1-4.

[310] 许昌，孙逸凡，鲍伟，等. 智慧医院发展沿革与模式探索［J］. 中国卫生质量管理，2023，30（10）：1-5.

[311] 张新长，廖曦，阮永俭. 智慧城市建设中的数字孪生与元宇宙探讨［J］. 测绘通报，2023（1）：1-7.

[312] 陈婷，梅松，方鹏骞. 坚持深化改革开放：公立医院治理现代化路径与策略［J］. 中国医院管理，2023，43（4）：14-18.

[313] 王霞，郑雪倩，李敬伟，等. 公立医院法人治理结构现状综述［J］. 中国医院，2007，11（5）：2-4.

[314] 谈在祥，孙煦. 现代医院管理制度下我国公立医院法治化建设研究［J］. 卫生经济研究，2021，38（6）：3-5.

[315] 周震球，尹可华，周胜利. 医院改革与发展的若干思考［J］. 中华医院管理杂志，1999，15（11）：642-644.

[316] 张维迎. 所有制、治理结构及委托-代理关系：兼评崔之元和周其仁的一些观点［J］. 经济研究，1996，31（9）：3-15.

[317] 吉珂，杨红飞，陆曙. 公立医院管理队伍职业化建设的对策与建议［J］. 中医药管理杂志，2018，26（23）：4-6.

[318] 杨玉婷. 基于委托代理关系的政府绩效审计研究［J］. 中国管理信息化，2023，26（6）：4-6.

[319] 常广明，马强，孙冬莹，等. 党对公立医院领导的历史演进、内在逻辑及启示［J］. 中国医院管理，2021，41（12）：4-7.

[320] 谢士强. 公立医院改革关键要健全内部治理结构［J］. 卫生经济研究，2015，32（1）：4-7.

[321] 张正华，王建平. 卫生管理队伍职业化探究［J］. 中华医院管理杂志，2000，16（11）：645-648.

[322] 贲慧等. 健康中国背景下“1+2+N”模式公立医院治理机制构建［J］. 中国医院管理，2022，42（2）：4-9.

[323] 吴学梯.《医院会计制度》简介［J］. 中国卫生经济，1988，7（06）：4-9.

[324] 严玲，王晓冬，黎勇，等. 基于委托代理理论的医共体治理优化探讨［J］. 现代医院管理，2023，21（3）：1-4.

［325］ 丁涵章. 我国医院改革十五年纵横谈（中）［J］. 中国医院管理，1994，14（2）：5-7.
［326］ 方鹏骞，王一琳，张凤帆，等. 关于现代医院管理制度中医院章程的思考与建议［J］. 中国医院管理，2018，38（1）：5-7.
［327］ 章金娟，李益民，钱申贤. 医联体促进县级公立医院学科建设的实践与探讨［J］. 医院管理论坛，2017，34（12）：5-7.
［328］ 郭儒雅，姜雪，周蕾，等. 公立医院治理机制演变、问题与展望［J］. 医院管理论坛，2021，38（11）：5-8.
［329］ 李卫平，周海沙，刘能，等. 我国公立医院治理结构研究总报告［J］. 中国医院管理，2005，25（8）：5-8.
［330］ 闵锐，方鹏骞. 现代医院管理制度中利益相关者权责的分析［J］. 中国医院管理，2020，40（8）：5-8.
［331］ 徐敏. 深化医改背景下提高公立医院文化建设的探索［J］. 中国卫生标准管理，2020，11（8）：5-8.
［332］ 阎惠中. 建立现代医院制度：一个跨世纪的目标［J］. 中国医院管理，1995，15（10）：5-8.
［333］ 李卫平，黄二丹. 实现公立医院独立法人地位的途径和策略［J］. 卫生经济研究，2010，27（11）：5-9.
［334］ 代涛，陈瑶，谢宇，等. 公立医院发展改革的国际经验与启示［J］. 中国医院，2011，15（7）：12-15.
［335］ 郑陆林. 高质量发展视角下医院行政职能部门设置的思考［J］. 中国卫生人才，2024（3）：6-11.
［336］ 国家卫生健康委. 2023年我国卫生健康事业发展统计公报［J］. 中国农村卫生，2024，16（9）：6-14.
［337］ 穆耕林，曹红梅，周科峰，等. 公立医院党建与内部治理体系现代化探索实践［J］. 中国医院，2021，25（7）：7-9.
［338］ 于千，靳冬旭，张敏，等. 我国现代医院管理制度的建制原则以及架构理念［J］. 中国医院管理，2019，39（4）：7-9.
［339］ 赵宇，谭雪梅，刘悦，等. 公立医院职能部门考核评价机制思考［J］. 中国医院，2019（03）：7-9.
［340］ 朱锡光. 对建立现代医院管理制度的几点思考［J］. 中国医院管理，2005，25（7）：7-9.
［341］ 舒婷. 智慧医院在公立医院高质量发展中的角色与定位［J］. 中国卫生信息管理杂志，2022，19（1）：7-11.
［342］ 郑雪倩，王霞，迟宝兰，等. 国外公立医院法人治理结构模式研究［J］. 中国医院，2007，11（5）：8-10.
［343］ 熊雪晨，白鸽，周奕男，等. 公立医院制度性诱导下资金流转的系统结构分析［J］. 中国医院管理，2022，42（1）：8-11.

[344] 柴斌英，贾学峰，范晓东，等. 坚持中西医并重促进综合公立医院高质量发展的实践和思考[J]. 现代医学，2022，50（S1）：90-92.
[345] 莫纪宏. 从制度、制度化到制度体系构建：制度发展的内在逻辑[J]. 西北大学学报（哲学社会科学版），2020，50（3）：96-105.
[346] 高天，刘焕章，王涛，等. 医院“精益科室”模型构建与实践[J]. 中国医院，2022，26（10）：9-13.
[347] 韩优莉，李文超，郭蕊，等. 北京市公立医院治理结构现状调查[J]. 中国医院管理，2013，33（2）：10-12.
[348] 李常生. 新医改背景下医院管理队伍的专业化与职业化建设[J]. 中国卫生产业，2016，13（26）：10-12.
[349] 张明，孙晖，胡豫，等. 高质量发展视角下公立医院新文化体系建设路径探析[J]. 中国医院管理，2022，42（8）：10-12.
[350] 朱丰根. 公立医院治理的委托代理关系探索[J]. 中国医院管理，2009，29（6）：10-12.
[351] 许昌，孙逸凡，董四平，等. 智慧医院建设促进公立医院高质量发展的思考[J]. 中国医院管理，2023，43（1）：10-13.
[352] 韩洪迅. 德国、英国、新加坡公立医院改革解读[J]. 中国医药指南，2007，5（8）：10-14.
[353] 陈军政，郝容慧. 公立医院学科建设与发展探讨[J]. 医院管理论坛，2019，36（7）：11-12.
[354] 刘鸿雁. 打造医学高地提升整体和区域医疗服务能力[J]. 人口与健康，2023（8）：11-12.
[355] 薛佶聪. 上市公司委托代理问题因子分析及薪酬激励解决方式[J]. 河北企业，2022（9）：11-13.
[356] 邱英鹏，吴迪，肖月，等. 我国人工智能医疗技术定义和分类思考[J]. 医学信息学杂志，2023，44（10）：11-15.
[357] 余祚添，谢伟男. 建设高素质职业化医院管理人员队伍的策略分析[J]. 中国卫生标准管理，2021，12（18）：12-14.
[358] 高天，张旭柱. 基于文献研究的精益管理在国内医院中的应用分析[J]. 中国医院，2022，26（10）：14-17.
[359] 牟丽，夏英华，何群，等. 我国智慧医疗建设现状、问题及对策研究[J]. 中国医院，2021，25（1）：24-26.
[360] 汤惠子. 内部控制下公立医院运营管理系统建设的实践与探索[J]. 卫生经济研究，2021，38（9）：74-76.
[361] 邓睿淇. 基于内部控制精细化的公立医院智慧财务体系建设[J]. 卫生经济研究，2022，39（1）：90-93.

附　录

中国医院管理学科建设专家共识

（南京大学中国医院改革发展研究院）

2024 年 12 月，南京大学中国医院改革发展研究院与《中国卫生》杂志社联合举办的“首届中国医院管理学科建设战略研讨会”在南京成功召开，来自全国各地的专家围绕医院管理学科建设进行了热烈研讨，形成如下共识。以期为社会科学、高等教育等主管部门，医院管理工作者及相关领域研究人员提供我国医院管理学科建设可供参考的基本思路和路径。

1．医院管理学作为独立学科设置的重要性、必要性

1.1　重要性

1.1.1　医院的特殊性

我国医疗卫生体系中，80% 左右的医疗卫生资源集中在医院，70% 左右的医疗卫生人力资源集中在医院，医院支出的医疗费用占卫生总费用 60% 左右。同时，卫生管理相关专业的学生约 80% 选择在医院管理岗位就业，但医院管理学的学科建设是滞后的，与“健康中国 2030”战略目标、广大人民群众的健康需求不相符。而公立医院作为我国医疗卫生体系的主体，是推进医改的重点领域，也是推进医改关键环节的抓手和重要载体。为了更好地实现公立医院高质量发展，需要建立以公益性为导向的运行机制，加强医院管理，建设现代医院管理制度，亟待医院管理学科支撑和一支懂医院管理的复合型专业队伍。

1.1.2　医院管理学的重要性

我国医院数量多、规模大、结构复杂，随着居民医疗需求的不断增加，给医疗质量、患者安全、医院运营等方面带来诸多挑战，更凸显了医院管理的重要性。受突发公共卫生事件、经济社会等因素影响，部分公立医院和民营医院运营难度加大。公立医院高质量发展和健康有序运行，受到党和人民的高度关注，而其中存在的相关问题对医院管理学学科建设提出了新的挑战和要求。

1.1.3 健康中国建设及新医改迫切需要加强医院管理学科建设

卫生健康行业和医院的高质量发展是健康中国建设的迫切需要，加强医院管理学科建设势在必行；党的二十届三中全会把医改作为进一步全面深化改革、推进中国式现代化的重要任务予以高位部署，提出了促进医疗、医保、医药协同发展和治理。作为医疗卫生体系主体的公立医院，其自身改革和高质量发展是医药卫生改革政策的最终落脚点。实现公立医院改革、推动医院高质量发展、提升医院治理水平和治理能力都对医院管理学科建设提出了新目标、新要求、新使命。

1.2 必要性

1.2.1 医院管理学科的特殊性

一是医院管理学科的特殊性。医院管理学是一门社会科学，融合了管理学、临床医学、经济学、社会学、法学、马克思主义学等多个学科的理论知识，是典型的交叉学科。

二是医院管理学科作为交叉学科，在吸收其他学科如工商管理的管理理论和管理工具时，不能直接照搬其他学科的内容，需要进行深度的转化和利用，进一步凸显了其作为独立学科的必要性。

三是公立医院是我国提供医疗卫生服务的主体，其作为事业单位具有体制内特点，运营中要体现公益性，同时要体现社会化、市场化，这使得医院在比较复杂的社会环境下对不确定性事件和活动进行管理。

四是中国医院管理学的研究对象特殊，既包括民营医院也包括公立医院。作为医疗服务体系主体的公立医院，医院的特殊目标、价值取向、运行机制具有其自身特点，同时市场机制也在发挥作用，这使得医院管理是在比较复杂的环境下对不确定性事件和活动进行管理，所以需要研究建立具有中国特色的医院管理学。

五是医院管理学研究内容和方向的特殊性。医院管理学不仅关注医院的管理理论与实践，涵盖了党建、医保政策、医院运营、医疗资源配置、人才培养、学科建设以及技术创新等，研究内容极其丰富，为学科的发展提供了丰富的研究空间和实际意义。医院管理的特殊性，要求医院管理学在学科体系化建设中不断提高系统性与科学性，以促进医院管理理论与实践的有机结合，推动医院管理学的不断进步和完善。

1.2.2 医院管理职业化亟需独立成熟的医院管理学作为基础

医院管理职业化是现代医院管理制度建设的核心内容。早在20世纪90年代,《中共中央 国务院关于卫生改革与发展的决定》明确提出:“高度重视卫生管理人才的培养，造就一批适应卫生事业发展的职业化管理队伍。”现阶段，建立和完善现代医院管理制度、推进公立医院高质发展、实现公立医院治理体系和治理能力现代化，对医院管理职业化需求更为迫切。医院管理职业化方面始终存在和目前面临的诸多问题，根本原因在于医院管理学科未得到充分重视。所以要加强医院管理学研究，推动学科体系建立，加快专业人才培养，从而支撑医院管理的职业化建设。

2. 我国医院管理学的现状与问题

2.1 国内外医院管理学科建设及专业设置现状

2.1.1 美国医院管理学科建设经验

美国芝加哥大学1934年成立了首个医院管理相关专业，至今美国共有70余所大学开设了医院管理相关专业（master of health/hospital/healthcare/health services administration，MHA），医院管理学科侧重于医院的日常运营、资源调配、人员管理等核心内容。

2.1.2 国内医院管理学科建设现状

经过几代人的努力，中国医院管理学的基本体系、医院医疗质量管理、精细化管理、运营管理、人力资源管理得到了高度重视，经验和案例分享也比较活跃。相关头部医院及有关高校医院管理领域的专家学者们做了诸多有益的实践和理论探索，推动了医院管理学早期理论的形成，为学科的基础性建设做了巨大贡献。近年来，我国医院管理学的理论框架不断完善，理论脉络较为清晰，相继培养了一批医院管理人才，公共管理学等学科的发展充实了医院管理学科内容，医院管理的工具方法比较全面，各类教材的覆盖面较为广泛，医院管理类杂志的数量与质量有了较大的提升。国内相关高校开始招收和培养医院管理相关专业的硕士学位人才，是医院管理学科的独立发展和人才培养的有益探索。

2.2 医院管理学科建设存在的不足与问题

2.2.1 对医院管理学科交叉学科定位认识不足

医院管理学科作为交叉学科，目前运用管理学、临床医学、经济学、社会学、法学、马克思主义学等多学科进行系统研究的较少，理论与实践研究相对脱节，缺乏顶层设计，影响学科发展。同时，医院管理与卫生管理学、卫生事业管理、医政管理等学科间的关系、概念、边界、内涵等讨论不够充分，从而使学科建设方向不清晰，课程设置和教材建设论证不够充分，缺乏严肃性、科学性，反映了对医院管理交叉学科定位认识不足。

当前医院管理学科多采用归纳式思维，从实践中总结形成，但未来应更多采用演绎式思维，注重多学科交叉整合。医院管理学作为交叉学科，应涉及多类交叉整合。未来发展方向应以问题为导向，采用归纳式与演绎式双向推进的方式，细分层次并注重专业化融合，以促进学科的专业化和深入发展。

2.2.2 医院管理学现有理论体系、研究范式及系统性不足

当前，医院管理学面临多重挑战，具体表现为体系构建不完善与理论支撑薄弱。一方面，体系构建缺乏明确框架、框架内理论支撑不足，缺乏实质性内涵的问题。另一方面，部分理论观点游离于实践之外，缺乏实证基础，管理实践与学科理论脱节。尤为突出的是，对医院管理学知识的特征性探究及医院内部运作机制的深入研究尚显匮乏，医疗行为分析也未能充分融入，这直接制约了对相关概念内涵的清晰阐述与深刻理解，进而影响了学科整体的系统性和科学性构建。

当前，医院管理还存在“几个替代”现象：

一是“以政策代替理论”，缺乏紧跟时代步伐的医院管理学理论构建。例如，“中国式现代化医院”概念虽已提出，但其学术内涵和外延不够清晰、相关研究匮乏。政策的动态变化性与即时性使得其效果需经时间检验，而缺乏理论支撑的政策研究难以维持长期的有效性与适应性。

二是“以做法代替方法”。管理的方法论与实践做法应有所区分，方法侧重于科学原理，做法则基于实践经验。将实践探索的直接组合误认为是方法，导致教科书中的方法可能迅速过时或不切实际，根源在于未能掌握真正的方法论，仅停留于做法层面。

三是“以经验代替规律”。管理者往往将个人经验或某个医院的经验视为普遍规律，然而，真正的规律需基于广泛经验，经过反复提炼与验证，方能形成具有普遍指导意义的基本准则。

四是“以讲座代替讲课”，讲座往往侧重于特定主题或案例分享，难以替代系统、深入的医院管理学教学，影响了学科知识的全面传授与深度理解。

五是“用卫生管理代替医院管理”，对医院管理的特殊性、必要性、重要性认识不足。

六是“以医政管理代替医院管理”，抓住了医院管理的重要内容但不是全部，医院管理还包括党建工作、人才学科建设、经济运营、后勤保障、文化建设等一系列内容，医政管理均未涉及。

2.2.3 医院管理理论研究者和实践工作者之间协同度不高

一是当前公立医院体制机制研究不够深化。体制机制改革很少研究不够深入，部分内容相互脱节、老套甚至简单移植概念，例如医院的内外部治理机制架构、现代医院管理制度建设的内涵与外延等；医院对发展规模与速度、运营盈亏、医疗服务价格和服务方式的变革普遍不敏感，对深化医药卫生体制改革大背景下医院管理面临的新任务新挑战不敏感，在健康中国建设过程中要对医院管理深入研究和破题。医院管理学现有的成果不能完全解决现实问题，相关研究一定程度上存在“闭门造车”“自说自话”的情况，部分学术成果未能结合医院实际场景和状况。

二是医院管理研究与实践的联系不密切。当前医院管理中，过于依赖政策、做法和经

验，忽视了理论、方法和规律的研究与总结，这反映出在实践过程中对理论指导与应用的重视不足，学术研究、总结、凝炼、升华不够，未能将实践有效转化为理论，导致管理理论知识的系统性和科学性欠缺。研究与实践的协同不足，大学和研究机构与医院之间的脱节，是制约医院管理理论发展的重要因素。研究人员大多脱离医院管理的应用场景，无法深入掌握医院管理的实际需求和问题，而医院管理者又往往缺乏理论研究能力，难以将实践经验上升为理论，两者之间缺乏有效的整合机制。大学研究机构与医院研究力量之间存在壁垒，两者之间缺乏有效的整合机制。

2.2.4 医院管理学科建设不能满足现实需求

医院管理学科建设中，人才培养体系与医院管理实际需求存在脱节现象，实习方向和内容影响对医院管理的认知与实践能力，且现有培养体系难以支撑毕业生在医院管理岗位任职。当前医院中层管理干部专业素养与实际管理需求存在差距，反映出医院管理人才培养体系在理论与实践结合方面存在不足。应优化课程设置，强化医院管理理论学习、实用管理工具和方法的教学，使培养出的人才能够满足医院科学化精细化管理的实际需要。

2.2.5 医院管理学专业教材建设滞后

我国最早的医院管理学专业教材出自部队卫生系统，从系列教材的完整性来看，现有“医院管理学”作为卫生事业管理人才培养的一门课程教材，尚未成熟和定型，教材和实践相对脱离，教材和新近研究成果相对脱离，且很多前沿热点理念和主题如：人工智能与智慧医院建设、治理现代化等在专业教材中尚未涉及。

目前医院管理学专业教材相关概念体系逻辑不够清晰，部分教材一定程度地存在着“有体系无框架、有概念无理论、有理论无内涵”的现象。卫生管理学与医院管理学的研究重点和对象、内容不同，前者无法代替后者。医院管理学科理论建设还比较薄弱，同时，对于例如：医院管理、医疗管理、财务管理与运行管理等基本核心概念，以及医学、医疗、医院之间的内在联系与区别等，缺乏深入的比较、认知与阐释。

3．加强医院管理学学科建设的路径

3.1 明确学科定位

将医院管理学作为某个一级学科下面的二级学科是可行的。具体路径：

一是医院管理学作为交叉学科下的二级学科，医院管理学融合管理学、临床医学、经济学、社会学、法学、马克思主义学等学科，在交叉学科下设置为与大健康等相关的二级学科，设在综合大学的医学部或医学院。

二是医院管理学作为公共管理学下的二级学科，鉴于医院属于公共事业，其管理应归属于公共管理范畴，也应设在综合大学的医学部或医学院。

3.2　强化理论研究与教材建设

围绕建立健全现代医院管理制度及深化医改的要求，以问题为导向，全面借鉴管理学、经济学、法学、社会学、马克思主义学等其他学科的基础理论，结合临床医学构建有中国特色的医院管理学科理论框架，适当借鉴发达国家医院管理学科已有成果，结合我国实际，完善和丰富医院管理学科的管理工具，打造出系统化、体系化的教材。鼓励医院管理者进高校，围绕医院管理领域战略规划管理、医疗技术与质量管理、运行机制与流程管理、经济运营、人力资源与学科建设、信息化建设、党建与文化等各个方面开展授课，强调理论联系实际；同时，规范实施医院管理学专业学生的临床实习环节。

3.3　完善专业设置及人才培养体系

目前高校培养的医院管理人才多是MPA（公共管理硕士）或MPH（公共卫生硕士）、MBA（工商管理硕士），缺乏专门的医院管理专业；建议我国能研究设置医院管理硕士学位招生专业，培养综合应用型专业硕士，可尝试优先从临床医学专业毕业生里，从事过一段时间临床工作的群体中招收。

待条件成熟时，可以设置本科阶段的医院管理学专业，设有医学院的综合性高校可以发挥多学科的优势，和综合实力较强的附属医院体系共同组织力量，有计划地推进医院管理基本理论的研究、梳理医院管理基本知识体系、探索和解析医院管理基本技能和工具。还可以进行多层次的、统一规范的、医院管理学终身教育体系。以“严密组织、严格要求、严谨作风”的医院管理理念，推动合格的医院管理人才培养和现代医院管理制度的落地。

3.4　加强学术交流

面对医药卫生体制改革这一全球性挑战，随着生物医药领域的蓬勃发展及“健康中国”战略的深入实施，各地亟需成立医院管理学会等学术组织，以进一步加强学术交流与互动。医院管理学作为一门多学科交叉的应用学科，通过平台构建，综合管理学、经济学、社会学等学科的研究力量，深入开展医院管理学科建设与科学研究，将在医院管理场景中的应用将不断催生新知识、新概念、新理论和新方法。此外，为进一步推动医院管理学科的发展，需争取国家相关部门的重视与支持，加大资源投入，增加研究经费，在社会科学与自然科学两大领域，加强对医院管理学科的支持力度，为其提供更加广阔的发展空间和更加坚实的支撑。推动实现医院管理的现代化、科学化、智能化。

利益冲突：本专家共识参与的专家与单位均无相关利益冲突。

参与研讨专家名单

（按照姓氏汉语拼音排序）

蔡　斌　浙江大学医学院附属邵逸夫医院 教授
曹铭锋　山东第一医科大学第二附属医院 教授
陈家应　南京医科大学康达学院 教授
陈正英　浙江大学医学院附属第二医院 教授
顾亚明　杭州医学院公共卫生学院 教授
贺　宏　西安交通大学医院发展改革研究院 教授
季国忠　江苏现代医院管理研究中心 教授
孔令敏　《中国卫生》杂志社 主编
李　谦　南京师范大学中国法治现代化研究院 研究员
鲁　翔　江苏省医院协会 教授
罗　力　复旦大学公共卫生学院 教授
马伟杭　浙江省医院协会 教授
毛宗福　武汉大学全球健康研究中心 教授
穆耕林　南京大学中国医院改革发展研究院 教授
钱东福　南京医科大学医政学院 教授
沈苏南　南京大学医学院 教授
宋纯理　北京大学第三医院 教授
王　斌　南京大学中国医院改革发展研究院 教授
王　斐　四川大学华西医院管理研究所 研究员
王国俊　南京大学工程管理学院 教授
谢　宇　中国医院协会 副研究员
徐　彪　南京大学政府管理学院 教授
徐爱军　南京中医药大学卫生经济管理学院 教授
查晓明　中国药科大学 教授
张　卫　江苏省社会科学院社会学研究所 研究员
郑江淮　南京大学经济学院 教授
周美林　国家卫生健康委党校 研究员
朱碧帆　上海市卫生和健康发展研究中心 助理研究员

执笔者

穆耕林，徐乐，王辰旸，周爱平，柏子臣，王斌

南京大学中国医院改革发展研究院

文字统筹

徐乐，王辰旸

南京大学中国医院改革发展研究院

专家学术协调

徐乐

南京大学中国医院改革发展研究院

（执笔者：徐乐，周爱萍，王辰旸，柏子臣，王斌，穆耕林）